卫生部“十一五”规划教材
全国医学高职高专精编教材

（供临床医学类、护理类、药学类、医学技术类及卫生管理类相关专业使用）

中医学概论

第2版

主　编　曾棠棣
副主编　李云端　傅贵平
　　　　李正安　郑少俊

上海科学技术出版社

全国医学高职高专精编教材

中医学概论

图书在版编目(CIP)数据

中医学概论/曾棠埭主编.—2版.—上海:上海科学技术出版社,2010.7(2024.1重印)
全国医学高职高专精编教材
ISBN 978-7-5478-0321-9

Ⅰ.①中... Ⅱ.①曾... Ⅲ.①中医学—高等学校:技术学校—教材 Ⅳ.①R22

中国版本图书馆CIP数据核字(2010)第087663号

中医学概论(第2版)
主编/曾棠埭

上海世纪出版(集团)有限公司
上海科学技术出版社 出版、发行
(上海市闵行区号景路159弄A座9F-10F)
邮政编码201101 www.sstp.cn
上海当纳利印刷有限公司印刷
开本787×1092 1/16 印张20
字数:504千字
2007年1月第1版
2010年7月第2版 2024年1月第16次印刷
ISBN 978-7-5478-0321-9/R·85
定价:33.00元

编审委员会名单

全国医学高职高专精编教材

中医学概论

编委会名单

主　编

曾棠埭

副主编

李云端　傅贵平　李正安　郑少俊

编　委

（以姓氏笔画为序）

丁　勇（淮阴卫生高等职业技术学校）
吕桂凤（廊坊市卫生学校）
闫凌云（鹤壁职业技术学院医学院）
甘灏云（肇庆医学高等专科学校）
李云端（邢台医学高等专科学校）
李正安（长沙市卫生学校）
李会龙（邢台医学高等专科学校）
余灵辉（九江学院临床医学院）
周少林（盐城卫生职业技术学院）
郑少俊（泉州医学高等专科学校）
高晓静（江西中医药高等专科学校）
郭一民（井冈山大学医学院）
郭宝云（漳州卫生职业学院）
崔剑平（邢台医学高等专科学校）
傅贵平（井冈山大学医学院）
傅惠萍（泉州医学高等专科学校）
程桂真（商丘医学高等专科学校）
曾棠埭（泉州医学高等专科学校）

前　言

“全国医学高职高专‘十一五’规范教材”出版发行已3年余，该套教材在全国医学教育中发挥了巨大作用。为了不断提升教材的质量和水平，使本套教材更臻成熟和完善，成为精品教材，教材编审委员会决定对其进行修订，更名为“全国医学高职高专精编教材”。

本套教材修订的指导思想依然是坚持“五性”(思想性、科学性、先进性、启发性和适用性)和“四新”(新知识、新技术、新工艺和新方法)，以适应21世纪培养全科医护人员的需要。在修订过程中，保持了原教材的优点，删去了一些叙述偏多的和各学科交叉的内容，充实和更新了一些理论和技能知识，充分体现高职高专教育的特色，使之具备“内容精湛、知识新颖、必须够用、质量上乘”的特点。

本套教材编排新颖，版式紧凑，图文形式多样，主体层次清晰，篇章节安排合理、有序，每章节开始的“导学”与结尾处的“小结”均采用提示性小图标，使教材的形式生动有趣，充分体现了清晰性、易读性和趣味性。“导学”主要介绍本章或本节的内容主旨和要求学生“了解、熟悉及应用”的内容，以方便教师教学和学生轻松愉快地获得有关内容的重要信息。“小结”则是对本章或本节中心内容的凝练和概括，便于教师课后总结和学生课后复习。

本次修订除各教材的原编者外，还聘请了全国各地部分高职高专医学院校教学经验丰富的教师参与编写。对于这些学校领导的大力支持和教师的辛勤工作，谨致深切的谢意。

由于时间仓促及限于我们的水平，教材中难免存在某些缺点，甚至错误，尚希广大同仁和读者指正。

全国医学高职高专精编教材
编审委员会
2009年12月

第二版编写说明

《中医学概论》第一版出版之后，深得广大师生的好评，在医学教育中发挥了很好的作用。同时，本书被卫生部认定为“十一五”规划教材，更是对我们工作的充分肯定。为了不断充实、完善本教材，提升其质量和水平，使其更臻成熟，成为精品教材，教材编审委员会决定对其进行修订。修订的指导思想坚持“五性”和“四新”，以适应培养掌握基本理论而技术运用能力强的医护人员的需要。在修订过程中，尽量保留原教材的优点，删减理论叙述偏多的内容，充实和更新某些理论和技能知识，使教材更为具备内容精湛、必须够用的特点。

《中医学概论》修订后，依然分为14章，包括绪论、阴阳五行、藏象、经络、病因病机、四诊、辨证、防治原则、养生、中药、方剂、针灸、推拿拔罐、常见病证等。绪论章节补充了有关中华人民共和国成立以来中医事业取得长足发展的成就，有利激发学生学习传统医学的热情。病因病机章节删减外伤、寄生虫等与其他学科交叉的有关内容，并删减理论叙述偏多的病机相关内容。中药章节依照新版药典进行了修订，使中药性味归经、功效主治能符合最新的规范。中药、方剂在修订过程中，注意分清主次，便于学生提纲挈领，驾简驭繁。针灸章节增加电针、水针等临床经常使用、效果显著的新技术知识。由于教学时数有限，耳针部分作删减处理。推拿章节增加目前常用介质简介，使学生了解应用介质提高推拿效果的技术新进展。常见病证章节根据临床专业教学的需要，删减了方药加减的部分内容，以减轻学生的负担。此次修订，特色是在每一章开始处有导学，对该章教学内容提出掌握、熟悉、了解三级能力要求；在每一章结尾处有小结，对本章中心内容进行凝练和概括。导学有利于学生明确学习方向，小结有利于学生把握纲领性教学内容。此次修订，另一特色是以章为单位设置练习，题型为单选题、多选题、填空题、名词解释、简答题、病案讨论等。设置练习便于学生课后复习、讨论互动、掌握知识、提高能力。

《中医学概论》修订之后，将更为适应临床医学专业、药学专业教学的需要，同时可供药品营销专业、护理专业、卫生管理专业、医技专业使用。教材编写是一项艰巨的任务，虽然编者刻苦努力，但是限于我们的水平，再则时间仓促，从形式到内容仍然可能存在不足之处，请各医学院校师生和广大读者斧正。

《中医学概论》编委会

2010年3月

目　录

第一章 绪　论

第二章 阴阳五行学说

第三章 藏　象

第四章 经 络

第五章 病因病机

第六章 四 诊

第七章 辨　证

第八章 防治原则

第九章 养　生

第十章 中　药

第十一章　方　剂

第十二章　针　灸

第十三章
推拿　拔罐

第十四章
常见病证

第一章
绪 论

导学

掌握：中医学的基本特点。

熟悉：中医学理论体系的形成和发展概况。

了解：中医学的认识和思维方法。

中医学有数千年的悠久历史，是中华民族长期同疾病作斗争的经验总结，是中国优秀传统文化的重要组成部分。中医学具有独特的理论体系，丰富的医疗实践经验，为中华民族的繁衍昌盛，为世界医学的发展和全人类的健康事业作出了巨大的贡献。在科学突飞猛进的今天，中医学仍在医疗保健实践中发挥重要的作用。因此，继承和发扬中医学是我们肩负的义不容辞的责任。

第一节 中医学的形成和发展概况

我们的祖先在生活、劳动及适应自然环境的斗争中，自发形成了疗伤治病的原始医学知识。通过历代无数医家的努力，使医药学得到不断的丰富和发展，逐步形成独特的理论体系和诊疗技术。

先秦两汉时期不论社会科学还是自然科学都取得长足的进步，为中医学理论体系的形成奠定了基础。在阴阳五行哲学思想的指导下，以天人合一的系统整体观，对以往的医药学实践经验进行总结，初步建立了中医理论体系。如《黄帝内经》《难经》《伤寒杂病论》和《神农本草经》等古典医著相继问世。

《黄帝内经》大约成书于春秋战国时期，分《素问》和《灵枢》两部分。该书内容丰富，以当时先进的哲学思想为指导，对以往的医疗实践经验进行了总结。《素问》内容包括脏腑、经络、病因、病机、病证、诊法、治疗原则以及针灸等。《灵枢》注重介绍经络、腧穴、针具、刺法及治疗原则。《黄帝内经》是我国现存最早的古典医籍之一，奠定了中医学的理论基础，几千年来始终为历代医家所继承，有效地指导着临床实践。《难经》据传为战国秦越人所著，该书解释了《黄帝内经》的一些疑难问题，并补充了其不足之处。

《伤寒杂病论》为东汉医家张仲景所著，分为《伤寒论》和《金匮要略》两部分。张仲景在《黄帝内经》《难经》等理论指导下，勤求古训，博采众方，确定了辨证论治的理论体系，创造性地融理、法、方、药于一体，为我国临证医学的形成和发展奠定了坚实的基础。书中所载方药，至今仍得到广泛的应用。

《神农本草经》共 3 卷，收载药物有 365 种，主要为植物药，另有动物及矿物药，是我国现存最早的药物学专著。该书记载如黄连治痢，麻黄平喘，常山截疟，水银疗疥疮，海藻治瘿瘤等，疗效确切。对药物的四气、五味、七性、有毒、无毒、配伍规律、服药方法等均有论述，为中药学理论的形成和发展奠定了基础。

晋至隋唐，是我国医药学的辉煌时期。我国现存最早的脉学专著，是两晋王叔和所著的《脉经》，汇集着晋以前脉学的成就，对脉学的形成发展起了重要的推动作用。皇甫谧的《针灸甲乙经》，是我国第一部针灸学专著。该书明确了经络与腧穴的关系，在针灸学的发展上起了承前启后的作用。隋代巢元方编著的《诸病源候论》是我国第一部病因病机证候学专书，包括内科、外科、妇科、儿科、眼科等多学科疾病。唐代苏敬等人主编的《新修本草》，是世界上最早的国家药典。

宋金元时期，印刷术的进步推动了科学文化的发展，医学书籍得以大批刊印。宋朝廷组织编著刊发多种大型医书。宋慈著《洗冤集录》是世界上最早的法医学专著。在病因学方面，陈无择提出了著名的"三因学说"。金元时期涌现了众多医学流派，著名的有以刘完素、张从正、李东垣、朱丹溪为代表的"金元四大家"。刘完素用药以寒凉为主，以火热立论，称为寒凉派。张从正治病常用汗、吐、下三法攻邪，以病由邪生立论，称为攻下派。李东垣治疗常以补益脾胃为主，以"内伤脾胃，百病由生"立论，称为补土派。朱丹溪治疗上倡导滋阴降火，以"阳常有余，阴常不足"立论，称为滋阴派。四家立论，各有发明及独创之处，从不同角度丰富和发展了中医学理论。

明代伟大的医学家李时珍历时 27 年，参考 800 多种书籍，以科学的态度，总结了 16 世纪以前的药物学成就，著成《本草纲目》一书，共载药 1 892 种，附图 1 109 幅，附方 11 096 首。该书论述了植物学、动物学、矿物学和治疗学等多学科知识，远远超出了本草的范围。此书先后译成朝鲜、日、德、法、英、俄、拉丁等多国文字流传于世，影响甚广。

明清时期，医学家在和传染病的长期斗争中，逐渐形成了温病学派。明代吴又可提出传染病的病因为"戾气"，从口鼻而入，是病因学的一大进步。清代叶天士创立卫、气、营、血辨证方法，吴鞠通创立三焦辨证方法，推动了温病理论的形成和发展，完善了针对外感热病的诊治方法，从而使温病学成为独立于伤寒学之外的有关外感热病的学科。

近代中国社会剧变，中医学理论发展极为缓慢。但在考据医学的影响下，有关医家对中医古典医著的研究和保存做出了一定成就。由于西方文化广泛传播，出现了中西汇通和中医科学化的思潮，其代表性人物如唐宗海、恽铁樵、张锡纯等。张锡纯所著《医学衷中参西录》，即是中西汇通的代表作之一。

中华人民共和国成立以后，中医药事业取得了长足发展。党和政府十分重视中医药事业，将发展传统医药写入宪法，并成立中医药行政管理机构，为中医药发展提供了法律依据和组织保证。《中华人民共和国中医药条例》于 2003 年 10 月 1 日正式施行，为继承发展中医药学提供了法制保障。经过数十年的努力，我国已经形成了中医药的医疗、教育、科研体系，也为实现中医药现代化奠定了良好的基础。

在数千年与疾病作斗争的过程中古代医家积累了丰富的医药经验，逐渐形成独特的理论体系并编撰了浩繁的中医典籍。其中蕴藏着丰富的、尚未挖掘的生命科学信息，是进行临床医学研究、中药新药开发以及理论研究的重要资源宝库。在过去的几十年里，中医药工作者对中医药理论进行了系统的整理研究，出版了大量古典医籍，并在此基础上编写了全国统一的中医学系列教材。一些新兴的中医学科相继形成，如中医思维方法学、中医心理学、中医护理学、中药药理学、中医体质学、光子中医学、中医信息学等，极大丰富了中医理论知识。在中医"证"的现代科学研究中，研究人员为探索"证"的发生机制建立了动物模型方法，为实质研究奠定了基础。藏象研究已涉及心、肝、脾、肺、肾各个方面，其中肾、肝、脾研究取得实质性进展。探索过程由定性到定量，由整体水平到分子水平，取得了可喜成绩。对中医诊法的研究，重点在脉诊、舌诊方面。近年来研究人员运用数学、医学生物、工程学、生物物理等多学科综合研究脉象，用脉象仪或电脑绘制脉象，探讨脉象机制；运用细胞形态学、生物化学、血液流变学、免疫学、病理学、微量元素、舌色仪、电镜等对舌象进行研究以探讨舌象原理。光子学技术在中医五色诊法中的应用及研究，促使色诊技术向微量化、自动化和快速化的方向发展，提供中医诊断的新手段、新方法和新仪器。中医药工作者在经络与针灸的现代化研究方面成效显著，应用同位素示踪、皮肤电阻抗测定、激光检测等现代科学方法，肯定了经络感传现象的存在。举世瞩目的针刺镇痛原理研究已具有一定水平。应用现代生物学认识针灸经络现象，认为经络起源于生物的生长调控系统，该系统涵盖了针灸的神经生理学模型，解释了针灸多模式非特异性刺激效果等其他生物学模型难以解释的现象。在治则治法研究方面成绩斐然，如探索活血化瘀法时发现其范围中的方药大多具有改善血液循环、调整毛细血管通透性、改变血浆黏度的作用；探讨扶正固本治则时发现补益方药具提高机体免疫力、延缓衰老及强壮等作用。中医药在临床防治一系列重大疾病中显现出独特的效果，如防治非典型肺炎、艾滋病等重大传染性疾病均获得国内外的广泛好评。

中药研究在中药资源的保护利用、中药质量标准和制剂工艺研究、新药开发等方面取得了很大成绩。1949 年以来，政府先后 3 次组织人员进行全国性中药资源普查。最能反映当代本草学术成就的，有各版《中华人民共和国药典》《中药大辞典》《中药志》《全国中草药汇编》《原色中国本草图鉴》《中华本草》等。中药炮制技术得到了全面系统的整理，中药生产工艺和应用正在向工程化、自动化和规范化方向发展。中药药理学研究成绩显著，在系统药理学、证候药理学、中药有效成分的代谢及药代动力学等方面均取得较好的进展。在抗菌、解热、抗病毒、抗肿瘤、利尿、降压等方面进行了大量药物筛选。运用化学方法对中药化学成分进行了广泛的研究，有的还以酶或者受体等生物学指标来筛选，部分常用中药明确了主要有效成分及其化学结构。现已有几十种中药单体达到较好的临床疗效，如青蒿素治疟疾，雷公藤皂苷治疗红斑狼疮，丹参酮治心脑血管病等。1949 年以来，重新编辑的医方、验方、方剂工具书大量涌现，尤其以南京中医药大学主编的《中医方剂大辞典》最具代表性，填补了自明初《普济方》以来大型方书的空白，达到较高水平。对复方研究亦取得了很大进展，如补阳还五汤各有效成分部位及其组方对脑缺血的影响；确定了六味地黄汤调节免疫功能的活性部位；对当归龙荟丸拆方研究发现青黛是治疗慢性粒细胞白血病的主药；清开灵注射液治疗高热；复方丹参滴丸治疗心脑血管病；新药康莱特注射液治疗癌症等。国内抗病毒中药的研究目前主要集中在对乙型肝炎病毒、艾滋病病毒、疱疹病毒、柯萨奇病毒、呼吸道病毒、流行性出血热病毒等的预防与治疗方面，目前已从中筛选和寻找出一批抗病毒中药，如苦参碱对乙肝病毒复制有一定抑制作用，姜黄素具有抗 HIV 作用。这些均是根据中医理论和经验，运用新的技术研制的新剂型。

中医药学的发展是在继承前人经验的基础上，积极利用先进科学技术和理论知识而不断创新的过程。人类生存环境的变化、人口老龄化的加快，以及疾病谱的变化，使人们的发展观、消费观和医疗保健观相应转变。中医药学已成为世界性研究课题，其优势、特色受到各国政府的重视和民众的热爱。这些都要求中医药必须不断创新，加快发展，努力实现现代化。中医药现代化可分为中医现代化和中药现代化两部分。中医现代化就是按照中医自身发展的规律，满足时代发展的需求，充分利用现代科学技术，继承和发扬优势与特色，使中医从理论到实践都产生新的升华，成为具有当代科技水平的医学理论体系的发展过程。现代化过程中将制定出现代社会可以理解和接受的评价方法和技术标准体系。通过中医现代化的推进，使中医药在解决多因素疾病与养生保健中逐步发挥不可替代的主体作用。中药现代化是将传统中药与现代科学技术相结合，继承和发扬中药的优势与特色，以适应当代社会发展需求的过程。现代化目标是建立中药现代研究开发体系，开发符合国内外市场需求的现代中药，形成科技先导型中药产业，形成和发展以民族医药产业为主体、具有国际竞争能力的跨国医药产业集团，使中药产业成为我国的主导产业之一。实现中医药现代化需要全体热爱中医事业的医务工作者共同努力，更需要年青一代刻苦钻研，接班传承，肩负起时代赋予我们的光荣使命。

第二节　中医学的基本特点

一、整体观念

整体观念，指的是客观世界任何事物都是由各种要素以一定方式构成统一的整体。中医学重视事物的统一性、完整性和相互联系性，认为人体是一个有机的整体，人与自然界密切相关，人体受社会环境影响。这些认识构成了中医学的整体观念。

（一）人体是一个有机整体

人体是由若干脏腑、组织、器官所组成，均有不同结构和功能，但不是孤立的，而是相互为用、相互制约的。各个脏腑、组织、器官的功能是整体功能的组成部分，从而决定了人体的整体统一性。

生理上的整体性，主要体现在组织结构和功能上完整统一的“五脏一体观”，以及形体与精神相互依存的“形神一体观”。

人体由五脏、六腑、形体、官窍等构成，以五脏为中心，通过经络系统“内属于脏腑，外络于肢节”，构成了心、肝、脾、肺、肾 5 个生理系统。人体正常的生命活动依靠各脏腑正常发挥各自的功能，并依靠 5 个生理系统之间的相辅相成的协同作用和相反相成的制约作用。精、气、血、津液是构成人体的重要组成部分，又是维持人体各种生理功能的精微物质。同时，脏腑的功能活动又促进了精、气、血、津液的整个代谢过程。

形体与精神是生命的两大要素，是统一的整体。形体指的是人体的脏腑、组织、器官以及贮存和运行于其中的精、气、血、津液等。神有广义和狭义之分，广义的神指人体生命活动的总体表现，狭义的神指人的精神意识思维活动。中医学认为形与神相互依附，形是神的藏舍之所，神是形的生命体现。神不能脱离形而存在，有形才有神，形健则神旺。反观之，神又对形体发挥了主宰的作用，控制和调节全部脏腑、组织，器官的功能。

病理上的整体性，体现在中医学分析人体的病理状态时注重整体，着眼于局部病变所引起的整体病理反映。既重视局部脏腑、组织、器官的病变，又不忽视此病变对其相关脏腑、组织、器官的影响，将局部病理变化与整体病理反映统一起来。这凸显了中医病机中的整体观念。

病理上局部的病变大都是整体生理功能失调在局部的反映。如目的病变，可反映肝的功能失调，也可反映五脏精气失常。故目的病变不能单从局部分析，应从整体联系去认识。脏腑之间，生理上密切配合，病理上相互影响。如肝失疏泄，会影响脾的运化功能。人体是形神统一的整体，精、气、血、津液的病变，可引起神的失常。而精神情志的失常，也能导致精、气、血、津液的病变。

诊治上的整体性，体现在人体是一个有机的整体，各脏腑、组织、器官在病理上相互影响，因而诊察疾病可通过观察分析形体、官窍、色脉作出正确的诊断。如《灵枢·本藏》说：“视其外应，以知其内脏，则知所病矣。”验舌诊病是中医的特色，人体脏腑气血盛衰，疾病轻重顺逆，均可呈现于舌象。治疗方面中医学强调在整体层面上入手，调整阴阳，扶正祛邪，使之恢复正常。如《灵枢·终始》所说：“病在上者下取之，病在下者高取之。”

(二) 人与自然界的统一性

自然界是人类赖以生存的外在环境，其变化影响人体，人体会产生相应的调节。《灵枢·岁露》说:“人与天地相参也，与日月相应也。”指的正是人与自然的相互适应。自然界的变化过于剧烈，超越人体所能适应的范围，即会产生病理性反应。

季节气候影响人体的生理活动。一年四时气候的变化，规律为春温、夏热、长夏湿、秋燥、冬寒。人体生理上适应性变化就会有春生、夏长、长夏化、秋收、冬藏。春夏季节，阳气发泄而人体多汗少尿，秋冬季节阳气收敛，则可见少汗多尿。气候变化，脉象亦变化，如李时珍《四言举要》中说:“春弦夏洪，秋毛冬石，四季和缓，是谓平脉。”

昼夜晨昏也会影响人体的生理活动。一日之内随着昼夜晨昏的变化，人体的阴阳气血也会进行相应的调节。《素问·生气通天论》说:“平旦人气生，日中而阳气隆，日西而阳气已虚，气门乃闭。”指的是早晨阳气初生，中午阳气隆盛，到夜晚则阳气内敛，为休息的时候。

地域同样会影响人体的生理活动，体现在生存环境直接影响人体生理功能，地域性气候、水土、人文、风俗在一定程度上影响人体。如江南多湿热，人体腠理多疏松;北方多燥寒，人体腠理多致密。居住易地跨度太大，自然环境突然改变，可能会引起人体不适。

综上所述，人所适应的自然界包含有时间和空间的要素，加上人与人适应自然环境的能力不同，所以用整体观念来指导治疗，确定治则，即体现为因时、因地、因人制宜。

(三) 人与社会环境的统一性

人类除了有确切的自然属性，还具有人文社会属性。中医学在形成初期就重视精神、意识、思维活动与形体的联系。形与神俱，不可分离，如《素问·天元纪大论》所说:“人有五脏化五气，以生喜、怒、思、忧、恐。”政治、经济、文化、宗教、婚姻、人际关系等社会因素，影响人的生理、心理和病理变化。人在适应社会环境的过程中维持着生命的稳定、协调、平衡、有序，体现人与社会环境的统一性。因此中医临床时强调必须了解患者所处的社会环境及心理状态。如《素问·疏五过论》说:“诊有三常，必问贵贱，封君败伤，及欲侯王。故贵脱势，虽不中邪，精神内伤，身必败亡。”“凡欲诊病者，必问饮食居处，暴乐暴苦，始乐后苦，皆伤精气，精气竭绝，形体毁沮。”

二、恒动观念

运动是物质的存在形式及其固有属性。中医学认为，动而不息是自然界的根本规律。自然界的各种现象包括生命活动、健康、疾病都是物质运动的表现形成，运动是绝对的和永恒的，这就是所谓的“恒动观念”。

生理上的恒动观，认为人体的脏腑、组织、器官的生理活动都处于永恒无休止的运动中，如生、长、壮、老、已是生命活动的全过程。这一过程中，充分体现了“动”。人体对饮食物的吸收，津液的代谢过程，气血的循环运行，物质与功能的相互转化，无一不是在机体自身内部及机体与外界环境之间的阴阳运行之中实现。

中医学以“动”的观念，从病因作用于机体到疾病的发生、发展、转归，对整个疾病全过程的动态观察，发现疾病的病理处于不停的发展变化之中。如病证的转化，气血运行失常。另一方面，疾病的病理变化多表现为一定阶段性，发病的初、中、后期都有一定规律。如卫分证、气分证、营分证和血分证，都在病理变化发展中表现出各自的特点。

对疾病的诊治，中医学认识到疾病过程是一个不断运动变化的过程。一切病理变化，都是阴阳矛盾运动失去平衡协调出现偏盛偏衰的结果。治病求本就在于要抓住调整阴阳，使阴阳恢复动态的平衡，体现了中医用运动的观点指导临床治疗的特点。中医学主张的未病先防、既病防变，就是用运动的观点去审视疾病可能发展的趋势，体现了养生治病的恒动观念。

三、辨证论治

（一）辨证论治的概念

中医学认识疾病和治疗疾病的过程，就是辨证论治的过程。所谓辨证，是将望、闻、问、切四诊所收集的资料、症状和体征，通过分析、综合，辨清疾病的原因、性质、部位以及邪正之间的关系，最终概括、判断为某种性质之证。所谓论治，是根据辨证的结果，确立相应的治疗原则和方法。辨证和论治，是诊治疾病过程中不可分割的两个部分，是理论和实践相结合的体现。辨证是确定治疗的前提和依据，论治是治疗疾病的手段和方法，是检验辨证是否正确的方式。辨证论治，有效地指导了临床理、法、方、药的具体运用。

（二）病、证、症的概念及其关系

辨证论治涉及病、证、症的内容，只有理解病、证、症的含义才能深刻理解辨证论治的实质及临床意义。

病，即疾病，是指在病因作用下机体邪正相争、阴阳失调所出现的脏腑组织损伤或生理功能障碍，并有一定规律的病理全过程。具体表现为若干证候所组成，不同病理阶段的证候都有特定的症状和体征。

证，即证候，是机体在疾病过程中某一阶段的病理概括，包括病变的原因、部位、性质、病势、邪正关系等。证一般由一组特定的有内在联系的症状和体征所组成，反映了疾病发展过程中某一阶段病理变化的本质，标示了机体对病因的整体反应状态。证比症状更全面、更深刻、更正确地揭示了疾病的实质。

症，即症状和体征的总称，症状是主观感觉到的不适或病态改变，如头痛、眩晕、发热、尿频等；体征是患者客观的表现，往往是医生在检查患者时发现的异常征象，如斑疹、舌苔黄厚、脉象弦数。症状和体征是疾病过程中个别表面现象，未能完全反映疾病的本质。

病、证、症三者既有联系，又有区别。病所揭示的是疾病病理的全过程，证所揭示的是疾病某一阶段的病理状态，症是疾病过程中个别的、孤立的现象。症状和体征是疾病和证候的基本要素。有内在联系的症状和体征组合在一起即构成证候，反映疾病某一阶段的病理本质，而各阶段的证候叠加起来，便是疾病病理的全过程。

（三）辨证与辨病的关系

中医临床分析病证时，认识到辨病是探求病变全过程的发展规律，辨证是辨别疾病过程中某一阶段的病理状态。中医历来强调辨证，也不忽视辨病。辨病抓住疾病的基本矛盾，而辨证抓住当前疾病的主要矛盾。只有在辨证的基础上，治疗才能有针对性地展开。例如感冒，临床上通常分为风热表证和风寒表证两种主要证型，只有将证型辨别清楚，才能确定辛凉解表或辛温解表的治疗方法，才能达到治愈感冒的目的。

辨证论治作为临床诊治疾病的基本特点，能辨证地看待病和证的关系。因此在临床施治时，可采取“同病异治”或“异病同治”的治则来处理。

同病异治是指同一种疾病，由于其发病的时间、地域以及患者机体反应性不同，或其病情处于不同的发展阶段，所表现出来的证不同，因而治疗方法亦不同。例如麻疹病程发展的不同阶段，其治疗方法也各不相同。发病初期麻疹未透，治宜发表透疹；疾病中期肺热壅盛，治宜清解肺热；疾病后期余热未清，肺胃阴亏，治宜养阴清热。

异病同治指的是不同的疾病，在其发展过程中，如果出现了基本相同的证，可采用基本相同的方法治疗。例如久痢脱肛与子宫下垂，是不同的疾病，但如果表现为中气下陷的证候，均可采用补中升提的方法来治疗。

由此可见，中医治病侧重点不在于病的异同，而在于证的区别。相同的证反映着相同性质的矛盾，可用相同的方法治疗，不同的证反映着不同性质的矛盾，可用不同的方法治疗。这就是所谓的“证同治亦同，证异治亦异”。这种针对疾病发展过程中不同阶段的病理本质，也就是不同质的矛盾采用不同的方法去处理，充分体现了辨证论治的精髓所在。

第三节 中医学的思维方法

中医学的思维方法，除了科学研究普遍采用的方法外，还有不少颇具特色的方法。这些思维方法是学习和理解中医学的入门途径，是深入研究的必要手段。

一、中和思维

中和，又称中庸、中行、中道。中，即不偏不倚，无太过不及的平衡状态。和，是对事物进行协调，以达到和谐状态的过程。中和是中国古代哲学的重要思维方式，大多数的哲学家都把中和这种平衡、和谐、适中看作是事物内部最佳的状态。哲学家研究的对象是客观存在的世界秩序并保持它的平衡和谐。中医学研究的对象是人体，人体要保持内外环境的平衡和谐，人的生命活动才能正常进行。中和这种哲学思想反映了中医学这种内在要求，因此成为中医学的思维方式。

翻开中医学的医学典籍，就会发现中和思想贯穿于中医学理论的各个方面。如阴阳学说认为人体阴阳相对平衡协调意味着健康，即所谓“阴平阳秘，精神乃治”。若阴阳动态平衡遭到破坏，就会导致阴阳失调的病理状态。针对阴阳失调，治疗的原则是“谨察阴阳所在而调之，以平为期”。此外，五行的相生相克，自然界的气候变化，人的喜怒哀乐都不能太过，也不能不及，这说明万事万物需要保持中和状态，才能发生、发展和变化。

中医学理论中的整体观念、阴阳五行学说、辨证论治、养生防病等无不强调平衡协调。源于哲学的中和思维深深扎根于中医学，成为中医学内在本质的必然选择。

二、司外揣内

司外揣内是指通过观察事物外在表象，以揣测分析事物内在变化的认识方法。亦称为“以表知里”。人体是有机的整体，内外之间密切联系，所以人体内在的变化，通过经络从外部表现出来，即所谓“有诸内，必形诸外”。因此观察表象，即可在一定程度上测知内在的变化。中医学关于人体生理病理的理论认识，均源于此。而通过脉象、舌象、五官的观察分析，可了解五脏的功能正常与否。

司外揣内与现代控制论的“黑箱”方法有所类同。“黑箱”的研究方法没有肢解对象，没有破坏对象固有的联系，能从整体上较好地把握对象的属性和变化，比还原分析法较少“失真”。但也应看到没有打开“黑箱”的局限，对于细节的了解，不如还原分析法细致精确。可见司外揣内对总体深入的认识在一定程度上受到限制。

三、援物比类

援物比类，又称“取象比类”，是运用形象思维，根据被研究对象与已知对象的某些属性相似或类同，从而推导出被研究对象某些性质特点的认识方法。《素问·示从容论》说：“援物比类，化之冥冥。”“不引比类，是知不明也。”表明援物比类是中医学常用的思维方法。事物五行属性的归类，采用的正是取象比类的方法，用此方法构建了以五脏为中心的系统理论，阐述人体内部与整体之间的有机联系，人体与外界环境的统一。

援物比类方法通过把生疏的对象和熟悉的事物相比类，来启发思维，提供假说，检验而形成确定的知识，有重要认识意义。但是事物之间存在同一性与差异性，同一性提供比类的逻辑依据，而差异性限制比类的正确性。采用援物比类的方法推导出来的结果，还必须通过检验证实，方可立论。

四、试探与反证

试探，是对研究对象不断地探索，并根据探索的结果，对原设想进行适当的调整，以逐渐靠近正确结论的认识方法。中医临床试探性治疗常被采纳。如明代张介宾所著《景岳全书·传忠录》中说：“疑其为实，意欲用攻而未决，则以甘温纯补之剂，轻用数味，先以探之，补而觉滞，而知为真实也。”这就是试探方法在临床上的应用。

反证，是指从现有的结果来证明已有的结论，或追溯及推测原因的一种逆反的认识方法。中医学关于六淫病因的认识，采用观察症状体征反推病因的方法就是典型的反证法。病因学不但研究病因的形成、性质，同时也探讨各种病因所致病证的临床特征，审证求因成为中医病因学的主要方法。

小结

中医学理论体系形成于春秋战国时期。《黄帝内经》是最早的中医学理论著作，而《伤寒杂病论》是最早的中医学临床著作。古典医著为中医学的形成和发展奠定了基础。随着历史的发展，尤其是中华人民共和国成立之后，中医学有了长足的进步。

中医学的基本特点有如下几个方面：一是整体观念，体现在人是一个有机的整体，人与自然的统一性两个方面；二是恒动观念，认为自然界的各种现象包括生命活动都是物质运动的表现形式，运动是绝对和永恒的；三是辨证论治，辨证是辨别疾病过程中某一阶段的病理状态，论治是根据辨证结果确立相应的治则治法，辨证是确定治病的前提和依据，论治是确定治病的手段和方法。

中医学的思维方法颇具特色，是学习和理解中医学的入门途径，是深入研究的必要手段。具体可归纳为中和思维、司外揣内、援物比类、试探和反证等几个方面。

练习题

一、单选题

1. 中医基础理论体系形成的标志是(　　)。

A.《本草纲目》　B.《黄帝内经》　C.《脉经》　D.《五十二病方》　E.《药性赋》

2. 人体是一个有机的整体，其整体的“中心”是(　　)。

A. 脑　B. 心　C. 五脏　D. 经络　E. 六腑

3. 中医学中的“证”的概念是(　　)。

A. 疾病的症状与体征　B. 对疾病症状与体征的调查过程　C. 对疾病症状与体征的分析过程

D. 疾病发展过程中某一阶段的病理概括 E. 疾病全过程

4. 因中气下陷所致的久痢、脱肛、子宫下垂均可采用升提中气法治疗，此属于(　　)。
A. 因人制宜 B. 同病异治 C. 异病同治 D. 审因论治 E. 虚则补之
5. 下列哪项不属于"症"？(　　)
A. 便血 B. 头晕 C. 尿赤 D. 心烦 E. 感冒
6. 感冒治法有辛温解表与辛凉解表的不同，其理论依据是(　　)。
A. 异病同治 B. 同病异治 C. 辨病论治 D. 同病同治 E. 异病异治
7. 集东汉以前药物学研究之大成，为中药学奠基之作的是(　　)。
A.《伤寒杂病论》 B.《温病条辨》 C.《难经》 D.《神农本草经》 E.《黄帝内经》
8. 金元四大家中的"养阴派"医家是(　　)。
A. 刘完素 B. 陈无择 C. 李东垣 D. 张从正 E. 朱丹溪

二、多选题

1. 现存最早的全面论述中医基础理论的古典医籍有(　　)。
A.《伤寒杂病论》 B.《黄帝内经》 C.《难经》 D.《神农本草经》 E.《千金要方》
2. 下列医家中，属于金元四大家的是(　　)。
A. 朱丹溪 B. 张仲景 C. 李东垣 D. 张从正 E. 刘完素
3. 影响人体生理功能的因素是(　　)。
A. 四时气候 B. 情志因素 C. 昼夜昏晨 D. 地区方域 E. 都不是
4. 中医"证"包括了(　　)。
A. 病变的原因 B. 病变的性质 C. 病变的部位 D. 邪正关系 E. 病变的全过程

三、填空题

1. 东汉名医________编著的《伤寒杂病论》确立了________的理论体系，该书分为________和________两部分。
2. 清代医家叶天士创立________、________、________、________辨证方法，推动了温病理论发展。
3. 我国现存最早的药物学专著是________，该书为中药学理论的形成和发展奠定了基础。
4. 明代李时珍著有闻名于世的药学著作________载药________。
5. 中医学的基本特点是________和________、________。
6. 中医学的思维方法有________、________、________和________。

四、名词解释

证 症 整体观念 异病同治

五、简答题

1. 简述人与环境的统一性。
2. 怎样理解辨证论治？

第二章
阴阳五行学说

导学

掌握：阴阳学说的基本概念和主要内容；五行学说的基本概念和主要内容。

熟悉：阴阳学说在中医学中的应用。

了解：五行学说在中医学中的应用。

阴阳五行学说属于古代的哲学范畴，是我国古代用以认识自然和解释自然的世界观和方法论，是古人对于宇宙发生、发展和变化的本质和规律的认识。我国古代医家为了研究人类同疾病作斗争的过程中如何更好地解释生理现象、病理变化及指导临床诊断和治疗，借助阴阳五行等当时先进的哲学思想，构建了中医独特的理论体系。阴阳五行学说具有朴素的唯物论和辩证法思想，一直推动着中医学的不断发展。

第一节　阴 阳 学 说

阴阳学说是研究阴阳的内涵及其运动变化规律，用以解释自然的哲学理论。阴阳学说是中医学理论体系的哲学基础之一，是理解和掌握中医理论和实践知识的一把钥匙。阴阳学说阐明生命的起源、人体的生理和病理，指导临床诊断和治疗，贯穿于中医学整个体系之始终。

一、阴阳的概念

（一）阴阳的基本概念

阴阳，是对宇宙间相互关联的事物或现象对立双方属性的概括，既可代表相互关联而性质相反的两种事物或现象，又可代表同一事物或现象内部相互对立的两个方面。阴阳初始的涵义是非常朴素的，是指日光的向背而言，朝日光为阳，背日光则为阴。随着观察面的拓展，阴阳的朴素涵义又得以引申，古人把自然界具有对立属性的事物或现象分为阴阳两个方面，阴阳就成为概括自然界的抽象概念。阴阳的概念萌生于西周，在春秋战国时期，得到长足的发展。《周易·系辞上》指出"一阴一阳之谓道"，把阴阳的存在及其运动变化规律作为宇宙的基本规律。

阴阳学说作为认识自然的一种思维方法，在古代被广泛地应用于各学科领域。战国至秦汉之际，古代医家运用阴阳学说来阐释医学中的问题及天人之间的关系，创作了古代医学巨著《黄帝内经》，使阴阳与医学密切结合起来，阴阳学说成为贯穿中医学始终的重要思维方法。

（二）事物、现象阴阳属性的划分

宇宙间相互关联又相互对立的事物或现象，或同一事物间相互对立的两个方面，都可以用阴

阳来概括其各自的属性。而事物或现象阴阳属性的划分并非凭空随意，是有一定标准的。《素问·阴阳应象大论》说："水火者，阴阳之征兆也。"指出中医学以水火作为阴阳的征象。水为阴，火为阳，水性寒而润下故属阴，火性热而炎上故属阳。寒热、上下、动静是水与火所表现出来的不同特性，类似于水性者则为阴，类似于火性者则为阳。于是，凡属于运动的、外向的、上升的、温热的、明亮的、功能的属于阳的范畴；静止的、内在的、下降的、寒凉的、晦暗的、物质的属于阴的范畴（表2-1）。由此可见，水火的基本特性是划分事物和现象阴阳属性的依据。

表2-1　事物、现象阴阳属性归纳表

属性	空间	时间	季节	温度	湿度	重量	性状	亮度	运动状态
阳	天、上、外、南	昼	春、夏	温、热	干燥	轻	清	明亮	动、升、兴奋、亢进
阴	地、下、内、北	夜	秋、冬	凉、寒	湿润	重	浊	晦暗	静、降、抑制、衰退

（三）事物阴阳属性的相对性

事物的阴阳属性，并不是绝对的，而是相对的。事物的阴阳属性，是根据事物或现象不同的运动趋向，不同的时间变化，通过比较而归纳出来的。事物的性质和对立面改变了，其相对属性也就随之改变。事物阴阳属性的相对性表现为如下两个方面：

1. *相互转化性*　事物的阴阳属性在一定条件下，可发生相互转化，阴可转化为阳，阳可转化为阴。由于失治或误治，属阴的寒证可以转化为属阳的热证，属阳的热证也可以转化为属阴的寒证。失治或误治，就是这种事物阴阳属性转化的必备条件。

2. *无限可分性*　即所谓阴阳之中复有阴阳，不断可分，无以穷尽。如昼为阳，夜为阴。昼之上午阳益趋旺为阳中之阳，昼之下午阳渐衰弱为阳中之阴，夜之前半夜阴越趋盛为阴中之阴，夜之后半夜阴渐衰减为阴中之阳。由此可见，自然界中相互关联又相互对立的事物可概括为阴阳两类，一事物内部又可分为阴和阳两个方面，而每一事物内部阴和阳的任何一方面，又可再分阴阳，这种现象在自然界是无穷无尽的，故《素问·阴阳离合论》说："阴阳者，数之可十，推之可百，数之可千，推之可万，万之大，不可胜数，然其要一也。"

二、阴阳学说的基本内容

（一）阴阳对立

阴阳对立，是指属性相反的阴阳双方在一个统一体中的相互斗争、制约和排斥。自然界一切事物或现象都存在着对立的阴阳两个方面。如水与火、寒与热、天与地、昼与夜、明与暗等。阴阳对立既是对立的，又是统一的，对立是统一的前提，统一是对立的结果。

阴阳对立是绝对的，但是对立双方是相互制约相互推动的。这种制约和推动，是宇宙万物生生不息的内在根据。如昼夜、寒暑之更迭，日月相推而明生，寒暑相推而岁成。春夏秋冬气候变化，就是自然界阴阳对立斗争的结果。

人体在生理状态下，相互对立的阴阳双方，并非平静地共处于统一体，而是处于相互制约、推动、消长的动态之中。阴阳双方的动态平衡是阴阳双方对立、制约的结果。人体中的阳气推动和促进机体活动，而阴精能调控和制约这种活动的强度。阳气阴精相互制约而达到协调平衡，则生命活动健康有序。正如《素问·生气通天论》所言："阴平阳秘，精神乃治。"

（二）阴阳互根

阴阳互根，是指事物或现象中相互对立的双方，具有相互依存、互为根本的关系。阴与阳任何一方都不能脱离对方而单独存在，每一方都以对应一方的存在作为自己存在的前提和依据。没有寒就无所谓热，没有动就无所谓静，没有上就无所谓下。阴依存于阳，阳依存于阴，这种依存关系称之为“互根”。

互根的阴阳双方具有相互资生、促进和助长的效应。《素问·阴阳应象大论》说：“阴在内，阳之守也；阳在外，阴之使也。”指的是阴为阳守持于内，阳为阴役使于外，阴精阳气相互资生利用的关系。王冰注《素问·生气通天论》说：“阳气根于阴，阴气根于阳，无阴则阳无以生，无阳则阴无以化。”说明了阴阳之间相互依存不可分割的关系。

（三）阴阳消长

阴阳消长是指对立互根的阴阳双方不是静止的，而是始终处于彼此增长和消减的变化之中。阴阳双方在彼此消长的运动过程中保持着动态的平衡。

引起阴阳消长变化的根本原因是阴阳的对立制约和阴阳的互根互用。在阴阳对立制约的基础上，产生了阴长阳消或阳长阴消的现象。在阴阳互根互用的基础上，产生了此长彼亦长、此消彼亦消的现象。

1. 阴阳互为消长　阴阳双方对立制约的过程中，可出现一方增长而另一方消减，称为阳长阴消或阴长阳消；也可出现一方消减而另一方增长，称为阳消阴长或阴消阳长。如春夏秋冬四季更迭，从冬至春及夏，气温从寒转暖变热，这是阳长阴消；由夏至秋及冬，气温由炎热转凉变寒，这是阴长阳消。又如人体的兴奋和抑制，当属阴的抑制不足，属阳的兴奋处于优势，就会出现失眠亢奋，此可谓阳长阴消；当属阳的兴奋不足，属阴的抑制处于优势，就会出现嗜睡，此可谓阴长阳消。

2. 阴阳皆消皆长　阴阳互根互用的过程中，阴阳双方又会出现某一方增长而另一方也随之增长，称之为阴随阳长或阳随阴长。或某一方消减而另一方随之消减，称之为阴随阳消或阳随阴消。如春夏秋冬之气候变化，随着春夏气温升高，降雨量跟着增多；随着秋冬的气温转凉，降雨量跟着减少。又如人体饥饿时乏力，属阳随阴消，即是阴精不足导致阳气不足的阴阳皆消，而补充营养物质，即增加了气力，属于阳随阴长，即阴精充足导致阳气振奋的阴阳皆长。病理状态中的阳损及阴、阴损及阳，最终发展为阴阳两虚，亦即阴阳皆消的消长形式。临床治疗中的补气生血、补血生气亦即阴阳皆长的消长形式。

阴阳消长理论中的“度”极为关键。阴阳双方在一定限度内的消长变化，体现为事物之间对立互根关系的协调平衡，在自然界表现为气候正常，在人体表现为健康有序。当阴阳消长超越正常限度，就会导致气候异常变化，出现酷暑严寒。人体阴阳消长失调，会造成疾病丛生。

（四）阴阳转化

阴阳转化，指事物的阴阳属性，在一定条件下向其相反的一方转化，即阴转化为阳或阳转化为阴。

《素问·阴阳应象大论》认为“重阴必阳”“重阳必阴”“寒极生热”“热极生寒”。“重”与“极”就是阴阳转化必须具备的条件。《素问·天元纪大论》又说：“物生谓之化，物极谓之变。”前者指事物由小到大的发展阶段，后者指事物发展到了极点会导致向其反方向转化的阶段。由此可见事物发展过程都存在“物极必反”的普遍规律。

“物生谓之化，物极谓之变”这句话反映了阴阳消长与阴阳转化之间的密切关系。事物的发展变化，是量变到质变、质变到量变的互变过程。阴阳的变化过程也包含着质量互变。如果说阴阳消长是量变过程，那么阴阳转化就是质变过程。“物生谓之化”反映的是阴阳消长，即是量变。“物极谓之变”反映的是阴阳转化，即是质变。如昼夜的变化过程中，从上午到下午，是阴阳消长的量变过程。当太阳下山的一瞬间，在此条件的作用下，白天变为黑夜，这即是阴阳转化的质变过程。又如疾病的发生发展变化过程中，寒证热证之间的相互转化，必然有一个阴阳消长的量变过程，由于失治误治这一条件为前提，促使阴阳转化的质变过程。

三、阴阳学说在中医学中的应用

阴阳学说用朴素的唯物论和辩证法，论述医学的具体问题，揭示了人体的正常生命活动和异常病理状态，指导疾病的诊断治疗和预防养生。

(一) 说明人体的组织结构

人体是有机的整体。组成人体的形体组织、脏腑经络，可根据其部位、功能特点划分为相互对立的阴阳两个部分。

以人体部位分阴阳：上部为阳，下部为阴；体表为阳，体内为阴；背部为阳，腹部为阴；四肢外侧为阳，内侧为阴。

以脏腑分阴阳：五脏为阴，六腑为阳；五脏中的心肺为阳，肝脾肾为阴；心肺之中，心为阳，肺为阴；肝脾肾中，肝为阳，脾肾为阴。每一脏之中，又有阴阳之分，如心有心阴、心阳之分；肾有肾阴、肾阳之分。故《素问·金匮真言论》说："背为阳，阳中之阳，心也；背为阳，阳中之阴，肺也。腹为阴，阴中之阴，肾也；腹为阴，阴中之阳，肝也；腹为阴，阴中之至阴，脾也。"

以经络系统分阴阳：经属阴，络属阳，经中有阴经和阳经之分，络中也有阴络和阳络之分。十二经脉可分为手三阴经、手三阳经、足三阴经、足三阳经。

气血分阴阳：气为阳，血为阴，气之中的营气分布于脉中为阴，卫气分布于脉外为阳。

总之，人体的组织结构之间的复杂关系，无不包含阴阳的对立统一，故《素问·宝命全形论》说："人生有形，不离阴阳。"

(二) 说明人体的生理功能

1. *说明物质与功能之间的关系*　人体的生理活动，无论是整体或局部，都可用阴阳来概括说明。物质与能量之间的相互转化，推动和调控着生命活动。营养物质(阴)是产生功能活动(阳)的物质基础，而脾胃功能活动的结果，又不断化生营养物质。没有物质不能产生功能，没有功能也不能化生物质。这种物质与功能，阴与阳的对立、互根、消长、转化，维持着阴阳的动态平衡，也就保证了生命活动的正常进行。

2. *说明生命活动的基本形式*　气的升降出入运动是生命的本质标志，人体阴精阳气在气化活动过程中，也是处于阴阳升降出入过程中。生死之机，升降而已，如清阳主升，出上窍，浊阴主降，出下窍；清阳主出，发于腠理、四肢；浊阴主入，走于五脏、六腑。人体正是这种阴阳升降出入运动得到协调平衡，才能维持和推动生命活动的正常进行。如果阴阳不是处于有利生命活动的相对平衡协调状态下，而是处于不能相互为用，则阴精与阳气的矛盾运动就会衰亡，升降出入运动就会停滞，人的生命就趋于终结。

(三) 阐述人体的病理变化

病邪的入侵，引发邪正相争，导致人体阴阳失调，生理功能失常，脏腑组织损伤，疾病由此而生。应用阴阳学说的理论，可将病邪分为阴邪和阳邪两类。一般而言，六淫属阳邪，饮食失宜、情志内伤等属阴邪。阴阳之中可再分阴阳，六淫中的风、暑、火、燥等邪为阳邪，寒、湿则为阴邪。

邪正斗争的过程中，阳邪侵袭会导致正气中的阴气奋起抗争，阴邪侵袭会导致正气中的阳气与之抗争。如此邪正相争导致了病理状态的发生，即阴阳失调，其主要表现形式是阴阳偏胜、阴阳偏衰、阴阳互损。

1. *阴阳偏胜*　阴阳偏胜分为阴偏胜和阳偏胜两种，是阴或阳处在高于正常水平的病理状态。

《素问·阴阳应象大论》说:“阴胜则阳病,阳胜则阴病,阳胜则热,阴胜则寒。”反映了这种病理状态的寒热特征及阴阳消长。

阳胜指阳邪强盛,侵袭人体使机体阳气亢盛所致病理状态。由于阳气的特征为热,故称“阳胜则热”。外感热病患者出现高热、面赤、脉数。由于阳能制约阴,消耗机体的阴气,在一定程度上使津液减少,出现机体失于滋润的干燥表现,即为“阳胜则阴病”。

阴胜指阴邪强盛,侵袭人体使机体阴气亢盛所致病理状态。由于阴气的特征为寒,故称“阴胜则寒”。寒邪直中脾胃,出现脘腹冷痛,泻下清稀。由于阴能制约阳,消耗机体的阳气,在一定程度上是损伤脾胃的运化功能,即为“阴胜则阳病”。

2. *阴阳偏衰* 阴阳偏衰分为阴偏衰和阳偏衰两种,属于阴或阳处在低于正常水平的病理状态。阳虚不能制阴,则阴气偏盛而出现寒象,机体阳气虚衰,出现畏寒肢冷、乏力自汗,即“阳虚则寒”的虚寒证。阴虚不能制阳,则阳气相对偏亢而出现热象,机体阴精不足,出现潮热、颧红、盗汗,即是“阴虚则热”的虚热证。

3. *阴阳互损* 阴阳互根互用,当阴阳一方偏衰到一定程度,必然会损害及对方而导致彼此均衰弱,即“阴损及阳”和“阳损及阴”,最终导致“阴阳两虚”。这种“阴阳两虚”处在低水平的平衡状态,也是一种特殊的病理状态。

(四) 用于疾病的诊断

阴阳学说用于疾病的诊断,主要包括诊察疾病和辨识证候。《素问·阴阳应象大论》说:“善诊者,察色按脉,先别阴阳。”

将望、闻、问、切所收集的临床资料,以阴阳理论辨析其阴阳属性。如色泽鲜明者病属阳,色泽晦暗者病属阴;言语高亢、多言躁动者属阳,言语低微、少言沉静者属阴;呼吸声高者为阳,呼吸微弱者为阴;身热者属阳,身寒者属阴;脉象浮大洪滑者为阳,沉涩细小者为阴。

在临床辨证中,可用阴阳理论来概括复杂的证候,做到分清阴阳、抓住本质、执简驭繁。八纲辨证中表证、热证、实证属阳,里证、寒证、虚证属阴。总之阴阳学说广泛应用于四诊和辨证之中,所以诊病施治、先审阴阳为医家之首务。

(五) 用于疾病的防治

阴阳学说用于疾病的防治,主要体现在调整阴阳,使之处于动态平衡状态中。这是防治疾病的重要原则。

1. *确定治疗原则* 阴阳失调是基本病机,而阴阳偏胜偏衰及互损是基本类型,因而调整其偏胜偏衰,是治疗疾病的基本原则之一。针对阴阳偏胜治疗原则是损其有余,即“实者泻之”,可分为“热者寒之”“寒者热之”两种。如出现“阳胜则阴病”或“阴胜则阳病”的病理变化,则又当兼顾其不足,于损其有余之时配以滋阴或助阳的药物。阴阳偏衰是虚证的病机,总的治疗原则是补其不足,即“虚者补之”,阴虚补阴,阳虚补阳。由于“阴虚则热”,治当滋阴制阳,用“壮水之主,以制阳光”的治法。由于“阳虚则寒”,治当扶阳抑阴,用“益火之源,以消阴翳”的治法。阴阳互损导致阴阳两虚,则应采用阴阳双补的治疗法则。

2. *分析归纳药物* 阴阳学说也用其理论概括药物的性能,作为指导临床用药的根据。药物的性能有四气、五味及升降浮沉,均可用阴阳来归纳说明。四气中寒凉属阴,温热属阳;五味中酸苦咸属阴,辛甘淡属阳。药物在体内发挥作用的趋向偏于沉降的属阴,偏于升浮的属阳(表 2-2)。

总之,阴阳学说在疾病的防治方面具有重要的指导作用。根据病证的阴阳偏盛偏衰等情况,确定治疗原则;根据药物的四气五味和升降沉浮的阴阳属性来使用方药,调整阴阳,以平为期,就能达到防治的目的。

表 2-2　药物阴阳属性归类表

性能	阴	阳
四气	寒、凉	热、温
五味	酸、苦、咸	辛、甘(淡)
升降浮沉	沉、降	升、浮

第二节　五行学说

五行学说是研究五行的概念、特性、归类方法及生克制化规律并用以阐释自然界万事万物相互关系和运动变化的古代哲学理论，属于中国古代的唯物论和辩证法范畴，是古代认识自然和解释自然的世界观和方法论。这一学说引入中医学，成为构建医学理论和指导临床实践的重要思想方法。

一、五行的概念

(一) 五行的基本概念

五行，即木、火、土、金、水 5 种物质及其运动变化。五行中的"五"指构成自然界的物质木、火、土、金、水，"行"指这 5 种物质的运动和变化。五行的哲学思想起源于我们祖先的生活和劳动实践，如《尚书》所说："水火者，百姓之所饮食也；金木者，百姓之所兴作也；土者，万物之所资生，是为人用。"古人在这种朴素的认识基础上，进行升华而形成超越具体物质的理论概念，用以解释自然界万事万物的发生、发展、变化的内在规律。五行概念引入医学领域，旨在说明人体结构系统，以及人体与外界是一个有机整体，说明人体的生理、病理，对于指导疾病的诊断和防治，具有重要的意义。

(二) 五行的特性

《尚书·洪范》对五行的特性作出高度的概括，即所谓"水曰润下，火曰炎上，木曰曲直，金曰从革，土爰稼穑"。五行的特性是古人对木、火、土、金、水 5 种物质的直观认识进行抽象而形成的理论概念，是用以识别各种事物五行属性的基本依据。

1. 木曰曲直　曲，弯曲；直，伸直。指树木生长，枝干曲直，向上向外舒展的特性。故凡具有生长、升腾、能屈能伸等性质或作用的事物和现象，皆属于木。

2. 火曰炎上　炎，炎热；上，向上。指火具有燃烧发热、升腾向上的特性，故凡具有温热、明亮、升腾的性质或作用的事物和现象，皆属于火。

3. 土爰稼穑　稼，播种；穑，收获。指农作物的播种和收获离不开土地，土具有承载和长养万物的特性。故凡是具有生化、承载、受纳等性质的事物和现象，皆属于土。

4. 金曰从革　从，顺从；革，改变。指金通过冶炼，可发生变化，亦可用来制造杀敌的兵器。故凡具有肃杀、收敛、沉降等性质的事物和现象，皆属于金。

5. 水曰润下　润，滋润；下，向下。指水具有滋润万物、向下流行、寒冷的特性。故凡具有滋润、下行、寒冷、闭藏等性质的事物和现象，皆为属于水。

(三) 事物、现象的五行归类

五行学说以五行的特性为依据，运用取象比类和推演络绎的方法，对自然界的事物和现象进行归类，构建了自然界的五大系统。

取象比类，即是从事物的形态、性质、作用中，找出能够反映其本质的征象，与五行各自的抽象属性相比较，以确定事物的五行归属。以方位配属五行为例：日出东方，与木的升发特性相似，故归属于木；南方炎热，与火的炎上特性相似，故归属于火；日落于西，与金的肃降特性相似，故归属于金；北方寒冷与水的特性相似，故归属于水。以五脏配属五行为例：肝气主升归属于木，心阳主温煦归属于火，脾主运化而归属于土，肺气主肃降而归属于金，肾主水液而归属于水。

推演络绎，即是根据已知的某些事物的五行归属推演归纳其他相关的事物，从而确定这些事物的五行归属。比如肝属于木，而肝主筋、开窍于目，与胆表里相合，因此可推演络绎筋、目、胆皆属于木。

五行学说还认为同一五行属性的事物，不论是人体自身或自然界的事物，都存在着密切的联系。如《素问·阴阳应象大论》所说："东方生风，风生木，木生酸，酸生肝，肝生筋……"就是说方位的东与自然界的风、木、酸味物质与肝相关联。可见五行学说是古代天人相应思想的基础，是用以说明人与自然环境统一的理论基础（表 2-3）。

表 2-3　事物、现象的五行归纳表

自然界						五行	人体				
五味	五色	五化	五气	五方	五季		五脏	六腑	五官	形体	情志
酸	青	生	风	东	春	木	肝	胆	目	筋	怒
苦	赤	长	暑	南	夏	火	心	小肠	舌	脉	喜
甘	黄	化	湿	中	长夏	土	脾	胃	口	肉	思
辛	白	收	燥	西	秋	金	肺	大肠	鼻	皮毛	悲
咸	黑	藏	寒	北	冬	水	肾	膀胱	耳	骨	恐

二、五行学说的基本内容

（一）五行的相生与相克

1. 五行相生　生，即资生、助长、促进之意。五行相生，是指木、火、土、金、水之间存在着有序的递相资生、助长、促进的关系。五行相生的次序为木生火、火生土、土生金、金生水、水生木（图 2-1）。五行相生的关系中，任何一行都存在着"生我"和"我生"两个方面。"生我者"为我母，"我生者"为我子。例如木这一行，"生我者"是水，"我生者"是火，则水是木之"母"而火是木之"子"。

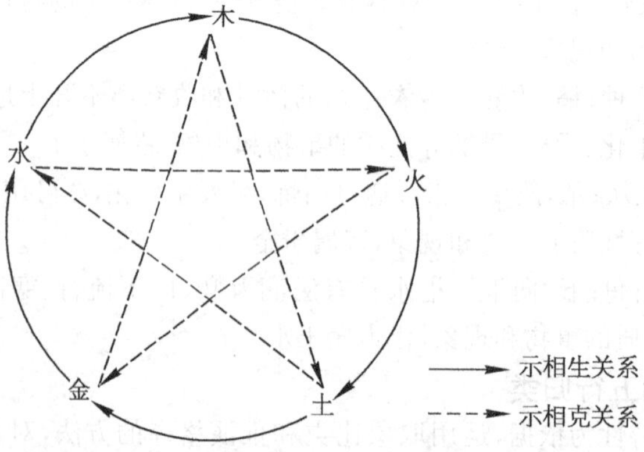

图 2-1　五行生克规律示意图

2. *五行相克*　克，即克制、抑制、制约之意。五行相克，是指木、火、土、金、水之间存在着有序的递相克制制约的关系。五行相克的次序是木克土、土克水、水克火、火克金、金克木（图 2-1）。五行相克的关系中，任何一行都存在着“克我”和“我克”两个方面的关系。这种关系称之为“所不胜”和“所胜”的关系。“克我者”为我“所不胜”，“我克者”为我“所胜”。例如木这一行，“克我者”是金，则金为木“所不胜”。“我克者”是土，则土为木“所胜”。

相生和相克两者不可分割，没有相生就没有事物的发生和发展；没有相克，就不能维持事物的平衡协调，可见五行系统结构的各个部分不是孤立的，而是密切相关的。故《类经图翼》说：“造化之机，不可无生，亦不可无制。无生则发育无由，无制则亢而为害。”

（二）五行的相乘、相侮

五行之间相克关系的异常变化，通常表现为相乘和相侮两种情况。

1. *五行相乘*　乘，以强凌弱、克制太过之意。五行相乘，是指五行中某一行对其所胜的一行过度的克制，即相克太过。其顺序和方向与相克一致，即木乘土、土乘水、水乘火、火乘金、金乘木（图 2-2）。引起相乘的原因有两个方面，一是五行中某一行过于亢盛，对其所胜行进行超过正常限度的克制，使五行之间的协调关系失常。例如木过于亢盛，则克土太过，造成土的不足，即称为“木旺乘土”。二是五行中某一行自身虚弱，难以承受所不胜行的正常限度的克制，使自身更加虚弱。例如木制约土，虽然在正常范围内，若土气虚弱，也会造成木乘虚侵袭，使土更为不足，即称为“土虚木乘”。

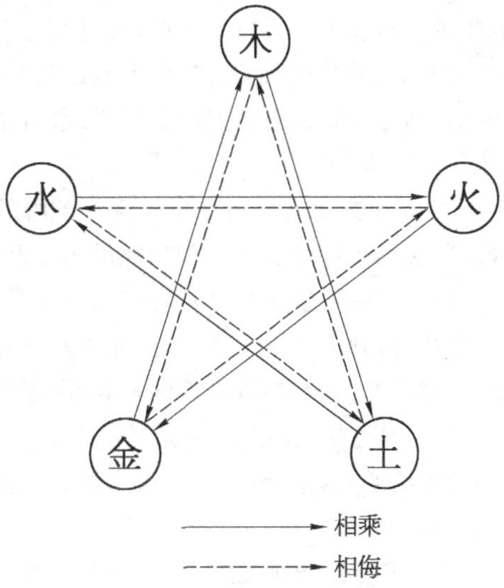

图 2-2　五行乘侮规律示意图

2. *五行相侮*　侮，欺侮、反侮，克制反向之意。五行相侮，是指五行中的某一行过于强盛，对其所不胜的一行进行反克，即相克反向。其顺序和方向与相克相反，即木侮金、金侮火、火侮水、水侮土、土侮木（图 2-2）。引起相侮的原因有两个方面，一是五行中的某一行过于强盛，使原来制约它的一行不能克制它，反而受到它反向的克制。例如木本来受金的克制，由于木气亢盛，反克于金，这种状态称之为“木亢侮金”或“木火刑金”。二是五行中某一行过于虚弱，不仅不能制约其所胜的一行，反被其所胜行的反向克制。例如金虚弱，木的状态虽正常，仍然会导致相侮的产生，即“金虚木侮”。

五行的相乘和相侮，是异常的相克现象。两者既有区别又有关系，前者是按五行相克顺序发生过度的克制，后者与五行相克顺序发生反向的克制。发生相乘的同时，也可同时发生相侮；发生相侮，也可同时发生相乘。例如，木过亢盛时，既可以乘土，也可以侮金。故《素问・五运行大论》说：“气有余，则制己所胜而侮所不胜；其不及，则己所不胜，侮而乘之，己所胜，轻而侮之。”

（三）五行的母子相及

五行之间相生关系的异常变化，通常表现为母病及子和子病及母两种情况。

1. *母病及子*　母病及子指五行中的某一行异常，累及其子行，导致母子两行都异常。母病及子的规律一般是在母行虚弱的情况下，引起子行亦不足，导致两行皆不足。例如，水为母，木为子，水不足不能生木，导致母子俱虚。

2. 子病及母　子病及母指五行中某一行异常，影响其母行，导致子母皆异常。子行太过，引起母行亦亢盛，导致子母俱亢盛。例如，火为子，木为母，火旺引起木亢，导致木火俱亢，这称为“子病犯母”。子行不足，引起母行亦不足，导致子母俱不足。例如，木为子，水为母，木不足引起水亦不足，导致木水俱不足，这称为“子盗母气”。

三、五行学说在中医学中的应用

五行学说引入中医学，成为中医学理论体系的重要组成部分。中医学应用五行学说中的五行分类及生克乘侮、母子相及的变化规律，构建以五脏为中心的天人合一系统，具体地解释人体生理和病理状态，并用以指导疾病的诊断和防治。

（一）说明五脏的生理功能及其相互关系

1. 说明五脏的生理特点　五行学说将人体的五脏分别归属于五行，并以五行的特性说明五脏的生理特点。木有升发的特性，而肝脏主疏泄，喜条达，故肝属“木”；火有阳热的特性，心阳有温煦的作用，故心属“火”；土有生化万物的特性，脾为气血生化之源，故脾属“土”；金有清肃收敛的特性，肺气以清肃下降为顺，故肺属“金”；水有清润、下行、闭藏的特性，肾有藏精、主水的功能，故肾属“水”。

2. 说明五脏之间的生理联系　五脏的功能相互联系，并非孤立，中医学借助五行之间的资生和制约关系来探索五脏生理功能的内在联系。

(1) 五脏相互资生的关系：肝生心，肝藏血以济心，肝主疏泄以助心行血；心生脾，心阳助脾运化；脾生肺，脾为气血生化之源，充养肺气；肺生肾，肺气清肃，助肾纳气，肺之阴津下行，使肾之阴精充盈；肾生肝，肾藏精以滋养肝血，肾阴滋养肝阴。

(2) 五脏相互制约的关系：肝制约脾，肝气疏泄，防脾气壅滞；脾制约肾，脾运化水液，防肾水泛滥；肾制约心，肾水上济，防心火亢盛；心制约肺，心火阳热，防肺气清肃太过；肺制约肝，肺气清肃下降，防肝阳上亢。

(3) 五脏的制化关系：五脏的每一脏都具有我生、生我、我克、克我的生理关系。生中有克，克中有生，生可防克之太过，克可防生之太过，相互制约，维持五脏的生理功能平衡协调。

3. 构建天人一体的五脏系统　中医学运用五行学说把人体和自然界的五方、五气、五色、五味等相互联系为一个整体，构建了以五脏为中心、内外联系的天人合一的五脏系统。这种系统体现了天人相应的整体观念，说明人体系统和自然环境系统之间的统一性。例如，自然界的东方、春季、风气、青色、酸味，通过五行的木与人体的肝、筋、目、怒联系起来，构建了联系人体内外的肝木系统，维系了系统内部和系统之间的平衡协调。

（二）说明五脏病变的相互影响

1. 相生关系的传变　指病变顺着或逆着五行相生的次序传变，表现为“母病及子”和“子病犯母”两种类型。

(1) 母病及子：指病变由母脏传及子脏。例如，五行水生木，肾属水为母，肝属木为子，肾之阴精不足常导致肝之阴血亏虚，即是母病及子的传变，称为“水不涵木”。另外，心火虚衰不能温煦推动脾土的“火不生土”及脾土虚弱不能充养肺金的“土不生金”，均为常见的母病及子的病理传变。

(2) 子病及母：指病变由子脏传及母脏。例如，五行木生火，肝属木为母，心属火为子，心火引动肝火，心血不足导致肝血亏虚，亦是子病及母的传变。称“子病犯母”或“子盗母气”。

2. 相克关系的传变　指病变顺着或逆着五行相克次序传变，表现为“相乘”和“相侮”两种类型。

(1) 相乘：指相克太过的病理传变。例如，生理上肝木克制脾土，病理上当肝木过于亢盛则会横犯脾土，称“木旺乘土”；或因脾土虚弱，不能受肝的克制而为病，称为“土虚木乘”。

(2) 相侮：指相克反向的病理传变。例如，生理上肺金克制肝木，当肝火亢盛，肺金无力制约肝木，反被肝木所制约，称“木火刑金”。生理上脾土克制肾水，当脾土虚衰不能制约肾水，则会被肾水所反侮，称为“土虚水侮”。

应该注意的是，临床上，有时病理传变并不完全遵循生克的规律进行。因此，不能机械硬套，应从实际出发，具体情况，具体分析，具体处理。比如火生土，本来是指心火温煦推动脾土，而临床实际上认为主要是肾发挥着温煦推动脾土的作用。命门学说兴起之后，即认为脾肾阳虚是命门之火不能温煦脾土的病理状态，从而产生五更泄泻的病证。

(三) 指导疾病的诊断

1. 指导四诊　人体是个有机的整体，内脏病变会客观反映于体表。《灵枢·本脏》说：“有诸内者，必形诸外。”五行学说应用于疾病的诊断，主要是以五行的属性来分析归纳四诊资料，指导临床诊断。如面见青色，喜食酸味，脉弦，可以诊断为肝病；面见赤色，口苦喜饮，脉洪数，可诊断为心病；脾虚面色青，为肝木横犯脾土。

2. 推断病情　五行系统应用于疾病病情的推断，主要是根据五色之间和色脉之间的生克关系来推断病情，判断预后。内脏的病皆可从色、脉之间的生克关系来推断病情，判断预后。内脏的病变皆可从色脉中表现出来。因此，推断病情必须色脉合参，对病情才能作出正确的推断。如肝病色青而脉弦，为色脉相符；如果不得弦脉反见浮脉，属克色之脉，为预后不佳；若得沉脉则属相生之脉，为预后较好。

(四) 指导疾病的治疗

1. 指导脏腑用药　五行学说应用于指导用药，是以五行属性来分析归纳，认识到五色、五味与五脏有一定的联系，从而指导脏腑用药。即青色、酸味入肝，赤色、苦味入心，黄色、甘味入脾，白色、辛味入肺，黑色、咸味入肾。例如，白芍、山茱萸味酸入肝经以补肝；石膏白色味辛入肺经以清肺。

2. 控制疾病传变　疾病过程中，一脏之病常可波及他脏而发生传变。根据五行生克乘侮、母子相及的规律，对已病之脏进行治疗之外，还要考虑到与其相及的脏腑，调整其太过和不及，控制疾病进一步传变。如肝脏有病，木旺易于乘土，故应先健脾益胃，未雨绸缪，防其传变。正如《难经·七十一难》所说：“见肝之病，则知肝当传之于脾，故先实其脾气。”就是应用五行学说控制疾病传变的具体做法。

3. 确定治则

(1) 相生异常导致母子相及的病变，应遵循“补母”“泻子”的治疗原则。

“虚者补其母”是指脏的虚证，不仅要补益本脏，还要依据五行相生的次序，补益母脏，促使其尽快康复。如肝血不足，不仅要补肝血，还要补肾精以化生肝血，通过水生木来达到更佳的治疗效果。

“实则泻其子”是指一脏的实证，不仅要清泻本脏，还要依据五行相生的次序，清泻子脏，促使其尽快康复。如肝火亢盛，不仅要清肝泻火，还可清心泻火，通过“心受气于肝”“肝气舍于心”的机制，来消除过旺的肝火。

(2) 相克异常导致的相乘相侮的病变，应遵循“抑强”“扶弱”的治疗原则。“抑强”指抑制功能过亢的脏器；“扶弱”指扶助虚弱的脏器。两者同时应用，纠其强弱偏颇，使脏与脏之间的力量对比恢复动态平衡，以达到治疗效果。

4. 确定治法

(1) 针对相生异常病变的常用治法。

滋水涵木法：通过滋养肾阴以养肝阴的方法，适应于肝肾阴虚证。

培土生金法：通过培补脾气以助益肺气的方法，适应于脾肺气虚证。

益火补土法：通过温补肾阳以温煦推动脾阳的方法，适应于脾肾阳虚证。

金水相生法：通过养肺阴以滋肾阴或滋肾阴以养肺阴的方法，适应于肺肾阴虚证。必须说明的是，益火补土的火，本来应当是心火，但经长期临床实践，认为此“火”是指“命门之火”，即“肾阳”。

(2) 针对相克异常病变的常用治法。

抑木扶土法：通过疏肝理气，佐以健脾和胃的治疗方法，适应于肝脾不和、肝胃不和证。

佐金平木法：通过清肝泻火、滋肺养阴以利肺气清肃的治疗方法，适应于肝火犯肺证。

培土制水法：通过温运脾阳、协助肾阳以治疗水湿停滞的方法，适应于脾肾阳虚证。

泻南补北法：通过泻心火补肾水以交通心肾的方法，适用于心肾不交证。

小结

阴阳五行学说属于古代的哲学范畴，是我国古代用以认识和解释自然的世界观和方法论。阴阳是作为宇宙间相互关联的事物或现象对立双方属性的概括。事物或现象阴阳属性的划分，具有一定的标准，通常以水火作为阴阳的征兆。事物阴阳属性的划分不是绝对的，而是相对的。阴阳学说的基本内容包括：阴阳对立、阴阳互根、阴阳消长、阴阳转化 4 个方面。阴阳学说可用以说明人体的组织结构，尤其是五脏六腑、经络系统；说明人体的生理功能，物质与功能之间的关系，生命活动的基本形式；说明人体的病理变化，主要体现为阴阳偏胜、阴阳偏衰、阴阳互损；指导疾病的诊断；指导疾病的防治。

五行即木、火、土、金、水 5 种物质及其运动变化。五行学说以五行的特性为依据，运用取象比类和推演络绎的方法，对自然界的事物和现象进行归类，构建了自然界的五大系统。五行的基本内容，包括五行相生和相克的正常联系，以及五行相乘、相侮，母子相及等生克关系异常的变化。五行学说可用于说明五脏的生理功能及相互关系。五行学说可说明五脏病变的相互影响。五行学说可指导疾病的诊断，应用于四诊，推断病情。五行学说可应用于控制疾病的转变，指导确定治则及选方用药。相生异常导致母子相及的病变，应采取“虚则补其母”“实则泻其子”的治疗原则。相克异常导致“相乘”“相侮”的病变，应采取“抑强”“扶弱”的治疗原则。

练习题

一、单选题

1. 阴阳属性的征兆是(　　)。
A. 寒与热　B. 水与火　C. 上与下　D. 左与右　E. 动与静

2. “阴在内，阳之守也”说明了阴阳的何种关系？(　　)
A. 阴阳失调　B. 阴阳互根　C. 阴阳对立　D. 阴阳消长　E. 阴阳转化

3. “寒极生热”说明了阴阳之间的何种关系？(　　)
A. 阴阳对立　B. 阴阳互根　C. 阴阳依存　D. 阴阳消长　E. 阴阳转化

4. 按五行生克关系，肝为脾之(　　)。
A. 母　B. 子　C. 所胜　D. 所不胜　E. 以上都不是

5. 属于子病及母的是(　　)。

A. 肺病及肾 B. 肝病及肾 C. 心病及肾 D. 脾病及肾 E. 肝病及脾

6. 下列情志关系中正确的是( )。

A. 怒胜恐 B. 恐胜喜 C. 思胜忧 D. 恐胜思 E. 喜胜怒

7. 人体组织器官与五行配属，筋属于( )。

A. 木 B. 火 C. 土 D. 金 E. 水

8. 下列除哪项外，均属于五行之木？( )

A. 五色之青 B. 六腑之胆 C. 五脏之肝 D. 五体之皮 E. 五味之酸

9. 肝病传脾属五行中的( )。

A. 母病及子 B. 子病犯母 C. 相乘 D. 相侮 E. 制化

10. 以下哪种治法是根据五行相生规律制定的？( )

A. 培土生金 B. 抑木扶土 C. 佐金平木 D. 培土制水 E. 泻南补北

二、多选题

1. 下列属阴的有( )。

A. 晦暗的 B. 明亮的 C. 推动的 D. 滋润的 E. 下降的

2. 根据五行相生规律确定的治法有( )。

A. 益火补土 B. 补肺滋肾 C. 滋水涵木 D. 佐金平木 E. 培土生金

3. 五行中土行不足可引起( )。

A. 水乘 B. 木乘 C. 水侮 D. 金虚 E. 火虚

4. 可以用阴阳转化来解释的有( )。

A. 重阳必阴 B. 寒极生热 C. 阴胜则阳病 D. 阴病治阳 E. 阳损及阴

5. 具有母子关系的是( )。

A. 金和土 B. 金和木 C. 水和土 D. 土和木 E. 水和木

三、填空题

1. 事物的阴阳属性的相对性表现为两个方面，即________性，以及________性。

2. 阴阳消长的类型有________、________、________、________。

3. 以阴阳学说说明人体病理变化阴阳失调的主要表现形式是阴偏________、阳偏________、阴偏________、阳偏________。

4. 《尚书·洪范》所言五行特征是：“水曰________，火曰________，木曰________，金曰________，土爰________。”

5. 相生关系的异常传变包括________和________两个方面。

6. 根据相克规律确定的治疗原则为________、________。

7. 在五行相克关系中，克我者为________，我克者为________。

8. 阴阳转化是在________下产生的，一般反映事物发展到了________阶段。

9. 在五行相生的关系中，任何一行都有________和________两方面的关系，生我者为________，我生者为________。

10. 在五行相克的关系中，任何一行都有________和________两方面的关系，克我者为________，我克者为________。

四、名词解释

阴阳 阴阳转化 相生 相克 相侮

五、简答题

1. 试述阴阳学说的基本内容。

2. 应用五行学说举例说明自然界的事物与人体存在着密切的联系。

3. 简述根据五行生克规律确定的治疗原则。

第三章

藏 象

导学

掌握：脏腑的生理功能及其相互关系；气、血、津液的基本概念、生成和生理功能。

熟悉：脏腑主要病理变化及其相互影响；脏腑与形体、情志等的整体系统联系；气、血、津液之间的关系。

了解：气、血、津液的病理状态。

古代医家通过长期生活实践的观察和医疗实践经验的积累，凭借古代解剖学的认识及阴阳五行哲学思想的影响，逐渐形成了重要的中医理论——藏象学说。

藏象一词始见于《素问·六节藏象论》。“藏”是指隐藏于体内的内脏，“象”是表现于外的生理和病理的现象。藏象学说是研究人体脏腑组织器官的形态结构、物质基础、生理功能、病理变化、相互关系以及与外环境相互联系的理论。

藏象学说所阐述的内容是以脏腑为基础的。脏腑是人体内脏的总称，包括五脏、六腑和奇恒之腑。五脏包括心、肝、脾、肺、肾，多为实性器官，其生理功能是化生和贮藏精气，生理特性为“藏而不泻”。六腑包括胆、胃、小肠、大肠、膀胱、三焦，为空腔器官，其生理功能是受盛和传化水谷，生理特性为“泻而不藏”。奇恒之腑包括脑、髓、骨、脉、胆、女子胞，形态结构类似腑，多为空腔器官，生理功能上类似脏贮藏精气，生理特性也类似脏“藏而不泻”。

藏象学说研究的内容还包括形体、官窍。形体，广义指具有一定形态结构的功能组织，狭义指皮、肉、筋、骨、脉等组织结构，称为五体。官，指具有特定功能的器官如耳、目、口、鼻、舌，又称五官；窍，指孔穴，是人体与外界相连通的窗口，有七窍和九窍的称谓。七窍指头面部 7 个孔穴，即眼、耳、鼻、口；九窍指七窍加前阴、后阴。官必有窍，窍必成官，故官窍并称。

藏象学说的基本特点，可概括为在阴阳五行思想指导下的以五脏为中心的整体观。一方面认为人体是以五脏为中心，通过经络的沟通联络，与六腑构成阴阳表里关系，与形体官窍取得联结，以精、气、血、津液为基础，与精神情志活动相关，形成人体五大系统。这五大功能系统之间，在形态上密不可分，在生理功能上相互协调，在病理上相互影响，从而体现了结构与生理、病理的统一。一方面认为人体不但是个有机的整体，而且与自然环境保持着统一性。人生存于自然界，生命活动规律必受制约和影响，也必然会作出反应。五脏与五时是相互通应的，五脏虚实与五时气候变化密切相关。中医学将人体与自然界置于同一体系中加以研究，指导养生和防治疾病。综上所述，以五脏为中心的整体观来研究人体生命现象及其规律，是藏象学说的基本特点。

藏象学说中的脏腑，名称虽然大多与现代医学的脏器相同，也具有一定解剖学概念，但更重要的是概括了人体某一系统的生理和病理学内容。如肾不但是解剖学上的肾，更重要的是肾在结构上与膀胱、骨、脑、二阴、耳、发构成肾系统，具有藏精、主生长发育与生殖、主水、主纳气、主骨生髓、通于脑等生理功能。肾病则可能出现生长发育迟缓、性功能减退、水肿、气喘、骨软、发白、健忘、听力减退、二便失禁等病理变化。藏象学说中的一个脏器的生理功能，可能包含现代解剖生理学中几个脏器的生理功能，而现代解剖生理学中一个脏器的生理功能，又可能分见于藏象学说的几个脏器之中。

第一节 脏 腑

一、五脏

五脏包括心、肝、脾、肺、肾，在经络学说对应于六腑的理论中，心包络也作为脏。五脏共同的生理功能是化生和贮藏精气，共同的生理特性是藏而不泻。五脏的生理功能彼此协调，共同维持生命活动过程。五脏的生理功能活动与自然环境及精神情志密切相关。

本节主要阐述五脏的生理功能、生理特性，与情志、官窍、五液、形体及五气的关系。

（一）心

心位于胸中偏左，两肺之间，膈膜上，肺之下，外有包膜裹护。心的主要生理功能是主血脉，主藏神。心的生理特性是为阳脏而主通明，心火主降。心在志为喜，在窍为舌，在液为汗，在体合脉，其华在面。手少阴心经与手太阳小肠经相互属络从而构成表里关系，与自然界的夏气相通应。

1. 心的生理功能

（1）主血脉：心主血脉，即指心气推动和调控血液在脉管中运行，以营养和滋润全身的功能作用。心主血脉包括心主血和心主脉两个方面。

心主血是心气能推动血液运行，输送营养物质于全身脏腑、形体、官窍以及心脉自身。全身脏腑组织器官都有赖于血液的濡养，才能发挥其正常的生理功能。血液的运行与五脏密切相关，其中心的搏动作用尤为重要。心的搏动，主要依赖心气的推动和调控。心搏有力，频率适中，节律一致，血液才能正常输布。心气不足，心搏失常，则血液运行失常。心主血的另一内涵是心有生血的作用，指饮食经脾胃消化，产生水谷精微，化为营气津液，注入脉中，经心阳“化赤”而成为血液。

心主脉，是指心气推动和调控心脏的搏动和脉管的舒缩，使脉道通利，血流通畅；心与脉相连，形成一个密闭循环的管道系统。脉为血之府，是容纳和运行血液的通道，血液能正常运行，有赖血液的充盈和脉道的通利。

心主血脉的功能状态，可通过心脏搏动、脉象、面色反映出来。如心气充沛，血液充盈，则心搏正常，脉象节律均匀，和缓有力，面色红润。如心气不足，心血亏虚，则可出现心悸，面色无华，脉象细弱等；甚则心脉瘀阻而见心胸憋闷疼痛，面色灰暗，脉涩结代。

心、脉、血三者密切相关，构成一个血液循行系统。血液的正常运行，依赖心气充沛，血液充盈，脉道通利。故《素问·痿论》说“心主身之血脉”。

（2）藏神：心藏神，又称心主神志，是指心主宰人体脏腑、组织、器官的生理活动和精神、意识、思维、情志等心理活动的功能。

神有广义和狭义之分。广义之神，是指人体生命活动的总体观；狭义之神，是指人的精神、意识、思维、情志活动等。

人体的脏腑、经络、形体、官窍各有不同的生理功能，但都必须在心神的统一调节下分工合作，共同完成整体生命活动。心有如此重要的功能，故《灵枢·邪客》称心为“五脏六腑之大主”。

《素问·痿论》说:"心者,君主之官也,神明出焉。"指心为神明之脏,主宰人的精神、意识、思维及情志活动。《灵枢·本神》说:"所以任物者谓之心。"即是说通过人体的感觉器官,心能接受客观外界的信息,产生心理活动并作出反应。心主血脉与心藏神的功能密切相关,心血是神志活动的物质基础,所以《灵枢·营卫生会》说:"血者,神气也。"心血充足则能养神而使心神清明,心思敏捷。若心血不足,可见心悸、健忘、失眠、多梦。若各种原因引起心不主神志,则可见烦躁不安、神昏狂乱、昏迷不省人事等症状。

2. 心的生理特性

(1) 心为阳脏主通明:心位于胸中,在五行属火,为阳中之阳,故称为阳脏;心脉以通畅为本,以清明为要,故谓之主通明。实际是强调心以阳气为用,以及心阳温通血脉,振奋心神的作用,并非忽视心阴的作用。

(2) 心火主降:以脏腑气机而言,在上者宜降,在下者宜升。以脏腑关系而言心居于上,心火须下降于肾,以资温肾,使肾水不寒;肾水必须上升于心,以济心阴,使心阳不亢。

3. 心的整体系统联系

(1) 在志为喜:心在志为喜是指心的生理功能与喜志有关。喜是人体对外界信息引起的良性反应,有益于心的正常生理功能。但喜乐过度则可使心神受伤,精神亢奋可使人喜笑不休,心气涣散,神志不宁,甚至伤及五脏。

(2) 在窍为舌:又称心开窍于舌,指心的功能正常与否以及心的气血盛衰可从舌象的变化得以反映。手少阴心经之别络系于舌本,故心开窍于舌。舌主司味觉和表达语言的功能,只有在心主血脉和心主神志的功能正常下才能得以发挥。所以心的病变,可以从舌上反映出来。如心血不足,则舌淡瘦薄;心血瘀阻,则舌质紫暗;心火上炎,则舌红生疮;心神失常,则舌强或失语。

(3) 在液为汗:心在液为汗指心血是汗液化生之源,汗液的生成、排泄与心血、心神的关系密切。心血充盈,津液充足,汗则化生有源。而汗出过多,则可致津液大伤,耗及心血,出现心悸等症。故有"血汗同源"之说。再者,津能载气,汗多又可耗伤心气,甚至心阳暴脱。心又藏神,汗液的生成和排泄受心神的调节,惊慌伤心神,可导致大量出汗。由此可见,心主血脉和藏神,以此主司汗液的生成和排泄,维持人体内外环境的协调平衡。

(4) 在体合脉,其华在面:心在体合脉,指全身的血脉统属于心,由心主司。其华在面,指心的气血盛衰可从面部的色泽表现出来。故心的生理功能正常与否和心的气血盛衰都可显现于面部。如心气不足,可见面色淡白;心血不足,可见面色萎黄;心脉瘀阻,可见面色青紫;心火亢盛,可见面色红赤。

(5) 与夏气相通应:五脏应四时,心与夏同属火。心与夏气相通应,是因为自然界在夏季以炎热为主,在人体则心为火脏而阳气最盛,故夏季与心相应。一般来说,心脏病证,特别是心阳虚衰患者,其病情在夏季比较容易缓解。从养生和治疗角度来看,夏季是疗养心脏疾患的较好时间段。

(二) 肺

肺位于胸腔之内,左右各一,如华盖般居于诸脏之上,与气道、喉、鼻相连。肺的主要生理功能是主气司呼吸,朝百脉,主治节,主通调水道。肺在志为忧,在窍为鼻,在液为涕,在体合皮,其华在毛,手太阴肺经与手阳明大肠经相互属络从而构成表里关系,与自然界的秋气相通应。

1. 肺的生理功能

(1) 肺主气,司呼吸:肺主气指肺有主持和调节脏腑经络之气的功能,包括主呼吸之气和主一身之气两个方面。

1) 主呼吸之气:肺为体内外气体交换的场所,通过肺的呼吸运动,呼出浊气,吸入清气,吐故纳新，完成体内外气体的交换，以维持人体的生命活动。肺主呼吸之气，实际上是通过宣发和肃降来完成的，肺气宣发，则呼出浊气，肺气肃降，则吸入清气，宣发肃降协调有序，则呼吸均匀通畅。肺失宣发肃降，则可导致咳嗽、气喘。

2）主一身之气：肺主一身之气主要体现在两个方面。一是气的生成，肺参与全身之气的生成，特别是宗气的生成。宗气是由肺吸入的自然清气与脾胃运化而来的水谷精气结合而成。宗气助肺以司呼吸，助心以行气血。由于人体的多种功能都与宗气有关，而宗气的生成又依赖肺的呼吸功能，所以说肺主一身之气。故《素问·五脏生成篇》说："诸气者，皆属于肺。"二是气机的调节。气机指气的升、降、出、入运动。肺有节律地一呼一吸，对全身之气的升、降、出、入运动起着重要的调节作用。肺主一身之气的功能失常，会导致气的不足和气的运行失调，可出现咳喘无力，自汗气短，心胸憋闷。

（2）朝百脉，主治节：肺朝百脉，是指全身的血液通过百脉流经于肺。其生理意义一是进行气体交换，即呼出浊气，吸入清气，清气随血液又通过百脉流经全身。二是助心行血，心气是血液循行的基本动力，但也有赖于肺气的协助，推动血液的运行。肺主气司呼吸，生成宗气，贯心脉而行营血。如肺气虚，不能助心行血，可导致心血瘀阻，出现心胸憋闷疼痛，唇舌青紫。

肺主治节，是指肺气具有治理和调节全身气、血、水的作用。具体表现在以下4个方面：一是治理调节呼吸运动，使气体交换正常。二是治理和调节全身气机，使气机升降出入正常。三是治理和调节气血运行，肺朝百脉，助心行血。四是治理和调节津液代谢，宣发肃降，通调水道。肺主治节，是对肺的主要功能的高度概括。

（3）通调水道：肺主通调水道，是指肺的宣发肃降对人体水液代谢具有疏通和调节的作用，一方面通过肺的宣发，将津液输布于体表皮毛和周身，发挥其滋润的作用。同时也将卫气布散于皮毛，在卫气司开合的功能调节下，部分水液以汗的形式排出体外。此外呼气也带走部分水液。二是通过肺的肃降，将水液向下输布，大部分水液经肾的气化作用形成尿液，贮存于膀胱，排出体外。此外，肺气肃降，推动大肠排便也带走一部分水液。

肺位于人体上部。肺气宣发、肃降推动和调节水液代谢，故有"肺主行水""肺为水之上源"的说法。若肺失宣发肃降，水道失于通调，可出现尿少、面目浮肿、周身水肿等症。

2. 肺的生理特性

（1）肺为娇脏：肺外合皮毛，开窍于鼻，故六淫外邪侵袭人体，易从口鼻皮毛而入。又因肺叶娇嫩，不耐寒热，故邪易犯肺而致病。此外肺朝百脉，其他脏腑病变，常经过百脉累及于肺。

（2）主宣发与肃降：肺主宣发指肺气具有向上、向外升宣布散的作用。肺主肃降，指肺气具有向下通降和使呼吸道保持洁净的作用。

肺主宣发表现为以下几个方面：一是排出浊气。体内的浊气主要靠肺宣发作用通过呼吸道排出体外。二是向上向外宣散水谷精微和津液。肺的输布和发散，可将脾胃运化而来的水谷精微和津液布散于全身，滋养脏腑组织。三是宣发卫气于体表，调节腠理之开合。卫气是水谷精气所化生的强悍之气，具有抵御外邪、温养肌肤、主司汗腺开合的作用。

肺主肃降表现为如下几个方面：一是吸入清气。通过肺的肃降作用，可把自然界的清气吸入体内并向下布散，与宣发相反相成完成体内外气体交换。二是向下布散水谷精微和津液。通过肺的肃降将水谷精微和津液向下布散，滋养脏腑并将废水下输膀胱排出体外，肃降作用还有助于大肠传导糟粕。三是肃清呼吸道。通过肺的肃降，可肃清呼吸道的异物比如痰浊，使气道洁净，呼吸通畅。

若肺失宣发肃降，可导致咳喘、胸闷、痰饮、水肿，或卫外不固而致自汗、容易感冒。

3. 肺的整体系统联系

（1）在志为忧（悲）：悲、忧皆为人体正常的情绪变化或情感反映，一般不会导致发病。只有在过度的悲哀和忧伤，才会成为致病因素。悲忧过度对人体的影响主要是易于伤肺，消耗肺气，可出现气短懒言等肺气不足之症。反之，承受不良刺激的能力下降，易于产生悲忧情绪。

（2）在窍为鼻：鼻和喉为呼吸道重要组成部分，肺通过鼻与外界相通。鼻的生理功能是通气和嗅觉功能，依赖于肺气的作用。喉的生理功能是通气和发音的功能，也依赖于肺气才能完成。病理情况下，如肺气失宣，可见鼻塞、喷嚏、喉痒、音哑、失音等症。

（3）在液为涕：涕为鼻腔黏膜的分泌液，具有滋润鼻窍的作用。正常情况下涕液不外流。若风寒犯肺，则鼻流清涕；风热犯肺，则鼻流黄浊涕；燥邪伤肺，则鼻干而无涕。

（4）在体合皮，其华在毛：皮毛包括皮肤、汗腺、毫毛等，为一身之表，具有防御外邪、调节津液代谢、调节体温和辅助呼吸的作用。肺对皮毛的作用：一是宣发卫气于体表，以利卫气发挥作用。二是肺气宣发，将津液和水谷精微布散于体表，滋润皮毛。若肺失宣发，卫外不固可见自汗，易于感冒，皮肤失润可见皮毛枯槁不泽。

（5）与秋气相通应：五脏应四时，肺与秋同属金。时令至秋，草木凋零，而人体肺脏主清肃下行，故与秋气相应。肺与秋气相通，故肺金之气应秋而旺，肺的制约和收敛功能强盛。治疗肺病时，秋季不宜过分发散，而应顺其敛降之性。秋季常见肺燥之证，出现干咳无痰、口鼻干燥、皮肤干裂，治疗应注意养阴润肺。

（三）脾

脾位于中焦腹腔，横膈之下，胃的左旁。脾的主要生理功能是主运化、主统血。在志为思，在窍为口，其华在唇，在液为涎，在体合肉，主四肢，足太阴脾经与足阳阴胃经相互属络从而构成表里关系，与自然界的长夏之气相通应。

1. 脾的生理功能

（1）主运化：脾主运化是指脾具有把饮食物转化为水谷精微和津液，并将其吸收、转输到全身各脏腑的生理功能。包括运化水谷和运化水液两个方面。

1）运化水谷：指脾气促进食物的消化和吸收并转输其精微的功能。食物的消化虽然是在胃和小肠中进行，但必须得到脾的推动和激发，食物才能被消化和吸收。脾主运化，实际上是促进了食物的消化吸收，精微物质的转运输布和将水谷精微转化为气血的生理过程。如《素问·经脉别论》所说："食气入胃，散精于肝……浊气归心，淫精于脉，饮入于胃，游溢精气，上输于脾，脾气散精，上归于肺。"指出了食物中的精微物质，全赖于脾的转输才能布散于全身。脾主运化，依靠脾气，脾气健运，则水谷精微得以充分的吸收，为精、气、血、津液的化生提供充足的来源，全身脏腑、组织、器官得到充足的营养。所以中医学认为脾为"气血生化之源"。人出生之后，全依赖脾胃运化功能吸收水谷精微和化生气血津液来维持脏腑、组织、器官的生理活动，并充养先天之精，促进人体的生长发育，是维持人体生命活动的根本，所以又有"脾为后天之本"的称谓。如脾失健运，则可出现纳呆、腹胀、便溏，以及气血不足导致的乏力消瘦、面色无华。

2）运化水液：指脾对水液的吸收、转输和布散的功能。摄入人体的水液，经脾的运化转输，化生津液，通过心肺而布散到全身，发挥滋润作用。而代谢之后的水液及废物，也要经脾转输而到肺肾，经过肺肾之气化作用，化为汗液和尿液排出体外，以维持人体水液代谢的协调平衡。脾居于中焦，在水液代谢中起着重要的枢纽作用。脾运化水液的功能正常，就能防止水湿、痰饮等病理产物的出现。若脾失健运，则可出现痰多、水肿等症。如《素问·至真要大论》所说："诸湿肿满，皆属于脾。"

(2) 主统血:脾主统血是指脾气有统摄血液在脉道中正常运行而不溢出脉外的功能。《难经·四十二难》说:"脾裹血。"即指脾气裹护血液,防止外溢之意。

脾气统摄血液实际是气的固摄作用的体现。血液的运行除了依靠心气的推动,也需要依赖脾气的固摄,为血液的运行提供一种控制约束力,使血液运行顺畅而又不致溢出脉外。心气的推动力量和脾气的固摄力量相互为用、相反相成,共同维持了血液循环的正常运行。若脾气虚弱,固摄功能减退,就会导致脾不统血,出现出血的病证,如崩漏、便血、尿血、皮下出血等。

2. 脾的生理特性

(1) 脾气主升:脾气主升是脾气的运动特点,包括脾主升清和升举内脏两个方面。脾主升清是指脾气上升,将水谷精微输于心肺及头目,通过心肺的气化作用而营养全身。脾主升举内脏是指脾气上升能起到维持内脏位置的相对稳定,防止其下垂的作用。脾气主升与胃气主降相对而言,相互为用,相反相成,"脾宜升则健,胃宜降则和"。若脾气虚弱,不能升清,则失于精气濡养而见眩晕、倦怠、腹胀、便溏等症;不能升举,则内脏下陷而见胃下垂、子宫下垂、脱肛等症。

(2) 喜燥恶湿:脾有喜燥恶湿的特性,是因为脾气升运需要在干燥而不被水湿所困的环境才能正常发挥。若脾气虚弱,运化水液功能障碍,则水湿内生,即所谓"脾生湿"。水湿产生之后困遏脾气,导致脾气不升,脾阳不振,即所谓"湿困脾"。外湿亦会导致"湿困脾"。所谓脾喜燥而恶湿,是指由于内湿、外湿易困遏脾气,使脾失健运,脾气不升,影响正常的功能发挥,故脾需要干燥清爽的环境。

3. 脾的整体系统联系

(1) 在志为思:脾在志为思,是指脾的生理功能与思志相关。思即思虑,与思维、思考有别。思虑为人体情志活动的形式之一,有限度的思虑对机体并无不良影响。但思虑过度,则会影响机体正常的生理活动,主要影响气的运动,导致气滞。思虑太过,最易影响脾的运化功能,导致脾胃之气结滞,出现纳呆、腹胀等症。

(2) 在窍为口,其华在唇:脾开窍于口,是指人的食欲,口味与脾的运化功能关系密切。脾的经脉"连舌本,散舌下",舌又主司味觉,故食欲和口味可反映脾的功能正常与否。若脾失健运,湿浊内生,则食欲不佳,口味异常,如口淡乏味、口甜、口腻等症。

脾其华在唇,是指口唇的色泽可反映脾气盛衰。脾气健运,气血化源充足,则口唇红润光泽;脾失健运,则气血不足,口唇淡白不泽。

(3) 在液为涎:涎为口中津液较为清稀的部分,具有润泽口腔、保护黏膜及帮助消化的作用。涎由脾气化生并转输布散,正常情况下,其量适中。若脾胃不和,则可异常增多或减少,影响食物消化。如脾胃虚寒,则可出现口淡、涎多、欲呕。

(4) 在体合肉,主四肢:脾在体合肉,是指肌肉的壮实与否和功能发挥与脾主运化关系密切。全身的肌肉,都依赖脾所运化水谷精微的滋养,才能得以壮实丰满。脾主四肢,是说四肢的运动依赖脾所运化的水谷精微的充养,才能强劲有力。故脾气健运,则肌肉丰满,四肢功能得以正常发挥。若脾失健运,水谷精微化源不足,营养缺乏,则可导致肌肉瘦削,四肢乏力或痿废不用。

(5) 与长夏之气相通应:五脏应四时,脾与长夏同属土。长夏之季,气候炎热,雨水偏多,湿为热蒸,蕴酿生化。而脾主运化,化生气血津液,故脾与长夏相通应。长夏之湿热主生化,而湿之太过,则可困脾,故夏秋之交,脾易为湿所伤,湿热交相为病,则可致身热不扬、肢体困重、纳呆、腹胀、泄泻等症。

(四) 肝

肝位于腹腔右上方,横膈之下,右胁之内。肝的主要生理功能是主疏泄和主藏血。肝在志为怒，在窍为目，在液为泪，在体合筋，其华在爪。足厥阴肝经与足少阳胆经相互属络从而构成表里关系，与自然界春气相通应。

1. 肝的生理功能

(1) 主疏泄：肝主疏泄是指肝具有疏通、宣泄、条达、升发的生理功能，可使全身气机疏通畅达、通而不滞、散而不郁的作用。肝主疏泄反映了肝为刚脏，主升、主动的生理特性。肝主疏泄之功能可概括为以下几个方面。

1) 调畅气机：气机即气的升、降、出、入运动。肝主疏泄有促进气的升、降、出、入运动有序进行的作用。肝主疏泄对饮食消化、精神情志、津液代谢、血液运行、生殖功能的影响，均建立在调畅气机的基础上。肝主疏泄的功能正常，则气机调畅，津血运行通利，与之相关的生理功能也正常。肝的疏泄功能失常，则可导致气机失调。一是疏泄太过，肝气亢奋；一是疏泄不及，气机郁结。人体血液的运行和津液的输布代谢，有赖于气的升降出入运动。气行则血行，气滞则血瘀；气行则水行，气滞则水停。肝气疏泄失常可致一系列病理变化。如肝失疏泄，气滞血瘀可形成积聚、肿块、妇女经行不畅、痛经、闭经等症。肝气亢奋，血随气逆，则可致吐血、咯血、猝然昏倒、不省人事。肝失疏泄，水湿停滞，可形成痰饮、痰核、腹水等症。

2) 促进脾胃消化：脾胃纳运升降运动是否协调平衡，依赖于肝的疏泄功能是否正常。一般来说，肝对脾胃运化功能的影响，体现在两方面。一是促进脾胃升降。脾胃升降的气机运动，受到肝气疏泄的调节，只有肝气疏泄正常，气机调畅，脾胃才能升清降浊有序，饮食能得以消化吸收和输布。如肝失疏泄，影响脾的运化和升清功能，可见胸闷胁胀、郁郁不乐、纳呆、腹胀、腹泻，称为“肝脾不和”；影响胃的受纳和腐熟功能，可见纳呆、呕吐、嗳气、呃逆、腹痛、便秘等症，称之为“肝胃不和”。二是分泌排泄胆汁，以助消化。胆汁为肝之余气所化生，贮存于胆囊，但胆汁的分泌与排泄，受到肝主疏泄的调节和控制。只有肝主疏泄功能正常，胆汁才能得以正常的分泌和排泄。如肝气郁结，疏泄功能失常，则胆汁生成排泄障碍，出现胁肋胀痛、纳呆、口苦。若胆汁逆流入血中，外溢于肌肤，则可致黄疸。

3) 调畅情志：情志是人对外界刺激所产生的情感变化，情志活动与心主神志密切相关，但受肝主疏泄功能的影响。人的情志活动以气血为物质基础。肝主疏泄，调畅气机，影响气血运行，从而起到调节情志的作用。只有肝主疏泄的功能正常，气血和调，人的情志才正常。若肝失疏泄，则可致情志失调，表现为疏泄太过，肝气亢奋，出现急躁、易怒、头晕头痛，甚至晕厥。或是疏泄不及，肝气郁结，可见郁郁不乐，多愁善感。

4) 促进和调节生殖功能：肝主疏泄与女子月经、孕育胎儿以及男子生殖功能密切相关。肝主疏泄，调畅气机，肝主藏血，调节血量，均会影响女子月经的正常排泄。女子胞以气血为其物质基础。肝气疏泄正常，任脉通利，冲脉充盛，则月经应时而下，孕育胎儿正常。肝失疏泄，冲任失调，气血不和，则可出现经行不畅、痛经、闭经、不孕。肝气疏泄亦影响男子生殖功能，男子排泄精液须肝主疏泄的调节。肝失疏泄，太过则遗精早泄，不及则排精障碍。

(2) 主藏血：肝主藏血，是指肝具有贮藏血液、调节血量的生理功能。人体血液生成后，除了直接输送到全身滋养各脏腑组织器官，有一部分则流入肝脏贮藏。人体各处的血液流量，常随人的功能状态及外环境的影响而发生变化。这种变化保证了处于运动状态中的脏腑组织器官的血液供应，又防止处于抑制状态中的脏腑组织器官的过量消耗。而肝脏在血量分配中起着重要的调节作用。当人体某一部位活动量增加，肝脏即适时排放，保证血液供应，当人体活动减少时，血液又流回肝脏，由肝贮藏。肝脏通过自身的藏血功能来调节全身的血量分布。如唐代医家王冰所说：“肝藏血，心行之，人动则血运于诸经，人静则血归于肝脏，何者？肝主血海故也。”由于肝具有藏血功能，故中医学称之“肝为血海”。

肝主藏血的生理作用有三：一是发挥血液的滋养作用。肝血充盈，调节正常，则头目、筋膜、冲任二脉、女子胞等得其濡养。反之，肝血不足，调节失常，则血不养目而干涩，视力减退，夜盲；血不养筋，则筋脉拘挛，肌肤麻木；血海空虚，胞宫失养，则月经量少，甚或闭经。二是防止出血的作用。肝血充盈，可制约肝气、肝阳，使之勿过亢，防止血随气逆而出血。反之肝之阴血不足，导致肝阳上亢，血随气逆，则可出现呕血、咯血；肝不藏血，可致月经过多、崩漏。三是，肝藏血还发挥了协调肝之阴阳的作用。肝主藏血，阴血能制约肝阳，使之勿亢逆、化火、生风。

2. 肝的生理特性

（1）肝主升发：肝主升发，是指肝具有升发阳气以调畅气机的作用，肝气的运动特点以升发为顺。肝五行属木，类似春天树木生长伸展，生机勃发之性。肝气升发正常，则主疏泄，调畅气机，促进消化，调畅情志，调节血量，促进津血运行等功能得以正常发挥。若升发不及，则可致肝气郁结；若升发太过，则可致肝气上逆、肝火上炎、肝阳上亢等病证。

（2）肝为刚脏：肝为刚脏，是指肝具有刚强躁急的生理特性。肝气易逆易亢，故称肝为“将军之官”。肝的这种特性是从肝的生理、病理及临床实践中概括而来，肝的病理常体现为肝气、肝阳的亢奋升动，故易于上逆、上亢、化火、生风，可出现头晕、头痛、目赤、易怒、抽搐、角弓反张等症。故治疗上多采用柔肝镇肝、以柔制刚法则。

3. 肝的整体系统联系

（1）在志为怒：人在情绪激动时的一种情志变化，与肝的生理病理相关。一定限度的情绪发泄对维持机体的生理平衡有重要的意义，但大怒不解，是一种不良的刺激，会造成气机失调。肝气升发不及可致肝气郁结，表现为郁郁不乐，胸胁胀闷。肝气升发太过可致肝火上炎，烦躁易怒，激动亢奋。

（2）在窍为目：目为视觉器官，称为“精明”。目的功能，依赖肝血濡养和肝气疏泄。肝血充足，肝气调和，目的功能得以正常发挥。若肝血不足，则可致两目干涩，视力减退，目眩；肝经风热则目赤肿痛；肝风内动则目睛上吊；肝气郁结蒙阻清窍，则两目昏蒙，视物不清。

（3）在液为泪：泪由肝血所化，有濡润、保护眼睛的功能。泪从目出，而肝开窍于目。正常情况下，泪分泌适量而不外溢。在病理情况下，泪分泌异常。如肝血不足，泪分泌减少则两目干涩；肝胆湿热，则可见目眵增多，迎风流泪。

（4）在体合筋，其华在爪：筋即筋膜，包括肌腱和韧带，附着于骨而聚于关节，是连接关节、肌肉，主司关节运动的组织。筋的功能依赖于肝血濡养。肝血充足筋得其养才能强健有力，活动自如，并能耐受疲劳，较快地解除疲劳。故称肝为“罢极之本”。如果肝血亏虚，筋得不到濡养，则可见手足拘挛，肢体麻木，屈伸不利，老人动作迟缓。此外邪热炽盛耗伤肝的阴血，使筋不得濡养，则可出现手足震颤抽搐，甚或角弓反张。

爪甲乃筋之延续，故有“爪为筋之余”之说。《素问・六节藏象论》说：“肝者，罢极之本……其华在爪。”可见肝与爪密切相关。爪甲亦依赖肝血濡养，肝血盛衰，影响爪甲的荣枯。肝血充足，爪甲坚韧明亮，红润光泽。肝血不足，则爪甲萎软而薄，枯而色夭。

（5）与春气相通应：五脏应四时，肝与春同属木。春季为一年之始，阳气始生，生机勃发，而人体之肝主疏泄、喜条达，故肝与春气相通应。因此春季养生，在精神、饮食、起居诸方面，都必须顺应春气的生发和肝气的条达之性。春季气候转暖而风气偏胜，肝气亦应之而旺，故素体肝气偏盛、肝阳偏亢的人于春季易发病而出现眩晕、烦躁、昏厥等症，故需因时制宜，未病先防。

(五) 肾

肾位于腹腔靠近腰部脊柱两侧，左右各一，肾的主要功能是主藏精，主水，主纳气。肾在志为恐，在窍为耳及二阴，在液为唾，在体合骨，生髓、通脑，其华在发。足少阴肾经与足太阳膀胱经相互属络而构成表里关系。肾与自然界冬气相通应。

1. 肾的生理功能

(1) 藏精：肾藏精是指肾对于精气具有闭藏、贮存、摄纳的生理功能。精气是构成和维持人体生命活动的基本物质。肾对精气的封藏，主要是不让其无故流失，并充分发挥应有的生理效应。

肾所藏之精，包括"先天之精"和"后天之精"两部分。先天之精来源于父母，构成胚胎的原始物质，与生俱来，具有促进生长发育和生殖的功能，故又称为"生殖之精"。后天之精来源于水谷，是胎儿出生后，通过脾胃运化摄取而来的精微物质，是维持脏腑组织器官功能的物质，具有滋养脏腑的功能，故又称为"脏腑之精"。先天之精与后天之精虽然来源与功用不同，但均归藏于肾，相互依存，相互为用。先天之精有赖于后天之精的不断充养，而后天之精也有赖于先天之精的激发和推动。这种关系，可概括为"先天生后天，后天养先天"。

肾所藏的精即为肾精。精能化气，所化之气即是肾气。肾精和肾气的关系是密不可分的，实质上源于同一物质，常统称为肾中精气。人的生长发育和生殖能力，主要是肾中精气在起着决定性的作用。从幼年开始，由于肾中精气逐渐充盛，所以有"齿更发长"的变化。青春时期，肾中精气进一步充盛，产生一种促使性功能成熟的物质，称为"天癸"。所谓"天癸"，即肾中精气充盈到一定程度而产生的一种精微物质，具有促进人体生殖器官的发育成熟和维持人体生殖功能的作用。天癸的产生，促使男子排泄精液，女子按期排卵，产生月经，逐渐具备生殖能力。进入中年之后，肾中精气渐弱，"天癸"变少，性功能和生殖能力减退直到消失，形体不再壮实。进入老年，"天癸"耗竭，性功能逐渐丧失，形体逐渐衰老。故《素问·上古天真论》说："女子七岁，肾气盛，齿更发长；二七而天癸至，任脉通，太冲脉盛，月事以时下，故有子；三七肾气平均，故真牙生而长极；四七筋骨坚，发长极，身体盛壮；五七阳明脉衰，面始焦，发始堕；六七三阳脉衰于上，面皆焦，发始白；七七任脉虚，太冲脉衰少，天癸竭，地道不通，故形坏而无子也。丈夫八岁，肾气实，发长齿更；二八肾气盛，天癸至，精气溢泻，阴阳和，故能有子；三八肾气平均，筋骨劲强，故真牙生而长极；四八筋骨隆盛，肌肉满壮；五八肾气衰，发堕齿槁；六八阳气衰竭于上，面焦，发鬓斑白；七八肝气衰，筋不能动，天癸竭，精少，肾脏衰，形体皆极；八八，则齿发去。"由此可见，人的整个生命活动的生、长、壮、老、已的过程，均是肾中精气由弱到强，再由盛转衰的过程。在病理变化中，凡生长发育迟缓，生殖功能低下以及未老先衰都与肾中精气虚衰有关。

肾中精气的生理功能可概括为肾阴和肾阳两个方面：对脏腑组织起着温煦作用，并能推动和激发其各种功能者称为肾阳；对脏腑组织起着滋润作用，并能抑制和调控其各种功能者称为肾阴。肾阳是一身阳气的根本，"五脏之阳气，非此不能发"；肾阴是一身阴气的根本，"五脏之阴气，非此不能滋"。肾阳又称为元阳、真阳和命门之火；肾阴又称为元阴、真阴和命门之水。肾阴和肾阳相互依存，相互制约，平衡协调，共同维持人体的正常生理活动。当肾阴肾阳的平衡协调关系遭到破坏，就会出现肾阴虚、肾阳虚或肾阴阳两虚的病理变化。若肾阴亏虚，则虚热内生，可见潮热、盗汗、颧红、眩晕、男子遗精、女子梦交等症。若肾阳不足，则阴寒内盛，可见形寒肢冷、自汗乏力、精神委靡、阳痿早泄、宫寒不孕等症。因为肾中精气是肾阴肾阳的物质基础，而且肾阴肾阳相互依存，互根互用，所以肾阴虚日久会损及肾阳，肾阳虚日久也会损及肾阴，形成互损导致最终肾阴肾阳俱虚。肾阴肾阳为各脏腑阴阳的根本，所以在肾的阴阳失调时，也会导致其他各脏的病变。如肾阳虚不能温煦推动脾阳，则可导致脾肾阳虚，寒湿内生；如肾阴虚不能滋养肝阴，则可致肝肾阴虚，肝阳上亢。

其他各脏的阴阳失调，病程日久，必然也会累及于肾，损耗肾中精气，导致肾之阴阳失调。故有“久病及肾”的说法。

（2）主水：肾主水，主要是指肾中精气的气化功能，对于体内津液的输布和排泄，起着重要的调节作用。故《素问·逆调论》说：“肾者水脏，主津液。”

人体的津液代谢要通过肺、脾、肾及三焦、膀胱等脏腑的协同合作才能完成。津液的代谢是通过脾的运化和转输，肺的宣发和肃降，肾的蒸腾气化，膀胱的储存排泄，以三焦为通道来协同完成的。津液代谢最终以汗、尿等形式排出体外。肾主水的生理功能体现在两个方面：一是肾的气化作用促进了全身津液代谢的过程。所谓气化，即指精、气、血、津液各自的新陈代谢和相互转化。肺、脾、肾及三焦等对水液的气化作用，均依赖于肾的气化推动。二是肾气升清降浊，司膀胱开合。水液在肺的肃降作用下下达于肾，经过肾的气化作用而升清降浊，其清者上输于肺，重新参与水液代谢。其浊者下注于膀胱，化为尿液，在肾气的调控下，排出体外。如果肾中精气失调，水液代谢就会异常，如肾阳不足，肾的蒸腾气化失常，膀胱气化不利，则可见小便不利、水肿。如肾的精气不足，封藏不足，膀胱失约，则可见尿频、遗尿、尿失禁。

（3）主纳气：肾主纳气，是指肾有摄纳肺所吸入的清气，防止呼吸表浅的生理功能。中医认为人体的呼吸虽然由肺来主司，但是呼吸功能的正常与否和肾密切相关。肾摄纳肺吸入之清气，才能保持呼吸运动的平稳和深沉。实际上肾主纳气是肾的封藏作用在呼吸运动中的具体体现。故《类证治裁·喘证》说：“肺为气之主，肾为气之根。”如果肾气不足，摄纳无权，则肺气上浮而不能下行，可出现呼吸表浅，动则气喘，呼多吸少等症，称为“肾不纳气”。

2. 肾的生理特性

肾藏精，为先天之本，体现了主封藏的特性。《素问·六节藏象论》说：“肾者主蛰，封藏之本，精之处也。”肾的封藏固摄作用，可防止精、气、血、津液的过量排泄和亡失，以及维持呼吸运动的平稳和深沉。

肾的封藏固摄功能失常，可出现相应的病理变化。在生殖方面的表现可见男子遗精、早泄，女子带下过多、早产等；在尿液排泄方面的表现可见尿频、遗尿、尿失禁；在粪便排泄方面的表现可见大便滑脱失禁；在呼吸方面的表现可见呼多吸少，动则喘甚。

3. 肾的整体系统联系

（1）在志为恐：恐是一种恐惧、害怕的情志活动，与肾的关系密切。对人体生理活动而言，恐是一种不良的刺激。惊与恐相似，皆与肾相关，但恐自内生而自知，惊自外来而不自知。惊恐均会伤肾，主要是影响气机，如《素问·举痛论》所说：“恐则气下……惊则气乱。”惊恐导致气机失调紊乱，肾气下沉，封藏不固，临床表现常为二便失禁，或遗精早泄。故中医学认为肾“在志为恐”。

（2）在窍为耳及二阴：耳为听觉器官，耳的听觉功能灵敏与否，与肾中精气的盛衰密切相关。若肾中精气虚衰，则髓海失养，出现听力减退，耳鸣甚至耳聋。中医诊断疾病以听力强弱作为判断肾中精气盛衰的标志，故说肾“开窍于耳”。

二阴，指前阴和后阴。前阴是指排尿和生殖的器官；后阴是指排泄粪便的通道。尿液的贮存和排泄虽在膀胱，但尿液生成和排泄必须依赖肾气的气化和固摄作用来调控。肾气气化和固摄失常，则可见尿少、尿闭或尿频、遗尿、尿失禁。前阴是人体的外生殖器官，其功能与肾中精气密切相关。肾中精气充盛，则阴阳合而有子。若肾中精气不足，则可导致前阴发育不良，生殖功能减退，可导致男子阳痿、早泄、不育，女子月经异常、梦交、不孕。若肾气不足，推动无力，则导致气虚便秘；固摄无权则可见久泄滑脱，大便失禁。

（3）在液为唾：唾是口中津液较为稠厚的部分，有润泽口腔、滋润食物及滋养肾精的功能作用。

唾由肾精所化，经肾气的推动沿足少阴肾经从肾上行直致舌下，分泌而出。由于唾液由肾精所化，若咽而不吐，则能回滋肾精。若多唾久唾，则会耗伤肾精。故“吞唾”成为古代养生方法之一。

（4）在体合骨，生髓、通脑，其华在发：肾主骨生髓的生理功能，实际上是肾中精气促进人体生长发育功能的体现。肾藏精，精生髓，骨的生长发育，有赖于骨髓的充养。肾精充足，骨髓生化有源，骨骼得到滋养，才能坚固有力。肾精不足，则可见小儿囟门迟闭，骨软乏力，老人骨质疏松，易于骨折。

髓分骨髓、脊髓和脑髓，皆由肾精所化。肾精的盛衰，既影响骨骼的发育，也影响脊髓、脑髓的充盈。故《灵枢・海论》说：“脑为髓之海。”肾精充盈，髓海得养，脑即发育良好，思维敏捷。可见脑的功能由心主宰，但与肾密切相关。故脑的病变，常采用补肾填精之法。齿与骨同出一源，由肾精充养，故称“齿为骨之余”。牙齿松动、脱落及小儿齿迟，多与肾精不足有关。发的生长需血的濡养，故称“发为血之余”。但发的生机根于肾。根据在于“精血同源”。肾藏精，精化血，精血充盈，则毛发乌黑润泽，故《素问・六节藏象论》说：“肾……其华在发。”所以中医诊断疾病常以发之生长与脱落、润泽与枯槁作为判断肾精盛衰的标志。

（5）与冬气相通应：五脏应四时，肾与冬同属水。冬季气候最为寒冷，自然界物类则静谧闭藏以度冬时。人体中的肾为水脏，以封藏为特性，故肾与冬气相通应。冬季养生、作息、饮食要顺应冬季以利阳气潜藏，阴精积蓄。冬季气候寒冷，若素体阳虚，或久病阳虚，多在阴盛之冬季发病，故应注意避寒，注意养护。

【附】 命门

命门一词，首见于《黄帝内经》。自《难经》提出命门与肾的关系后，为后世医家所重视。命门所在部位历代医家认识不一，争论甚多，如有右肾命门说、两肾总号命门说、两肾之间为命门说、命门为肾间动气说等。对于命门的见解基本一致的是命门与肾息息相关。命门的生理功能，主要有以下几种说法：命门为原气之所系，是生命的原动力；命门藏精舍神，与生殖密切相关；命门为人体阳气的根本；命门为水火之宅等。概括起来，命门是强调肾阴肾阳重要性的一种称谓，一般认为命门之火即指肾阳，命门之水即指肾阴，肾阳是一身阳气的根本，肾阴是一身阴精的根本。结合临床实践，命门这一理论有一定的指导治疗的意义。如命门火衰的患者，临床表现与肾阳不足的病证相一致，治疗命门火衰，与治疗肾阳虚的药物也相类似。

二、六腑

六腑包括胆、胃、小肠、大肠、膀胱、三焦。六腑的共同生理功能是受盛和传化水谷，共同的生理特性是泻而不藏，实而不满。六腑的生理功能彼此协调，共同完成饮食物消化的生命活动。六腑必须适时排空，保持通畅，向下通降，故“六腑以通为用，以降为顺”。

（一）胆

胆为六腑之一，又为奇恒之腑。胆位于右胁下，呈囊形而附于肝间。胆与肝经络相互属络，构成表里关系。胆的主要生理功能是贮藏排泄胆汁和主决断。

1. *贮藏和排泄胆汁* 胆汁来源于肝，由肝之余气所化生，胆汁生成后进入胆腑，由胆腑贮藏；在肝气疏泄作用下排泄入肠中，以促进饮食物的消化。若肝胆的功能失常，胆汁分泌排泄受阻，就会影响脾胃纳运功能，可出现胸胁胀满、食欲不振、腹泻便溏。若湿热蕴结肝胆，肝失疏泄，胆汁外溢，则可发为黄疸，出现目黄、身黄、尿黄。胆气以降为顺，若上逆，则可出现口苦、呕吐苦水。

2. 主决断　胆主决断，是指胆在精神意识思维活动中，具有判断事物、作出决定的作用。《素问·灵兰秘典论》说："胆者，中正之官，决断出焉。"胆的这一功能能防止和消除不良精神刺激，维持人体正常的生理活动。临床上胆气虚怯的人，情志所伤时，可出现易惊多恐、遇事多疑、失眠多梦等症。

(二) 胃

胃位于腹腔上部，横膈之下，上连食道，下通小肠。胃分为上、中、下三部，称为上脘、中脘、下脘。胃的上口为贲门，下口为幽门。胃和脾经络相互属络，构成表里关系。胃的主要生理功能是主受纳和腐熟水谷，生理特性是主通降和喜润恶燥。

1. 胃的生理功能

(1) 主受纳：胃主受纳，是指胃气具有接受和容纳饮食水谷的作用。饮食经过食管进入胃中，由胃接受和容纳，故胃有"太仓""水谷之海"的称谓。精、气、血、津液的化生，依赖于水谷中的营养成分，故胃又有"水谷气血之海"之说。胃主受纳，是主腐熟功能的基础，胃主受纳的强弱，通过食欲和食量反映出来。

(2) 腐熟水谷：胃主腐熟水谷，是指胃气将饮食物初步消化，并形成食糜的作用。饮食物经胃气的腐熟作用后，精微被吸收，在脾气转输作用下，营养全身，未被消化的食糜则进入小肠。

胃的受纳、腐熟水谷的功能，必须与脾的运化功能配合，才能完成饮食物的消化、吸收、转输、散精的全过程，进而化生精、气、血、津液以供养全身。

2. 胃的生理特性

(1) 主通降：胃主通降是指胃气宜保持通畅下降的运动趋势。饮食物入胃，经胃气的受纳腐熟作用，形成食糜，下传小肠分清别浊而后食物残渣下移大肠，燥化为粪便排泄体外。这一过程胃气通降的作用贯穿于其中。若胃失通降，可出现纳呆、腹胀、腹痛、便秘；胃气上逆，则可出现恶心、呕吐、呃逆、嗳气。

(2) 喜润恶燥：胃喜润恶燥，是指胃当保持充足的津液以利饮食物的受纳和腐熟。胃的受纳腐熟，不仅依赖胃气推动，亦需胃中津液的濡润。胃津充足，胃的功能才能得以正常。治疗胃病时，要保护胃津，需要使用苦寒清泻之剂，应当中病即止，切勿过量。

(三) 小肠

小肠位于腹中，上接胃于幽门，下接大肠于阑门。小肠与心的经络相互属络构成表里关系。小肠的主要生理功能是主受盛化物和泌别清浊。

1. 受盛化物　指小肠具有接受胃腑下降的食糜并进一步消化和吸收，将水谷化为精微和糟粕两部分的功能作用。若小肠受盛化物功能失常，则可见腹胀、便溏、腹泻等症。

2. 主泌别清浊　指小肠在受盛化物的同时进行分清别浊的功能活动。分清，主要是指对饮食物中的精微和津液的吸收作用。别浊，一方面是将消化后的食物残渣在胃气通降作用的协同下下输大肠；另一方面将剩余的水液通过肾的气化作用协同下渗入膀胱。若小肠清浊不分，则可出现小便短少，便溏泄泻。因小肠与人体水液代谢有关，故有"小肠主液"之说。

(四) 大肠

大肠位于腹腔，上接小肠于阑门，下接肛门，大肠与肺经络相互属络，构成表里关系。大肠主要生理功能是主燥化和传导糟粕。大肠主燥化是指大肠将食物残渣中剩余水液吸收的作用。若燥化太过，则大便燥结难解；燥化不及，则大便稀溏腹泻。大肠传导糟粕，是指大肠承上启下，在胃气降浊作用的协同下，将粪便从肛门排出体外。大肠燥化参与了水液代谢，故有"大肠主津"之说。

(五)膀胱

膀胱位于小腹,上有输尿管与肾相通,下有尿道与前阴相连。膀胱与肾的经络相互属络,构成表里关系。膀胱的主要生理功能是贮藏和排泄尿液。

在津液代谢过程中,被机体利用的水液下归于肾,肾气蒸腾气化,升清降浊,形成尿液贮存于膀胱。在肾气推动及调控之下,膀胱气化功能正常发挥,适时排泄尿液。膀胱的病理变化,主要表现为排尿异常,如膀胱湿热,出现尿频、尿急、尿痛,为膀胱气化不利。如肾气不固,出现尿多、尿失禁、遗尿,为膀胱失约。膀胱功能的异常,与肾密切相关。

(六)三焦

三焦的概念,归纳起来有两种认识。一是指六腑之一,是分布于胸腹腔的一个大腑,亦称"孤府"。二是指躯干部位划分的概念,即上、中、下三焦。膈以上为上焦,膈以下脐以上为中焦,脐以下为下焦。上焦包括心肺,中焦包括脾胃和肝胆,下焦包括肾、大小肠、膀胱、女子胞等。因为肝肾同源的理论,生理、病理密切相关,所以又常将肝肾一并划归下焦。所以三焦列为一腑,主要是根据脏腑生理、病理联系及所处部位特点建立起来的独特的系统概念。

1. 三焦的生理功能

(1)通行元气:元气是人体最根本的气,发源于肾,是生命活动的原动力。元气通过三焦才得以输布全身,发挥推动人体生长发育、激发脏腑组织功能的作用。所以说,三焦是元气通行的道路。三焦通行元气的功能关系到气的运动和气化的过程,故又有三焦主持诸气,总司全身气机、气化的说法。

(2)疏通水道:人体津液的通道称之为水道。三焦具有疏通水道、运行水液的功能。故《素问·灵兰秘典论》说:"三焦者,决渎之官,水道出焉。"全身水液代谢主要由肺、脾、肾三脏协同完成的,但必须以三焦为通道,才能正常地升降出入。所以三焦对于水液代谢平衡起着重要的协调作用。

2. 三焦的生理特性

(1)上焦如雾:上焦如雾是指心肺宣发卫气、输布精微的作用。脾胃运化水谷精微上归于心肺,通过心肺的宣发敷布到全身,营养滋润脏腑组织器官,有如雾露之溉,故称之为"上焦如雾"。

(2)中焦如沤:中焦如沤是指脾胃受纳腐熟水谷,化生气血的作用。脾运化水谷精微,必须胃主受纳腐熟水谷的配合。所谓"中焦如沤",是形容胃腐熟水谷的功能状态,是对脾胃消化吸收功能作用的概括。

(3)下焦如渎:下焦如渎是指肾、膀胱、大小肠等脏腑主排泄体内废物的作用。下焦诸脏将饮食物的消化经小肠受盛化物,大肠传导糟粕,形成粪便排出体外。水液的代谢经肾和膀胱的气化形成尿液排出体外。所谓"下焦如渎",是对下焦这种向下疏通、向外排泄生理功能的形容和概括。

三、奇恒之腑

脑、髓、骨、脉、胆及女子胞等6个脏器,形态上多属中空而类似于腑;功能上贮藏精气而类似于脏,似脏非脏,似腑非腑,故称之为奇恒之腑。五脏六腑与五行配属,五脏与六腑彼此构成表里关系,而奇恒之腑除胆之外均没有这种配属和表里关系。奇恒之腑功能特性是藏而不泻。本节只介绍脑与女子胞,因髓、骨、脉、胆前已述及。

(一)脑

脑位于颅腔之内,与脊髓相通,由髓汇集而成,故《灵枢·海论》说:"脑为髓之海。"脑的生理功能,《黄帝内经》认为与头部的感觉功能、肢体的某些运动及精神有关。如《素问·脉要精微论》说:

“头者，精明之府。”后世医家对脑与神志的关系更有进一步的阐述，如王清任在《医林改错》中明确指出：“灵机记性，不在心在脑。”认为大脑与人体的言、听、视、动关系密切。但中医学的藏象学说早已把神志活动归属于五脏，如“心藏神”“肺藏魄”“肝藏魂”“脾藏意”“肾藏志”等，并且认为与心的关系最密切。“心者，君主之官，神明出焉。”“心为五脏六腑之大主。”神志功能失调被看成是五脏的病变，如心血不足出现失眠、多梦、健忘；肝气郁滞可见多愁善感、急躁易怒；热入心包可见神昏谵语。神志功能失调的治疗亦从五脏着手。中医学还认为肾藏精、生髓、通于脑，与脑的功能密切相关。所以，临床上对于脑髓不足引起的眩晕耳鸣、两目昏花、健忘呆滞，常采用益肾填精的方法治疗。

（二）女子胞

女子胞，又称为胞宫、子宫、子脏等，位于小腹部，是女性生殖器官。女子胞的主要生理功能是产生月经和孕育胎儿。女子胞复杂的生理活动过程与如下3个方面有关。

1. 肾中精气的作用　女子胞生殖器官的发育及生殖能力的维持与肾中精气的作用密切相关。肾中精气充盈产生“天癸”这一物质，促使女子生殖器官发育成熟，月经来潮，使之具备孕育胎儿的能力。妇女由青年进入中年、老年，肾中精气逐渐衰少，“天癸”也随之衰少，甚至衰竭，则进入绝经期，生殖能力丧失。因此可见肾中精气的盛衰与女子胞的发育及生殖能力的维持起决定性的作用。临床对于发育不良及不孕可从补肾填精着手治疗。

2. 冲、任二脉的作用　冲、任二脉同起于胞中。冲脉能调节十二经脉的气血，谓之“冲为血海”。任脉能调节全身之阴经，谓之“阴脉之海”“任主胞胎”。十二经脉气血充盈，溢入冲、任二脉，经过冲、任两脉的调节，注入胞宫，产生月经。冲、任两脉失调，可出现月经周期紊乱或不孕。

3. 心、肝、脾三脏的作用　心主血、肝藏血、脾为气血生化之源且统血，对全身血液的生成和运行具有重要的调节作用。月经的来潮和周期，胎儿的孕育，都离不开气血的充盈与调节。所以女子胞的功能与心、肝、脾密切相关。若肝藏血、脾统血功能异常，可见月经过多，周期缩短，行经延长，甚或崩漏。若脾气虚弱，气血化源不足，可见月经量少，周期延长，甚或闭经。若肝气郁结，心神损伤，可见月经失调，先后不定期。

四、脏腑之间的关系

（一）脏与脏之间的关系

1. 心与肺　心与肺之间的生理关系，主要反映在气与血、血液循行与呼吸运动的关系方面。心主血脉，能够推动血液在经脉内运行不息，而心的这一功能需要肺气的协助才能得以发挥。此因肺司呼吸，生成宗气，贯注于心脉而助心行血，即所谓“气为血之帅”“气行则血行”。肺吸入清气，必须依附于血液，才能布散全身。浊气也要依附于血才能到达肺而呼出体外。血液运行通畅，体内外气体得以正常交换，呼吸才能得以通畅。即所谓“血为气之母”“血以载气”。联结心主行血和肺主呼吸之间的中心环节主要是宗气，因为宗气具有“贯心脉而行呼吸”的作用，有利于心肺功能之间的协调平衡。在病理上若肺气虚弱，日久可导致心血瘀阻，可见胸闷疼痛、唇青脉涩；若心气不足，日久可导致肺失宣降、肺气上逆，可见咳喘、气促、胸闷等症。

2. 心与脾　心与脾之间的生理关系，主要表现在血液的生成和运行方面。脾主运化水谷精微，奉心化赤生血，为气血生化之源。心阳温运脾土，心主神志，调节脾的运化，有利气血生成，心与脾在血液生成方面相辅相成。血液循环主要靠气的推动，还需要脾气统摄，血液才能在脉中运行而不溢于脉外。心脾配合，维持正常血运。在病理上，临床常见脾气虚弱，引发心血不足，最终导致心脾两虚，出现腹胀、纳呆、便溏、心悸、失眠、多梦、乏力、面色无华等症。

3. 心与肝　心与肝之间的生理关系主要表现在血液和精神、情志方面。心主血，推动血液运行;肝藏血,贮藏血液及调节血量。心肝相互配合,维持血液的正常运行。心主神志,精神之所舍,肝主疏泄,调畅情志。精神情志均以血液为基础,而心肝功能影响血液运行,故心与肝共同调节精神情志活动。在病理上,临床常见心肝血虚和心肝火旺。心血虚可引起肝血虚,肝血虚亦可引起心血虚,最终形成心肝血虚,可见心悸、失眠、多梦、眩晕、两目干涩、肢体麻木等症。心火可引动肝火,肝火亦可引发心火,最终形成心肝火旺,可见心烦失眠、哭笑无常、面红目赤、急躁易怒等症。

4. 心与肾 心与肾之间的生理关系,主要表现在水火既济、精血互化、精神互用3个方面。心居于上,主火属阳;肾居于下,主水属阴。心火必须下降于肾,温煦肾阴,使肾水不寒;肾水必须上济于心,涵养心阳,使心火不亢。这种关系,称为"水火既济""心肾相交"。心主血,肾藏精,精血之间相互资生,相互转化。心藏神,肾藏精,精能化气生神,神能驭精役气。人的精神活动,为心所主,但与肾也密切相关。临床上常见心肾不交,即肾水不能上济心阳,引起心火独亢,可见心悸、失眠、多梦、健忘、耳鸣、腰酸等症。

5. 肺与脾 肺与脾之间的生理关系主要表现为气的生成和水液代谢两个方面。肺司呼吸,吸入自然清气;脾主运化,摄入水谷精气,两者结合生成宗气。宗气发挥走息道司呼吸,贯心脉行气血的作用。肺主通调水道,脾主运化水液,两者分工合作,在维持水液代谢方面发挥重要的作用。在五行相生的关系上,脾气健运,能够充养肺气,使其不易感受外邪。在病理上,临床常见脾肺气虚,可见腹胀、纳呆、便溏、咳嗽、气喘、容易感冒。此外,脾失健运,水湿停滞,聚湿成痰,阻滞于肺,则成痰饮。故有"脾为生痰之源,肺为贮痰之器"的说法。

6. 肺与肝 肺与肝之间的生理关系表现在气机升降和气血运行方面。肺居膈上,其气肃降,肝居膈下,其气升发,升降相宜,气机调畅。肝藏血,调节全身血液;肺主气,调节一身之气。气血运行,虽以心为动力,而肝、肺也有一定的协同作用。在病理上,常见肝火犯肺,肝气升发太过,气火上逆,肺气肃降不及,出现胸胁疼痛,咳喘上气,甚则咯血。五行学说称为"木火刑金"。

7. 肺与肾 肺与肾之间的生理关系主要表现在呼吸和水液代谢方面。肺司呼吸,肾主纳气。肺吸入自然清气必须下行由肾摄纳,才能呼吸平稳、深沉。肾主水,肾阳蒸腾气化,升清降浊;肺宣发肃降,通调水道。两者相互配合,共同维持水液代谢的协调平衡。在病理上,临床常见肺肾两虚,阳气不足气化不利,水液代谢障碍,可见尿少、水肿;肾气不固,气浮于上,可见呼多吸少,动则气喘;肾阴虚亏不能滋养肺阴,可见于咳嗽痰多、痰中带血、潮热盗汗、腰膝酸软。

8. 肝与脾 肝与脾之间的生理关系主要表现为疏泄与运化的相互为用,藏血与统血的相互协调关系。肝主疏泄,调畅气机,协调脾胃升降,促进脾胃纳运。脾气健运,气血化生有源,肝体得以滋养,有利肝主疏泄。血液循行,心所主持,但是需要肝、脾的配合。肝贮藏血液,调节血量,脾主运化,统摄血液,相互配合,使得生血有源,统血有权,肝有所藏,藏泻有度,维持血液的正常运行。在病理上,临床常见肝气郁结,横犯脾胃,引起肝脾不和,可出现胁胀太息、郁郁不乐、纳呆、腹胀、便溏等症。

9. 脾与肾 脾与肾之间的生理关系主要表现在先天和后天相互促进及水液代谢方面。肾藏精,主生长,发育与生殖,为先天之本;脾主运化,为气血生化之源,为后天之本。两者关系为"先天生后天,后天养先天"。肾主水液,肾阳气化,升清降浊;脾主运化水液,为水液代谢枢纽。两者有主有次,协调配合,维持水液代谢的正常进行。故有水液代谢"其本在肾,其制在脾"的说法。在病理上,临床常见脾肾阳虚,肾阳虚不能温煦脾阳,运化不利,可见腰膝冷痛,形寒肢冷,纳呆,便溏,甚或五更泄泻。阳气虚衰,气化不利,运化失职,水液代谢障碍,可见小便不利、水肿。

10. 肝与肾 肝与肾之间的生理关系,主要表现在精血阴液相互滋生转化及藏泄互用方面。肝藏血,肾藏精,精血相互资生转化。肝血依赖肾中精气的化生,肾中精气也依赖肝血的滋养。故有“精血同源”“肝肾同源”的说法。五行肝属木，肾属水，“水能涵木”指的是肾阴能滋养肝阴，制约肝阳，使之不致上亢。肝主疏泄，肾主封藏，相互为用，相反相成，其协调作用表现在女子经孕和男子排精方面。在病理上临床常见肝肾阴虚，可见眩晕、耳鸣、健忘、腰膝酸软。若阴不制阳，则可出现头痛、失眠、急躁易怒等症。

(二) 脏与腑之间的关系

1. 心与小肠　心与小肠通过经络互为络属构成表里关系。生理上，心火下行温煦小肠，有助小肠的化物功能。小肠泌别清浊，经脾转输，浊气归心。病理上心火炽盛，移热小肠，则可见小便短赤涩痛。若小肠有热，亦会循经上犯于心，可出现心烦、舌红、口舌生疮等症。

2. 肺与大肠　肺与大肠通过经络互为络属构成表里关系。生理上肺气下降，气机调畅，津液得以布散，促进大肠传导。而大肠传导正常，亦有利肺气肃降。病理上肺失肃降，气不下行，津不下达，可致肠燥便秘。若大肠实热，传导失常，腑气不通，亦可影响肺气宣降，出现咳喘胸闷。

3. 脾与胃　脾与胃通过经络互为络属构成表里关系。生理上胃主受纳，脾主运化。脾气主升，水谷精微得以上输；胃气主降，水谷糟粕得以下行。脾喜燥恶湿而胃喜润恶燥，以各自的特点完成各自的功能。脾胃纳运相成，升降相因，燥湿相济，共同完成饮食物的消化、吸收、传输、散精的生理过程，化生气、血、津液以营养全身。病理上脾失健运，可致胃失和降，出现恶心、呕吐；若胃失和降，也可致脾不升清，出现腹胀、泄泻。

4. 肝与胆　肝与胆通过经络互为属络构成表里关系。生理上肝气化生胆汁贮存于胆，胆汁排泄依赖肝气疏泄的调节。病理上若是肝失疏泄，则胆汁分泌和排泄异常，可出现胁肋胀痛，纳呆呕吐，或见黄疸。若是结石等因素使胆汁排泄不畅，也会影响肝的疏泄功能。此外肝主谋虑，胆主决断，在调节情志方面密切相关。

5. 肾与膀胱　肾与膀胱通过经络互为络属构成表里关系。生理上肾主水液代谢，膀胱主贮尿排尿。膀胱的气化功能依赖肾阳气化功能的推动和调节。肾气固摄有权，膀胱开合有度，则贮尿正常，排泄顺畅。病理上，肾阳虚衰，膀胱气化不利，可见尿少、尿闭等症；肾气不固，膀胱失约，则可见尿频、遗尿、尿失禁。

(三) 腑与腑之间的关系

六腑之间的关系，主要体现在饮食物的消化、吸收和排泄过程中的相互联系和密切配合。饮食入胃，经胃的受纳和腐熟，进行初步的消化。小肠接受胃腑下降的食糜，进一步消化和吸收，将水谷分为精微和糟粕。小肠分清别浊，精微部分在脾的转输作用下上归心肺。而糟粕部分在胃气通降作用下下输大肠，剩余的水液通过肾的气化作用下渗膀胱。大肠传导糟粕，形成粪便排泄体外。膀胱气化，将废水以尿的形式排泄体外。饮食物的消化、吸收和排泄过程中，还依赖胆汁的排泄以助消化，依赖三焦气化的推动。故《灵枢·本脏》说：“六腑者，所以化水谷而行津液者也。”六腑传化水谷，需要虚实更替，宜通宜降，不宜滞留。故有“六腑以通为用”“六腑以通为补”之说。病理上，胃有实热，消灼津液，则可致腑气不通，大便秘结。反之，大肠燥结，会导致胃失和降，胃气上逆，出现恶心、呕吐。肝失疏泄，肝胆火炽，可致胆气上逆，胃失和降，呕吐苦水；胆汁外溢，发为黄疸。

第二节　气、血、津液

气、血、津液是构成人体和维持人体生命活动的基本物质。气具有推动、温煦的作用，类似火性，故属阳；血、津液具有濡润、滋养的作用，类似水性，故属阴。气、血、津液的生成和代谢，依赖脏腑经络等组织器官的功能作用，而脏腑、经络的生理活动，又依靠气、血、津液的推动、温煦、濡润、滋养。气、血、津液既是人体生命活动的产物，又是人体生命活动的物质基础。因此，无论是生理还是病理状态，气、血、津液与脏腑、组织、器官之间都存在着互为因果的密切关系。气、血、津液学说是研究人体基本物质的生成、运行、代谢过程，及其生理功能、相互关系的学说，与脏腑、经络的理论有密切的内在关联。

精也是构成人体和维持人体生命活动的基本物质，有广义和狭义之分。广义的精，是泛指一切构成人体并具有生理功能的精微物质，包括精、气、血、津液等；狭义之精，是指肾中所藏的生殖之精，即具有繁衍生命的精微物质。此在脏腑"肾"中已有论述。

一、气

(一) 气的基本概念

气是指构成人体和维持人体生命活动最基本的精微物质。古人认为，万物由气构成，所以气也是构成宇宙最基本的物质。中医学受到古代哲学"气学说"的影响，形成中医学气的概念。正如《素问・宝命全形论》所说的："天地合气，名之曰人。"指出人体是天地之气交感的产物。气是具有很强活力的精微物质，具有推动、激发脏腑经络功能活动以及血和津液的运行，使人的生命表现出勃勃生机，所以中医学的气亦指脏腑经络的生理功能，如脏腑之气、经络之气。

(二) 气的生成

人体之气，源于先天精气和后天摄取的水谷精气及自然清气，通过肾、脾、肺的生理功能作用，结合而生成。先天精气禀承于父母生殖之精的相互作用，先身而生，藏之于肾，需要后天水谷精气的充养，可化生为"元气"。后天精气来源于脾的功能活动。通过脾运化的功能，吸收和化生水谷精气上输于心肺，布散周身，充养先天精气。通过肺司呼吸的功能，吸纳自然清气，下蓄丹田资"元气"。在肾、脾和肺的功能作用下，先天精气、水谷精气、自然清气抟合，形成人体之气。总之，肾的生理功能与先天之气的生成密切相关，脾、肺的生理功能与后天之气的生成密切相关。肾、脾、肺三脏，密切配合，共同协作，则人体之气的生成源源不断，人体生命活动生机勃发。

(三) 气的运行

气具有很强活力，在体内和谐而不息地运行着，推动和激发脏腑经络等组织器官的功能活动。如气的运动停止，人的生命就终结。气的运动称为"气机"。气的运动形式尽管形式多样，归纳起来有 4 种基本形式，即"升、降、出、入"。

气的升降出入运动具体体现在脏腑、经络等组织器官的生理活动和血液津液的运行过程中。如肺主气司呼吸的过程，有气的出入，又有气的升降；脾胃的纳运过程，有脾气主升，又有胃气主降；肾主水液代谢过程，有升清，又有降浊。津血的循行和输布，亦是气的推动的结果。"气行则血行""气行则津布"，人体吐故纳新，摄入饮食，排泄糟粕，排泄汗、尿等均可归结为气的升降出入运动的体现。气的运动对人体生命活动是如此的重要，所以《素问・六微旨大论》说："故非出入，则无以生长壮老已，非升降，则无以生长化收藏。"气的升降与气的出入是对立统一的矛盾运动。从机体局部观察，并非每种生理活动都具备升、降、出、入 4 种形式，而是根据脏腑的位置不同及生理特点的不同而有所侧重。如脾气宜升，胃气宜降；肾水宜升，心火宜降；肝气升于左，肺气降于右。

气的运行通畅，升降出入协调，称之为"气机调畅"。若气的运行受阻，升降出入失和，则称之为"气机失调"。病理上常见 5 种表现形式，即气滞、气逆、气陷、气脱、气闭。脏腑气机失调在临床中很多见，如脾气下陷，胃气上逆，肺气上逆，肝气上逆，肺失宣降，肝气郁结等。

(四) 气的功能

1. 推动作用　气的推动作用是指气的激发和促进作用。气是具有很强活力的精微物质,在其运行过程中,对全身脏腑、经络等组织器官起着激发和推动的作用。具体表现为推动血液生成和运行;推动津液的生成、输布和排泄;推动脏腑的生理功能,激发人体的生长发育。若气的推动作用减弱,可导致血液和津液的生成不足,血液的运行减慢,津液的输布、排泄障碍,人体的生长发育迟缓,脏腑生理功能衰退等病理变化。

2. 温养作用　气的温养作用,是指气对脏腑等组织器官有着温煦和营养的作用。人体之所以能保持体温的相对恒定,血液、津液等液态物质之所以能正常地循行有赖于气的温煦,因为“血得温而行,得寒而凝”。脏腑、经络等组织器官也需要气的温煦才能正常地发挥功能作用。若气的温煦作用减退,可导致体温偏低,畏寒肢冷,血和津液运行凝滞,脏腑功能衰退。气的营养作用,体现在 3 个方面:通过卫气,营养体表肌肤;通过经络之气输送营养,濡养组织器官;通过营气化生血液以营养全身。若气虚营养不足,使全身脏腑、组织、器官失养,则可致皮毛枯槁,脏腑功能减退。

3. 防御作用　气的防御作用是指气具有卫护肌表,防御外邪入侵,或外邪入侵后与之抗争,驱邪外出的作用。人体的抗病能力涉及各脏腑组织器官的生理功能以及生命物质的盛衰,其中最为重要的是气的防御作用。“正气存内,邪不可干。”若气虚弱,防御能力下降,则易遭邪侵,“邪之所凑,其气必虚。”可见气的防御功能与疾病的发生、发展有关。

4. 固摄作用　气的固摄作用,指气对血液、津液、精液及其他各种液态物质具有约束、统摄,以防止其无故流失的作用。气的固摄作用主要表现在约束血液,使血液在脉道中正常运行而不溢出脉外;约束汗、尿、唾、涎及胃液、肠液等。气能调控分泌和调控排泄量以免血液、津液过多丢失;固摄精液,以免无故遗泄。若气的固摄作用减弱,则气不统血出现各种出血证;气不固摄津液使体内津液大量流失如自汗、小便频多;气不固摄精液而致滑精早泄。此外,大便滑脱、白带过多、习惯性流产与气的固摄作用失常有关。

5. 气化作用　气化是指气的运动所产生的各种变化,亦指在气的作用下,精、气、血、津液等物质各自的新陈代谢,物质相互之间的转化,物质与功能之间的转化。若是气化失司,将影响体内物质和能量的转化过程。如影响饮食物的消化吸收;影响气、血、津液的生成及相互转化;影响汗液、尿液、粪便的排泄。

综上所述,气的推动、温养、防御、固摄、气化等功能作用,虽各不同,但相互促进、相互为用。如气的温煦能使气的推动得以振奋;气的固摄与气的推动作用迥异而相反相成。气的各种功能密切配合,协调平衡,共同维系着生命活动的过程。

(五) 气的分类

人体之气来源各异,分布部位有别,具有不同的功能作用,因而以元气、宗气、营气、卫气等不同的名称加以区别。

1. 元气　元气又称原气、真气,是人体最根本、最重要的气,是人体生命活动的原动力。

(1) 生成:元气的生成主要由肾脏的先天之精所化生,同时,又依赖脾胃运化而来的后天之精的充养。故元气的盛衰与先天禀赋和后天营养,尤其是肾和脾胃的功能关系甚密。

(2) 分布:元气根于肾,出于下焦,通过三焦布达周身,脏腑、经络、组织、官窍无所不至。

(3) 生理功能:元气的功能一是推动人体的生长发育与生殖,二是激发和推动各脏腑、经络、组织、器官的生理功能。故说元气是人体的原动力,是人体生命活动最重要的物质。元气充沛,则全身脏腑、经络、组织、器官生理功能旺盛,体质强健。若元气大伤,则人体生长发育减缓,多脏器的功能受损,甚至危及生命。

2. 宗气 宗气又名大气、动气,是积于胸中之气。

(1) 生成:宗气由肺所吸入的自然清气与脾胃所摄入的水谷精气结合而生成。故宗气的盛衰与肺与脾胃的功能状态密切相关。

(2) 分布:宗气积于胸中,贯注心肺之脉。胸中称气海,又称膻中。

(3) 生理功能:宗气的主要生理功能有两个方面。一是对呼吸运动有推动的作用。宗气走息道而司呼吸,凡语言、声音、呼吸与宗气的盛衰有关。二是助心推动血液循行。宗气贯心脉以行气血,心脏的搏动、气血的运行与宗气的盛衰有关。宗气旺盛,则言语清晰、声音洪亮、呼吸调匀、心搏有力、脉搏和缓。如宗气不足,则言语不清、声音低微、呼吸气短、心搏无力、脉微欲绝。

3. 营气 营气是行于脉中富有营养之气。营气与血同行于脉中,故常营血并称。营气与卫气相对而言属阴,故又称之为营阴。

(1) 生成:营气是由脾胃化生的水谷精微中最富营养的部分所生成。故《素问·痹论》说:"荣者,水谷之精气也。"

(2) 分布:营气运行于脉中,成为血液的重要组成部分,循脉上下,内至脏腑,外达肢体,营周不休,终而复始。

(3) 生理功能:营气的功能主要有两个方面。一是化生血液。营气与津液注入脉中,化而为血,是血液的组成部分。二是营养全身。营气富有营养,循脉运行于周身上下内外,为脏腑、经络等组织器官提供营养物质。

4. 卫气 卫气是运行于脉外的慓悍之气。卫气与营气相对而言属于阳,故又称之为卫阳。

(1) 生成:卫气来源于脾胃运化的水谷精微,由其中最为慓悍滑利的部分所化生。故《素问·痹论》说:"卫者,水谷之悍气也。"

(2) 分布:卫气运行于脉外。因卫气为慓悍滑利之气,具有很强的活力,不受脉道约束,内至脏腑组织外达肌肤腠理,布散于全身。

(3) 生理功能:卫气的功能表现在3个方面。一是护卫肌表,防御外邪。二是温养脏腑、肌肉、皮毛等。三是调节腠理开合,控制汗液排泄,维持体温相对稳定。

营气和卫气,均来源于水谷精微。营行于脉中,卫行于脉外;营主内守而属阴、卫主外卫而属阳,彼此协调,使腠理开合、人之体温、防御能力得以正常。若营卫不和,则易伤风感冒,出现恶寒发热、汗出异常等病证。

二、血

(一) 血的概念

血是循环于脉中富有营养和滋润作用的红色液态物质,是构成人体和维持人体生命活动的基本物质之一。血为心所主,为肝所藏,为脾所统。血必须在脉道内运行不息,方能发挥其生理效应。不在脉中运行而溢出脉外的血称为离经之血,离经之血不能及时排出体外或消散则变为瘀血。瘀血失去血的正常功能可成为继发性病因。

(二) 血的生成

血液以水谷精微和肾精为其化生之源。营气和津液组成血液,而营气和津液来源于脾胃所化生的水谷精微,可见生成血液的主要物质是水谷精微。《灵枢·决气》说:"中焦受气取汁,变化而赤,是谓血。"指的是脾胃受纳运化水谷,吸取其精微上归于心肺,经心肺的气化作用,注入脉中成为血液。

肾藏精,精生髓,精髓是化生血液的基本物质之一。《诸病源候论·虚劳精血出候》说:"肾藏精，精者，血之所成也。”精血同源，相互化生，当肾精充盈时则可化为肝血以充实血液。如《张氏医通》说：“精不泄，归精于肝而化清血。”

血液的生成离不开脏腑生理功能的正常发挥，主要依赖脾胃的纳化功能，以及心、肺、肾、肝等脏的功能配合。因此，脾胃为血液生成之源，心肺为血液生成之所，肝肾为血液生成之根。

(三) 血的功能

血液具有营养和滋润的功能。血液由水谷精微所化生，由具备营养作用的营气和具备滋润作用的津液所组成。人体脏腑组织器官需要血液的营养和滋润，才能发挥正常的生理功能。如《素问·五藏生成》所说：“肝受血而能视，足受血而能步，掌受血而能握，指受血而能摄。”血液充盈，功能正常，则面色红润，肌肤润泽，形体壮实，感觉灵敏，运动自如。若血生成不足，营养、滋润功能异常，则面色无华，肌肤干枯，形体瘦弱，肢体麻木，运动障碍。

血是神志活动的物质基础。心主神志，但神志活动的产生以心血为基础。心血充盈，心神得养，才能精神充沛，神志清晰，思维敏捷。故《灵枢·营卫生会》说：“血者，神气也。”若血生成不足，或热入血分，或运行失常，则可出现迟钝、健忘、失眠、多梦、神昏谵语、烦躁狂乱等病证。

(四) 血的循行

血液的循行，是以气的推动与固摄作用、脉道的完整与通利性为条件的。同时，心、肺、肝、脾四脏功能上的协调配合在血液的正常循行中起着重要的作用。

血属阴主静，所以需要属阳的气来推动，方能温通运行。血的运行不可无度，要正常运行于脉中，亦需气的固摄，方能不溢出脉外。气的推动太过或固摄不及则可致出血，气的固摄太过而推动不及，则会形成瘀血。

血液的循环，还需要各个脏腑生理功能的密切配合，协调平衡才能正常地进行。心主血脉，是推动血液运行的基本动力。肺朝百脉，助心行血。脾主统血，统摄血液，使之不溢于脉外。肝主藏血，贮存血液，调节血量，并能防止出血。肝主疏泄，调畅气机，推动血行。心、肺、脾、肝相互配合，共同协作，是确保血液正常循环的重要因素。

此外，津少血稠，痰浊阻络，均可致血行不畅而形成瘀血。寒或热的因素会影响血液的运行。因火热能动血，即火热能灼伤脉络和迫血妄行而导致出血成瘀。因寒为阴邪、易伤阳气，寒性凝滞、收引，故遇寒则血行迟缓，脉道紧缩而不通利，从而形成瘀血。

三、津液

(一) 津液的基本概念

津液是机体一切正常水液的总称。包括各脏腑组织器官内的液体及人体正常的分泌物。津液是构成人体和维持人体生命活动的基本物质之一。

津液中性质清稀，流动性大，分布于周身体表、肌肤之间，渗注于血脉起滋润作用者称为津；性质稠厚，流动性小，灌注骨腔、流注脏腑、补充脑髓、濡养孔窍者称为液。津与液互相补充，相互转化，故一般不严格区分，常津液并称。

(二) 津液的生成、输布和排泄

1. *津液的生成*　津液来源于饮食水谷，由脾胃所化生。胃对饮食物受纳腐熟，小肠泌别清浊，大肠传导吸收水液，经脾运化，化生津液，上归于肺，布散全身。

2. *津液的输布*　津液的输布主要通过脾、肺、肾、肝和三焦等脏腑生理功能的正常发挥及协调作用而完成。其过程为脾主运化，将津液上输于肺。肺主宣发肃降，使津液输布全身，滋养全身脏腑组织器官。肺主行水，通调水道，为水之上源。肺气宣发，将津液向上向外布散，肺气肃降，将津液向内向下输布，滋润全身上下内外。肾主水，肾阳蒸腾气化，升清降浊，并推动脾、肺输布水液的功能。肝主疏泄，调畅气机，推动津液的运行。三焦为“决渎之官”，三焦通利为津液的输布提供了基本条件。

3. 津液的排泄　肺气宣发津液及卫气于体表，经卫气司腠理开合，形成汗液排出体外。肺气肃降，水液降至肾与膀胱，经肾阳蒸腾气化，以尿的形成排出体外。此外，肺于呼气之时及大肠排泄粪便之时亦带走部分水液。

综上所述，津液的生成、输布和排泄，是多个脏腑共同参与的复杂过程。其中，肺、脾、肾三脏的功能最为主要，故有“其本在肾”“其标在肺”“其制在脾”的说法。如肺、脾、肾三脏功能失常，可导致生成不足出现伤津、脱液；亦可导致水液停滞，出现痰饮水肿。

（三）津液的功能

津液的主要功能表现为两个方面：一是滋润濡养的作用。津液在心气推动下循行周身，在肺气宣发肃降的作用下布散全身上、下、内、外，滋润和濡养了脏腑、形体、官窍。二是充养血脉、化生血液。津液入脉，与营气结合，即化生为血液，成为血液的组成部分。津液能充养滑利血脉，出入脉道与肌腠之间，保持脉中正常的血量。

此外，气能推动津液的运行，而津液亦能载气，故大汗吐泻会导致气随津脱。津液的代谢能调节人体的阴阳平衡。津液代谢后以汗及尿的形式排出体外，发挥了排泄浊物的作用。

四、气、血、津液之间的关系

（一）气与血的关系

气与血的关系概括为“气为血之帅”“血为气之母”。气属阳，是促使血液生成和运行的动力；血属阴，是气的物质基础和载体。气血相互依存、相互滋生。

1. 气能生血　气能生血指气参与并促进着血的生成。一方面营气进入脉中，直接化生血液，是血液的重要组成部分；一方面脏腑气化作用是血液生成的动力。从饮食物化生为血液，均是脾胃、心肺、肝肾的气化作用的结果。离开脏腑之气化，血液难以化生。若气虚可导致血虚，治疗血虚使用补血药时配以补气药，以提高生血的效果。

2. 气能行血　气能行血，指血液的运行需要气的推动。血属阴，主静，不能自行。气是血液运行的动力。脏腑之中，心气推动，肺气敷布和肝气疏泄，推动和促进血液的运行。若气虚可形成瘀血；若气机逆乱，亦可致血行异常，如血随气升。故治血的失常，常用补气、行气、降气诸法。

3. 气能摄血　气能摄血指气具有统摄血液于脉中循行而不溢出脉外的功能。气能摄血体现了气的固摄作用。气能摄血反映于脏腑，主要是脾气的作用。若气虚导致各种出血病证，应治以健脾益气法。若大出血，应投大剂补气之品。

4. 血能载气　指血能运载气。活力很强的气须依附于血，才不至于脱失。若血不载气，气将失去依附而出现气血失常。所以，临床上血虚患者，气亦虚衰。若大出血者，可致气随血脱。

5. 血能养气　血能养气，是指血液能充养气使之功能正常发挥并不断充盛。血液在循行之中，为气的生成和功能活动提供养料。因此，血足则气旺，血虚则气衰。临床治疗上需以血能养气的理论为指导，补气兼以养血。

（二）气与津液的关系

气无形而动，属阳；津液有质而静，属阴。气和津液与气和血的关系相似，津液的生成、输布和排泄，依靠气的推动、固摄和气化的作用。而气在体内的存在和运动也依赖津液的运载和滋养。

1. 气能生津　气能生津指津液的生成依赖气的推动和气化作用。脾胃、大小肠等脏腑之气在津液生成过程中发挥了重要的作用。若脾胃、大小肠功能异常，可导致津液化源不足，造成津血不足，脏腑、组织、器官失于滋润濡养。

2. 气能行津 气能行津，指津液的输布和排泄，依赖于气的推动和升降出入运动。肺、脾、肾、三焦等脏腑之气促使津液正常地输布和排泄。若气虚而推动乏力或气化不足及气滞而疏通不畅，可引起水液代谢障碍，形成痰饮、水湿等病理产物。临床治疗以补气、理气为要。

3. 气能摄津 气能摄津指气具有固摄津液防止其无故流失的作用。如肺卫之气对汗液的调控，肾气对尿液的调控，脾气对涎、肠液的约束等。若气虚，固摄作用减弱，则可见多汗、多尿、遗尿、尿失禁、口角流涎等症。应采用补气固摄之法。

4. 津能载气 津能载气，指津液也是气的载体之一，脉中之气由津血共同运载，脉外之气必须附着于津液，才能运行周身，并不断得到津液的滋养。津能载气的病理变化，一是津停气阻，二是气随津脱。故有“吐下之余，定无完气”之说。

（三）血与津液的关系

血和津液都是液态物质，相对于气而言均属于阴。血和津液都由饮食水谷所化生，都具有滋润和濡养的作用，彼此之间可以相互资生和转化，这种关系称之为“津血同源”。

当津液大量丢失，会形成血脉空虚，称为“津枯血燥”；当血液虚亏时，会导致脉外的津液不足，称为“耗血伤津”。因此，失血的患者不宜采用发汗方法，津亏者不可妄用耗血疗法。《灵枢·营卫生会》指出：“夺血者无汗，夺汗者无血。”此理论是临床必须遵循的原则。

小结

藏象学说是研究人体脏腑组织器官的形态结构、物质基础、生理功能、病理变化、相互关系以及与外环境相互联系的理论。藏象学说以脏腑为基础，脏腑包括五脏、六腑、奇恒之腑等。藏象学说的基本特点，即在阴阳五行理论指导下的以五脏为中心的整体观。

五脏包括心、肝、脾、肺、肾，其共性表现在：生理功能为化生和储藏精气，生理特性为“藏而不泻”。五脏与五志、五官、五体、五季、五气存在整体系统联系。六腑包括胆、胃、小肠、大肠、膀胱、三焦。其共性表现在：生理功能为受盛和传化水谷，生理特性为“泻而不藏”。奇恒之腑包括脑、髓、骨、脉、胆及女子胞等6个脏器。因其形态上多数中空而类似于腑，功能上储藏精气而类似于脏，似脏非脏，似腑非腑，故称之为奇恒之腑。胆属六腑之一，因其所藏胆汁为精微物质而非糟粕，故又归属于奇恒之腑。脏腑之间，关系密切，生理上相互资生协调，病理上相互影响传变，共同完成生命运动的全过程。

气、血、津液是构成人体和维持人体生命活动的基本物质。气来源于先天精气、后天水谷精气、自然清气，通过脾、肺、肾的生理功能作用结合而生成。气的运动称之为气机，气的运动形式表现为升、降、出、入。气的功能可归纳为推动、温煦、防御、固摄、气化等5个方面的作用。气的分类有4种：即元气、宗气、营气和卫气。血液来源于水谷精微和肾精，其生成离不开脏腑生理功能的正常发挥。血液具有营养和滋润的作用。血液的循行，以气的推动和固摄作用，脉道的完整性及通利性为条件，同时需要心、肺、肝、脾四脏功能的相互配合，共同协作。津液来源于饮食水谷，具有滋润的作用。津液的生成、输布和排泄，是多个脏腑共同参与的复杂过程，其中脾、肺、肾三脏的功能最为主要。气、血、津液之间，生理上相互资生、病理上相互影响。

练习题

一、单选题

1. 具有主血脉功能的脏是（　　）。
A. 心　B. 肺　C. 脾　D. 肝　E. 肾
2. 具有主一身之气功能的脏是（　　）。
A. 肝　B. 心　C. 肺　D. 脾　E. 肾
3. "通调水道"依赖于肺的哪项功能？（　　）
A. 主一身之气　B. 司呼吸之气　C. 朝百脉　D. 主宣发肃降　E. 主治节
4. "气血生化之源"指的是（　　）。
A. 心　B. 肺　C. 脾　D. 肝　E. 肾
5. 主"神志"的脏是（　　）。
A. 心　B. 肺　C. 脾　D. 肝　E. 肾
6. 对机体脏腑组织起温煦作用的是（　　）。
A. 心阳　B. 肺阳　C. 脾阳　D. 肝阳　E. 肾阳
7. 主管一身阴阳的脏是（　　）。
A. 心　B. 肺　C. 脾　D. 肝　E. 肾
8. 与宗气的生成关系密切的是（　　）。
A. 心肺　B. 肺脾　C. 肺肾　D. 肝肾　E. 肝脾
9. 主气机升降和气血运行相关的脏是（　　）。
A. 心与肺　B. 肝与脾　C. 肺与肝　D. 心与肾　E. 肝与肾
10. 主疏泄与运化相关的脏是（　　）。
A. 心与肺　B. 肝与脾　C. 肺与肝　D. 心与肾　E. 肝与肾

二、多选题

1. 血液的正常运行除脉道完整与通利外，还应具备的条件是（　　）。
A. 心神充足　B. 心气充沛　C. 脾气主升　D. 心火充足　E. 脾气统摄
2. 脾的生理特性是（　　）。
A. 主升清　B. 为娇脏　C. 喜燥　D. 恶湿　E. 其华在唇
3. 血液的循行需要协调配合的脏是（　　）。
A. 心　B. 肺　C. 脾　D. 肝　E. 肾
4. 肺的整体系统联系是（　　）。
A. 与秋气相通应　B. 在志为悲　C. 开窍于耳及二阴　D. 在液为涕　E. 在体合皮
5. 下列哪些属于气的分类范围？（　　）
A. 元气　B. 清气　C. 宗气　D. 营气　E. 卫气

三、填空题

1. 五脏的生理功能是________和________精气；生理特性为________。
2. 六腑的生理功能是________和________水谷；生理特性为________。
3. 脾主运化的生理功能包括________、________两个方面。
4. 肺的生理特性是________、________。
5. 胆为________之一，又为________之腑。
6. 脾胃表里相合的生理特点________、________、________。
7. 气的运动形式是________、________、________、________。
8. 气机失调常见5种表现形式是________、________、________、________、________。
9. 血液的生成以________和________为物质基础。
10. 津液的生成、输布和排泄主要依靠________、________、________三脏生理功能的正常发挥。

四、名词解释

奇恒之腑　神　宣发　气化　津液　天癸

五、简答题

1. 何谓肝主疏泄？其生理功能可概括为哪几个方面？
2. 气的功能表现在哪些方面？
3. 简述肾的生理功能、生理特性、整体系统联系。

第四章

经 络

导学

掌握：经络的基本概念和组成，十二经脉的走向、交接、分布规律、表里关系。

熟悉：十二经脉的流注次序；经络学说的临床应用。

了解：奇经八脉的含义和督、任、冲、带的循行概况及生理功能。

经络学说是中医理论体系的重要组成部分，是研究人体经络系统的循行规律、生理功能、病理变化及其与脏腑、形体、官窍、气血津液等相互关系的学说。

经络学说是古代医家在长期的医疗实践中，特别是应用针刺、气功、推拿等方法，治疗疾病或养生保健方面，积累了丰富的经验，结合当时的解剖生理知识，以及古代哲学思想的影响与渗透而逐步形成、发展并不断完善的。它是针灸学的理论核心，也是气功、推拿的理论基础，对于中医临床各科均具有普遍的指导意义。所以《灵枢·经脉》说："经脉者，所以能决死生，处百病，调虚实，不可不通。"

第一节 经络的概念和经络的系统

一、经络的基本概念

经络，是运行全身气血、联络脏腑肢节、沟通内外上下的通路，是经脉和络脉的总称。"经"，即路径之意。经脉是经脉系统中纵行的主干，多循行人体的深层；络脉是经脉的分支，多循行于人体较浅的部位，它纵横交错，遍布全身。《灵枢·脉度》说："经脉为里，支而横者为络。"经络通过有规律的循行和错综复杂的联络交会，共同把人体的脏腑、形体、孔窍等联结成一个统一的有机整体，从而保证了人体生命活动的正常进行。

二、经络系统的组成

经络系统由经脉系统和络脉系统两大部分组成(图 4-1)。经脉系统包括正经和奇经两大类，为经络系统的主要部分，在内连属于脏腑，在外连属于皮肤、筋肉。正经有 12 条，称为"十二经脉"。十二经脉有一定的起止，一定的循行部位和交接顺序，在肢体的分布和走向有一定的规律，直接络属脏腑，是人体运行气血的主要通道。奇经有 8 条，称为"奇经八脉"，具有统率、调节和联络十二经脉的作用。附属于十二经脉的有十二经别、十二经筋、十二皮部。十二经别是从十二经脉别出的分

- 经络系统
  - 经脉
    - 十二经脉（正经）——气血运行的主要通道，与脏腑有直接的属络关系
      - 手三阴经
        - 手太阴肺经
        - 手厥阴心包经
        - 手少阴心经
      - 手三阳经
        - 手阳明大肠经
        - 手少阳三焦经
        - 手太阳小肠经
      - 足三阴经
        - 足太阴脾经
        - 足厥阴肝经
        - 足少阴肾经
      - 足三阳经
        - 足阳明胃经
        - 足少阳胆经
        - 足太阳膀胱经
    - 奇经八脉——十二经脉以外的重要经脉，包括督脉、任脉、冲脉、带脉、阴维脉、阳维脉、阴蹻脉、阳蹻脉。有统率、联络和调节十二经脉的作用
    - 十二经别——从十二经脉别出的经脉。有加强十二经脉中为表里的两经之间联系的作用
  - 络脉
    - 别络——十二经脉及任、督各分出一支别络，加脾之大络，共15支。有加强十二经脉表里两经在体表的联系和渗灌气血的作用
    - 孙络——最细小的络脉
    - 浮络——浮现于体表的络脉
  - 连属组织
    - 十二经筋——十二经脉之气结、聚、散、络于筋骨、关节的体系。有联缀四肢百骸、主司关节运动的作用
    - 十二皮部——十二经脉的功能活动反映于体表的部位

图 4-1　经络系统结构图

支，起于四肢，循行于人体脏腑深部，上出颈项浅部；具有加强十二经脉中相为表里的两经之间的联系，并通达某些正经未循行到的形体部位和器官，以补正经之不足的作用。十二经筋是十二经脉的连属部分，是十二经脉之气结、聚、散、络于筋肉、关节的体系；具有联缀四肢百骸、主司关节屈伸运动的作用。十二皮部是把全身皮肤划分为12个部分，分属于十二经脉；是十二经脉的功能活动反映于体表的部位。

络脉包括别络、浮络、孙络。别络是较大的和主要的络脉，共有15条，即十二经脉与督、任脉各分出一支别络，加上脾之大络，称为“十五别络”。浮络是循行于人体浅表部位而常浮现的络脉。孙络是最细小的络脉。浮络和孙络遍布全身，难以计数。

第二节　十 二 经 脉

十二经脉是经络系统中的核心组成部分。十二经脉是手三阴经、手三阳经、足三阳经、足三阴经的总称。

一、十二经脉的命名

十二经脉对称地分布于人体的左右两侧，分别循行于人体上肢或下肢的外侧或内侧，每一条经脉都隶属于不同的脏或腑。因此，每一条经脉的名称，都是依据该经脉所属的脏腑名称、循行于手或足的内外不同以及阴阳属性3个方面来确定的。根据阴阳属性，脏为阴，腑为阳；人体内侧为阴，外侧为阳。阴分太阴、厥阴、少阴；阳分阳明、少阳、太阳。它们分别连属于十二脏腑，结合循行于手或足、内侧与外侧以及前、中、后缘的不同部位来命名的。

手经循行于上肢，足经循行于下肢。阴经属脏，循行于四肢内侧面：循行于四肢内侧前缘的经脉是太阴经；循行于四肢内侧正中的经脉是厥阴经；循行于四肢内侧后缘的经脉是少阴经。阳经属腑，循行于四肢外侧面：循行于四肢外侧面前缘的经脉是阳明经；循行于四肢外侧面正中的是少

阳经；循行于四肢外侧面后缘的是太阳经。根据以上规律从而确定了手太阴肺经至足厥阴肝经的十二经脉名称(表4-1)。

表4-1　十二经脉名称分类表

	阴经(属脏)	阳经(属腑)	循行部位(阴经行于内侧,阳经行于外侧)	
	太阴肺经	阳明大肠经		前缘
手	厥阴心包经	少阳三焦经	上肢	中线
	少阴心经	太阳小肠经		后缘
	太阴脾经	阳明胃经		前缘
足	厥阴肝经	少阳胆经	下肢	中线
	少阴肾经	太阳膀胱经		后缘

二、十二经脉在体表的分布规律

十二经脉在体表的分布,有一定的规律。即：

1. 头部　阳明经行于面部、额部；少阳经行于头部两侧；太阳经行于面颊、头顶及头后部。

2. 四肢部　手足三阴经分布于内侧面,手足三阳经分布于外侧面。内侧分为三阴经,外侧分为三阳经。内侧经脉的分布是：太阴经在前,厥阴经居中,少阴经在后；其中足三阴经在足内踝上8寸以下的排列顺序为厥阴经在前,太阴经居中,少阴经在后。外侧经脉的分布是：阳明经在前,少阳经居中,太阳经在后。

3. 躯干部　手三阳经行于肩胛部；手三阴经均出于腋下。足三阳为阳明经行于胸腹部,少阳经于身体两侧面,太阳经行于背部；足三阴经均行于胸腹部。行于胸腹部的4条经脉,自内向外的次序为：足少阴经、足阳明经、足太阴经、足厥阴经。

三、十二经脉的走向和交接规律

十二经脉的走向和交接有一定的规律。一般而言：手三阴经起于胸中,从胸走向手,交于手三阳经；手三阳经起于手指,从手走向头,交于足三阳经；足三阳经起于头面部,从头走向足,交于足三阴经；足三阴经起于足趾,从足走向腹、胸,交于手三阴经。

十二经脉的交接规律是：

(1) 相表里的阴经与阳经在四肢部交接。如手太阴肺经与手阳明大肠经在示指端交接。

(2) 同名的手足阳经在头面部交接。如手少阳三焦经与足少阳胆经在目外眦交接。因手足三阳经均在头面部交接,故称"头为诸阳之会"。

(3) 相互衔接的手足阴经在胸部交接。如足太阴脾经与手少阴心经在心中交接。

如此构成一个"阴阳相贯,如环无端"的循环路径。(图4-2)

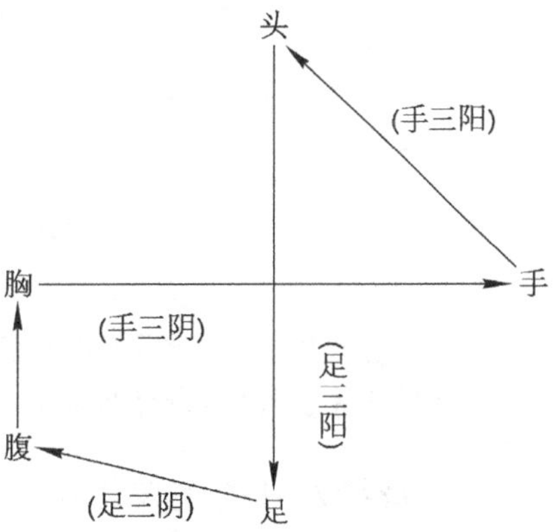

图4-2　十二经脉走向及交接规律示意图

四、十二经脉的表里关系

十二经脉的表里相合关系，称络属关系。属，隶属之意，指十二经脉各自同其本身的脏腑直接相连；络，关联的意思，指十二经脉各自同其相互为表里的脏腑相联系。手足三阴三阳经脉，通过经别和别络的互相沟通，组合成6对表里相合关系。它们是：手太阳小肠经与手少阴心经为表里；手少阳三焦经与手厥阴心包经为表里；手阳明大肠经与手太阴肺经为表里；足太阳膀胱经与足少阴肾经为表里；足少阳胆经与足厥阴肝经为表里；足阳明胃经与足太阴脾经为表里。凡有表里关系的两条经脉，都在四肢末端相交接，分别循行于四肢内外两侧的相对应位置。在体内，十二经脉分别属络相为表里的脏腑。阴经属脏络腑主里，阳经属腑络脏主表。手阳明大肠经属大肠络肺，手太阴肺经属肺络大肠，足阳明胃经属胃络脾，足太阴脾经属脾络胃，手少阴心经属心络小肠，手太阳小肠经属小肠络心，足太阳膀胱经属膀胱络肾，足少阴肾经属肾络膀胱，手厥阴心包经属心包络三焦，手少阳三焦经属三焦络心包，足少阳胆经属胆络肝，足厥阴肝经属肝络胆。

由于十二经脉上都存在着这种表里关系，从而在生理功能上互相配合，在病理上也能相互影响，在治疗上，相为表里的两经的腧穴可交叉使用。

五、十二经脉的流注次序

十二经脉分布于人体各部，经脉中气血的运行是依次循环贯注的。即自手太阴肺经开始，逐经相传至足厥阴肝经，再复流注于手太阴肺经，阴阳相贯，首尾相联，如环无端(图4-3)。

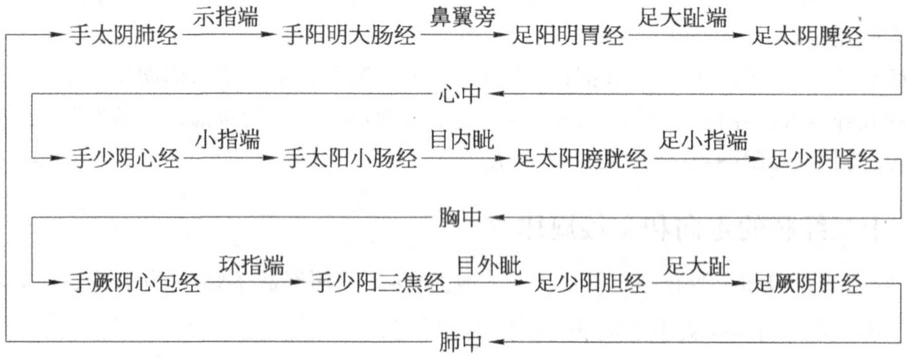

图4-3　十二经脉流注次序表

第三节　奇 经 八 脉

奇经八脉是督脉、任脉、冲脉、带脉、阴蹻脉、阳蹻脉、阴维脉、阳维脉的总称。奇经八脉的分布和作用不同于十二经脉，奇经八脉不与脏腑直接络属，相互之间也无表里关系，故称“奇经”。

一、奇经八脉的主要作用

奇经八脉纵横交叉于十二经脉之间，主要作用是：

1. 加强十二经脉之间的联系　奇经八脉在循行分布过程中，与其他各经脉相互交会，从而加强了各经脉之间的相互联系。如十二经脉中的阴经和阳经,通过阴维脉和阳维脉使它们相互联络。任脉与足三阴经交会于关元、中极,督脉与手足三阳经交会于大椎穴。

2. 渗灌和调节十二经脉的气血　奇经八脉循行于十二经脉之间,十二经脉中气血旺盛时,奇经八脉加以蓄积备用;当十二经脉气血不足或人体活动需要时,则由奇经八脉溢出,以渗灌周身组织。

3. 某些脏腑与奇经八脉关系密切　肝、肾等脏及脑、髓、女子胞等奇恒之腑与奇经八脉的关系密切,在生理上相互联系,在病理上相互影响。如任、冲、带三脉与肝经相通,故女子经、带、胎、产的生理和病理,均与肝经密切相关。

二、奇经八脉的主要循行部位及功能

任脉起于胞中,下出于会阴,向前沿腹、胸、颈部正中线上行,抵颏部;能总任一身阴经,称为"阴脉之海";与妊娠有关,主养胞胎,故又有"任主胞胎"的说法。督脉起于胞中,下出会阴,向后沿腰背部、脊柱正中线上行至头面;能总督一身阳经,称为"阳脉之海";与脑、髓、肾的功能活动密切相关。冲脉起于胞中,下出于会阴,并足少阴肾经挟脐上行,环绕口唇;冲脉能调节十二经气血,故称为"十二经脉之海";因与妇女的月经有密切关系,故又称为"血海"。督、任、冲三脉均起于胞中,同出于会阴,称为"一源三歧"。带脉起于季肋下,绕身一周,状如束带,能约束纵行诸脉,又主司妇女带下。阴蹻脉起于内踝下,经下肢内侧腹、胸部上行,到目内眦与阳蹻脉会合;阳蹻脉起于足外踝下,经下肢外侧、腹、胸、肩、颈外侧上行,到目内眦与阴蹻脉会合。阴、阳蹻脉共同调节肢体的运动和司眼睑的开合。阴维脉起于下肢内侧,沿下肢内侧、腰、胸部上行,至咽喉与任脉会合;阳维脉起于外踝下,经下肢外侧,躯干部外侧上行,至颈后与督脉会合。阴、阳维脉具有维系、联络全身阳经或阴经的作用。

奇经八脉中的腧穴,大多寄附于十二经之中,唯督脉、任脉在体表有自己专属的腧穴,故元代医家滑伯仁将此二脉与十二经脉合称为"十四经"。

第四节　经络的生理功能及经络学说的临床应用

一、经络的生理功能

经络的生理功能主要表现在以下几个方面:

1. 联络脏腑器官,沟通表里上下　人体是由五脏六腑、五官九窍、四肢百骸、皮肉筋骨等组成的。这些器官尽管生理功能不同,但却共同进行着整体活动,使机体上下、内外保持协调统一,构成一个有机整体,从而维持人体的正常生理活动。脏腑组织之间的这种互相联系,彼此配合协调,主要是依靠经络的联络、沟通而实现的。由于十二经脉及其分支入里出表,通达上下,纵横交错联结脏腑器官,奇经八脉贯通联结十二经脉,十二经筋、十二皮部联结肢体皮肤、筋肉,这样就使全身的各脏腑组织器官有机地联系起来,如《灵枢·海论》说:"夫十二经脉者,内属与府藏,外络于肢节。"

2. 运行气血,濡养脏腑组织　气血是人体生命活动的物质基础,各脏腑组织器官都需要气血的濡养,才能维持正常的生理活动。气血必须通过经络的传注输送,才能通达全身,濡润脏腑组织器官,保证其正常的功能。故《灵枢·本藏》说:"经脉者,所以行血气而营阴阳,濡筋骨,利关节者也。"

3. 抗御外邪，保卫机体　当外邪侵袭人体的情况下，经络具有抗御外邪、保卫机体的作用。经络抗御外邪的作用主要是通过孙络和卫气完成的。孙络分布极广，营气行于脉中，卫气行于脉外，卫气通过孙络密布于皮肤之中，加强了机体的防御能力，六淫之邪不易侵袭。故《灵枢・本藏》所说："卫气和则分肉解利，皮肤调柔，腠理致密矣。"

4. 感应传导作用　经络系统对于针刺或其他刺激产生感应和传递传导的作用，通过表里上下的信息传导网，把针刺或其他刺激的感应传导于脏腑；将脏腑的功能活动和病理变化传导反映于体表。针刺中的"得气"与"行气"现象，就是经络传导感应的具体表现。

5. 协调机体平衡　经络系统能自行调节气血的运行，协调脏腑的关系，使人体功能活动保持相对平衡。当人体发生疾病时，针对气血失和及阴阳偏盛偏衰的证候，采用针灸、推拿等方法，激发经络的调节作用，补虚泻实，平衡阴阳，使机体早日恢复到正常状态。

二、经络学说的应用

1. 阐释病理变化　在正常情况下，经络有运行气血、抗御外邪的作用，当发生疾病时，经络就成为传递病邪和反映病变的途径。外邪侵犯人体，通过经络，从皮毛、肌腠而内传脏腑。由于腑脏之间通过经络沟通、联络，因此，经络还可成为脏腑之间病变相互影响、相互传变的途径。如足少阴肾经入肺、络心，故肾虚水泛见凌心、射肺。内脏的病变可通过经络的传导，反映到体表特定的部位。如肝火上炎常见目赤、肿痛等。

2. 指导疾病的诊断　经络有一定的循行部位和脏腑络属，脏腑经络的病症会在相应的部位反映出来。因此临床可以根据疾病症状出现的部位，结合经络的循行走向和所联系的脏腑，作为诊断的依据。如牙龈肿痛，多是胃火上炎；又如头痛，根据经脉在头部的循行分布规律，前额痛多与阳明经病有关；两侧痛多与少阳经病有关；后头部及项颈部痛，多与太阳经病有关。另外，根据某些穴位上有明显的压痛，或摸到结节状、条索状的反应物时，均有助于疾病的诊断。如胆囊炎可在胆囊穴有压痛等等。

3. 指导疾病的治疗与预防　经络学说广泛用于指导临床各科的治疗，尤其是对针灸、按摩和药物的治疗，主要是根据某经或某脏腑的病变，选取病变邻近部位或相应经脉上腧穴，进行针灸或按摩，来调整经络气血的功能活动以治愈疾病。药物治疗也是以经络为基础，通过经络的传导输送，利用某些药物对某一脏腑经络有特殊选择性作用，选择相应的药物，直接使药到病所，达到治疗目的。如杏仁、桔梗入属肺经以治疗胸闷喘咳。

临床常采用调理经络的方法预防疾病，养生保健。如常灸足三里穴能强壮身体，防病益寿。

小结

经络，是运行全身气血、联络脏腑肢节、沟通内外上下的通路，是经脉和络脉的总称。经络系统由经脉系统和络脉系统两大部分组成。经脉系统包括正经和奇经两大类，为经络系统的主要部分；络脉系统包括别络、浮络、孙络。

十二经脉的走向和交接规律：手三阴从胸走向手，交于手三阳经；手三阳经从手走向头，交于足三阳经；足三阳经从头走向足，交于足三阴经；足三阴经从足走向腹、胸，交于手三阴经。十二经脉上都存在着表里关系，从而在生理功能上互相配合，在病理上也能相互影响，在治疗上，相为表里的两经的腧穴可交叉使用。十二经脉分布于人体各部，经脉中气血的运行是依次循环贯注的。即自手太阴肺经开始，逐经相传至足厥阴肝经，再复流注于手太阴肺经，阴阳相贯，首尾相联，如环无端。

经络的生理功能主要表现在以下几个方面：①联络脏腑器官，沟通表里上下。②运行气血，濡养脏腑组织。③抗御外邪，保卫机体。④感应传导作用。⑤协调机体平衡。经络学说的应用主要有阐释病理变化、指导疾病的诊断、指导疾病的治疗与预防3个方面。

练习题

一、单选题

1. 以下关于十二经脉的走向说法错误的是(　　)。
A. 手三阴从胸走手　B. 手三阳从手走头　C. 足三阴从足走胸　D. 足三阳从头走足　E. 足三阴从足走头
2. 以下关于十二经脉的流注次序描述错误的是(　　)。
A. 肺经　大肠经　胃经　B. 心经　小肠经　膀胱经　C. 肾经　心包经　三焦经　D. 三焦经　胆经　肝经　E. 脾经　胃经　肾经
3. 称为"阴脉之海"的经脉是(　　)。
A. 督脉　B. 带脉　C. 任脉　D. 冲脉　E. 阴维脉
4. 人体主要依靠(　　)的联络、沟通而构成一个有机整体，从而维持人体的正常生理活动。
A. 五脏六腑　B. 五官九窍　C. 四肢百骸　D. 经络　E. 皮肉筋骨
5. 十二经脉循行中同名的手足阳经交接的部位是(　　)。
A. 四肢　B. 头面　C. 胸部　D. 背部　E. 腹部
6. 十二经脉循行中，在手足末端交接的是(　　)。
A. 相表里的阴经与阳经　B. 同名阳经　C. 同名阴经　D. 阳经　E. 阴经

二、多选题

1. 每一条经脉的名称都是依据以下哪几方面来确定的？(　　)
A. 该经脉的所属脏腑名称　B. 循行于手或足的内外不同　C. 阴阳属性　D. 五行属性　E. 该经脉的走向
2. "一源三歧"中的"三歧"主要是指(　　)。
A. 督脉　B. 带脉　C. 任脉　D. 冲脉　E. 阴维脉
3. 以下哪些属于经络学说的应用？(　　)
A. 协调机体平衡　B. 指导疾病诊断　C. 指导疾病的治疗与预防　D. 感应指导作用　E. 阐释病理变化

三、填空题

1. 经络系统由________系统和________系统两大部分组成。
2. 经脉系统包括________和________两大类，为经络系统的主要部分。在内连属于________，在外连属于________、________。

四、名词解释

经络　正经　奇经八脉

五、简答题

1. 试述十二经脉的走向和交接规律。
2. 试述十二经脉的流注次序。

第五章

病因病机

导学

掌握：六淫的概念和各自的致病特点。

熟悉：七情、劳逸、饮食所伤的致病特点；疫疠、痰饮、瘀血的概念、形成原因和致病特点；发病机制和邪正相争、阴阳失调基本病机。

了解：外伤等其他致病因素；了解内生五邪病机。

第一节 病 因

病因是指导致人体发生疾病的原因，又称为致病因素。导致人体疾病的原因是多种多样的，主要有六淫、疫疠、七情、饮食、劳逸、痰饮、瘀血以及外伤、寄生虫等。病因学说是研究病因的性质及其致病特点的学说。

中医学将致病因素和发病途径结合起来，把病因分为外因、内因和不内外因3类。即六淫和疫疠从外侵袭为外所因，七情、饮食、劳逸等直接损及内脏为内所因，外伤、寄生虫等所伤为不内外因。此外，中医学将痰饮和瘀血称为继发性病因，是因为它们原本是某些疾病的病理产物，然后倒果为因，导致新的疾病发生，故称继发性病因。

中医认识病因，除了解可能作为致病因素的客观条件外，主要是以病证的临床表现为依据，进行综合分析，推求病因，然后将病因、病位、病理结合起来，为治疗用药提供依据，这种方法称为辨证求因、审因论治。所以掌握各种病因的性质和致病特点，探讨各种致病因素所致疾病的临床表现，对于临床的诊断和治疗势必举足轻重。

一、六淫

六淫是风、寒、暑、湿、燥、火6种外感病邪的统称。淫，有太过、浸淫之意。引申为不正、异常。由于六淫是不正之气，所以又称为六邪。

六淫与六气既有联系，又有区别。所谓六气，是指风、寒、暑、湿、燥、火6种正常的自然界气候。这6种正常气候的存在和交替变化是万物生长的条件，人体长期生活于自然界，通过自身的调节机制，也产生了对六气的调节和适应能力，所以正常的六气一般不易使人致病。六气的变化有一定的规律和限度，当气候变化异常，超过了一定限度，如六气的太过或不及，非其时而有其气，已其时而无其气，以及气候变化过于急骤，在人体的正气下降时，机体不能与之相适应，就可导致疾病的发生。于是六气由对人体无害而转化为对人体有害，成为致病因素。能导致机体发生疾病的六气便称之为六淫。

自然界的气候变化，是六气还是六淫，主要与机体是否发病有关。气候的异常变化致人体发病，固然应该称其为六淫，但是气候变化基本正常，也会有人因其适应能力低下而得病，此时，对患病机体来说也称为六淫。

（一）六淫致病的共同特点

1. 外感性　六淫之邪多从口鼻、肌表侵犯人体而发病。例如风寒多伤于肌表，温邪自口鼻而入。故把六淫所致疾病称为外感病。

2. 季节性　六淫致病常有明显的季节性。如春季多风病，夏季多暑病，长夏多湿病，秋季多燥病，冬季多寒病等。

3. 地域性　六淫致病常与居住地区和环境密切相关。如西北高原地区多寒病、燥病，东南沿海地区多湿病、温病，久居湿地多湿病，高温作业多易患火热燥病等。

4. 相兼性　六淫致病既可单独侵袭人体发病，如寒邪直中脏腑而致泄泻；又可两种以上相兼同时侵犯人体而致病，如风热感冒、风寒湿痹等。

5. 转化性　六淫致病在一定的条件下，其证候可发生转化。如寒邪可郁而化热，暑湿日久可化燥伤阴等。

（二）六淫各自的性质和致病特点

1. 风　风是春天的主气，但四季皆有风，故风邪致病虽以春季为主，其他季节亦均可发生。风邪是六淫中最主要的致病因素。风邪的性质和致病特点是：

（1）风为阳邪，轻扬开泄，易袭阳位：风邪具有升发、向上、向外的特性，故属于阳邪。风性轻扬，是指风邪常易侵犯人体的上部、肌表、腰背等阳位而发病。风性开泄，是指风邪侵犯人体易使腠理疏泄而开张。如风邪袭表，常出现发热、恶风、汗出、头痛、流涕、脉浮等症状。故《素问·太阴阳明论》说："伤于风者，上先受之。"

（2）风性善行而数变：善行，是指风邪致病具有病位游移，行无定处的特性。如痹证中的风痹，四肢关节疼痛，游走不定，故又称行痹。数变，是指风邪致病具有发病急、变化多、传变快的特点。如荨麻疹的皮疹，皮肤瘙痒，发无定处，此起彼伏，故又名风疹块。

（3）风性主动：动，是指动摇不定。风邪致病具有使人体动摇不定的特点。临床常见眩晕、抽搐、颈项强直、口眼㖞斜、半身不遂等。故《素问·阴阳应象大论》说："风胜则动。"

（4）风为百病之长：长，首也。风邪为六淫之首，致病的机会最多，致病极为广泛，六淫之中的寒、暑、湿、燥、火常依附于风而侵入人体，如风寒、风热、风湿等，故《素问·风论》说："风者，百病之长也。"

2. 寒　寒为冬季的主气。在气温较低或气温骤降的情况下，特别是冬天易形成寒邪致病。因其所伤的部位不同，可分为伤寒、中寒两种。寒邪伤于肌表者，称为伤寒；寒邪直中于脏腑者，名为中寒或寒邪直中。寒邪的性质和致病特点是：

（1）寒为阴邪，易伤阳气：寒为阴气盛，故寒为阴邪，阴盛最易损伤人体的阳气。如寒邪袭表，卫阳郁遏，可见恶寒。寒邪直中太阴，损伤脾阳，可见脘腹冷痛、呕吐、腹泻等；寒邪直中少阴，心肾之阳受损，可见恶寒蜷卧、手足厥冷、脉微细或迟等。

（2）寒性凝滞：凝滞是指凝结、阻滞。人体气血，得温则行，遇寒则凝。寒性凝滞是指寒邪侵犯，可使人体气血运行凝结阻滞，不通则痛，出现各种痛证。如头痛、关节疼痛、脘腹冷痛等。其疼痛特点是得温则减，遇寒加剧。寒邪引起的痹证，关节疼痛剧烈，故又称为痛痹。

（3）寒性收引：收引是指收缩牵引。寒邪侵入人体可使气机收敛，腠理闭塞，经络、筋脉收缩拘急,可出现恶寒无汗、筋脉拘挛疼痛、关节屈伸不利等。

(4) 寒性清澈:清澈是指清稀。寒邪侵袭人体导致分泌物和排泄物清稀。如临床表现为鼻流清涕、咯痰清稀、呕吐清水、小便清长、大便澄澈清冷等。

3. 暑 暑为夏季的主气。与其他五邪不一样,暑邪致病有严格的季节性;同时暑邪纯属于外邪,无内暑之说。暑邪的性质和致病特点是:

(1) 暑为阳邪,其性炎热:暑乃夏季火热之气所化,故属于阳邪。暑邪致病会使人体多表现一系列阳热症状,如高热烦躁、面赤口渴、汗出、脉洪大等。

(2) 暑性升散,易伤津耗气:暑为阳邪,具有上升和发散的特性,暑邪侵犯人体可致腠理开泄而多汗。汗出过多则耗伤津液,可出现口渴喜饮、小便短赤等。大量出汗的同时,往往气随津泄,而致气虚,出现气短乏力,甚至突然昏倒,不省人事,是为中暑。

(3) 暑多挟湿:夏季不仅气候炎热,且常多雨而潮湿,热蒸湿动,湿热弥漫,故暑邪为病,多兼挟湿邪侵犯人体。其临床特点,除发热、烦渴等暑热症状外,常伴有四肢倦怠、胸闷呕恶、大便溏泻不爽等湿阻症状。

4. 湿 湿为长夏的主气。长夏正当夏秋之交,湿气最盛,形成湿邪的原因,不仅因为气候,亦可因涉水淋雨,居处潮湿或工作于水湿环境等,故四季均可发生。湿邪的性质和致病特点是:

(1) 湿为阴邪,易阻气机,易伤阳气:湿与水同类,故属于阴邪。湿邪侵犯人体,留滞脏腑经络,最易阻遏气机,出现脘痞腹胀、便溏不爽、小便短涩等。湿邪致病,易伤人体阳气。因脾主运化,为运化水湿的主要脏器,其性喜燥恶湿,对湿邪有特殊的易感性,所以湿邪最易困脾,损伤脾气与脾阳,常出现纳谷不香、脘痞腹胀、泄泻水肿等。

(2) 湿性重浊:重是指沉重、重着,指湿邪致病可导致人体出现沉重感为特征的临床表现,如头重如裹、肢体困重等。湿邪偏胜的痹证,以关节疼痛重着为主,又称为着痹。浊是指混浊、秽浊,指湿邪致病可导致人体的分泌物和排泄物的秽浊不清。故湿邪为病常见面垢眵多、下利脓血、小便混浊、妇女白带过多、湿疹湿疮、脓水淋漓等。

(3) 湿性黏滞:黏是指黏腻,滞是指停滞。湿邪的黏腻停滞性质可表现在两方面:一是指症状的黏滞性。湿邪致病多见黏滞不爽的症状,如舌苔垢腻、大便黏滞不爽、小便短涩不畅;二是指病程的缠绵性。湿性黏滞,胶着难解,致病后多起病缓慢,反复发作,缠绵难愈,病程较长,如湿温、湿痹、湿疹等。

(4) 湿性趋下,易袭阴位:湿性类水,具有下趋、下注的特点。湿属于阴,人体下部亦属于阴,同类相求,湿邪致病多伤及人体下部。如下肢水肿、妇女带下、淋浊泻痢等。故《素问·太阴阳明论》说:"伤于湿者,下先受之。"

5. 燥 燥是秋天的主气。秋天气候干燥,水分亏乏,容易形成燥邪致病。初秋有夏热之余气,深秋有近冬之寒气,燥邪又有温燥、凉燥之分,前者偏热,后者偏寒,临床一般以温燥多见。燥邪的性质和致病特点是:

(1) 燥性干涩,易伤津液:干是指干燥,涩是指涩滞。燥邪其性干燥,侵犯人体,最易损伤人体的津液,出现各种干燥、涩滞不利的症状,如口干唇裂、鼻干咽燥、皮肤干涩皲裂、小便短少、大便干结等。故《素问·阴阳应象大论》说:"燥胜则干。"

(2) 燥易伤肺:肺为娇脏,喜润恶燥。肺开窍于鼻,外合皮毛。燥邪伤人,多自口鼻而入,故燥邪最易伤肺。燥邪犯肺,使肺阴受损,宣肃失常,甚则损伤肺络,出现干咳少痰、痰黏难咯,或痰中带血、喘息胸痛等。

6. 火(热) 火(热)旺于夏季,但是火(热)不像暑那样具有明显的季节性,也不受季节气候的限制。温、暑、火、热四者性质基本相同，但同中有异。

暑与火（热）：暑为夏季的主气，乃火热所化，暑即火（热）邪。但暑独见于夏季，纯属外邪，无内暑之说。而火热为病则没有明显的季节性，一年四季均可发生，且常与它邪相兼，或由其他外邪在病理过程中郁而化火，故有“五气皆能化火”之说。

温与热：均指病邪而言。温为热之渐，热为温之甚，两者仅程度不同，没有本质区别，故常温热混称。

火与热：火为热之源，热为火之性。其本质皆为阳盛，故往往火热混称，但两者有一定区别。热纯属邪气。火，一是指人体的正气，称之为“少火”，即生理的火；二是指病邪，称之为“壮火”，即病理的火。热多为外感，如风热、暑热等病邪；火常为内生，如心火上炎、肝火亢盛等病变。

温、热、火三者虽同为一气，但温能化热，热能生火，所以在程度上有一定的差别。温为热之微，热为温之甚；热为火之渐，火为热之极。火（热）邪的性质和致病特点是：

（1）火为阳邪，其性炎上：火热之性燔灼升腾上炎，故属于阳邪。阳气过盛，热象显著，多见高热、烦渴、汗出、脉洪数等。火性趋上，火热之邪易侵害人体的上部，尤以头面部为多见，常见舌尖红赤、口舌生疮、齿龈肿痛、目赤肿痛等。

（2）火易扰心神：心在五行中属火，火热性躁动，与心相应，故火热之邪入于营血，尤易影响心神，轻者心神不宁而心烦失眠；重者可扰乱心神，出现狂躁妄动、神昏谵语等。

（3）火易伤津耗气：火热之邪，蒸腾于内，最易消灼津液和迫津外泄；又能直接损伤人体正气，或因伤津，气随津脱，所以火热致病多出现咽干舌燥、口渴喜饮、小便短赤、大便秘结，并有少气懒言、肢体乏力等津气耗伤之症状。故有“壮火食气”之说。

（4）火易生风动血：火热之邪侵袭人体，易引起肝风内动和血热妄行的病证。火热侵袭，阳热亢盛，燔灼肝经，劫耗津血，使筋脉失于濡养，而致肝风内动，又称热极生风，出现高热、四肢抽搐、目睛上视、角弓反张等。火热之邪，灼伤血络，迫血妄行，出现咳血、吐血、便血、尿血、妇女月经量多、崩漏等。

（5）火易致肿疡：火毒、热毒是引起疮疡的主要原因。火热之邪侵袭人体，入于血分，壅于局部，气滞血瘀，血肉腐败，可导致痈肿疮疡，局部具有红、肿、热、痛的特点。故《医宗金鉴·痈疽总论歌》说：“痈疽原是火毒生。”

此外，临床上还有某些并非因为外感六淫之邪，而是由于脏腑气血功能失调所产生的内风、内寒、内湿、内燥、内火等5种病理反映，其临床表现虽与外感风、寒、湿、燥、火的致病特点相似，但究其原因，不是外来之邪，而是由内而生，故称为“内生五邪”。

二、疫疠

疫疠是一类具有强烈传染性的外感致病因素，又称为疠气、戾气、异气、疫毒、毒气、乖戾之气等。疫者，如徭役之役，无人幸免。疠者，谓此种毒气厉害，非同一般。疫疠引起的疾病称为疫病、瘟病或瘟疫病。疫疠与六淫不同，《温疫论》明确指出：“夫温疫之为病，非风非寒非暑非湿，乃天地间有一种异气所感。”可见疫疠虽然也属于外感病因，但与六淫邪气有本质上的不同，最为重要的是具有强烈的传染性。

疫疠侵袭人体，主要从口鼻而入致病，也可随饮食入里，或蚊叮虫咬而发病，还可以因为接触而传染致病。

疫疠致病的种类很多，中医学对于各类传染性强的疾病有较深刻的认识，在各类医学文献中都有记载，如大头瘟、虾蟆瘟、疫痢、白喉、烂喉丹痧、天花、霍乱等，这些病名中包括了现代医学许多传染病和烈性传染病。

(一) 疫疠的致病特点

1. 发病急骤，病情危重　一般来说六淫致病比内伤杂病发病急，但疫疠比六淫发病更急。疫疠致病发病急骤，来势凶猛，病情重笃。

2. 传染性强，易于流行　疫疠可通过空气、食物等途径在人群中传播，致病力强，能导致大面积人群发病，形成瘟疫流行，故具有强烈的传染性和流行性。

3. 疫疠不同，发病各异　疫疠的种类繁多，同种疫疠致病，无论男女老幼，症状相似；不同疫疠致病，临床表现各异。疫疠不是一种而是一类致病邪气。

4. 疫疠病后多有免疫性　有的疫疠致病可终生免疫，不再复发，如天花、麻疹、痄腮、水痘等。中医学很早就认识到这一点，并在世界上最先创造和使用了人痘接种法，开创了人工免疫的先河。

(二) 疫疠发生与流行的因素

1. 气候反常　自然气候的反常，如久旱酷热、水涝、湿雾障气等，均可滋生疫疠而导致疾病的发生。

2. 环境污染和饮食不洁　环境卫生不好，如水源、空气污染也会滋生疫疠。同样，食物污染，饮食不当也可引起疫病发生。

3. 预防隔离措施不力　预防隔离措施不力往往会使疫病发生或流行，这是因为疫疠具有强烈的传染性，人触之则发病。

4. 社会因素　社会因素对疫疠的发生与疫病的流行也有较大的影响。如战乱和灾荒，社会动荡不安，人们的工作环境恶劣，卫生防疫条件落后，生活极度困苦等，易导致疫病的发生和流行。若社会安定，卫生防疫工作得力，疫病即能得到有效的控制。

三、七情

七情是指人的喜、怒、忧、思、悲、恐、惊 7 种情志活动。情志活动是人们对外在环境的各种刺激所表现出的精神状态。一般情况下，情志活动是人体正常的生理表现，不会致病。但当外界精神刺激来得突然强烈或长期持久时，超过了人体正常的承受能力，使人体脏腑阴阳气血失调，则会导致疾病的发生。七情致病直接影响相关的内脏，病由内生，故称之为“内伤七情”。

(一) 七情与脏腑气血的关系

人体的情志活动与脏腑气血有着密切的关系。《素问·阴阳应象大论》说：“人有五脏化五气，以生喜怒悲忧恐。”可见情志活动的物质基础是五脏的精、气、血。因此，情志活动与五脏有相应的规律。即心在志为喜，肝在志为怒，脾在志为思，肺在志为忧，肾在志为恐。喜、怒、思、忧、恐，简称五志。五志与五脏密不可分，内在脏腑气血的变化会导致情志的变化，而七情异常变化也会损伤相应的内脏，引起七情致病。七情生于五脏又伤于五脏的理论在诊断和治疗中均有重要的指导意义。

(二) 七情的致病特点

1. 与精神刺激有关　七情致病不以人体正气盛衰，抗病能力为前提，而是以情志反应的强度和持续时间为前提，故本病常在长期或突然强烈的情志刺激后发病。患者通常有明显的精神刺激病史。而且，在整个病程中，情绪的改变，可使病情发生明显的变化。七情直接影响着发病和病理转归。

2. 直接伤及内脏　由于五脏与情志活动有着相对应的关系，因此，七情致病直接损伤相应脏腑，即喜伤心，怒伤肝，悲忧伤肺，思伤脾，惊恐伤肾。但也要认识到，人是一个有机的整体，在情志因素引发的病理变化中不会仅仅局限于单一的脏腑，而会在人体多方面出现变化。

心主血而藏神，肝藏血而主疏泄，脾主运化而为气血生化之源，又是人体气机升降出入之枢纽。七情致病以心、肝、脾三脏最为多见。如惊喜伤心，可致心神不宁，出现心悸、失眠、健忘，甚至精神失常等。郁怒伤肝，肝气郁滞则两胁胀痛、善太息、咽中如有物梗阻、妇女月经不调等。思虑伤脾，脾失健运可见不思饮食、脘腹胀痛、大便溏泄等。七情致病可一种情志损及数脏，如思伤脾，也可伤心；惊可伤心，也可伤肾。或者几种情志同伤一脏，如七情均能伤心，思、悲、忧均能伤脾等。临床必须以症状和体征为依据。

3. 影响脏腑气机　七情致病常常影响脏腑气机，导致气血运行紊乱。

(1) 怒则气上：指大怒导致肝疏泄太过，气机上逆，血随气升，并走于上。可见面红目赤，头晕头痛，耳鸣目眩，甚则呕血或猝然昏倒等。

(2) 喜则气缓：指喜乐过度伤心，导致心气涣散。正常情况下，喜能缓和精神紧张，使心情平静舒畅。但暴喜过度可使心气涣散不收，神不守舍，出现乏力、懈怠、精神不能集中，甚至失神狂乱等。

(3) 思则气结：指过度思虑损伤心脾。思虑过度，可导致脾不健运，出现纳呆、腹胀、便溏等。思发于脾而成于心，故有“思虑伤心脾”之说，思虑过度，还可以出现失眠多梦。

(4) 悲则气消：指过度悲伤使肺气耗伤，可见胸闷气短、倦怠乏力、呼吸微弱、意志消沉、精神委靡等。

(5) 恐则气下：指精神过度恐惧伤肾。恐惧过度，可使肾气不固，气陷于下，可见二便失禁、遗精等。

(6) 惊则气乱：指突然受惊，损伤心肾，导致心气紊乱，心无所倚，神无所归，出现心悸、失眠、心烦、气短、惊恐不安甚则精神错乱或肾气不固，出现二便失禁等。

(7) 忧则气郁：是过度忧愁同样可以损伤肺脏，使肺气不足，宣降失常，出现少气息微、声低乏力、胸满咳嗽、精神忧郁等。

4. 影响病情变化　情志不但可以致病，而且能够影响疾病的发展、预后和转归。在许多疾病过程中，情绪的异常波动，可使病情加重或急剧恶化。如素体阳亢的患者遇事恼怒，可致肝阳暴张，气血上逆，突然头痛眩晕，甚则昏仆不语，半身不遂。心脏病患者，常因突然情志刺激，出现胸痹，表现为胸痛彻背，甚则猝然死亡。相反，若病后情绪乐观豁达，积极与疾病作斗争，可使五脏安和，气机调畅，病情可减轻或消除。这一特点是其他病因所没有的。因此，在疾病的治疗和护理中，要充分重视患者的精神因素，积极防止和及时消除患者不良的精神因素，对疾病的防治和护理具有十分重要的意义。

四、饮食、劳逸

饮食和劳逸，是人类赖以生存和保持健康的必要条件。但饮食要有节制，劳动和休息需要合理安排，否则也会影响人体的生理活动，降低机体的抗病能力，从而成为致病因素。这类病因直接损伤内脏，影响脏腑的生理功能，故属于内伤致病因素。

(一) 饮食失宜

饮食是机体摄取营养，维持生命活动的必要条件，但是饮食不节，饮食不洁，或饮食偏嗜，则常会导致疾病。饮食物主要依靠脾胃受纳运化，故因饮食而致病，主要是损伤脾胃，导致脾胃升降失常，又可聚湿、生痰、化热或变生它病。

1. 饮食不节　饮食以适量为宜，饥饱失常就会发生疾病。过饥，则饮食物摄取不足，气血生化之源缺乏，气血得不到足够的补充而衰少。临床上常表现为面色不华、心悸气短、全身乏力等。气血不足，则正气虚弱而抵抗力下降，又易继发其他病证。故《灵枢·五味》说："谷不入，半日则气衰，一日则气少矣。"过饱，或暴饮暴食，超过脾胃的消化吸收能力，可导致饮食物阻滞，肠胃损伤，脾失健运，出现脘腹胀满、厌食、嗳腐吞酸、呕吐腹泻等。故《素问·痹论》说："饮食自倍，肠胃乃伤。"

2. 饮食偏嗜　饮食应结构合理，五味调和，寒热适中，无所偏嗜，才能使人体获得各种必要的营养。若饮食偏嗜或膳食结构失宜，或饮食过寒过热，或五味偏嗜，均可导致阴阳失调，或营养缺乏而发生疾病。

(1) 五味偏嗜：人的精神气血，都由五味资生，五味与五脏，各有其亲和性，如酸入肝，苦入心，甘入脾，辛入肺，咸入肾。如果长期嗜好某种食物，就会造成与之相应的内脏功能偏盛，久之还可损伤其他脏腑，破坏五脏的平衡协调，导致疾病的发生。如多食咸味，会使血脉凝滞，面色失去光泽；多食苦味，会使皮肤干燥而毫毛脱落；多食辛味，会使筋脉拘急而爪甲枯槁；多食酸味，会使皮肉坚厚皱缩，口唇干薄而掀起；多食甘味，则骨骼疼痛而头发脱落。偏嗜肥甘厚味者，内生痰热，阻滞气血，易致胸痹、肥胖病、痈肿疮疡等病证，故《素问·生气通天论》说："高梁之变，足生大丁。"

(2) 寒热偏嗜：食物有寒热温凉之别，偏嗜寒性食物和偏嗜热性食物，与偏嗜五味一样，均可导致疾病的发生。如过食生冷寒凉之品，可损伤脾胃阳气，从而内生寒湿，发生腹痛泄泻等；若偏嗜辛温燥热之品，则可导致胃肠积热，出现口臭、口渴、腹胀、腹痛、便秘或酿成痔疮等。

(3) 烟酒偏嗜：酒多为粮食和果品所酿，富有营养和一定的药用价值，适量的饮酒可宣通血脉，舒筋活络，对人体的健康有好处。但是饮酒无度则可导致多种疾病的发生。所以酒是一把双刃剑，一定要把握饮酒的量。若长期、过量地饮酒，易损伤脾胃，聚湿生痰，化生湿热，痰浊湿热阻滞气血运行，可使血脉瘀阻变生癥积。烟草含有多种毒性物质，对人体有害，吸烟有损于健康，尤其是对心、肺、胃的损害最大。故临床应做到戒烟限酒，才能有利于人类的健康。

3. 饮食不洁　进食不洁，可引起多种肠胃疾病，出现腹痛、吐泻、痢疾等，或引起寄生虫病，如蛔虫、蛲虫、寸白虫等。若蛔虫窜进肠道，还可出现上腹部剧痛，时发时止，吐蛔，四肢厥冷的蛔厥证。若进食腐败变质有毒食物，可致食物中毒，可出现腹痛、吐泻，严重者可造成昏迷或死亡的不良后果。

(二) 劳逸失宜

必要的劳动和必需的休息是人体生存和保持健康的基本条件，适度的劳作运动有助于气血流通，增强体质；必要的休息可以消除疲劳，恢复体力和脑力，因此，劳动和休息均有利于维持人体正常的生理活动，不会使人发病。长时间的过度劳累或过度安逸，则能成为致病因素而使人发病。因此，作为致病因素的劳逸是指过度疲劳和过度安逸，简称过劳和过逸。

1. 过劳　过劳包括劳力过度、劳神过度和房劳过度 3 个方面。

(1) 劳力过度：是指持久地从事繁重或超负荷的体力劳动，积劳成疾。其致病特点主要有两方面。一是损伤人体正气。由于体力劳动要耗气，劳力过度则易致气虚。如《素问·举痛论》所言："劳则气耗。"二是外损形体，内伤脏腑。体力之劳，主要是筋肉骨节运动，劳力太过易损及肌肉筋骨。脾主肌肉四肢，肝主筋，肾主骨，劳力太过，自然会伤及脾、肝、肾等脏腑。临床多表现为倦怠乏力、气短懒言、精神疲惫、形体消瘦等。

(2) 劳神过度：指思虑、脑力劳动太过。劳神过度损伤心脾。脾生血而主思，心主血而藏神，思虑太过则可暗耗心血，损伤脾气，出现心悸、失眠、多梦、健忘及纳呆、腹胀、便溏等心脾两伤的病证。

(3) 房劳过度：主要是指性生活不节，如房事过度、早婚、手淫等。肾藏精，肾精不宜耗泄，性生活不节，房事过频，则可耗伤肾中精气，表现为腰膝酸软、精神委靡、眩晕耳鸣，或遗精、早泄、阳痿，或月经不调，或不孕不育等。

2. 过逸　是指过度安逸。不劳动，又不运动，使人体气血运行不畅，筋骨弱脆，体倦神疲，或虚胖臃肿，动则心悸、气喘、汗出等，还可继发眩晕、中风、胸痹等疾病。正如《素问·宣明五气》所说："久卧伤气。"此外，长期懒于动脑，无所事事，无所用心，过分安逸，也不利于健康，会出现记忆力减退、反应迟钝、精神委靡等，甚至导致脏腑功能失调而百病丛生。

五、痰饮、瘀血

痰饮和瘀血是人体受某种致病因素作用后在疾病过程中所形成的病理产物。这些病理产物形成之后，又能直接作用于人体，引起多种病证，故又属致病因素。由于疾病的初期有原发病因，导致病理产物的形成，所以此病理产物也被称之为继发性致病因素。

(一) 痰饮

1. 痰饮的基本概念　痰饮是由于多种致病因素作用于人体后，引起机体水液代谢障碍所形成的病理产物。这种病理产物一经形成便作为一种新的致病因素作用于机体，导致脏腑功能失调，继而引起复杂的病理变化。

痰饮是人体的津液在输布和排泄过程中发生障碍，停留于体内而形成的病理产物。一般认为湿聚为水，积水成饮，饮凝成痰。就形质而言，稠浊者为痰，清稀者为饮。由于痰饮均为津液在体内停滞而成，因此临床上痰和饮很难截然分开，故常常统称痰饮。

痰有有形和无形之分：有形之痰，是指视之可见、触之可及、闻之有声的痰而言。如咳出之痰液，喘息的痰鸣音等，多指呼吸道分泌的痰液。无形之痰，是指视之不见、触之难及、闻之无声、只见其症、不见其形的痰而言。这些病证多以苔腻、脉滑和眩晕、呕恶为主要特征。虽说不能发现实质性的痰，但临床上按痰辨证论治，却往往能收到较好的疗效。

饮是指大量清稀的水液停留在人体局部。停留在不同的部位，可产生不同的病证。《金匮要略》把饮证分为痰饮、悬饮、溢饮、支饮四饮。痰饮是指饮停胃肠，辘辘有声；悬饮是指饮停胁下，咳吐引痛；溢饮是指饮溢四肢，身体肿痛，四肢浮肿；支饮是指饮停胸膈，咳逆喘息，气短不得卧，面目肢体浮肿。

2. 痰饮的形成　痰饮多由外感六淫、饮食失宜、情志失调、劳逸不当等病因，使肺、脾、肾、三焦等脏腑气化功能失常，水液代谢障碍，以致水津停滞而成。肺、脾、肾、三焦与水液代谢关系最为密切。肺为水之上源，主宣发肃降，通调水道；脾主运化，主运化水液；肾主水，主气化水液；三焦为水液运行的道路。故肺、脾、肾、三焦功能失常，均可生成痰饮。痰饮形成以后，饮多留积于肠胃、胸胁及肌肤，而痰随气升降流行，内而脏腑，外至筋骨皮肉，形成多种病证，因此有"百病多由痰作祟"之说。

3. 痰饮的致病特点

(1) 阻滞气机，阻碍气血：痰饮为有形的病理产物，一旦形成既可阻滞气机，影响脏腑之气的升降，又可以流注经络，阻碍气血的运行。如痰饮停留于肺，肺失宣降，出现胸闷、咳嗽、喘促等；水湿困阻中焦脾胃，可见脘腹胀满、恶心呕吐、大便溏泻等。痰浊流注经络，易使经络阻滞，气血运行不畅，出现肢体麻木、屈伸不利，甚至半身不遂等。痰结聚于局部则形成痰核、瘰疬，或阴疽流注等。

(2) 病证复杂，变化多端：痰饮乃水湿停聚所成，可随气升降，内而脏腑，外至筋骨皮肉，无所不至，故可导致各种各样复杂的病证。如饮逆于上，可见眩晕；水注于下，则见足肿；湿在肌表，则见身重；湿停中焦，则影响脾胃的运化。尤其是痰所致的病证更为广泛，如咳、喘、悸、眩、呕、积、癫、痫、痛、瘰、疽、瘿等。故前人有"怪病多痰"之说。

(3) 病势缠绵，病程较长：痰饮皆由体内水湿积聚而成，具有重浊黏滞之性，因而痰饮致病均表现为病势缠绵，病程较长。临床上常见由痰饮所致的咳喘、眩晕、胸痹、癫痫、中风、痰核、瘰疬、瘿瘤等，多反复发作，缠绵难愈，治疗困难。因此，痰病又常称之为“顽痰”。

（4）易蒙蔽神明：心主神明，心之气血充盈，功能正常，则神志清晰，思维敏捷。若痰饮内停，影响及心，往往蒙蔽神明，出现一系列神志失常的病证。如痰迷心窍可见胸闷心悸，或痴呆，或癫证等；痰火扰心可见心烦、失眠、易怒、喜笑不休，甚则发狂等。

（5）多见苔腻脉滑：虽然痰饮致病变化多端，可见各种各样的病症，但也有一些共同的证候特点，如舌象的典型变化为腻苔或滑苔。脉象也常见为滑脉或弦脉。因此，舌象与脉象，在痰饮的诊断中有重要的意义。

（二）瘀血

1. *瘀血的基本概念* 瘀血，指血行障碍，血液凝聚停滞而形成的病理产物。凡血液运行不畅，或局部血液停滞，以及存留在体内的离经之血没有及时消散，都称为瘀血。由于瘀血失去正常血液的功能，因而又有恶血、败血、蓄血、衃血等名称。瘀血既是在疾病过程中形成的病理产物，又是致病因素。

2. *瘀血的形成* 导致瘀血的原因，不外乎外邪入侵、情志所伤、饮食、劳逸以及外伤等。形成瘀血的机制可概括为以下 5 个方面。

（1）气虚：气为血之帅，血液正常循行依靠气的推动和固摄。气虚，一方面无力推动血液运行，导致血行迟滞形成瘀血；另一方面，气虚无力统摄血液，可导致血液溢出脉外而成离经之血，未能消散变为瘀血。

（2）气滞：气行则血行，气滞则血瘀，情志郁结，痰饮阻滞，可导致气滞，血行不畅而成瘀。

（3）血寒：血得温则行，得寒则凝。感受外寒，或阳虚内寒，均可使血液凝涩，运行不利而成瘀。

（4）血热：热入营血，血与热邪互结，血液受热煎熬黏滞，运行不畅；或热邪灼伤脉络，迫血妄行，血溢脉外，留于体内，均可形成瘀血。

（5）出血：各种外伤，诸如跌打损伤、金刃所伤、手术创伤、负重过度等，致使脉络破损，使血离经脉；或脾不统血，肝不藏血而致出血；或妇女经血不畅，所出之血不能及时排出或消散，积滞于体内则成瘀血。

此外，中医学尚有“久病从瘀”的说法，其实，这主要是说明各种病证久治不愈，必定会由浅入深发展，影响血液循行，导致瘀血的发生。叶天士“初病在气，久病在血”的论点是对“久病从瘀”的最好阐述。

3. *瘀血的致病特点* 瘀血形成后，不仅失去正常血液的濡养作用，而且反过来又会影响全身或局部血液的运行，产生疼痛、出血、癥块以及“瘀血不去，新血不生”等不良后果，瘀血的病证虽然繁多，但其临床表现有以下共同特点：

（1）疼痛：疼痛多为刺痛，痛处固定不移，拒按，多夜间痛甚。

（2）肿块：肿块固定不移，在体表局部青紫肿胀，在体内多为癥块，质硬，位置固定不移。

（3）出血：出血多血色紫暗或夹有瘀块。大便出血则色黑如漆。

（4）望诊：面部、口唇、爪甲青紫。舌质紫暗，或有瘀斑、瘀点，或舌下静脉曲张。久瘀可见面色黧黑、肌肤甲错等。

（5）脉诊：常见脉沉弦、细涩或结代等。

六、外伤、寄生虫

外伤，主要是指机械暴力等外力所致损伤，如枪弹金刃伤、跌打损伤、持重努伤，也包括烧烫、冷冻、虫兽蛇叮咬等意外因素所致的创伤。外伤致病，轻者伤及肌肤，重者可损及筋骨、内脏，甚至危及生命。外伤致病有明显的外伤史。

若进食含寄生虫污染的食物，或接触疫水疫土，则发为寄生虫病。由于感染的虫类、途径和寄生的部位不同，临床表现也不一样，如蛔虫、钩虫、蛲虫、绦虫等肠道寄生虫病，常见腹痛、嗜食异物、面黄肌瘦、肛门瘙痒等。血吸虫寄生于肠外的脉络之中，导致血液循行不畅，久则可使水液停聚腹中，形成蛊胀等。

第二节　病　　机

病机，指疾病发生、发展、变化的机制。《素问·至真要大论》首次提到“病机”一词，它揭示了疾病发生、发展与演变全过程中的本质特点及其基本规律。因此，研究病机，是认识疾病本质的关键，也是进行正确诊断和治疗的前提。病机学说，是研究疾病发生、发展、变化的规律及其机制的学说。本章节讨论发病机制和基本病机两个内容。

一、发病机制

人体与外界环境之间，以及人体内部各脏腑之间的阴阳必须保持相对的平衡，这种阴平阳秘的关系是维持正常生理活动的基础。但在致病因素的作用下，人体内外阴阳平衡协调关系遭到破坏，导致阴阳失调，便发生了疾病。

疾病的发生和变化是复杂的，但总不外乎各种致病因素作用于人体后破坏了人体正常的生理活动，使机体的阴阳失调。因此，疾病的发生关系到致病因素（邪气）和机体本身抗病能力（正气）两个方面。疾病的过程就是邪正斗争的过程。一方面，正气维持着人体正常生理功能；另一方面，人体时刻受着邪气的侵袭，正气与邪气不断进行斗争。疾病的发生，取决于正气和邪气双方斗争的结果。中医学既强调人体正气在发病中的决定作用，又不排除邪气的重要作用，并且认为，邪气在一定条件下也可以起决定性的作用。

（一）邪正斗争与发病

疾病的发生、发展、变化，即是在一定条件下邪正斗争的反映。

1. *正气不足是发病的内在因素*　中医学很重视人体的正气，认为人体的正气，可以决定疾病的发生、发展与转归。正气，即人体的生理功能，主要指其对外界环境的适应能力、抗邪能力，以及康复能力，简称为“正”。从疾病的发生看，人体脏腑功能正常，正气旺盛，气血充盈，卫外固密，病邪就难于侵入，即使邪气侵入，亦能驱邪外出，疾病也就无从发生。从人体受邪后看，正气未衰，即使受邪也较轻浅，病情较轻；正气虚弱，即使轻微受邪，亦可发生疾病或病情较重。从发病时间看，正气不很衰，不一定立即发病，而只有正气不足时，才能立即发病。总之，只有在人体正气相对虚弱，卫外不固，抗邪无力的情况下，邪气方能乘虚侵入，使人体阴阳失调，脏腑功能紊乱，而发生疾病。故《素问·评热病论》说：“邪之所凑，其气必虚。”

2. *邪气是发病的重要条件*　中医重视正气，强调正气在发病中的主导地位，并不排除邪气对疾病发生的重要作用。邪气，泛指各种致病因素，简称为“邪”。它包括存在于外界环境之中和人体内部产生的各种具有致病或损伤正气作用的因素，如六淫、疫疠、痰饮、瘀血等。邪气是发病的条件，在一定的条件下，甚至起主导作用。如高温、高压电流、枪弹杀伤、毒蛇咬伤等，即使正气强盛，机体也难免被伤害而发病。又如，疫疠在特殊的情况下，常常成为疾病发生的决定性因素，因而导致了疫病的大流行。所以《素问遗篇·刺法论》提出了“避其毒气”的主动预防措施，以防止疫病的发生和传播。

疾病发生以后，其病理变化与感邪的性质，以及邪气作用的部位有密切关系。

(1) 疾病与病邪的关系：一般来说，感受阳邪，易致阳偏盛而出现热证；感受阴邪，易致阴偏盛而出现寒证。如：火为阳邪，火热扰心，心火亢盛，则出现面赤舌疮、心烦失眠、小便短赤等实热之证。而寒为阴邪，寒邪直中，伤及脾胃，则出现吐泻清稀、脘腹冷痛、小便清长等阴寒之证。

此外，患者的病理变化与感邪的轻重也有密切关系，感受邪气轻则疗效较好和易于康复，感受邪气较重则疗效较差和预后不良。

(2) 疾病与病邪所中部位的关系：病邪侵犯人体的部位不同，临床表现也不尽一致。如寒客肌表经脉，则头身四肢疼痛；寒邪犯肺，则咳嗽喘促，痰液稀白等。

3. 正邪胜负决定着疾病发生与否　在疾病发生过程中，机体始终存在着邪气的损害和正气的抗损害的矛盾斗争，即正邪相争。正邪斗争的胜负，决定疾病的发生与否。若正气旺盛，抗邪有力，则邪气不易侵入，即使侵入，正气亦能奋力驱邪外出，及时消除其病理影响，难以发生病理反应，故说正胜邪负则不发病。反之，正气亏虚，卫外不固，正不胜邪，则邪气可乘虚侵袭而发病。若感邪特重，病邪毒烈，致病作用强，正气虽不弱，但不足以驱出病邪，消除其损害，亦可导致疾病的发生，因此，邪胜正负则发病。

(二) 影响发病的因素

影响发病的因素很多，除了致病因素外，自然与社会环境、体质因素、精神因素等均与疾病的发生有密切的关系。

1. 环境因素　人生活在一定的自然环境和社会环境中，环境变化对人体健康和疾病的发生都有一定的影响。这里主要介绍气候因素、地域因素、社会因素对发病的影响。

(1) 气候因素：四时气候的异常变化，是产生和传播邪气的重要条件。不同季节易产生不同性质的病邪，从而导致季节性的多发病。如春日多风，易发风温；夏季炎热，易致伤暑；秋令干燥，易发温燥和凉燥；冬令严寒，易发寒病等。疫疠的暴发或流行，也与自然气候的变化密切相关。特别是反常的气候，如久旱酷暑，湿雾瘴气等，既易损伤人体正气，又易产生疫疠病邪，从而造成瘟疫的发生和流行。

(2) 地域因素：不同地域，其气候特点、水土性质、生活习俗的差异，均对疾病的发生有着影响，甚至形成地域性的常见病或多发病。如北方气候寒冷，易生寒邪而多寒病；东南沿海，气候温暖潮湿，易见湿热为病；某些山区，因水土因素而好发瘿病。此外有些人易地而居或异域旅行，可因水土不服而患病，或使病情加重。

(3) 社会因素：人都生活在一定的社会环境中，因此社会因素亦影响着发病。一般而言，先进的社会组织和福利，良好的公共卫生条件，能有效地减少疾病的发生。反之，动乱的社会环境、脏乱差的卫生条件，增加了发病机会。随着工业化社会的发展，环境污染成为新的致病因素。

2. 体质因素　人的体质有强弱的不同，偏阴偏阳的差异，此对疾病的发生也有很大的影响。主要表现为不同体质的人对病邪的耐受和易感性各不相同，从而具有对某些疾病的易患倾向。一般而言，体质强壮者，对邪气的耐受性较强，不易发病；体质虚弱者，对邪气的耐受性较差，容易发病。强壮者发病多为实证；虚弱者发病多为虚证。阳盛或阴虚的体质，对热邪的易感性强，易感受热邪而发病；阴盛或阳虚的体质，对寒邪的易感性强，易感受寒邪而发病。又如瘦人多火，易得劳嗽；肥人多痰湿，善病中风；老年人肾气虚衰，多病痰饮咳喘等病症，均说明了体质差异与发病有着密切的关系。

3. 精神因素　人的精神状态对正气的盛衰有很大的影响，因而也关系到疾病发生与否。一般来说，精神愉快，情志舒畅时，气血和调，正气充盛，邪气不易侵犯，则难以发病。反之，精神忧郁，情志不畅时，气血郁滞，正气偏衰，邪气容易侵犯，则易于发病。此外，精神状态还关系到发病缓急和病证类型。一般而言，剧烈的情志变动，如大怒、大悲、大喜、大惊等，可以迅速引起人体气机逆乱，脏腑功能失调，导致急性发病。持久的情绪波动，如思虑过度、忧郁不解、久悲失志等，可逐渐影响脏腑气血的生理功能，导致缓慢发病。兴奋性精神状态多致实证，抑郁性的精神状态易致虚证。

二、基本病机

基本病机，指机体受致病因素侵袭或影响所产生的基本病理反应，是病机变化的一般规律。人类的疾病种类繁多，其基本病理变化也错综复杂。不同的疾病，虽然各有其特殊的病理变化机制，但在其发展变化过程中，又存在着一些共性的、具有一般普遍意义的病理变化规律，包括邪正盛衰，阴阳失调，气血失常，津液代谢失常等。这里着重讨论邪正盛衰和阴阳失调。

（一）邪正盛衰

邪正盛衰，是指在疾病的发生发展过程中，致病邪气与机体抗病能力之间相互斗争所发生的盛衰变化。邪气侵犯人体之后，正气与邪气即相互发生作用，一方面是邪气对机体的正气起着破坏和损害作用，另一方面正气对邪气的损害起着抗损害及驱除邪气，并消除其不良影响的作用，因此，邪正的斗争，以及在斗争中邪正双方力量的盛衰变化，不仅关系着疾病的发生和发展，影响着病证的虚实变化，而且直接影响着疾病的转归。故从一定意义上来说，许多疾病的发展过程，就是邪正斗争及其盛衰变化的过程。

1. 邪正盛衰与虚实证候的关系　邪正双方力量对比的盛衰，决定着患病机体表现为或虚或实的两种不同的病理状态。正如《素问・通评虚实论》所云："邪气盛则实，精气夺则虚。"

（1）实：所谓实，是指以邪气盛为主要矛盾的一种病理反映。主要表现为致病邪气比较亢盛，而机体的正气未衰，尚能积极与病邪抗争，故正邪相搏，反应剧烈。临床表现为亢盛、有余的实证。实证常见于外感六淫致病的初期或中期，或由痰、食、水、血等滞留于体内而引起的内伤病证，如痰涎壅盛，食积不化，水湿泛滥，瘀血内阻等。临床常见体质壮实、精神亢奋，或壮热狂躁，或烦躁不安，或疼痛剧烈而拒按，或声高气粗、二便不通、脉实有力等。

（2）虚：所谓虚，是指以正气不足为主要矛盾的一种病理反映。主要表现为机体的精、气、血、津液亏少，脏腑经络的生理功能减退，抗病能力低下，因而机体的正气对于致病邪气的斗争，难以出现较剧烈的病理反应。临床表现为衰弱、不足的虚证。虚证多见于外感疾病的后期，各种慢性消耗性疾病过程中，或大汗、大吐、大泻、大失血之后，以及素体虚弱或年老虚损之人。临床常见身体瘦弱、精神倦怠、面容憔悴、心悸气短、自汗盗汗，或五心烦热，或畏寒肢冷、脉虚无力等。

2. 邪正盛衰与虚实错杂、转化、真假的关系　邪正的盛衰消长变化不仅决定着疾病或虚或实，而且还关系着虚实的错杂、转化和真假的病理变化。

（1）虚实的错杂：是指在疾病过程中，由于病邪与正气相互斗争，其邪盛和正衰并存的病理状态。

虚中夹实是指以正虚为主，又兼夹实邪结滞的病理变化。如气虚之人，外感风寒而致气虚感冒，临床既见身体倦怠、脉浮无力等气虚之症，又见恶寒发热、鼻塞流涕等邪实之象。又如脾虚之人，运化失职，以致水湿积聚，或为痰饮，或为水肿，脾虚不运为正虚，水湿积聚属邪实。两者病理变化，均以虚为主，实居其次，属虚中夹实之证。

实中夹虚是指以邪实为主，又兼有正气虚损不足的病理变化。如外感热病出现的热盛伤津之证，临床表现既有高热、汗出、脉洪大等热盛之象，又见口渴、尿少等症。又如湿热病毒伤肝所致黄疸胁痛，日久不愈，耗伤肝阴，可出现五心烦热、舌红少苔、脉象弦细等症。两者的病理变化，均以实为主，虚居其次，为实中夹虚之证。

(2) 虚实的转化：是指疾病的过程中，邪正双方斗争力量的对比经常发生变化，因而疾病之虚实也常常发生由实转虚，因虚致实的病理变化。

由实转虚是指疾病发展过程中，邪气亢盛，正气不衰，由于误治、失治，病情迁延日久，虽然邪气渐去，但是人体的正气，脏腑生理功能也受到损伤，因而疾病的病理由实转虚。

因虚致实是指由于正气本虚，脏腑的生理功能低下，导致气、血、水等不能正常运行，产生了气滞、瘀血、痰饮、水湿等实邪停留体内为患而言。此时，虽然邪实明显，但正气亦不足，脏腑亦衰，故谓之因虚致实。

(3) 虚实的真假：是指在疾病的某些特殊情况下，即疾病的现象与本质不完全一致的时候，则可出现某些与疾病本质不符的假象的病理状态。

真虚假实："虚"为疾病的本质，而"实"则是疾病表现的假象。多由于正气虚弱，脏腑功能减退，气化无力所致。前人有"至虚有盛候"之说，正是指此而言。临床上，某些脾虚之证，既可见到纳呆食少、倦怠乏力、脉虚无力等脾虚的表现，同时又可见到腹满、腹痛等一些类似"实"的症状。但其腹满，时有减轻；腹痛，却不拒按，与实证的腹满不减，腹痛拒按不同，此即属于真虚假实。

真实假虚："实"为疾病的本质，而"虚"则是疾病表现的假象。多由于热结肠胃，或痰食壅滞，或湿热内蕴，以及大积大聚等实邪结聚于内，阻滞经络，致使气血不能畅达于外所致。前人所云"大实有羸状"，正是指此而言。如热结肠胃的里实证，既可见到大便秘结、腹胀满硬痛、拒按、潮热、谵语等实热症状，同时又可见到四肢逆冷、精神委靡、脉迟等状似虚寒的假象。此即属于真实假虚。

总之，在疾病的发生和发展过程中，病机的虚与实，不是绝对的，而是相对的。因而，由实转虚、因虚致实和虚实夹杂，常是疾病发展过程中的必然趋势。所以，在临床上不能以静止的、绝对的观点来对待虚和实的病机变化，而应以运动的、相对的观点来分析虚和实的病机。

(二) 阴阳失调

阴阳失调是致病因素导致机体阴阳双方失去平衡与协调，从而形成阴阳盛衰、互损、转化、格拒或亡失的病理状态。由于各种致病因素作用于人体，必须通过机体内部的阴阳失调才能形成疾病，所以阴阳失调是对一切疾病病变机制的高度概括，是疾病发生、发展、变化的内在根据。

1. 阴阳盛衰　阴阳盛衰，是阴和阳的偏盛或偏衰，表现为或寒或热、或实或虚的病理变化。其表现形式有阳盛、阴盛、阳虚、阴虚 4 种。

(1) 阴阳偏盛：阴阳偏盛，是指人体阴或阳偏盛所引起的病理变化。主要见于"邪气盛则实"的实证。病邪犯人，各从其类，即阳邪侵袭人体，可形成阳偏盛；阴邪侵犯人体，可形成阴偏盛。《素问·阴阳应象大论》中说："阳胜则热，阴胜则寒。""阳胜则阴病，阴胜则阳病。"指出了阴阳偏盛的病理特征和病势趋向。

1) 阳偏盛：阳偏盛，亦即阳胜，是指在疾病过程中所出现的阳气偏胜、功能亢进、热量过剩的病理变化。多由于感受温热之邪，或感受阴邪从阳化热，或情志内伤、五志过极化火，或因气滞、痰湿、血瘀、食积等郁而化热所致，其病机特点多表现为阳盛而阴未衰的实热证。

由于阳以热、动、燥为其特点，因此，阳偏胜时就出现热象，如壮热烦躁、面红目赤、舌红苔黄、脉数等，即所谓"阳胜则热"。阳热亢盛日久，势必耗伤人体阴液，故在出现热象的同时，还会见到口渴喜饮、小便短少、大便干结等阳盛伤阴、津液不足的症状，即所谓"阳胜则阴病"。但矛盾的主要方面仍在于阳盛。

2）阴偏盛：阴偏盛，亦即阴胜，是机体在疾病过程中出现的阴气偏胜，功能障碍或减退，产热不足，以及病理性代谢产物积聚的病理变化。多由于感受寒湿之邪，或过食生冷，寒邪中阻，机体阳气难以与之抗争，导致阴气亢盛，其病机特点多表现为阴盛而阳未衰的实寒证。

由于阴以寒、静、湿为特点，所以阴偏胜时就出现寒象，如形寒肢冷、脘腹冷痛、舌淡脉迟等，即所谓“阴胜则寒”。阴寒内盛，久则必损伤阳气，故阴盛实寒病证，常可伴有机体生理功能减退、阳热不足等阳虚征象，如面色㿠白、溲清便溏等症，即所谓“阴胜则阳病”。但矛盾的主要方面仍在于阴盛。

（2）阴阳偏衰：阴阳偏衰，是指人体阴或阳亏虚所引起的病理变化。主要见于“精气夺则虚”的虚证。人体阴阳之间，相互制约，互根互用，维持着相对平衡。如果某种原因使阴或阳的一方衰减，则会导致阴不制阳或阳不制阴，从而形成“阴虚则热”“阳虚则寒”的病理变化。

1）阳偏衰：阳偏衰，亦即阳虚，是指机体阳气虚损、功能减退、热量不足的病理变化。多由于先天禀赋不足，或后天失养，或劳倦内伤，或久病损伤阳气所致。其病机特点多表现为机体阳气不足，阳不制阴，阴相对偏盛的虚寒证。

阳偏衰时，由于热量不足，温煦作用减退，因而出现寒象，如畏寒喜暖、身冷踡卧、面色㿠白、四肢逆冷等；阳虚失于推动激发，兴奋作用减退，则可见精神委顿、喜静少动、脉象无力等；阳虚气化失司，蒸腾无力，以致水谷不化，水湿停聚，而见尿清、便溏、水肿等症。“阳虚则寒”与“阴盛则寒”不同，前者是虚寒，以虚为主，后者是实寒，以实为主。

2）阴偏衰：阴偏衰，亦即阴虚，是机体精、血、津液等物质亏耗，以及阴不制阳，导致阳相对亢盛，功能虚性亢奋的病理变化。多由于阳邪伤阴，或因五志过极，化火伤阴，或因久病耗伤阴液所致。其病机特点多表现为阴液不足，滋养、宁静功能减退，阳气相对亢盛的虚热证。

阴偏衰时，由于阴液不足，不能制约阳气，而使阳的功能虚性亢奋，呈现出虚热之象，如午后潮热、五心烦热、两颧发红、脉象细数等；阴液不足，失其滋润濡养之功，而见形体消瘦、咽干口燥、小便短少、大便干结等症。“阴虚则热”与“阳胜则热”不同，前者是虚热，以虚为主，后者是实热，以实为主。

2. 阴阳互损　阴阳互损，是指在阴或阳任何一方虚损的前提下，病变发展影响到相对的一方，形成阴阳两虚的病机。根据阴阳互损的主次关系的不同可以分为阴损及阳和阳损及阴。在阴虚的基础上，继而导致阳虚，称为阴损及阳；在阳虚的基础上继而导致阴虚，称为阳损及阴。由于肾藏精气，内寓真阴真阳，为全身阳气阴液的根本，所以，无论阴虚或阳虚，多在损及肾脏阴阳及肾脏本身的阴阳失调的情况下，才易发生阴阳互损的病理变化。

3. 阴阳格拒　阴阳格拒，是阴阳失调病机中比较特殊的一类病理变化。主要是由于某些原因引起阴或阳偏盛至极而壅盛阻遏于内，格拒另一方于外；亦可由于阴或阳中的一方极度虚弱，而导致另一方相对偏盛，双方盛衰悬殊，盛者盘踞于内，将另一方排斥于外，迫使阴阳之间不相交通维系，从而导致真寒假热或真热假寒。属于病变的本质与现象不相一致的较为复杂的病理变化。一般而言，阴阳格拒病理多见于疾病过程中的终极阶段，病情危重。阴阳格拒可以分为阴盛格阳和阳盛格阴两类。

阴盛格阳（真寒假热）：又称格阳，是指阴寒之邪壅盛于内，逼迫阳气浮越于外，使阴阳之气不相维系，相互格拒的一种病理变化。究其本质是极重的寒证，但由于阴盛而格阳于外，却出现假热之象，故称之为真寒假热证。

阳盛格阴（真热假寒）：又称格阴，是指邪热极盛，阳气被郁，深伏于里，不得外达四肢，而格阴于外的一种病理变化。究其本质，是很重的热证，但由于格阴于外（实际上是阳气不能外达），却出现一些假寒之象，故称之为真热假寒证。

4. 阴阳转化　阴阳转化，是指阴阳失调病变，在一定的条件下，其病理性质可发生向相反方向转化的病理过程。阴阳转化包括由阳转阴和由阴转阳两类。

由阳转阴，是指原来的病理性质属阳，在一定的条件下，病变性质由阳向阴转化的病理过程。由阴转阳，是指原来的病理性质属阴，在一定的条件下，病变性质由阴向阳转化的病理过程。

5. 阴阳亡失　阴阳亡失，是指机体的阴液和阳气突然大量的亡失，功能活动严重衰竭，导致生命垂危的一种病理变化。阴阳亡失包括亡阴和亡阳两类。

亡阳，是指在疾病过程中，机体的阳气发生突然性亡脱，而致全身功能突然出现严重衰竭的一种病理变化。亡阴，是指在疾病过程中，机体的阴液发生突然性的丢失或大量消耗，而致全身功能活动突然出现严重衰竭的一种病理变化。

亡阴和亡阳，在病机和临床表现等方面，虽然有所不同，但由于机体的阴和阳存在着互根互用的关系，阴亡，则阳无所依附而散越；阳亡，则阴无以化生而衰竭。故亡阴可以迅速导致亡阳，亡阳也继而出现亡阴，最终导致“阴阳离决”生命活动终止而死亡。

【附】　内生五邪

内生五邪，又称“五气”病机，是指在疾病的发展过程中，由于脏腑阴阳失调，气、血、津液代谢和生理功能异常，而产生类似风、寒、湿、燥、火 5 种外邪致病特征的一类病理变化。由于其病起于内，所以分别称为“内风”“内寒”“内湿”“内燥”“内火”。所谓内生五邪，并不是致病邪气，而是由于脏腑阴阳失调，气、血、津液失常所形成的病机变化。

小结

病因是引起疾病发生的原因。中医学将致病因素和发病途径结合起来，把病因分为外因、内因和不内外因 3 类。即六淫和疫疠为外因；七情、饮食、劳逸为内因；外伤、寄生虫等为不内外因。此外，痰饮和瘀血为继发性病因。

六淫是外感病最常见的重要致病因素，其致病有外感性、季节性、地域性、相兼性、转化性 5 个共同的特点。风、寒、暑、湿、燥、火 6 种病邪各有不同的性质和致病特点。疫疠是一类具有强烈传染性的外感致病因素。疫疠致病的特点是：发病急骤，病情危重；传染性强，易于流行；疫疠不同，发病各异；疫疠病后多有免疫性。七情是内伤病的重要致病因素。七情伤人多有精神刺激史，直接伤及内脏，怒伤肝，喜伤心，思伤脾，悲忧伤肺，惊恐伤肾。七情内伤，影响脏腑气机，怒则气上，喜则气缓，思则气结，悲则气消，忧则气郁，惊则气乱，恐则气下。情志波动，影响病情。饮食和劳逸也属于内伤致病因素。饮食失宜包括 3 个方面：饮食不节、饮食偏嗜和饮食不洁。劳逸失宜包括过劳和过逸。痰饮和瘀血属于脏腑功能失调产生的病理产物，这种病理产物又能作为致病因素导致发生新的疾病，故称之为继发性病因。痰饮是人体水液代谢障碍形成的病理产物。瘀血，指血行障碍，血液凝聚停滞而形成的病理产物。

病机，指疾病发生、发展、变化的机制。疾病的发生涉及致病因素（邪气）和机体抗病能力（正气）两个方面。疾病的过程就是邪正斗争的过程。正气不足是发病的内在因素；邪气是发病的重要条件。疾病发生的最基本的病机是邪正盛衰和阴阳失调。

练习题

一、单选题

1. 以下属于病理产物形成的病因是(　　)。
A. 疠气 B. 六淫 C. 七情 D. 瘀血 E. 劳逸
2. 易袭阳位,具有善行数变的邪气是(　　)。
A. 暑邪 B. 燥邪 C. 风邪 D. 火邪 E. 寒邪
3. 性质凝滞易导致疼痛的邪气是(　　)。
A. 寒邪 B. 火邪 C. 风邪 D. 燥邪 E. 湿邪
4. 实证常见于外感病的(　　)。
A. 末期 B. 初期 C. 各个阶段 D. 初期或中期 E. 以上均不是
5. 六淫中具有病程长难以速愈的邪气是(　　)。
A. 寒邪 B. 火邪 C. 风邪 D. 湿邪 E. 暑邪
6. 下列哪项是火、燥、暑共同的致病特点?(　　)
A. 上炎 B. 耗气 C. 伤津 D. 动血 E. 生风
7. 思则(　　)。
A. 气缓 B. 气下 C. 气结 D. 气上 E. 气乱
8. 阳盛(　　)。
A. 则寒 B. 则热 C. 则实 D. 则虚 E. 则胀
9. 下列哪项不属于阴虚症状?(　　)
A. 午后潮热 B. 咽干口燥 C. 脉细数 D. 形寒肢冷 E. 大便干结
10. 在情志致病中下列正确的是(　　)。
A. 喜伤肝 B. 思伤肺 C. 恐伤肾 D. 怒伤心 E. 忧伤脾

二、多选题

1. 火邪暑邪皆有的致病特点是(　　)。
A. 均是阴邪 B. 均是阳邪 C. 均可挟湿 D. 均耗气伤津 E. 均致疮痈
2. 瘀血引起的疼痛有哪些特点(　　)。
A. 刺痛 B. 拒按 C. 部位固定 D. 夜间痛甚 E. 喜按
3. 下列属于疫疠的致病特点是(　　)。
A. 易于趋下 B. 发病急骤、病情危重 C. 传染性强,易于流行 D. 疫疠不同发病各异 E. 病后多获免疫性
4. 瘀血形成的原因(　　)。
A. 劳神过度 B. 血寒 C. 血热 D. 气虚 E. 气滞
5. 下列各项中属于内生五邪的是(　　)。
A. 内湿 B. 内寒 C. 内暑 D. 内风 E. 内火

三、填空题

1. 中医认识病因的方法称________、________。
2. 六淫之邪多从________、________侵入人体而发病。
3. 湿为阴邪________、易伤阳气;________;________;________、易袭阴位。
4. 火为阳邪、________;火________;火________;火________;火________。
5. 怒则________;恐则________。
6. 劳则________;久卧________。
7. 邪之所凑,其气________。
8. 饮食失宜主要表现为________、________、________。
9. 基本病机中主要为________、________。
10. 邪气盛________,精气夺________。

四、名词解释

六淫　疫疠　七情　正气　阴阳失调

五、简答题

1. 六淫致病的共同特点如何?
2. 简述痰饮的致病特点。
3. 简述瘀血的致病特点。

第六章
四　诊

导学

掌握：面色望诊、舌诊、脉诊的诊察方法、临床意义，并进行基本技能训练。

熟悉：望、闻、问、切4种诊察方法的基本内容。

了解：四诊合参的意义。

四诊是指望、闻、问、切4种诊察疾病的基本方法。

四诊理论是在长期的医疗实践中逐步形成和发展起来的诊疗方法。中医学认为，人体是一个有机的整体，生理上，内在脏腑通过经络与外在的形体官窍密切连结；病理上，内脏的病变可以通过形体官窍等各个方面反映出来。所以通过四诊等手段，诊察疾病显现于外的各种临床表现，以司外揣内的思维方式求得疾病的病因、性质及内在联系，从而为辨证论治提供全面和可靠的依据。

望、闻、问、切四诊各有其独特的作用和意义，不能相互取代，必须将它们有机地结合起来，即所谓“四诊合参”，只有这样才能全面、系统、真实地了解病情，作出正确的诊断。

第一节　望　诊

望诊，即医生运用视觉对患者全身和局部表现、舌象及排出物等进行观察以获得病情资料的诊察方法。中医学认为人体外部，特别是面部和舌象同脏腑的关系极为密切。所以，当人体脏腑、气血、经络发生病理变化时，就必然反映于体表的相关部位。因此，通过望诊就能够初步认识和推断病情。

望诊时应在光线充足下进行，以自然光线为佳；诊室温度应当适宜；充分暴露受检部位。望诊时，须结合病情，有步骤、有重点地仔细观察。

一、望神

神有广义和狭义之分，广义的神是对生命活动外在表现的总概括。狭义的神是指人的精神、意识、思维、情感活动。望神的神主要是指广义之神。通过观察患者的精神表情、意识思维、面色眼神、语言气息、动作体态等，可以判断脏腑气血阴阳的盛衰，疾病的轻重和预后。

（一）得神

得神也称有神。精神良好，神志清楚，面色红润，目光明亮，语言清晰，反应灵敏，呼吸平稳，体态自如，表示正气未伤，病情轻浅，预后良好。

(二) 少神

少神又称神气不足。精神不振，两目乏神，面色少华，肌肉松软，少气懒言，倦怠乏力，动作迟缓，是精气不足、神气不旺的表现。多见于素体虚弱或病情较轻，病后正气尚未复原，脏腑功能减弱。

(三) 失神

失神也称无神。精神委靡，言语不清，表情淡漠，目光晦暗，呼吸微弱或喘促无力，动作艰难，反应迟钝，甚至神志不清，表示正气已伤，病情较重，预后较差。

(四) 假神

常见于久病、重病、精气极度衰弱的患者，出现精神暂时好转的假象，是临终前先兆。其表现为本已失神，但突然精神转佳，言语不休，想见亲友；或原来面色晦暗，突然颧赤如妆；或原来食欲全无，忽然食欲增强。这是由于精气衰竭已极，阴阳格拒，即将离决的征象，通常称为回光返照，或残灯复明。

(五) 神志异常

神志异常按其临床特点可见以下几种表现。

1. 意识障碍　临床表现为昏迷，不省人事。如伴口吐白沫，四肢抽搐，目睛上视，喉中发出怪叫声(多如羊叫声)，醒后如常人者为痫病，多由脏气失调，肝风挟痰，蒙闭清窍；如伴口眼歪斜，语言謇涩，四肢偏废者为中风，多由肝风内动，气血逆乱，上犯于脑所致。

2. 神志不宁　临床表现为烦躁不安，坐卧不宁，惊悸失眠。多由里热较甚或阴虚火旺，热扰心神所致。气血运行逆乱，导致心神不宁，或肝失疏泄，失于调畅情志。

3. 精神狂躁　临床表现为狂躁怒骂，伤人毁物，弃衣而走，登高而歌。多由暴怒伤肝，肝气过极化火，痰火扰神所致。

4. 精神抑郁　临床表现为情绪低落，表情淡漠，反应迟钝，默默无语。或神识呆滞，哭笑无常，喃喃自语，称之为癫病。多由情志内伤，气郁痰凝，蒙闭心神所致。

二、望面色

望面色是医生通过观察患者面部颜色和光泽以诊断疾病的方法。面部的色泽是脏腑气血的外在反映，望面色可以了解人体气血的盛衰和疾病的发展变化。

(一) 常色

正常人面色微黄、红润光泽，称为常色。我国正常人面色应是红黄隐隐，明润含蓄。由于气候环境等因素，常色又有主色和客色之分。

1. 主色　是指人与生俱来的基本面色，属个体素质，一生基本不变，故称主色。

2. 客色　是指受多种非疾病因素影响，发生正常范围内的面部色泽变化。常受气候、昼夜、情绪、饮酒和运动等因素影响。

(二) 病色

在疾病状态时面部的色泽，称为病色。病色可分青、赤、黄、白、黑 5 种，反映着不同的病证，而光泽则反映着机体精气的盛衰。观察患者面色，对诊断疾病的轻重和推断病情的进退意义重大。如患者气色鲜明、荣润，说明病变轻浅，气血未衰，预后良好；如面色晦暗、枯槁，说明病变深重、精气大伤、预后欠佳。

1. 青色　主寒证、痛证、瘀血和惊风。

寒性凝滞，气滞血瘀，经脉拘急，故面色发青，甚至青紫。经脉瘀阻，气血运行不畅，不通则痛。

血不养筋，肝风内动则惊风抽搐。青色多见于胸腹瘀痛、外伤剧痛及小儿惊风。

2. 赤色　主热证。

火热加速血行，热盛血脉充盈，火性炎上，血色上荣，故面色红赤。若满面通红，多为外感发热或脏腑阳盛的实热证，仅颧红伴潮热、盗汗，多属阴虚火旺的虚热证。久病、重病面色苍白，却突然转变为颧部嫩红如妆，为戴阳证。

3. 黄色　主虚证、湿证。

脾失健运，水湿内停，气血不充，故面色发黄。气血不足，面色淡黄，枯槁无光，称为萎黄，多为脾气虚弱，气血生化不足。面目一身俱黄，称为黄疸。黄而鲜明如橘子色者，属阳黄，多为肝胆湿热；黄而晦暗如烟熏者，属阴黄，多为寒湿郁阻。面黄虚浮，称为黄胖，多为脾气虚衰、水湿内阻所致。

4. 白色　主虚证、寒证、失血证。

凡阳气虚衰，推动血行无力；或耗气失血，气血不足，不能上荣，皆可导致面呈白色。如面色㿠白虚浮，多属阳气虚；面色淡白消瘦，多属血虚；面色苍白，多见于里寒腹痛、阳气暴脱及大出血。

5. 黑色　主肾虚、寒证、水饮和瘀血。

肾阳虚衰，水寒内盛，脉络拘急，血失温养，影响气血运行而面色变黑，或肾精亏虚，面部失荣所致。面色淡黑，多属于肾虚水泛；妇人眼眶见黑，多为寒湿带下；面色黧黑而肌肤甲错，多属瘀血；面黑干焦，多为肾精久耗。

三、望形态

望形态是指观察患者形体和姿态的表现，以诊察病情的方法。

（一）望形体

望形体主要是观察患者形体的强弱、胖瘦等情况，以了解体质的强弱和内脏的盛衰。如形体粗大，肌肉丰满，是强壮的征象；形体细小，肌肉瘦削，是衰弱的征象。强壮者，气血旺盛虽病也预后良好。衰弱者，气血不足容易得病，预后较差。形肥能食，为形盛有余；形肥食少，为脾虚有痰；形瘦食少，中气虚弱；形瘦善饥，胃火炽盛；大骨枯槁，为阴液干枯，脏气衰竭。形体消瘦，伴有潮热、盗汗、颧红，多为阴虚火旺。故有“胖人多痰湿”“瘦人多阴虚”之说。

（二）望姿态

主要是观察患者的动静及与疾病有关的体位变化。不同的姿态和体位可反映不同的疾病。如患者喜动多言，属阳证；喜静少言，属阴证。蜷卧面向里的多属寒证，仰卧展姿的多属热证。

异常动态和手足不自主地震颤抖动，为动风之兆，多因血虚筋脉失养。四肢抽搐，屈伸交替，动而不止，为肝风内动，可见于痫病和惊风。颈项强直，角弓反张，亦属肝风内动，可见于高热、破伤风、狂犬病。

四、望局部

（一）望头

头为精明之府，中藏脑髓。脑为髓海，为肾精所化生。肾之华在发，而发又为血之余。所以望头和发，可以了解肾中精气和气血的盛衰。

1. 望头　小儿头形过大或过小，伴智力异常，多属肾精亏损；囟门下陷，多属虚证；囟门高突，多属实热证；囟门迟闭，颈项软弱，不能竖立，多属肾中精气不足，发育不良；无论成人和儿童，头摇不能自主，皆为风证。

2. 望发　发稀疏易落，发白干枯，多为精血不足。突然出现片状脱发，多属血虚受风，小儿发结如穗，多见于疳积。

（二）望五官

1. 望目　望目应注意观察外形、颜色和动态。肝开窍于目，脏腑精气皆上注于目，故目的病变关系于肝，也能反映其他脏腑的病变。如目赤红肿，多属风热或肝火；目眦溃烂，多为湿热；白睛发黄，多为黄疸；目眦淡白，属气血不足；眼泡浮肿，多为水肿；眼窝下陷，多为伤津脱液；两目上窜，直视或斜视，属肝风内动；瞳孔散大，多为精气衰竭。

2. 望耳　应注意耳轮色泽及分泌物的变化。色红明润为肾精充足或病浅易愈；耳轮肉薄干枯则为肾精不足。色淡白属寒，青黑属痛，焦黑为肾精亏耗之凶兆。耳旁红肿疼痛可因风热；耳中疼痛，耳中流脓者为肝胆湿热或胆经有热；久病血瘀可见耳轮甲错。

3. 望鼻　主要观察鼻内分泌物和鼻的外形。鼻流清涕，多属外感风寒；鼻流浊涕，多属风热；鼻久流浊涕而有腥臭味的，多为鼻渊；鼻翼煽动，初病多为肺热，久病为肺肾精气衰竭；鼻柱溃陷，常见于麻风病或梅毒。

4. 望牙齿　齿乃骨之余，肾精生髓充养骨，胃之经脉络于龈中，所以齿与肾，龈与胃关系密切。如牙龈色白，多为血虚；牙齿干燥，多胃热伤津；牙齿松动，齿根外露，多属肾虚或虚火上炎；睡中咬牙，多为食积或虫积；牙龈红肿，多属胃火炽盛；齿缝出血且痛，为胃火伤络。

5. 望咽喉　咽红肿胀而痛，甚则溃烂或有白色脓点，多为肺胃有热；若咽部嫩红，肿痛不甚，则为阴虚火旺；若色淡红而不肿，微痛反复发作，或喉痒干咳，多为气阴两亏；乳蛾红肿疼痛，多为风热或痰火；咽喉如有灰白膜，扩大迅速，擦之不去，剥落则出血，随即复生者，是为白喉。

（三）望颈项

颈前结喉处有肿块突起，可随吞咽移动称为瘿瘤，多因肝郁气滞、痰浊凝滞所致，或与地方水土有关。颈侧颌下肿块如豆，推之可移，累累如串珠状，称为瘰疬，多为肺肾阴虚，炼液为痰，结于颈部；或外感风火时毒，挟痰结于颈部所致。颈部强痛，活动受限，多为外感风寒；或火热内盛，灼伤肝经；或热极生风所致。

（四）望躯体四肢

胸廓前后径增加，肋间隙增宽且饱满，胸廓呈桶状，故称为桶状胸。多因久病咳喘，耗伤肺肾，肺虚气逆，渐积而成。肋骨下部明显前突，肋骨侧壁凹陷，形似鸡胸者，称为鸡胸。多因先天不足肾中精气不充，骨骼发育异常。四肢浮肿，多因肺、脾、肾三脏功能失调所致。膝部红肿热痛，屈伸不利，多为热痹。妇女乳房红肿热痛，称为乳痈，多因肝气不疏、胃热壅滞所致。乳房有结块，见于一侧或双侧，有胀痛感和轻压痛，称为乳癖，为肝气郁结、肝肾不足所致。小肠从小腹下坠入于阴囊，称为疝气，为肝气郁结、寒滞肝脉所致。一侧肢体萎废，动作不利，称为半身不遂，多为肝肾阴虚、肝阳化风所致。

（五）望皮肤

皮肤发赤，色如涂丹者称为丹毒，多由热邪化火而成。皮肤、白睛发黄者，为黄疸，多为湿邪所致。皮肤疹色淡红，细小稀疏，伴有瘙痒，是为风疹，多由外感风邪所致。

斑和疹，皆为皮肤上出现的红色点状症状。点大成片，或红或紫，压之不褪色，摸之不碍手者为斑；点小如粟，色红或紫，高出皮肤表面，摸之碍手者为疹；两者多因热入营血所致，常见于外感温病。

五、望排出物

排出物是指排泄物、分泌物及排出的病理产物的总称。排泄物如大便、小便、经血等；分泌物如泪、涕、痰、涎等;其他病理产物如呕吐物等。望排出物就是观察患者排出物的形、色、质、量等变化以诊察疾病的方法。排出物望诊的总规律是:凡排出物色白、清稀者,多属虚证、寒证;排出物色黄、稠浊者,多属实证、热证。如痰白,清稀为风寒束肺。小便清长为下焦虚寒,小便黄赤短少为下焦实热。

六、望舌

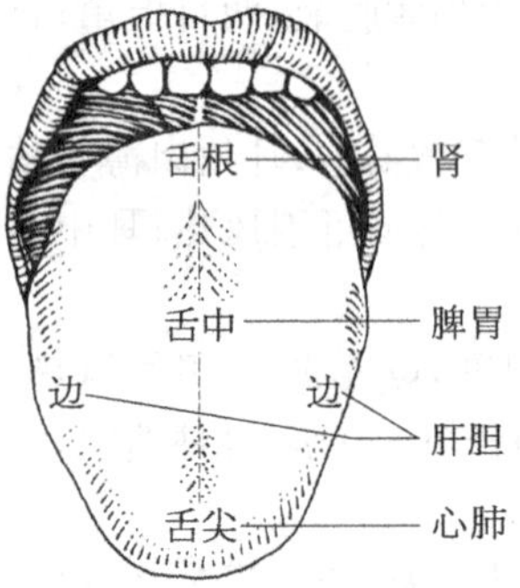

图 6-1　舌诊脏腑部位分属图位

望舌,又称舌诊,是观察舌象以了解病情的诊察方法。舌诊是望诊的重要组成部分,也最能体现中医诊断学的特色。所谓舌象是指舌质和舌苔的外部形象。五脏六腑直接或间接地通过经络与舌有联系,所以,脏腑的病变可以通过舌象反映出来。

舌的一定部位与相关的脏腑有密切联系,所以将舌面划分为舌尖、舌中、舌根和舌边四大部位,分别诊察相应的心肺、脾胃、肾和肝胆等脏腑的病变(图 6-1)。

望舌,主要是观察舌质和舌苔两个方面。舌质,又称舌体,是舌的肌肉脉络组织。舌苔,是舌体上附着的一层苔状物。正常舌象,舌体柔软、活动自如、颜色淡红而鲜明,舌面上铺有颗粒均匀、干湿适中、揩之不去、不黏不腻的薄白苔,称为淡红舌、薄白苔。

望舌要在充足的自然光线下进行,要求自然地将舌伸出口外,充分暴露舌体。望舌时还应注意"染舌"和其他假象,如吸烟、饮食、运动等因素对舌象的影响。

(一) 望舌质

主要观察舌质的颜色和形态两个方面的异常变化,可以反映脏腑气血的病变。

1. 舌色

(1) 淡白舌:舌色较正常浅淡,或全无血色,称为淡白舌。主寒证、虚证。多为阳气衰弱、气血不足之象。

(2) 红舌:舌色较正常深,甚至呈鲜红色,称为红舌。主热证。舌红苔厚者,多为实热证。如舌红而干,为热盛伤津,舌红少苔或无苔为阴虚内热,舌尖红为心火。

(3) 绛舌:舌色深红,称为绛舌。主热入营血,阴虚火旺及瘀血。外感热病,多为邪热入于营血;内伤杂病,多为阴虚火旺。舌色红绛,舌面如镜,为胃阴大伤;舌绛干枯,为肾阴已涸。舌绛色暗或有瘀斑、瘀点,是血瘀挟热。

(4) 紫舌:全舌呈紫色,或兼绛,而成绛紫,或兼青而成青紫,均称为紫舌。主热极、寒盛、血瘀。舌质由红转绛至绛紫,舌苔黄而干,多为热极。舌质由淡白转青紫、舌苔白而湿润,多为阳气虚弱,阴寒内盛。舌质紫暗有瘀点瘀斑,多为瘀血内阻。

2. 舌形

(1) 老嫩:舌体坚敛苍老,纹理粗糙或皱缩,舌色较暗者,为老舌,多见于实证,气血壅滞;舌体浮胖娇嫩,纹理细腻,舌色浅淡者,为嫩舌,多见于虚证,气血亏虚,或阳虚不化,津液内停。

(2) 齿痕:舌体胖大伴有舌边齿痕,可称为齿痕舌。多因脾虚湿盛,气血两虚。

(3) 胖瘦:舌体较正常胖大称为胖大舌。舌胖而淡白,多属气虚或脾肾阳虚;舌体胖大而深红,多为心脾热盛。舌体瘦小而薄,称瘦薄舌。瘦薄红降而干,多为阴虚火旺。

(4) 裂纹:舌体上有各种形状的裂沟,称为裂纹舌。若舌红绛而有裂纹,多为热盛伤津;舌淡白而有裂纹,多属气血不足。部分正常人,舌体有较深裂沟,不作病理看待。

(5) 芒刺：舌乳头增生、肥大、高起如刺，称为芒刺。多属邪热内结。舌尖有芒刺，多属心火亢盛；舌体两边有芒刺，多系肝胆郁热。

(6) 舌疮：舌体溃烂生疮，或伴疼痛。舌红苔黄多由心火上炎所致。舌绛少苔，多见于阴虚火旺。

3. 舌态

(1) 强硬：舌体僵硬，运动不灵活，或不能转动，致使语言謇涩，称为舌强。舌少津而干，舌色红降，多属热入心包；舌强不语，半身不遂，多为中风。

(2) 痿软：舌体软弱，无力运动收缩称为痿软舌。多由阴液亏损，或气血俱虚。

(3) 歪斜：舌体伸出时偏斜于一侧，称为歪斜舌，多为中风或中风之先兆。

(4) 颤动：舌体震颤不定，不能自主为颤动舌。久病见舌颤，属气血两虚或阳气虚弱。舌红绛而震颤，多属热极生风。

(5) 短缩：舌体紧缩不能伸长，称为卷缩。多见危重证候。舌淡或青而湿润短缩，多为寒凝筋脉；舌红绛而卷缩，多为热病津伤；舌胖而卷缩，多为痰湿内阻。

(6) 吐弄：舌体伸长，吐露口外，称为吐舌；舌在口内外，伸缩不已，或舐口唇上下左右，抖动不停，叫做弄舌。多见于小儿，属心脾有热或动风先兆，也见于智能低下患儿。

(二) 望舌苔

主要观察苔色和苔质两个方面的异常变化，可以反映病位的深浅、病邪的性质及疾病的轻重变化。

1. 苔色

(1) 白苔：主表证、寒证。

薄白苔，常见于风寒表证，薄白苔而舌质偏红，是风热表证。舌淡苔白而润，常见于里寒证。若舌上满布白苔，有如白粉堆积，是由于外感秽浊之气，热毒内盛所致。

(2) 黄苔：主热证、里证。

黄苔，为热邪熏蒸所致。一般黄色越深，热邪越重，淡黄为热轻，深黄为热重，焦黄为热结。微黄、薄黄属外感风热，或表证开始化热入里。黄而厚腻，是湿热或痰热。黄厚而干，是胃热伤津。

(3) 灰黑苔：主里证。主里热证、里寒证。

灰苔多由白苔转化而来，黑苔多由灰苔或焦黄苔发展而来。常见于疾病的严重阶段。苔灰黑而干，多属热盛伤津；苔灰黑而润，多为寒湿内阻，或痰饮内停；苔灰黑而燥裂，甚则生芒刺，多为热极津枯；苔灰黑而润滑，则多属于阳虚寒盛。

2. 苔质

(1) 厚薄：透过舌苔隐隐见到舌质为薄苔，不能见到舌质为厚苔，疾病初起，病邪在表，舌苔由薄变厚，表示病邪由表入里，病情由轻转重，舌苔由厚变薄，表示病邪渐退，病情由重转轻。正常舌象或病邪在表，舌苔多薄；而病邪传里，或内有饮食痰湿积滞者，舌苔多厚。

(2) 润燥：舌面干燥少津，称为燥苔，多为热盛伤津或津不上承。苔面水分过多，称为滑苔，是水湿内停所致。

(3) 腐腻：苔质疏松而干，颗粒粗大，有如豆腐渣，揩之易去，称为腐苔。多为阳热有余，蒸腾胃中腐浊之气上升而成，常见于食积、痰饮等病证。苔质颗粒细腻致密，均匀生成，紧贴舌面，中厚边薄，揩之不去，称为腻苔，多为浊邪内蕴，阳气被遏，常见于湿浊、痰饮、食积。

(4) 剥脱：舌苔剥落不全，剥落处光滑无苔称为剥脱苔，多为正气虚弱，胃之气阴两伤。小儿食滞、消化不良也显示剥脱苔。舌苔剥落殆尽，舌面光滑如镜，称为镜面舌，多为胃阴干涸，病情危重。

(三) 望舌的临床意义

1. *判断正气的盛衰* 观察舌质的神、色、形态各方面的变化,可以判断正气的盛衰。如苔薄白而润,是胃气旺盛;舌光无苔,为胃气衰败。

2. *判别病位的深浅* 随着疾病的发生、发展和变化,舌质、舌苔亦会出现相应的规律性变化。如苔薄邪入尚浅,病位在表;苔厚则为病邪入里,病位较深。

3. *辨别病邪的性质* 不同的病邪引起舌象不同的改变。热邪舌红绛,寒邪舌淡紫,舌质紫暗为瘀血之征。黄苔主热证,白苔主寒证。

4. *推断病势的进退* 舌苔的变化可反映正邪消长和病位深浅,所以,观察舌苔的变化可以推断病势的进退和发展方向。如舌苔由润转燥多为热渐盛而津渐伤;若苔由厚转薄,由燥转润,往往为病邪渐退,津液复生。

5. *指导立法及处方用药* 舌象的状况,是临床辨证论治,处方用药的根据之一,历来得到医家的重视,以此判断疾病的表里、寒热和虚实。

七、望小儿示指络脉

示指络脉,是指虎口至示指内侧(掌侧)桡侧的浅表静脉,也称指纹。望小儿示指络脉就是观察此处络脉的形色变化以了解病情的方法。一般适用于3岁以下小儿。

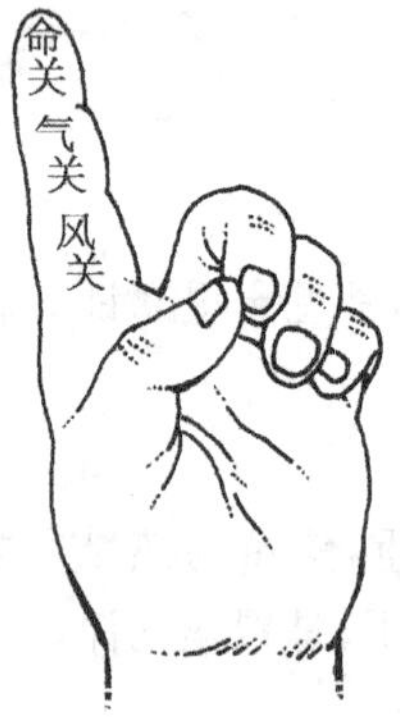

图6-2 小儿示指络脉三关划分

(一) 络脉三关定位

示指第一节(掌指横纹至第二节横纹之间)为风关,第二节(第二节横纹至第三节横纹之间)为气关,第三节(第三节横纹至指端)为命关(图6-2)。

(二) 观察络脉的方法

观察时小儿向光,医生用左手拇指和示指固定小儿示指。再用右手拇指指腹部,从小儿示指指尖向指根部轻轻推擦几次,显现桡侧浅静脉,以便观察。

(三) 观察络脉的内容

临床望小儿示指络脉主要观察其浮沉、色泽、长短、形状等方面的变化。正常情况下络脉浅红隐隐,或略带紫色,见于掌指横纹处或略超出掌指横纹的部位,其形态多为斜形、单支、粗细适中。

一般络脉浮显易见者,为病位较浅,可见于外感表证;沉隐模糊者,为病邪入里,可见于外感病的里证阶段和内伤病证。若络脉鲜红,多属外感表证;络脉紫红,多为里热证;络脉青色,主疼痛、伤风;络脉紫黑,为血络郁闭,病情危重;络脉色淡,多属脾虚,气血不足。络脉仅显于风关,病情轻浅,达于气关,病位较深,达于命关,病情危重。若络脉透过三关直达指端,称为"透关射甲",病多凶险,预后不佳。络脉增粗,分支显见,多属实证、热证。络脉变细,分支不显,多属虚证、寒证。

第二节 闻 诊

闻诊是通过听声音和嗅气味来诊察疾病的方法。听声音主要是听患者的语言、呼吸及咳嗽等异常变化,以分辨病情的寒热虚实;嗅气味主要是嗅患者的口气、分泌物及排泄物的异常气味,以辨别病证。

一、听声音

（一）声音异常

患者语声的强弱，可反映正气的盛衰，并与邪气的性质有关。如语声高亢洪亮，烦躁多言，多属实证、热证；语声低微细弱，少气懒言，多属虚证、寒证；语声重浊或者暴哑，常见于外感实证。久暗或渐嘶哑，多为肺阴耗损的内伤虚证。

（二）语言异常

1. *谵语*　若神志不清，胡言乱语，声高有力者，称为谵语，多属邪热扰心的实证。

2. *郑声*　若神识不清，语言重复，时断时续，声音低弱者，称为郑声。属于心气大伤、精神散乱之虚证。

3. *语言謇涩*　神志清楚，思维正常，但语言不流利，吐词不清晰者，称为语言謇涩。此症每与舌强并见，多因风痰阻络所致。

（三）呼吸声

1. *气粗与气微*　呼吸有力，声高气粗，多属邪热实证。呼吸微弱，短而声低，多属内伤虚损。

2. *喘与哮*　喘是指呼吸困难，短促急迫，甚至张口抬肩，鼻翼煽动，不能平卧。喘有虚实之分，喘息气粗，声高息涌，呼出为快，属实喘，多为肺有实热，或痰饮内停；喘而声低，呼多吸少，气不得续，吸入为快，属虚喘，多由肺肾气虚，摄纳无力所致。哮是指呼吸急促似喘，声高断续，喉间哮鸣，往往时发时止，缠绵难愈。多因内有痰饮，复感外寒，束于肌表，引动伏饮而发。喘与哮常同时出现，所以往往并称为哮喘。但哮必兼喘，喘不必兼哮。

3. *太息*　太息又称叹息，是指患者情绪抑郁时，因胸胁胀闷不畅，发出的长吁短叹声。多因情志不遂，肝气郁结所致。

（四）咳嗽声

1. *实咳虚咳*　咳声重浊，多属实证，咳声低微气怯，多属虚证。

2. *百日咳*　小儿咳声阵发，咳而气急，连声不绝，终止时作“鹭鸶”叫声，病程较长，称为百日咳，亦称为顿咳。

3. *白喉*　咳声如犬吠样，伴声音嘶哑，吸气困难，喉间有白膜，不易剥落，此为白喉，多属肺肾阴虚，火毒攻喉。

（五）呃逆、嗳气、呕吐

呃逆是指胃气上逆导致横膈拘挛，声自咽部冲出，发为不能自主的呃呃声。嗳气是指胃中气体上出咽喉发为长而缓、不能自主的声音。呕吐是指胃内容物（包括饮食物、痰涎、胃液）上逆，经口而出的表现。有声有物称为呕，有物无声称为吐，有声无物成为干呕。呃声、嗳气、呕吐多因肝胃不和，胃气上逆所致，或因脾胃虚寒，痰饮、瘀血，食积阻滞而致胃失和降。呃声、嗳气声、呕吐声，高亢而短，响且有力，多属实属热；呃声低沉而长，气弱无力，多属虚属寒。

二、嗅气味

口气臭秽，多见于胃热炽盛，或见于龋齿、口腔不洁等；口气酸臭，多是胃有宿食。各种排泄物与分泌物，包括二便、痰液、脓液、带下等，气味重有恶臭者，多属实热证；气味轻，略带腥味者，多属虚寒证。如大便臭秽为热，有腥味属寒；小便臊臭或混浊，多属湿热；带下臭秽黄稠，多属湿热；咳吐浊痰脓血，腥臭异常的，多为热毒炽盛，瘀结成脓的肺痈。

第三节 问 诊

问诊是医生询问患者或陪诊者，了解疾病发生、发展、治疗经过，现在的症状，和其他疾病有关的情况等以诊察疾病的方法。

问诊的内容涉及范围广泛，必须根据中医的基本理论，从整体出发，按辨证要求，全面而且有目的地进行询问，才能掌握要领。

问诊在诊察疾病中极其重要。明代医家张介宾认为问诊是"诊病之要领，临症之首务"。并将问诊写成《十问歌》，即为："一问寒热二问汗，三问头身四问便，五问饮食六问胸，七聋八渴俱当辨，九问旧病十问因，再兼服药参机变，妇女尤必问经期，迟速闭崩皆可见，再添片语告儿科，天花麻疹全占验。"从而使得问诊内容较为充实完整。

问诊时，医生要做到态度和蔼，工作认真；语言通俗，不用医学术语问询患者；围绕主诉，全面询问；可适当提示，不可诱导、套问；危重患者，重点检查，抢救为先。

一、问寒热

寒包括恶风、恶寒、畏寒等是患者的主观感觉。凡患者遇风觉冷避之可缓，称为恶风；感觉怕冷，加衣近火仍觉寒冷，称为恶寒；虽然怕冷，但加衣近火取暖则缓解，称为畏寒。热包括体温高于正常的发热，如壮热、潮热、微热；和体温正常而患者自我感觉发热，如五心烦热、骨蒸发热。

（一）恶寒发热

恶寒发热是指患者恶寒与发热同时并现，多见于外感病初期。外邪袭表，恶寒是为必有之症，故有"有一分恶寒必有一分表证"的说法。

恶寒重发热轻兼无汗，头身痛，为风寒表证。恶寒轻发热重，兼口渴面红，为风热表证。

（二）但寒不热

但寒不热是指患者只感怕冷而不觉发热，多属阴盛或者阳虚所致的里寒证。患者不发热而仅见怕冷，常兼肢凉蜷卧，大便溏薄，舌白脉细，多属里虚寒证。

（三）但热不寒

但热不寒是指患者但感发热而无怕冷，多属阳盛或阴虚的里热证。

1. 壮热　患者高热不退，体温一般在39℃以上，称之为壮热。多见于风寒入里化热，或风热内传的里实热证，常兼见大汗、大渴和脉洪大。

2. 潮热　患者定时发热或定时热甚，如潮汐之有定时，故称为潮热。

(1) 阳明潮热：若发热热势较高，日晡热甚，常兼见腹满痛拒按、大便燥结、舌苔黄燥等症，是胃肠燥热内结，属阳明腑实证。

(2) 阴虚潮热：若久病午后或入夜低热，且以五心烦热为特征，兼有颧红、盗汗等症，属阴虚发热。

(3) 湿温潮热：若午后发热明显，并有身热不扬、脘痞身重、舌红苔腻等症，属湿温潮热。

3. 微热　即轻度发热，其热势不高，一般在37～38℃之间，或仅自我感觉发热体温并未升高，称为微热。低热一般发热时间较长，多属内伤发热，可分为阴虚发热、气虚发热、血虚发热、血瘀发热及气郁发热等。多见于久病之后的阴虚或气阴两虚证，亦见于妇女更年期，或外感温热病后期。

（四）寒热往来

恶寒与发热交替出现，常兼口苦咽干、胸胁苦满等症状，是半表半里证的表现。常见少阳病和疟疾两种类型。

二、问汗

汗液是体内阳气蒸化津液，出于体表而成。出汗的病变，无论外感或内伤病，皆可引起出汗失常。问汗要着重了解患者汗的有无，出汗时间、多少、部位及主要兼证。

(一) 表证辨汗

1. 表证无汗　表证无汗，兼见恶寒重、发热轻、脉浮紧，多属外感寒邪的表实证。

2. 表证有汗　表证有汗，兼见发热恶风、脉浮缓，多属外感风邪的表虚证。

(二) 里证辨汗

1. 自汗　患者日间经常汗出，活动后更甚为自汗。兼见畏寒神疲乏力，多属气虚、阳虚。

2. 盗汗　患者睡后汗出，醒后即止，谓之盗汗。伴有五心烦热、失眠、颧红、脉细数，多属阴虚火旺。阴虚则阳亢，阳热亢盛，蒸发阴津而为发汗。

3. 大汗　患者高热大汗出，烦渴饮冷，脉洪大等，是为阳热内盛迫津液外泄的实热证。

4. 绝汗　患者出现大汗淋漓、神疲乏力、四肢厥冷、脉微欲绝等证，则为阳气外脱的“绝汗”，又称“脱汗”。

5. 战汗　患者先全身恶寒战栗，几经挣扎，接着大汗出，称为战汗。提示邪正斗争激烈，为病情变化的转折点。

(三) 局部辨汗

1. 头汗　患者仅头部或头颈部汗出较多者，又称为头汗。多因上焦热盛，迫津外泄；或因中焦湿热蕴结，湿热熏蒸；或因素体阳气偏亢，阳热炎上所致。

危重患者，患者突然头额部冷汗不止，面色苍白，四肢厥冷，脉微欲绝，为亡阳之证。

2. 半身无汗　患者身体的一半出汗，另一半无汗，称为半身无汗。可见于左侧或右侧，上部或下部。病变的部位不出汗。多因风痰或瘀痰、风湿等邪阻滞经络，营卫不得周流，半身肌肤缺乏气血充养所致。

3. 手足心汗　手足心微汗出者，一般为生理现象。若手足心汗多，其他部位汗少或无汗，称为手足心汗。多因阳气内郁，阴虚阳亢或中焦湿热郁蒸所致。

三、问疼痛

(一) 问疼痛的性质

询问疼痛的性质特点，对分析疼痛的病因病机甚有帮助。现将临床常见疼痛的类型归纳如下。

1. 胀痛　胀痛指疼痛伴有胀满的感觉。主气滞、肝阳上亢或肝火上炎。

2. 刺痛　刺痛指疼痛尖锐如针刺之感。主血瘀，以头部及胸胁脘腹等处多见，常伴痛处固定、拒按等。

3. 窜痛　窜痛指痛处游走不定，或走窜攻痛。多因肝气郁滞或感受风邪所致。

4. 固定痛　固定痛指痛处固定不移。发生于胸肋脘腹等处，多属瘀血所致。

5. 冷痛　冷痛指疼痛伴有冷感且得温痛减。常见于腰脊、脘腹、巅顶及四肢关节等处，多属寒证。

6. 灼痛　灼痛指疼痛伴有灼热感且得凉痛减。常见于咽喉、口舌、胁肋、脘腹、关节等处，多属热证。

7. 绞痛　绞痛指疼痛剧烈如刀绞。多属实证，邪阻经络所致，或寒邪凝滞，气血运行不畅所致。

8. 隐痛　隐痛指疼痛较轻微，但缠绵不休。常见于头部、脘腹、胁肋、腰背等部位，多属虚证。由于精血亏损或阳气不足，虚寒内生，脏腑、形体失于充养、温煦而致。

9. 重痛　重痛指疼痛伴有沉重之感。常见于头部、四肢、腰部以及全身，多因湿邪留滞、阻滞气机所致。

10. 空痛　空痛指疼痛伴有空虚感。常见于头部、胃脘部、小腹部。多因气血精髓空虚，相应脏腑器官失其充养所致。

(二) 问疼痛的部位

通过询问疼痛的部位，可以测知病变所在的脏腑经络。

1. 头痛　指整个头部或头颅某一部分的疼痛。根据头的部位，结合经络的循行理论，可确定头痛属于何经。如前额部连眉棱骨痛，属阳明经头痛；两侧头痛，痛在两侧太阳穴附近为甚者，属少阳经头痛；头后部连项痛，属太阳经头痛；巅顶痛，属厥阴经头痛；头痛连齿，属少阴经头痛；头痛如裹，属太阴经头痛。

2. 胸痛　胸部正中或偏于一侧局部疼痛，多属心肺病变。如胸痛憋闷，痛引肩臂者为胸痹，多属胸阳不振痰浊内阻，或气虚血瘀，心脉痹阻。如胸背彻痛剧烈，面色青灰，手足青至节，为真心痛；胸痛伴壮热面赤，喘息鼻煽者，多属肺热炽盛；胸痛身热，咳吐脓血，味腥臭者为肺痈，多因痰热壅肺；胸部刺痛，固定不移，多属瘀血，是因跌扑损伤、瘀血阻滞胸部脉络所致。

3. 腹痛　如大腹隐痛，喜温喜按，便溏者，多为脾胃虚寒；小腹胀痛，小便不利，小便灼热，多属膀胱湿热所致；少腹冷痛，牵引阴部，可因寒凝肝经所致。少腹疼痛，痛而欲泻，泻后痛减，为肠道气滞；小腹胀痛，为胞宫气滞。凡腹痛急暴，胀痛，拒按者多属实证；凡腹痛隐隐，痛势缓慢，喜温喜按，得食痛减者多属虚证；凡腹痛畏寒，得温痛减者多属寒证；凡腹痛喜冷，口干欲饮者多属热证。

4. 胃脘痛　胃脘冷痛，得热痛减，为寒邪客胃；胃脘灼热，消谷善饥，口臭便秘，属胃火炽盛；胃脘刺痛，痛处固定，属胃腑瘀血阻滞；胃脘隐痛，喜温喜按，属脾胃虚弱；胃脘隐痛，饥不欲食，舌红少津，为胃阴不足。

5. 胁痛　胁肋胀痛，郁郁不乐，多属肝气郁结；胁肋灼痛，急躁易怒多为肝火郁滞；胁肋胀痛，身目发黄者多属肝胆湿热；胁部刺痛，固定不移，多为外伤，瘀血内阻。

6. 腰痛　腰部绵绵作痛，酸软无力者，多属肾虚。腰部冷痛沉重，阴雨天加剧者，多属寒湿腰痛；患者腰痛如针刺，痛处固定不移且拒按，属瘀血腰痛。腰部疼痛连及下肢，多属经脉痹阻。

7. 四肢痛　四肢痛指四肢的肌肉、筋脉、关节等疼痛。常见于痹证，多因风寒湿邪侵袭，或湿热蕴结，经络痹阻所致。四肢疼痛游走不定多为行痹；遇寒尤甚为痛痹；重着麻木为着痹；红肿炽热为热痹。

四、问饮食与口味

(一) 问渴饮

口渴与否，常反映着人体津液的盛衰及输布状况。患者口不渴，说明津液未伤，多见于寒证，或是热象不明显；若口渴，表明津液损伤，或因津液内停不能气化上承所致。渴多饮，伴多尿，形体消瘦，为消渴病；渴多饮伴大热、大汗、脉洪大为阳明经证。口渴饮不多，可见于阴虚、湿热、痰饮内停、瘀血内停。

(二) 问进食

患者饮食如常，是胃气未伤，属病轻；食量渐增，多为胃气渐复；食量渐减或不思进食，称为纳呆，为脾胃气虚；多饮多食、形体反瘦，是胃火或消渴病；饥而不欲食，多为胃阴不足；厌食油腻厚味，多为肝胆脾胃湿热内蕴；嗜食异物（生米、泥土等），多见于小儿虫积；久病重病，本不能食，突然食欲增强，称为除中，乃脾胃之气将绝之危象。妇女妊娠，可有厌食或偏食，程度轻者不属病态。

（三）问口味

口苦，属热，常见于肝胆实热；口甜而腻，多属脾胃湿热；口淡乏味，多属脾虚湿盛；口气酸腐，多属胃肠积滞；口咸，多属肾虚，水饮内停。

五、问睡眠

（一）失眠

不易入睡，睡后易醒，睡着时间短，甚至彻夜不眠称为失眠，又称不寐。不易入睡，兼心烦多梦、潮热盗汗、腰膝酸软，为心肾不交；伴有心悸、健忘、食欲减退、倦怠乏力的，多为心脾两虚；失眠多梦、头晕目眩、急躁易怒的，多属肝火旺盛；心烦不宁、多梦易醒、口舌生疮为心火亢盛；夜卧不安、嗳气腹胀，为脾胃不和。

（二）嗜睡

神疲困倦，经常不自主入睡称之嗜睡，又称多眠。睡意甚浓、神倦肢冷，多为阳虚；食后困倦，多为脾气虚弱；病后嗜睡，是正气未复；昏睡谵语，身热夜甚，为热入营血，邪陷包心；困倦易睡，头重身困，为痰湿困脾。

六、问二便

（一）问大便

询问患者二便，应着重了解排便次数，大小便的量、色、质，排便感觉及伴随症状。问二便可了解脏腑消化功能和水液代谢的情况，可诊断疾病的寒热虚实。

1. 泄泻　大便次数增多，质地稀薄，或呈水样，称为泄泻。粪便中水分偏多而不成形，称为大便溏薄，或称便溏。肛门灼热为热泻；腹冷便溏、腹痛绵绵、不思饮食为寒泻；长期黎明前腹痛泄泻，称为五更排泄，属脾肾阳虚。

2. 完谷不化　粪便中含有较多未消化食物，称完谷不化。多见于脾胃虚寒或脾肾阳虚所致的泄泻。

3. 便秘　大便难于排出，或排便时间延长，或便次明显减少，称为便秘。多因热结肠道，或津亏血少，或阴血不足，或气虚传送无力。

4. 便血　便血鲜红，为热伤血络，或痔疮出血；血色紫黑似柏油状，多为瘀血内阻；粪便中带有脓血黏液，多见于痢疾。

5. 里急后重　腹痛窘迫，时时欲便，肛门重坠，便出不爽称为里急后重。多因湿热蕴结大肠，腑气滞涩不畅所致，为痢疾的主症之一。

6. 肛门气坠　自觉肛门有下坠感，重者可伴脱肛，常于劳累或排便后加重。多因久泻或久痢不愈而致脾虚气陷。

（二）问小便

1. 尿量增多　排尿量及次数明显多于正常，多见于肾气不固，或消渴病。

2. 尿量减少　排尿量及次数明显少于正常，多见于津液耗损或肺、脾、肾功能失调，气化不利。

3. 小便涩痛　排尿困难疼痛，多见于淋证，结合小便色、质综合分析，可区分热淋、血淋、石淋及膏淋。

4. 癃闭　排尿量减少或排尿困难，甚至小便不通的症状。小便不畅，点滴而出为癃；小便不通，点滴不出为闭。多因膀胱气化不利所致，也与肺、脾、肾、三焦等脏腑的功能失调密切相关。

5. 余沥不尽　小便后仍有少许尿液点滴流出，称为余沥不尽。多因肾气不固，膀胱失约所致，常见于老年体弱或久病体衰者。

6. 小便失禁　小便不能随意控制而自遗，称为尿失禁。多属肾气不固或下焦虚寒所致。

7. 遗尿　睡眠中排出小便的症状，多见肾气不固，膀胱失约。

七、问经带

月经是指健康而发育成熟的女子，胞宫周期性出血的生理现象。月经第一次来潮，称为初潮，多在14岁左右，到49岁左右月经闭止，称为绝经。问月经应注意了解月经的周期，行经的天数，月经的量、色、质，有无闭经或行经腹痛，初潮或绝经年龄，及末次月经日期等。

带下是指妇女阴道分泌的少量白色透明、无色的分泌物，为生理性带下。带下过多，伴有颜色、质地、气味异常，称为病理性带下。问带下应问询带下的量、色、质和气味等情况。

1. 月经失调

（1）月经先期：指月经周期提前7日以上，并连续提前两个月经周期以上的症状。多由脾气虚弱、气不摄血、热入冲任、肝郁血热所致。

（2）月经后期：指月经周期延后7日以上，并连续延后两个月经周期以上的症状。多为精血亏虚或邪气阻滞。属虚证者多因精血不足、血海空虚所致；属实证者多因气滞或寒凝、冲任受阻所致。

（3）月经先后不定期：指经期不定，月经或提前或延后7日以上，并连续两个月经周期以上的症状，又称月经愆期。多因脾肾虚损，冲任失调或肝气郁结，气血逆乱。

（4）月经量多：指月经周期正常，但经量明显增多。多因热伤冲任，迫血妄行；或脾肾气虚，冲任不固；或瘀阻胞络，血不归经所致。

（5）月经量少：指月经周期正常，但经量明显减少，甚至点滴即净。多因精血亏少，或气血两虚所致，或因寒凝血瘀、冲任不畅所致。

2. 闭经　女子年逾18周岁，月经尚未来潮，或已行经后又停经3个月以上者，称为闭经。主要由于冲任气血失调或妊娠所致。

3. 崩漏　非行经期间，阴道内大量出血，或持续下血，淋漓不止者，称为崩漏。多因热伤冲任，迫血妄行，或脾肾气虚，冲任不固，或瘀阻冲任，血不归经所致。

4. 带下异常　带下量多色白、质稀而腥气，多属虚寒；量多色黄、质稠而臭秽，多为湿热；带下如蛋清，色白清稀、淋漓不断，且伴腰酸者，多属脾肾阳虚。白带混有血液，赤白杂见，多因肝经郁热或湿热下注。

八、问小儿

（一）问出生前后

必须询问小儿发育情况，是否难产，早产；出生后的喂养方法，营养状况；走路说话迟早，生长发育是否正常。

（二）问预防接种

是否患过麻疹、水痘，做过哪些预防接种，小儿父母的健康状况等都需了解，有助于对麻疹、水痘等传染病作出正确的判断和治疗。

(三) 问发病原因

小儿易受气候、饮食及环境影响而发病。如风寒、风热外感而肺卫失宣;饮食喂养不当而脾胃受损;看护不周、经受惊吓而而致惊风。故应多从上述情况进行询问。

第四节　切　　诊

切诊分脉诊、按诊两部分,是医生用手对患者体表某些部位进行触、摸、按、压,从而获得病情资料的一种诊察方法。

一、脉诊

脉诊又称切诊,是医生用手指触按患者的脉搏,探查感知脉象,以了解病情的一种诊察方法。

(一) 脉诊的部位

关于脉诊部位,有遍诊法、三部诊法和寸口诊法。目前主要采用寸口诊法,即医生用手的示指、中指及环指指腹触按患者的掌后桡动脉浅表部位。寸口分为寸、关、尺三部,以高骨为标记(桡骨茎突),其稍为内方的部位为“关”;关前为“寸”,关后为“尺”(图 6-3)。寸关尺分候脏腑,首见于《黄帝内经》,现在临床常用的是左寸候心,左关候肝,左尺候肾;右寸候肺,右关候脾,右尺候命门。

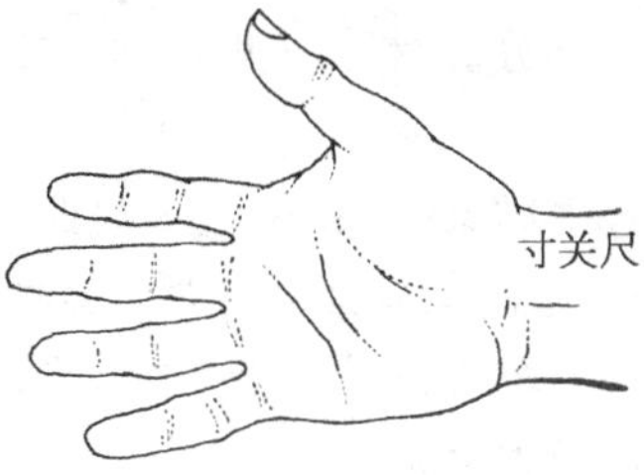

图 6-3　诊脉寸关尺部位

(二) 脉诊的方法

脉诊前,应让患者稍事休息,使气血经络处于比较平静的状态,避免受饮食、活动等因素的干扰影响。患者的体位取坐位或平卧位,手臂放平,和心脏尽可能处于同一水平,直腕且手心向上,并在腕关节背垫上布枕,以便利切诊。进行脉诊的环境要平静,医护人员注意力要集中,认真负责,细心体察。

脉诊时的指法,首先用中指按在掌的高骨内侧关脉部位,接着用示指按关前的寸脉部位,环指按在关后的尺脉部位。三指应呈弓形,指头平齐,以指腹按在脉体上。布指的疏密要与患者的身高相适应,身高臂长宜疏,身矮臂短宜密。三指平布同时用力切脉称为总按,用一指单按其中一部脉象,称为单按。临床时常用总按与单按相配合的方式切脉。

脉诊时,要用不同指力以探察脉象,轻按皮肤为“浮取”,亦称“举”;稍加指力为“中取”,亦称“寻”;用力重按为“沉”取,亦称“按”。寸、关、尺三部脉,每部均有浮、中、沉三候,三三得九,故称为“三部九候”。

脉诊时医生要“平息”,即呼吸要自然均匀,用一呼一吸的时间计算患者脉搏的至数。一呼一吸为“一息”,脉之迟数,均以息计。每次脉诊,必须满五十动。即每次按脉时间,每侧脉搏跳动不应少于 50 次。其意义在于了解脉搏是否出现结、代、促脉,必要时可延至第二、第三个五十动。古人言之“五十”动,可理解为脉诊必须持续一定时间,通常认为必须在 1 min 以上,3～5 min 亦可。

(三) 正常的脉象

1. 平脉的特点　正常的脉象,亦称为平脉或常脉。平脉为三部有脉,一息四至,不浮不沉,不大不小,和缓有力,节律一致,尺脉沉取有力。

2. 生理性变异　正常的脉象,随人体内外因素,如年龄、性别、体格、气候的影响而产生相应的生理性变化。小儿脉象数而软,妇女脉象较为细弱,瘦人脉偏浮,胖人脉偏沉。春季脉稍弦,夏季脉稍洪，秋季脉稍浮，冬季脉稍沉。饮食、喝酒、运动、激动、劳动等因素也会影响脉搏而引起变化。个别人脉不见于寸口部而见于关后，称为“反关脉”；脉由尺部斜向腕后虎口，称为“斜飞脉”；此两种脉象不作病脉论，是生理性变异。

（四）常见病脉与主病

1. 浮脉

脉象：轻按即得，重按稍减而不空。

主病：表证，有力属表实，无力属表虚。

分析：邪袭肌腠，卫阳抵抗外邪，脉气鼓动于外，应指而浮。久病体弱也有见浮脉的，多浮大无力。

2. 沉脉

脉象：轻按不应，重按乃得。

主病：里证。有力为寒积，无力为里虚。

分析：邪郁于里，气血内困，则脉沉而有力，脏腑虚弱；阳虚气陷，升举无力，故脉沉而无力。

3. 迟脉

脉象：脉来迟缓，一息四至以下(相当于每分钟脉搏60次以下)。

主病：寒证。有力为实寒证，无力为虚寒证。

分析：寒凝气滞，血行不畅，而阳气奋力鼓动，故见脉迟而有力；若阳气虚弱，无力推动血行，则脉象迟而无力。

4. 数脉

脉象：一息脉来五至以上(相当于每分钟脉搏90次以上)。

主病：热证。有力为实热，无力为虚热。

分析：邪热亢盛，加速气血运行；久病阴虚，虚热内生，必数而无力。

5. 虚脉

脉象：三部脉举之无力，按之空虚。

主病：虚证。

分析：气不足以运血，血不足以充脉，则按之空虚。故虚脉包括气血两虚，诸虚劳损。

6. 实脉

脉象：三部脉轻取重按均有力。

主病：实证。

分析：邪气亢盛，正气未虚，正邪相搏，气血壅盛，故应指有力。

7. 细脉

脉象：脉细如线，应指明显。

主病：气血两虚，诸虚劳损，又主湿病。

分析：营血亏虚不能充盈脉道。气不足无力鼓动血行，故脉体细小而软弱无力；又湿邪阻滞脉道，也见细脉。

8. 洪脉

脉象：脉体宽大充实，状若波涛汹涌，来盛去衰。

主病：气分热盛，或邪盛正衰。

分析：内热充斥，脉道扩张，气盛血涌，故脉见洪象。若久病气虚、失血、久泄等病证见洪脉，则多属邪盛正衰。

9. 滑脉

脉象：往来流利，应指圆滑，如珠走盘。

主病：痰饮、实热、食滞。

分析：实邪壅盛于内，气盛血涌，故脉来甚为流利，应指圆滑。妇女妊娠常见滑脉，气血充盛调和之象。

10. 涩脉

脉象：往来艰涩不畅，如轻刀刮竹。

主病：精伤、血少、气滞血瘀。

分析：精亏血少，不能充养经脉，血行不畅，故脉涩而无力；气滞血瘀，气机不畅，血行受阻，故脉涩而有力。

11. 弦脉

脉象：端直以长，如按琴弦，三部脉波连成一气。

主病：肝胆病、痛证、痰饮、疟疾。

分析：弦是脉气紧张的表现。肝失疏泄，气机不利，或痰饮内阻，或经络不通而痛，脉气因而紧张，则出现弦脉。肝病乘脾，亦常见弦脉。张仲景认为"疟脉自弦"。

12. 缓脉

脉象：一息四至，来去缓怠，稍慢于平脉而快于迟脉。

主病：湿病，脾胃虚弱。

分析：湿性黏滞，气为湿所困，脾胃虚弱，气血不足以充盈鼓动，故脉见怠慢。若脉来从容不迫，均匀和缓，是正常人的脉象。

13. 濡脉

脉象：浮而形细。

主病：诸虚，又主湿。

分析：濡脉脉位表浅，细软无力。精血不充则脉细弱，阴不敛阳则脉浮软。遇湿气阻压脉道，也可见濡脉。

14. 紧脉

脉象：脉来绷急，状如牵绳转索。

主病：寒证、痛证、宿食。

分析：寒邪侵袭，正邪相搏，脉道紧张，故见紧脉。剧痛，宿食之紧脉，也是邪正相搏的缘故。

15. 代脉

脉象：脉来时止，止有定数，良久方来。

主病：脏气衰微，风证痛证，七情惊恐，跌打损伤。

分析：脏气衰微，气血不足，或情志所伤，疼痛甚剧，导致脉气不相衔接而脉见歇止，止有定数。

16. 结脉

脉象：脉来缓而时一止，止无定数。

主病：阴盛气结，寒痰血瘀，气血虚衰。

分析：阴盛邪结阳气阻滞，故脉缓慢而时一止，阳气微弱，久病体虚，阳气虚弱，脉气不继，故脉结无力。

17. 促脉

脉象：脉来急数而时一止，止无定数。

主病：阳盛实热，气血痰饮宿食停滞。

分析：阳盛邪实，阴不和阳，脉气不相续接，故脉来急数而时见歇止。

18. 疾脉

脉象：脉来急疾，一息七八至。

主病：阳亢阴竭，元气将脱。

分析：真阴竭于下，孤阳亢于上，疾而按之益坚是阳亢无制，真阴垂危之候；疾而虚弱无力是元阳将脱之征，外感热病热极常见此脉。

（五）常见相兼脉与主病

相兼脉是指数种脉象同时并见的脉象。其主病等于各单一脉象主病总和。例如浮紧脉：浮脉主表证，紧脉主寒证，浮紧脉主表寒证；沉细脉：沉脉主里证，细脉主虚证，沉细脉主里虚证；弦滑数脉：弦脉主肝胆病证，数脉主热证，滑脉主痰湿证，弦滑数脉主肝胆湿热证，或主肝火夹痰证。余可依此类推。

二、按诊

按诊是医生对患者的肌肤、手足、脘腹以及其他病变部位进行触摸按压，以察知局部的冷热、软硬、压痛、痞块等异常情况，从而推断疾病的部位、性质和病情的一种诊察方法。

（一）按肌肤

身热初按热甚，久按热反转轻，是热在表；而久按热更甚，是热在里。肌肤灼热者，多为阳证、热证；肌肤寒冷者，多为阴证、寒证；皮肤干燥或甲错，多为津液不足或瘀血阻滞。轻按即痛者，病在表浅；重按方始痛者，病在深部。疮疡患者，患处按之坚硬，无波动感，多为未化脓；按之顶软，有波动感，内必化脓。肌肤肿胀，按之凹陷，不能即起者，为水肿；按之凹陷，举手即起者，为气肿。

（二）按手足

按手足，主要是诊察寒热。若手足俱冷，多为阳虚寒盛；手足俱热，多为阳热炽盛；手足心热，多为阴虚内热。胸腹灼热，而四肢末端厥冷，多为真热假寒。

（三）按胸腹

1. 按虚里　虚里位于左乳下心尖搏动处，为诸脉之所宗。诊虚里时患者取仰卧位，医生位于患者右侧，以右手平抚于虚里部，主要诊察动气的强弱、至数和聚散。虚里按之动微而力弱者，是宗气内虚；动而应衣，是宗气外泄之象；按之弹手，洪大而搏，或绝而不应，属危重之候。

2. 按胸胁　胸胁即前胸、侧胸及胁下部的统称。前胸部即缺盆至横膈以上。侧胸部指胸部两侧，腋下至十一、十二肋骨端的范围。胁下指侧胸下方、胃脘部两侧的部位。按胸胁可诊察肺及肝胆的病变。前胸高起，叩之膨膨然，其音轻，为肺胀。胸胁按之痛，叩之音实，为悬饮。胸部叩按痛甚而拒按，提示气滞或血瘀。胁痛喜按，为肝虚。胁下扪及肿块，软为气滞，硬而凹凸不平，为血瘀。

3. 按腹部　膈上为胸，膈下为腹。腹部在剑突下的部位称心下。胃脘相当于上腹中部。脐上部位称大腹，脐下部位至耻骨上缘称小腹。小腹两侧为少腹。胃脘痞满，按之硬痛者属实证，按之软无痛者属虚证，有形而胀痛，推之辘辘有声，为胃中有水饮。疼痛喜按，按之病减者为虚证；痛而拒按，按之胀痛更甚者为实证。全腹胀大，推之有波动感，按其肌肤不能即起者，是水臌；推之无波动感，按其肌肤举手即起者，是气臌。右少腹剧痛，按之痛更甚，牵引外阴部，多为肠痈。左少腹作痛，按之累累有硬块者，多为肠中宿粪。腹部肿块，推之不移，痛有定处者，为癥积，病属血分；推之可移，痛无定处，聚散不定者，为瘕聚，病属气分。肿块大，形状不规则，表面不光滑，为病重；坚硬如石者，为恶候。腹中条索状肿块，起伏聚散，往来不定者，多为虫积。

（四）按腧穴

腧穴按诊参合脉症，对判断病位有一定的意义。腧穴又名穴位。按腧穴，是通过对某些特定腧穴的按压，了解穴位的变化和反应，从而推断脏腑的病变。

腧穴的变化主要是出现结节或条索状物，其异常反应主要有压痛或有异常反应。如胃病在胃腧穴和足三里穴有压痛。肠痈在上巨虚穴（阑尾穴）有压痛。肺病可在肺腧穴摸到结节，或中府穴有压痛。肝病可在期门穴感觉有压痛。

小结

四诊指的是望、闻、问、切4种诊察疾病的基本方法。四诊具有直观、朴素的特点。医生在感官所及的范围内，直接地获取信息，即刻进行分析综合，及时对病情作出判断。

望诊即医生运用视觉对患者全身和局部表现，舌象及排出物等进行观察以获得临床资料的诊察方法；望诊主要观察患者的神、色、形、态的变化；具体内容是观察患者的面色、五官、舌质舌苔、四肢、皮肤等，以了解病情；舌象观察在望诊中占有重要的位置，舌质的颜色和形态能反映脏腑虚实和气血盛衰，舌苔苔色和苔质能反映病位的深浅、病邪的性质及疾病的轻重变化。闻诊是通过听声音和嗅气味来诊察疾病的方法；听着重于患者说话声音、呼吸、咳嗽、呕吐、呃逆、嗳气等的声动；嗅着重于患者的体味、口臭、痰涕、大小便发出的气味等。问诊是医生询问患者，了解疾病发生、发展、治疗经过、现在症状和其他与疾病有关的情况以诊察病情的方法。切诊包括脉诊和按诊两部分；脉诊即切脉，是医生用手指触按患者的脉搏探查感知脉象以了解病情的方法；正常的脉象称为平脉；异常脉象主要有18种；按诊的具体内容有按肌肤、按手足、按胸腹、按腧穴等。

四诊各有其独特的作用，不能相互取代，必须将它们有机地结合起来。这就是中医诊断理论中所强调的“四诊合参”。

练习题

一、单选题

1. 满面通红最多见于何证？（　　）
   A. 实热证　B. 阴虚证　C. 肝胆湿热证　D. 戴阳证　E. 气虚发热证
2. 患者双目乏神、精神不振、面色少华、少气懒言、动作缓慢谓之（　　）。
   A. 有神　B. 少神　C. 失神　D. 假神　E. 以上都不是
3. 脏腑在舌面上的分部，一般认为舌中属（　　）。
   A. 肾　B. 肝胆　C. 心肺　D. 脾胃　E. 三焦
4. 头痛以两侧太阳穴附近为甚的属（　　）。
   A. 太阳头痛　B. 阳明头痛　C. 少阳头痛　D. 厥阴头痛　E. 少阴头痛
5. 在病情危重四肢厥冷、脉微欲绝之时，出现大汗不止，称为（　　）。
   A. 自汗　B. 盗汗　C. 战汗　D. 头汗　E. 绝汗
6. 舌苔由薄转厚提示（　　）。
   A. 正气胜邪　B. 热伤津液　C. 邪气入里　D. 由虚转实　E. 由实转虚
7. 诊脉时用较重的指力取脉叫做（　　）。
   A. 举　B. 寻　C. 按　D. 推　E. 循
8. 小儿惊风的典型面色是（　　）。
   A. 面色淡青　B. 面色青黄　C. 面色黧黑　D. 眉间、鼻柱、唇周发青　E. 耳后发青
9. 紧脉的脉象是（　　）。
   A. 如盘走珠　B. 如轻刀刮竹　C. 如按琴弦

D. 如牵绳转索　E. 以上都不是

10. 神志不清，语言重复，声音低微，时断时续，称为(　　)。

A. 谵语　B. 郑声　C. 独语　D. 错语　E. 语謇

二、多选题

1. 下列哪些表现可见之于阴虚的患者？(　　)

A. 午后热甚　B. 身热不扬　C. 五心烦热　D. 形体消瘦　E. 舌红苔黄

2. 正常脉象的特点包括有(　　)。

A. 不浮不沉　B. 节律整齐　C. 三部有脉

D. 一息四至　E. 尺脉沉取有力

3. 以下小儿示指脉络变化可提示病危的是(　　)。

A. 络脉达于气关　B. 络脉浮现明显　C. 络脉变粗

D. 络脉色紫黑　E. 络脉透关射甲

4. 正常舌象应具有的特点是(　　)。

A. 舌体柔软　B. 舌苔揩之可去　C. 舌质淡红苔薄白　D. 湿润而滑　E. 灵活自如

三、填空题

1. 问寒热中的寒是询问患者是否有________、________、________等症状。

2. 临证时根据疼痛的________，可以辨别引起疼痛的病因与病机。

3. 按诊，是医生用手对患者身体进行________________，以探测病变状态的诊察方法。

4. 脉象止有定数的是________脉，脉象止无定数的是________脉和________脉。

5. 滑脉主病包括________、________、________3个方面，________常见滑脉，属于气血充盛的正常脉象。

四、名词解释

潮热　三部九候　谵语　透关射甲　余沥不尽

五、简答题

1. 明代医家张介宾将问诊写成十问歌，其内容是什么？

2. 病理性五色各有什么主病？

3. 舌苔的消长变化与邪正进退的关系如何？

第七章
辨　　证

导学

掌握：八纲辨证和脏腑辨证的基本内容。
了解：卫气营血辨证的基本内容。
熟悉：气血津液辨证的基本内容。

所谓辨证，是将望、闻、问、切四诊所收集的症状、体征和相关病史资料，通过分析、综合、归纳，辨清疾病的原因、性质、部位以及邪正之间的关系，最终概括、判断为某种性质证的诊断过程。

辨证是诊断疾病过程的核心，为了弄清辨证的含义，首先要掌握证、症、病的概念。

证是机体在疾病发展过程中的某一阶段的病理概括。症是症状和体征，是患者自我感觉到的异常变化及医者通过四诊等诊察手段获得的形体上的异常特征。病是对疾病发展全过程中特点与规律的概括。正如清代医学家徐灵胎说："证之总者为病，而一病总有数证。"即是指一病可以概括数证，如感冒病可以概括风寒证、风热证等。总之，病与证的确定，都是以症状作为依据的。一病可以出现多证，一证可见于多病之中。因此，临床上必须辨证与辨病相结合，才能使诊断更加全面、准确。

在长期的医疗实践中，中医学形成了一套比较完整的辨证理论体系，如八纲辨证、脏腑辨证、卫气营血辨证、气血津液辨证等。以下我们分述之。其中八纲辨证是总纲，气血津液辨证和脏腑辨证适用于内伤杂病的辨证需要，卫气营血辨证适用于外感热病的辨证需要。

第一节　八纲辨证

八纲是指表、里、寒、热、虚、实、阴、阳 8 个辨证纲领。医生运用八纲，对四诊所获得的所有病情资料进行分析综合，从而初步获得关于病位、病性、邪正盛衰和病证类别的总印象的辨证方法，即称之为八纲辨证，它是中医学辨证方法中最基本、最常用的方法。

疾病的表现尽管极其复杂，但基本上都可用八纲加以归纳。如疾病的类别可分阴证与阳证；病位的深浅可分表证与里证；疾病的性质可分寒证与热证；邪正的盛衰为可分实证与虚证。在八纲中，阴阳又是总纲，它可以概括其他六纲，即阴证包括里、虚、寒证，阳证包括表、实、热证。

一、表里辨证

表里是辨别病变部位、病情轻重和病势趋向的两个辨证纲领。一般说，人体的皮毛、肌腠、经络在外，属表；脏腑、骨髓在内，属里。外表受病，多是疾病初起，病浅而轻；脏腑受病，多是病邪深入，病深而重。表里辨证，适应于外感病，可以了解疾病的轻重进退，掌握疾病的演变规律，为选择治疗方法提供依据。

(一) 表证

表证是指六淫邪气经皮毛、口鼻侵入机体时所产生的证候。《景岳全书·传忠录》说："表证者，邪气之自外而入者也，凡风寒暑湿火燥，气有不正，皆是也。"表证多见于外感病的初起阶段。具有起病急、病程短、病位浅的特点。

【临床表现】 发热恶寒或恶风，头身痛，舌苔薄白，脉浮。或鼻塞流涕，咽喉痒痛，咳嗽等。

【证候分析】 六淫邪气侵犯皮毛肌腠，阻遏卫气的正常宣发，正邪相争，郁而发热；卫气受遏，肌表失其"温分肉，肥腠理"的功能，失于温煦，故出现恶风寒的症状；邪气阻滞经络，气血运行不畅，以致头身疼痛；邪未入里，舌象无变化；外邪袭表正气抗邪，脉气鼓动于外，故脉浮。肺主皮毛，鼻为肺窍，咽喉为肺气之通道，邪气从皮毛、口鼻而入，内应于肺，肺失宣肃，故出现鼻塞流涕、咽喉痒痛、喷嚏、咳嗽，甚至喘促等症状。

(二) 里证

里证是指病变部位在机体深层(脏腑、气血、骨髓)，脏腑气血受病所反映的证候。多见于外感病的中、后期或内伤病。里证的产生，大致有3种情况：一是外邪不解，内传入里，侵犯脏腑而成；二是外邪直接侵犯脏腑而致；三是情志内伤、劳倦过度、饮食不节等因素，直接影响脏腑气血的功能失调，而出现各种病证。里证病因复杂，病位广泛，症状不一，故临床表现及证候分析从略。

(三) 半表半里证

半表半里证即指外邪由表内传，尚未入于里；或里邪透表，尚未至于表，邪正相搏于表里之间的证候，亦称"少阳"病证。因其介乎表里之间。故既不属表证，也不属里证，而属半表半里证。

【临床表现】 往来寒热，胸胁苦满，心烦喜呕，嘿嘿不欲饮食，口苦，咽干，目眩，脉弦等。

【证候分析】 此为外邪入半表半里之间，正邪相争，正不胜邪，则恶寒，正胜于邪，则发热，因此寒热往来。少阳之脉布于胁肋，热郁少阳，故胸胁苦满。胆热木郁，干犯胃腑，胃为热扰，则嘿嘿而不欲饮食。少阳木郁，木火上逆，则心中烦扰；胆气横逆，胃土必自受侮，胃为邪袭，失其和降，气逆向上，所以时时欲呕。少阳位居半表半里，少阳受病，邪热熏蒸，胆热上腾则口苦，津为热灼则咽干，目为肝胆之外候，少阳风火上腾，故目为之眩。脉弦为肝胆病之征象。

(四) 表证和里证的鉴别

鉴别表证和里证，主要着眼于寒热表现、脏腑症状是否突出以及舌象、脉象等变化。一般说来，外感病中，发热恶寒并见者为表证；但热不寒或但寒不热者为里证。表证多伴头身痛疼、鼻塞、喷嚏及咽喉不适等肌表、口鼻症状，脏腑症状表现不明显。而里证以脏腑症状，如咳喘、心悸、腹痛、呕泻、烦躁之类为主证。表证舌苔变化不明显，里证舌苔多有显著变化；表证多见浮脉，里证多见沉脉或其他多种脉象。此外，辨表、里证尚应参考发病的缓急、变化的快慢及病程的长短等。

二、寒热辨证

寒热是用以概括和辨别疾病性质的两个纲领。寒和热实质上是阴阳偏盛偏衰的具体表现。《黄帝内经》记载："阳盛则热，阴盛则寒。""阳虚则外寒，阴虚则内热。"所以辨别疾病的寒和热，实际上也就是辨阴、阳的偏盛偏衰，而且还是提供使用温热药物或寒凉药物的依据。

(一) 寒证

寒证是指感受寒邪，或阴盛阳虚所表现的证候。多因外感阴寒邪气；或因内伤久病，阳气耗伤；或过服生冷寒凉，阴寒内盛所致。

【临床表现】 恶寒喜暖，面色苍白，肢冷蜷卧，口淡不渴，痰、涎、涕清稀，小便清长，大便稀溏，舌淡苔白而润滑，脉迟或紧等。

【证候分析】 阳气不足或外感寒邪，不能温煦周身，故恶寒喜暖，肢冷蜷卧，面色苍白；阴寒内盛，津液不伤，故口淡不渴；阳虚不能温化水液，以致痰、涎、涕等分泌物清稀，小便澄澈清冷；寒邪伤脾或脾阳久虚，则运化失司而见大便稀溏；阳虚不化，寒湿内生，则舌淡苔白而润滑；阳气虚弱，无力推动血液运行故脉迟。寒性收引，血脉收缩而见紧脉。

(二) 热证

热证是指感受热邪或阳盛阴虚，人体的功能活动亢进所表现的证候。多因外感火热之邪，或寒邪化热入里；或因七情内伤，郁而化热；或饮食不节，郁积为热；或房室劳伤，劫夺阴精，阴虚阳亢所致。

【临床表现】 恶热喜冷，口渴喜冷饮，面红目赤，烦躁不宁，痰、涕黄稠，吐血衄血，小便短赤，大便干结，舌红苔黄而干燥，脉数等。

【证候分析】 阳热偏盛，则恶热喜冷；大热伤阴，津液被耗，故小便短赤；津液耗伤，所以口渴喜冷饮；火性上炎，则见面红目赤；热扰心神，则烦躁不宁；津液被阳热煎熬，则痰、涕等分泌物黄稠；火热之邪灼伤血络，迫血妄行，则吐血衄血；肠热津亏，传导失司，势必大便燥结。舌红苔黄少津、脉数为阳热亢盛、津液损伤之征象。

(三) 寒证与热证的鉴别

辨别寒证与热证，不能孤立地根据某一症状作出判断。临床多从患者面色、寒热喜恶、口渴与否、四肢冷暖、二便情况以及舌、脉等变化，进行辨别(表 7－1)。

表 7－1 寒证与热证的鉴别

鉴别要点 证型	面色	四肢	寒热	口渴	大便	小便	舌象	脉象
寒证	苍白	不温	怕冷	不渴或热饮不多	稀溏	清长	舌淡苔白润	迟
热证	红赤	灼热	发热	口渴喜冷饮	秘结	短赤	舌红苔黄干	数

三、虚实辨证

虚实是辨别邪正盛衰的两个纲领。虚指正气不足，取决于正虚方面，实指邪气盛实，取决于邪气盛方面，因此属虚属实是由邪气和正气相互斗争所决定的。《素问・通评虚实论》谓："邪气盛则实，精气夺则虚。"通过虚实辨证，我们可以掌握病者邪正盛衰的情况，为治疗提供依据。实证宜攻，虚证宜补。只有辨证准确才能攻补适宜，免犯实实虚虚之误。

(一) 虚证

虚证是指人体正气虚弱、脏腑功能衰减所表现的各种临床症状的病理概括。本节介绍阴虚、阳虚辨证内容。气虚、血虚、津虚详见气血津液辨证。虚证的形成，有先天不足和后天失调两个方面，但以后天失调为主。如饮食失调，脾失健运，后天不足；七情劳倦，内伤脏腑；房室过度，耗伤肾中精气；或久病失治误治，损伤正气等，均可形成虚证。虚证包括阴、阳、气、血、精、津，以及脏腑各种不同的虚损。

【临床表现】 各种虚证的表现极不一致，很难全面概括。常见的有：面色淡白或萎黄，精神委靡，神疲乏力，心悸气短，形寒肢冷，自汗，大便滑脱，小便失禁，舌淡胖嫩，脉虚沉迟；或为五心烦热，潮热盗汗，消瘦颧红，口咽干燥，舌红少苔，脉虚细数。

【证候分析】 虚证的病机主要表现在伤阴及伤阳两个方面。阳气受损者，以阳气虚的表现为主。由于阳失温运与固摄的功能，所以见面色淡白、形寒肢冷、神疲乏力、心悸气短、大便滑脱、小便失禁等表现。阴精受损者，以阴血虚的表现为主。由于阴不制阳，及失去其濡养滋润的作用，故见五心烦热、心悸不宁、面色萎黄或颧红、潮热盗汗等症。阳虚则阴寒盛，故舌淡白胖嫩，脉虚沉迟；阴虚则阳偏亢故舌红绛少津少苔，脉细数。

（二）实证

实证是指人体感受外邪，邪气过盛或体内病理产物蓄积致脏腑功能活动亢盛所产生的各种临床表现的病理概括。其成因有二：一是外感六淫邪气，一是脏腑功能失调，以致痰饮、水湿、瘀血等病理产物停留体内所致。由于病邪的性质及部位不同，而证候表现不一。

【临床表现】 发热烦躁，甚至神昏谵语，脘腹疼痛拒按，胸闷气粗，痰涎壅盛，大便秘结；或下利、里急后重，小便不利，或淋沥涩痛，舌质苍老，舌苔厚腻，脉实有力。

【证候分析】 邪气过盛，正气与之抗争，阳热亢盛，故发热；实邪扰心，或蒙蔽心神，故烦躁甚至神昏谵语；邪阻于肺，故痰涎壅盛；实邪积于肠胃，腑气不通，大便秘结，腹胀满痛拒按；湿热下注，可见下痢，阻滞气机，则里急后重；水湿内停，气化不行，所以小便短少；湿热下注膀胱，致小便淋沥涩痛；邪正相争，搏击于血脉，故脉盛有力；湿浊蒸腾，故舌苔多见厚腻。

（三）虚证与实证的鉴别

辨别虚证与实证，主要从患者的形体盛衰，精神好坏，声音气息的强弱，痛处喜按与拒按，二便以及舌苔、脉象来鉴别（表 7－2）。

表 7－2　虚证与实证的鉴别

鉴别要点 / 证型	病程	体质	形态	疼痛	二便	舌象	脉象
虚证	久病	虚弱	精神委靡，身倦乏力，气弱懒言	喜按	大便稀溏，小便清长	舌淡嫩少苔	细弱
实证	新病	壮实	精神兴奋，声高气粗	拒按	大便秘结，小便短赤	苔厚腻	实而有力

四、阴阳辨证

阴阳是概括证候类别的两个纲领。它可以概括其他三对纲领，故又是八纲辨证的总纲，即表、热、实属阳，里、虚、寒属阴。一切病证，尽管千变万化，但总括起来，不外阴证、阳证两大类。

证有阴阳，其成因及其表现各有不同。《素问·阴阳应象大论》认为："阴胜则阳病，阳胜则阴病。"《素问·调经论》谓："阳虚则外寒，阴虚则内热；阳盛则外热，阴盛则内寒。"《素问·脉要精微论》谓："阳气有余，为身热无汗；阴气有余，为多汗身寒。"可见，《黄帝内经》认为阴阳是证候类别的纲领。

（一）阴证

阴证，是指表现为抑郁、沉静、衰退、暗晦等一系列表现的证候。里证、寒证、虚证均属于阴证的范围。

【临床表现】 面色暗淡，精神委靡，身重蜷卧，形寒肢冷，倦怠无力，声低息微，纳差，口淡不渴，大便溏薄，小便清长，舌淡胖嫩，脉沉迟或弱或细涩。

【证候分析】 精神委靡、乏力、声低是虚证的表现。形寒肢冷、口淡不渴、大便溏薄、小便清长是里寒证的表现。舌淡胖嫩,脉沉迟、微弱、细涩均为虚寒之征象。

(二)阳证

阳证,是指表现为兴奋、躁动、亢进、明亮等一系列表现的证候,表证、热证、实证均属于阳证的范围。

【临床表现】 恶寒发热或发热面红,心烦,急躁,声高气粗,喘促痰鸣,口干渴饮,大便秘结,小便短赤,舌质红绛,苔黄黑生芒刺,脉象浮数,洪大,滑实。

【证候分析】 阳证是表证、实证、热证的归纳。恶寒发热是表证的特征。面色偏红、心烦躁动、口干渴饮为热证的表现。声高气粗、喘促痰鸣、大便秘结等又是实证的表现。舌质红绛、苔黄黑起刺、脉洪大数滑实均为实热之征。

(三)阴虚证

阴虚证,是指机体阴液不足,失于滋润濡养,阴不制阳,虚热内生的证候。故阴虚证又称虚热证。

【临床表现】 形体消瘦、五心烦热,潮热、盗汗、颧红,口燥咽干,小便短赤,大便干结,舌红或绛,少苔或无苔,脉细数。

【证候分析】 阴液亏耗,机体失于濡养,故形体消瘦;阴虚火热内生,则五心烦热,潮热、盗汗、颧红。阴液不足,失于滋润,故口燥咽干小便短赤,大便干结。舌红少苔、脉细数等均为阴虚内热之象。

(四)阳虚证

阳虚证,是指体内阳气不足,失去温煦推动,阳不制阴,虚寒内生的证候。故阳虚证,又称虚寒证。

【临床表现】 畏寒肢冷,精神委靡,面色㿠白,少气懒言,口淡不渴,或喜热饮,小便清长,大便稀溏,或尿少浮肿,舌淡胖苔白,脉沉迟无力。

【证候分析】 阳气不足,温煦失职,故畏寒肢冷;气血运行无力,不能上荣头面,故面色㿠白,少气懒言,精神委靡;阳气虚衰,阴寒内生,口淡不渴,或喜热饮;阳气不足,气化不利,水湿内停,溢于肌肤,故尿少水肿。舌淡胖苔白、脉沉迟无力为阳虚阴寒内盛之征象。

(五)亡阴证

亡阴证指的是体内阴液严重丧失枯竭所表现的危重证候。

【临床表现】 汗热而黏、身体灼热,虚烦躁扰或神昏谵语,口渴欲饮,皮肤皱瘪,小便极少或无,面红唇焦,舌红干瘦,脉细数疾。

【证候分析】 亡阴可在久病或阴液亏损基础上发展形成,也可因壮热不退,大汗、大吐、大泻、大出血等而形成。由于阴液暴失,故皮肤皱瘪,小便极少或无,舌红干瘦;虚火内炽,故身体灼热,心烦昏谵;脉细数疾、面红唇焦是阴竭阳亢之危候。

(六)亡阳证

亡阳证是指体内阳气极度消耗或亡脱所表现的危重证候。

【临床表现】 冷汗淋漓、汗质淡稀,神情淡漠,畏寒肢冷,呼吸气微,面色苍白,舌淡而润、脉微欲绝。

【证候分析】 亡阳可在阳气虚惫基础上发展形成,也可因内寒极盛而阳气大伤,或因汗、吐、下,或因大出血而致失其温养、固摄、推动,故见冷汗、肢冷、面色苍白、神情淡漠、气息微弱、脉微欲绝等危重病状。

五、八纲证候间的关系

虽然每一纲都有其独特的内容，但它们是相互关联而不能截然分割的。如辨别表里应与虚实寒热相联系，辨别寒热又必须与虚实表里相联系，辨别虚实又必须与表里寒热相联系。在一定条件下，各证之间又可相互转化。如病邪由表入里，由里出表，表示病位产生了转变；寒证化热，热证转寒，表示病的性质产生转变；实证转虚，虚证转实，表示正邪力量对比产生转变。此外，在病情发展到严重阶段，还会出现与疾病本质相反的假象，如真寒假热、真热假寒等。因此，运用八纲辨证，既要掌握八纲各自不同的证候特点，又要注意八纲之间的相兼、转化、夹杂、真假，才能对疾病做出全面正确的判断。总之，临床运用八纲辨证的顺序是：首先辨别表里，找出病变的部位；其次辨别寒热，分清病证的性质；然后辨别虚实，诊察邪正盛衰状况；最后以水火为征兆，分类归属阴阳。

第二节　气血津液辨证

气血津液辨证，就是运用脏腑学说中有关气血津液的理论，分析气、血、津液的病变，辨认其所反映的不同证候。因脏腑病变，可以影响到气血津液的变化，而气血津液的病变，也必然会影响到脏腑的功能。所以，气血津液的病变，是与脏腑密切相关的。气血津液辨证可以看作是与脏腑辨证互为补充的辨证方法。

一、气病辨证

气的病证很多，病变广泛波及脏腑器官，故有“百病生于气也”的说法。临床常见的证候，可概括为气虚、气陷、气滞、气逆 4 种。

(一) 气虚证

气虚证是脏腑组织功能减退所表现的证候。常由久病体虚、劳累过度、年老体弱等因素引起。

【临床表现】　少气懒言，神疲乏力，头晕目眩，自汗，活动时诸症加剧，舌淡苔白，脉虚无力。

【证候分析】　元气不足，脏腑气虚，功能衰退，故见少气懒言，声低息短，倦怠乏力；卫气虚弱则腠理开合失调，卫外不固而自汗；劳则耗气，故动则诸症加剧；气虚血亏不能上荣于头面，故面色无华、舌质淡白；气虚则鼓动血行无力，故脉虚无力。

(二) 气陷证

气陷证是气虚无力升举而反下陷的证候。多见于气虚证的进一步发展，或劳累用力过度，损伤某一脏气而致。

【临床表现】　头晕眼花，少气倦怠，久泻久痢，腹部有坠胀感，脱肛或子宫脱垂等。舌淡苔白，脉弱。

【证候分析】　气陷证是在气虚的基础上病情进一步发展，必有气虚常见之症，头晕眼花，少气倦怠，久泻久痢；清阳不升，气陷于下，故腹部有坠胀感，脱肛或子宫脱垂；舌淡苔白、脉弱为气虚下陷之征象。

(三) 气滞证

气滞证是人体某一脏腑，某一部位气机阻滞，运行不畅所表现的证候。引起气滞的因素常见有病邪内阻、七情郁结，以及阳气虚弱、温运无力等。

【临床表现】　胀闷、疼痛，其特点是胀痛，走窜不定，时轻时重，轻则胀闷，重则胀痛。

【证候分析】　气机障碍，气血难以畅通，不通则痛，故出现胀闷、疼痛。气滞具有时聚时散的特点，故其疼痛常走窜不定，时轻时重。对于气滞证的分析，还需结合其兼症辨明病因，确定病位。

（四）气逆证

气逆证是指气机升降失常，逆而向上所引起的证候。临床以肺胃之气上逆和肝气升发太过的病变为多见。

【临床表现】 肺气上逆，则见咳嗽喘息；胃气上逆，且见呃逆、嗳气、恶心、呕吐；肝气上逆，则见头痛、眩晕、昏厥、呕血等。

【证候分析】 肺为娇脏，不耐邪气。感受外邪，痰浊壅滞，以致肺失肃降，肺气上逆，故见咳喘。外邪犯胃或痰浊、食积等病邪留于胃腑，阻滞气机，胃失和降，胃气上逆，故见呃逆、嗳气、呕吐等症。肝主疏泄，因情志不舒，郁怒伤肝，肝气疏泄太过，气逆上冲，则头痛、眩晕，甚则气血逆乱，导致呕血、中风。

二、血病辨证

血液是维持人体生命活动的营养物质，在脉道循环而布散周身。若外邪干扰，脏腑功能失调，导致血液不足或血行失常，从而表现寒热虚实的证候。

（一）血虚证

血虚证是指血液亏虚，脏腑、形体、官窍失养，全身虚弱的证候。其形成原因，有禀赋不足；或脾胃虚弱，生化乏源；或各种急性及慢性出血；或思虑过度，暗耗阴血；或瘀血阻络，新血不生等。

【临床表现】 面白无华或萎黄，唇色淡白，爪甲苍白，头晕眼花，心悸失眠，手足发麻，妇女经血量少色淡，经期延后甚或闭经，舌淡苔白，脉细无力。

【证候分析】 血虚不能上荣于头面、肌表，故面色无华或萎黄，唇色淡白，爪甲苍白，舌质淡白；血虚不能养心，则心悸失眠；血虚不能濡养四肢筋脉，则手足发麻；血液虚少，不能充盈脉道，故脉细无力；血液不足，血海空虚，冲任虚损，故月经量少、经期延后或经闭。

（二）血瘀证

血瘀证指的是瘀血内阻而引起的证候。凡离经之血不能及时排出和消散，停留于体内，或血行不畅，壅遏于经脉之内，及瘀积于脏腑组织器官的，均称之瘀血。瘀血是病理产物，是继发性病因，而血瘀是病理状态。瘀血形成的常见因素有寒凝、气滞、气虚、外伤等。

【临床表现】 疼痛、肿块、出血为主要症状。疼痛剧烈，刺痛为主，痛有定处，拒按，常在夜间加剧。常伴肿块，质地坚硬，或有出血，血色紫暗，或见瘀斑瘀点，妇女常见经闭，脉象细涩。

【证候分析】 瘀血阻滞经脉运行，不通则痛，疼痛是血瘀证最主要的症状。瘀血有形属阴，固定难消，故其疼痛固定，拒按，如同针刺，夜间痛甚；瘀血积聚于身体局部，便可形成肿块，且部位固定不移；瘀血阻滞脉道，使血液不能循经而行，渗出脉外，导致出血；瘀血内阻，新血不生，则见妇女经闭。脉细涩、舌质紫暗或有瘀点均为典型血瘀之象。

（三）血热证

血热证是指脏腑火热炽盛，热迫血分所表现的证候。本证多因外感热邪、内伤七情、嗜酒、积食等因素引起。

【临床表现】 咳血、吐血、尿血、衄血，舌红绛，脉弦数。

【证候分析】 阳盛热炽，使血行加速或灼伤脉络，迫血妄行，使血液不循常道渗溢脉外，故出现出血症状。舌质红绛、脉数为热盛之征象。

（四）血寒证

血寒证是指局部脉络寒凝气滞、血行不畅所表现的证候。常由感受寒邪引起。

【临床表现】 疼痛多见于手足或关节、巅顶、胸腹；肤色紫暗发凉，喜暖恶寒，得温痛减；或少腹疼痛，形寒肢冷，月经愆期，经色紫暗，夹有血块。舌淡暗苔白，脉沉迟涩。

【证候分析】 寒为阴邪，其性凝敛，寒邪侵袭，血脉收引，血行不畅，故局部冷痛；寒客血络，络脉瘀滞，气血运行不畅，故肤色紫暗发凉；血得温则行，得寒则凝，故喜暖怕冷，得温则舒而痛减；妇女受寒，宫寒血瘀，故月经愆期，经色紫暗，夹有血块。舌暗、脉沉迟涩均为血寒血瘀之象。

三、气血同病辨证

气为血帅，血为气母，相互资生，相互为用，关系密切，因而在发生病变时，气血常可相互影响，形成气血同病的证候。

（一）气血两虚证

气血两虚证是指气虚与血虚同时存在的证候。多由久病不愈，气虚不能生血，或血虚无以化气而成。

【临床表现】 头晕目眩，少气懒言，乏力自汗，心悸失眠，面色淡白或萎黄，舌淡而嫩，脉细弱等。

【证候分析】 久病耗气，使阴血生化不足而继见血亏；也可先有失血，血虚无以化气，以致气血双亏。气虚导致少气懒言，乏力自汗；血虚导致心悸失眠，面色苍白或见萎黄。气血不足，不能上荣于头目，故头晕目眩。舌质淡嫩、脉象细弱均为气血双亏之征象。

（二）气滞血瘀证

气滞血瘀证是指气机郁滞而致血行瘀阻所出现的证候。多由情志不遂，导致肝气郁滞，血行不畅而成。或外邪侵袭，气机阻滞，影响血行。

【临床表现】 胸胁胀闷，走窜疼痛，性情急躁，胁下痞块，刺痛拒按，妇女可见经闭或痛经，经色紫暗，夹有血块，乳房胀痛，舌紫暗或见紫斑，脉涩。

【证候分析】 肝主疏泄，调达气机。情志所伤，肝失疏泄，故见心烦急躁，胸胁胀满疼痛；气行则血行，气滞则血凝，气血凝滞，不易消散，故胁下痞块，疼痛拒按，舌质紫暗或有瘀斑；因气滞而血瘀，冲任失调，故见妇女痛经、闭经、经血夹有血块、乳房胀痛等症。

（三）气虚失血证

气虚失血证是指气虚不能统摄血液而致失血的证候。多由久病气虚，或慢性失血，转而气虚不能摄血而成。

【临床表现】 吐血，便血，皮下瘀斑，崩漏，气短懒言，神疲乏力，面色白而无华，舌淡，脉细弱等。

【证候分析】 由于气虚则统摄无权，血液渗溢脉外，导致出血。脾气虚不能统摄血液，则见肌衄；气虚下陷，则血易于下溢，故表现为便血、尿血、妇女崩漏。舌淡脉细弱均为气虚失血之征象。

（四）气随血脱证

气随血脱证是指大出血时引起气脱的证候。多由肝、胃、肺等脏器本有宿疾而脉道突然破裂，或外伤，或妇女崩漏、分娩大出血等引起。

【临床表现】 大出血时突然面色苍白，四肢厥冷，大汗淋漓，甚至晕厥。舌淡，脉微细欲绝，或浮大而散。

【证候分析】 血脱则气无以附，故气亦随之而亡失。气脱卫外不固，故见大汗淋漓。气脱亡阳，温煦失职，故见四肢厥冷。阳气突然丧失，气血不能上荣于头面，则面色苍白；清窍骤然失养，故见晕厥。血脉失于充盈，故脉微细无力，如阳气浮越，则可见脉浮大而散。

四、津液病辨证

津液是人体正常水液的总称，有滋养脏腑、润滑关节、濡养肌肤等作用。津液的化生、输布和排泄是维持人体生命不可缺少的代谢活动。津液的代谢过程，是在五脏六腑功能的共同参与，密切配合下完成的。其中，肾的化气行水，脾的运化水液和肺的通调水道功能起着主导作用。津液的病变，无论虚证或实证，都分别与脏腑，尤其是肾、脾、肺三脏的功能失调密切相关。

津液病变，包括津液不足和水液停聚两个方面。津液不足，是指全身或某些脏腑组织器官失其濡润滋养所出现的证候。其临床表现为口燥咽干、唇燥而裂、皮肤干燥无泽、小便短少、大便干结、舌红少津、脉细数。

水液停聚，主要表现为水肿和痰饮。体内水液停聚，泛滥肌肤引起面目、四肢、胸腹甚至全身浮肿的称为水肿。水肿有阴水和阳水之分。其临床表现浮肿先见于眼睑、颜面，咳嗽，尿少、尿赤，脉浮或浮数，性质属实，称为阳水。若临床表现水肿先见于足部，腰以下肿甚，逐渐发展至全身，按之凹陷难起，伴脘痞腹胀，纳呆便溏，恶心呕吐，神疲乏力，畏寒肢冷，甚至气喘不能平卧，心悸眩晕，舌淡苔白滑、脉沉无力，性质属阴，称为阴水。痰饮多由脏腑功能失调、水液代谢障碍而产生的病变。痰是体内水液停聚所形成的稠浊而黏滞的病理产物，由痰邪引起的证候统称痰证。饮是体内水液停聚所形成的较清稀而易流动的病理产物，由饮邪引起的证候统称痰证。痰证临床表现常见咳喘痰多、黏稠，喉间痰鸣，痰核，瘿瘤，瘰疬，梅核气，眩晕心悸，肢体麻木，半身不遂，癫、狂、痫，形体肥胖，白带量多稠黏，苔腻，脉滑。饮证临床表现常见脘腹胀痛，肠鸣辘辘，咯吐痰涎，清稀量多；胸胁饱满胀闷，咳喘引痛，舌苔白滑，脉弦。

第三节 脏腑辨证

脏腑辨证，是以脏腑学说为基础，运用四诊八纲的诊断方法，根据脏腑的病理表现，进行分析归纳，从而确定病位，了解病性，寻求病因，推究病机及正邪盛衰的一种辨证方法。

疾病是内在脏腑功能失调的反映。因每个脏腑的生理功能不同，故其反映出来的病证也就不同。根据不同脏腑的生理功能及其病理变化来分辨病证，这是脏腑辨证的理论依据。

人体是一个有机整体，各脏腑的生理功能和病理变化也是相互联系和相互影响的，既可一个脏腑发病，亦可两个或多个脏腑兼病。

一、心与小肠病辨证

心的病证有虚有实。虚证多由久病伤正、禀赋不足、思虑劳倦，或年高体弱等，导致心气心阳受损，心阴心血亏耗；实证多由痰阻、火扰、瘀滞等引起。

小肠主分别清浊，因此小肠的病变主要表现为大小便的异常，如腹泻、尿频、尿赤等症。

（一）心气虚证、心阳虚证和心阳暴脱证

心气虚是心气不足，鼓动无力所表现的证候；心气虚的进一步发展，出现心虚兼寒的证候，形成心阳虚；当心阳虚衰至极度或突然的亡失，则造成心阳暴脱。本证多由久病体虚、暴病伤正、禀赋不足或年老脏气亏虚等原因引起。

【临床表现】 心悸、气短、自汗，动则加重，面色㿠白，神倦乏力，舌淡苔白，脉象虚弱为心气虚。若兼见心胸憋闷或疼痛，畏寒肢冷，面色苍白，面唇青紫，舌淡胖嫩或紫暗为心阳虚。若突见冷汗淋漓，四肢厥冷，呼吸微弱，口唇青紫，神志模糊或昏迷，脉微欲绝，则是心阳暴脱的证候。

【证候分析】 心气虚弱，气血不能正常运行，而见心悸气短。气虚肌表不固则自汗。劳则气耗，故活动时加重。心气虚运血无力，血少不能上荣，故面白无华，舌淡，脉虚。心阳不振，胸中阳气痹阻不通，所以心胸憋闷，甚或疼痛。阳虚不能温煦肢体故畏寒肢冷。温运乏力，血脉失充，则见面色苍白，或面唇青紫，舌淡胖嫩或紫暗。心阳衰败而暴脱，因而出现大汗淋漓、肢厥唇青、呼吸微弱、神志昏糊、脉微欲绝等危候。

（二）心血虚证与心阴虚证

本证是指心血不足或心阴亏损不能养心所表现的证候。多因久病耗伤阴血，失血过多，阴血生成不足，情志不遂耗伤阴血所致。

【临床表现】 心悸、头晕、目眩、健忘、失眠、多梦、面色无华、唇舌色淡、脉象细弱为心血虚。若兼见五心烦热、潮热盗汗、颧红口渴、舌绛少津、脉细数为心阴虚。

【证候分析】 阴血不足，血不养心则心悸。神不守舍则失眠梦多。血虚脑髓失养则眩晕健忘。血虚不能上荣则面色不华，唇舌色淡。心阴不足，虚火内生，故见五心烦热、潮热盗汗、颧红口渴、舌绛少津、脉象细数等症。

（三）心脉痹阻证

本证是指濡养心脏脉络的气血运行不畅，甚至痹阻不通所表现的证候。常由年高体弱或病久正虚，因血瘀、痰凝、寒滞、气郁而发作。

【临床表现】 胸闷，心悸，发作性心前区闷痛或刺痛，痛引肩背内臂，时发时止。重者面唇青紫，肢冷汗出，舌质紫暗或有瘀点、瘀斑，脉细涩或结、代，舌苔多腻。

【证候分析】 心阳不振，温运乏力，气滞血瘀，心脉痹阻，故心悸胸闷。心脉痹阻，阳气不能外达，而见肢冷汗出。面唇青紫，舌质紫暗或有紫斑，脉象细涩或结、代，都属气滞血瘀之征。

（四）心火亢盛证

本证是指心火内炽所表现的证候。常因七情郁结化火；或邪热内侵；或嗜食肥腻、辛辣、烟酒，久而化热生火所致。

【临床表现】 心烦口渴，失眠，尿黄，便秘，舌尖红绛，苔黄脉数。或舌疮肿痛，或兼小便赤涩灼痛，甚致尿血。

【证候分析】 心主神志，火热内扰心神则心烦失眠。邪热灼津故口渴，尿黄，便秘。心火上炎则舌尖红绛，舌疮肿痛。心热下移小肠则小便赤涩灼痛。若热伤血络则见尿血。

（五）痰迷心窍证

本证是指痰浊蒙闭心窍所出现的证候。多因湿浊酿痰或情志不遂、气郁生痰所致。

【临床表现】 神识痴呆，意识模糊，甚则昏不知人，或喃喃自语，或神昏不语，喉中痰鸣，舌苔白腻，脉弦滑。

【证候分析】 痰浊上蒙心窍则致神识痴呆，意识模糊等。痰随气升则喉中痰鸣。舌苔白腻、脉弦滑均为痰浊内盛之征。

（六）痰火扰心证

本证是指痰火扰乱心神所致的证候。多因精神刺激，思虑郁怒，气郁化火，炼液为痰，痰火内盛；或外感热邪，灼津为痰，热痰内扰所引起。

【临床表现】 发热，气粗，口苦，面赤，痰黄，喉间痰鸣，狂躁谵语，舌红苔黄腻，脉滑数；或见失眠心烦，或见神乱妄动，甚则打人、骂人。

【证候分析】 外感热病，邪热亢盛，而见发热、面赤、气粗、痰黄、喉中痰鸣，舌红苔黄腻等。热邪炼液为痰，内扰心神，神志不宁，故见狂躁谵语；内伤杂病，因痰火扰心，心不藏神而见心烦失眠；

痰火内盛，心神失守，故行为异常，神乱妄动，甚则打人骂人。

二、肺与大肠病辨证

肺的病证有虚有实。虚证多见气虚和阴虚，实证多由风、寒、燥、热等邪气侵袭或痰湿阻肺所致。

大肠主传导糟粕，因此大肠的病变主要在传导功能的失常，如泄泻、便秘、下痢、便血等症。

（一）肺气虚证

本证是指肺功能活动减退所表现的证候。多由慢性咳喘日久不愈损伤肺气，或气的生化不足所致。

【临床表现】 咳喘无力，少气懒言，声低气怯，面色㿠白，神疲体倦，或自汗畏风，易于感冒，舌淡苔白，脉象虚弱。

【证候分析】 肺气亏虚，宗气不足，故咳喘无力，少气懒言，声低气怯。面色㿠白，神疲体倦为气虚之共症。肺气虚弱，卫表不固，故自汗畏风，易于感冒。舌淡苔白、脉虚弱为气虚之征。

（二）肺阴虚证

本证是指肺阴不足，虚热内生所表现的证候。多由久咳伤阴，或痨虫袭肺，或邪热恋肺、耗伤肺阴所致。

【临床表现】 干咳无痰，或痰少而黏，或咳痰带血，口燥咽干，声音嘶哑，形体消瘦，五心烦热，颧红盗汗，舌绛少津，脉细数。

【证候分析】 肺阴不足，肺失濡润或虚火灼肺，肺失清肃，故干咳无痰，或痰少而黏。灼伤肺络则咳痰带血。肺阴亏虚，津不上承，故口燥咽干，声音嘶哑。阴虚火旺则潮热、盗汗、颧红、五心烦热。舌绛少津、脉细数均为阴虚内热之征。

（三）痰浊阻肺证

本证是痰浊阻滞肺系所表现的证候。常因久咳伤肺，肺津不布，停聚为痰，或脾虚失运，聚湿成痰，上渍于肺所致。

【临床表现】 咳嗽痰多，色白而黏，易于咯出，胸闷气促，喉中痰鸣，甚则不能平卧，舌苔白腻，脉滑。

【证候分析】 痰浊阻滞，肺气上逆，则咳嗽痰多，痰白而黏且易于咯出。痰浊阻滞气道，肺气不利，则为胸闷气促，喉中痰鸣，甚则不能平卧。舌苔白腻、脉滑均为湿痰内阻之征。

（四）痰热壅肺证

本证是指痰热交结，内壅于肺所表现的证候。多因温热之邪从口鼻侵入，或风寒、风热入里化热，内壅于肺所致。

【临床表现】 咳嗽喘促，痰稠色黄，甚则鼻翼煽动，或胸痛咳吐脓血臭痰，壮热烦渴，小便短赤，大便干结，舌红苔黄，脉滑数。

【证候分析】 热壅于肺，肺气上逆则咳嗽喘促。邪热熬炼津液为痰，则痰稠色黄。里热蒸腾则壮热烦躁，口渴。痰热壅盛，气道不利则见鼻翼煽动。痰热阻滞肺络，热壅血瘀血腐则见咳吐脓血臭痰。溲赤便结、舌红苔黄、脉滑数皆为里热之征。

（五）风寒束肺证

本证是由风寒束肺，肺失宣发所表现的证候。

【临床表现】 咳嗽气促，痰稀色白，或兼恶寒，发热，无汗，头痛体楚，鼻塞涕清，苔薄白，脉浮紧。

【证候分析】 风寒束肺，肺失宣发则咳嗽气促，痰稀色白。风寒袭表，卫气郁遏，则恶寒、发热、无汗、头痛、体楚。鼻为肺窍，宣发失常，鼻窍不利故鼻塞而流清涕。苔薄白、脉浮紧均为外感风寒之征。

（六）风热犯肺证

本证是由风热侵袭，肺卫失宣所表现的证候。

【临床表现】 咳嗽痰黄质稠，口渴，咽红疼痛，发热微恶风寒，苔黄舌边尖红，脉象浮数。

【证候分析】 风热犯肺，肺失宣肃则咳嗽。风热熏蒸，气津敷布失常，故痰黄且稠。邪热伤津则口渴。风热上扰，咽喉不利，则咽红疼痛。发热微恶风寒、苔黄舌边尖红、脉浮数皆为外感风热之征。

（七）燥邪犯肺证

本证是由燥邪侵犯肺卫所表现的证候。多因秋季感受燥邪，耗伤肺津，或风温之邪伤津化燥而成。

【临床表现】 干咳无痰，或痰少而黏，不易咳出，唇、舌、咽、鼻干燥欠润，或发热恶寒，舌红苔薄而干燥少津，脉浮数或细数。

【证候分析】 燥邪犯肺，肺失清润则干咳无痰，痰少而黏，不易咯出。燥邪伤肺，肺无以敷布津液，故唇、舌、咽、鼻干燥。肺卫相通，肺为燥邪所袭，卫气失宣，故发热恶寒，脉浮。

（八）大肠湿热证

本证是湿热内蕴，阻滞大肠而致泄泻或痢疾所表现的证候。多因饮食不节或不洁，湿热蕴结大肠所致。

【临床表现】 腹痛下痢，赤白黏冻，里急后重，或暴注下泻，色黄热臭，肛门灼热，小便短赤，或有发热口渴，舌苔黄腻，脉滑数。

【证候分析】 湿热蕴结大肠，壅阻气机故腹痛里急后重。湿热损伤肠络，故下痢赤白。

湿热侵犯大肠，津为热迫而下注，则见暴注下泄，粪色黄褐而热臭，肛门灼热。水液大量从大便外泄，则小便必短少而黄赤。发热口渴、舌苔黄腻、脉滑数皆为湿热之征。

三、脾与胃病辨证

脾胃病证，皆有寒热虚实之不同。脾以虚证为多，胃以实证常见。脾病以阳气虚衰，运化失调，水湿痰饮内生，以及气虚下陷为常见；胃病以受纳腐熟功能障碍，胃气上逆为主要病理改变。

（一）脾气虚证

本证是指脾气虚弱失于健运，或升举无力而反下陷，或不能统摄血液所表现的证候。多因饮食失调、劳倦过度及久病体虚所致。

【临床表现】 纳呆腹胀，大便溏薄，肢倦懒言，面色萎黄，舌淡苔薄，脉象缓弱。若兼脘腹坠胀，内脏下垂，久泄脱肛等症，称为中气下陷；如兼便血，月经过多，皮肤紫斑等症，是为脾不统血。

【证候分析】脾气不足，运化失健，故纳呆腹胀，大便溏薄。脾气虚弱，气血生化之源不足则肢倦懒言，面色萎黄。脾气虚弱久而下陷，表现为脘腹重坠，内脏下垂、久泄脱肛。脾气虚弱，统血无权则表现便血、月经过多、皮肤紫斑等多种慢性出血证。

（二）脾阳虚证

本证是指脾阳虚衰所表现的虚寒证候。多由脾气虚发展而成，或过食生冷损伤脾阳所致。

【临床表现】 腹胀纳减，大便清稀，畏寒怕冷，四肢不温，或脘腹隐痛，喜得温按，或面肢浮肿，小便不利，或白带清稀量多，舌淡胖苔白滑，脉沉迟。

【证候分析】 脾不健运则腹胀纳呆。阳虚寒生，故脘腹隐痛，喜得温按。阳虚不能温煦，故畏寒怕冷，四肢不温。阳虚阴盛，水湿不化则小便不利，面肢浮肿；湿渗于下气不升举则妇女白带清稀量多；湿流肠中则大便清稀。舌淡胖苔白滑、脉沉迟皆为阳虚寒盛之征。

（三）寒湿中阻证

本证是指寒湿内盛，困阻中阳所表现的证候。多因过食生冷，寒湿中阻；或冒雨涉水，久居湿地，外湿内侵伤中所致。

【临床表现】 脘腹胀闷，食少便溏，泛恶欲呕，身重困倦，小便不利，或肢体浮肿，或白带量多，舌苔白腻，脉濡缓。

【证候分析】 脾为湿困，运化失职，故脘腹胀闷，食少便溏。中阳受困，胃失和降，故泛恶欲呕。湿性重着，故身重困倦。脾为湿困，水湿不运则小便不利。水湿泛溢肌肤，则见肢体浮肿。寒湿下注，则白带量多。舌苔白腻、脉濡缓，皆为寒湿内盛之征。

（四）脾胃湿热证

本证是指湿热内蕴中焦所表现的证候。常因外感湿热，或过食肥甘酒酪酿湿生热，内蕴脾胃所致。

【临床表现】 脘腹痞闷，纳呆，恶心呕吐，身重困倦，小便短赤，大便不调，或面目肌肤发黄，色泽鲜明，舌苔黄腻，脉濡数。

【证候分析】 湿热蕴结脾胃，受纳运化失职，故脘腹痞闷，纳呆呕恶。湿性重浊，故身重困倦。湿盛则便溏，热盛则便结。湿热内蕴，则小便短赤。脾胃湿热熏蒸肝胆，胆汁不循常道而泛溢肌肤，故面目肌肤发黄，黄色鲜明。舌苔黄腻、脉濡数皆为湿热之象。

（五）胃阴虚证

本证是指胃中阴液不足，胃失濡润和降所表现的证候。多由胃病日久，耗伤阴液，或热病后期阴液未复，或嗜食辛辣，或肝火犯胃，耗伤胃阴所致。

【临床表现】 胃脘嘈杂，饥不欲食，隐隐灼痛，口燥咽干，大便干结，或干呕呃逆，舌光红少津，脉细数。

【证候分析】 胃阴不足，虚热内扰，胃气不和，故胃脘嘈杂，隐隐灼痛。受纳失职则饥不欲食。胃阴亏虚，津不上承，故口燥咽干。肠道失润，则大便干结。胃失和降而上逆，则干呕呃逆。舌光红、脉细数，均为阴虚内热之征。

（六）胃热炽盛证

本证是指胃中火热炽盛所表现的证候。多因偏嗜辛辣，胃火素旺，或邪热犯胃，或五志化火，肝火犯胃所致。

【临床表现】 胃脘灼痛，吞酸嘈杂，口气热臭，渴喜冷饮，大便秘结，小便短赤，或消谷善饥，或牙龈肿痛，溃烂出血，舌红苔黄，脉滑数。

【证候分析】 胃热炽盛，胃腑络脉气血壅滞，故胃脘灼痛。肝火犯胃，则吞酸嘈杂。胃热炽盛，腐熟功能亢进，故消谷善饥。胃络于龈，胃热循经上蒸，故口气热臭，齿龈肿痛，溃烂出血。热盛伤津，故渴喜冷饮，小便短赤，大便秘结。舌红苔黄、脉滑数皆为热盛之征。

（七）食滞胃脘证

本证是指饮食停滞胃脘而表现的食积证候。多因饮食不节，暴饮暴食，或脾胃不健，食谷不化所致。

【临床表现】 脘腹胀痛，厌食呕吐，嗳腐吞酸，矢气酸臭，大便不调，舌苔垢腻，脉滑。

【证候分析】 饮食停滞，故脘腹胀痛，厌食。胃腑失于腐熟受纳，胃失和降而上逆，故嗳腐吞酸，呕吐。食滞胃肠，传导失常，则矢气臭秽，大便不调，或秘或泻。舌苔垢腻、脉滑，皆为食滞之征。

四、肝与胆病辨证

肝的病证，有虚有实。虚证多为肝阴、肝血不足，实证多为气郁火盛及寒邪、湿热等侵犯。而肝阳上亢，肝风内动，多为虚实夹杂之证。

胆的主要功能是贮藏胆汁，促进食物的消化。其病变主要表现在胆汁疏泄的失常如黄疸、口苦等。

（一）肝血虚证与肝阴虚证

本证是指肝血不足、肝阴亏虚所表现的证候。多由生血不足，或失血过多或肝郁化火、灼伤阴液，肾阴亏虚，水不涵木，或久病耗伤营血所致。

【临床表现】 头晕目眩，视物不清，爪甲不荣，面白无华，肢体麻木，手足震颤，筋脉拘急，妇女月经量少色淡，甚则闭经，舌淡脉细为肝血虚。若兼五心烦热，颧红面赤，潮热盗汗，口干咽燥，舌绛少津，脉细数为肝阴虚。

【证候分析】 肝血不足，不能上荣头目则头晕目眩，面白无华。目为肝窍，血不养目则视物不清。爪为肝华，血虚爪甲失养则爪甲不荣。肝主筋，血不养筋则肢体麻木，手足震颤，筋脉拘急。妇女肝血不足，血海空虚，故月经量少色淡，甚至闭经。舌淡脉细，为血虚征象。肝血不足，久之致肝阴亦虚。五心烦热、颧红面赤、潮热盗汗、口干咽燥、舌绛少津、脉细数皆属阴虚内热之征。

（二）肝气郁结证

本证是指肝失疏泄，气机郁滞所表现的证候。多由情志抑郁，或突受精神刺激，或他脏病变影响而致。

【临床表现】 精神抑郁，善太息，胁肋胀痛，苔薄脉弦。妇女可见月经不调，经来腹痛，经前乳胀或有结块，少腹胀痛等。或咽部似有物梗阻，吞之不下，吐之不出。

【证候分析】 肝失疏泄则精神抑郁。气机不畅则胸闷善太息。肝气郁滞，经气不利，因此胸胁、乳房、少腹等厥阴肝经所过处发生胀痛。妇女肝气郁结，气血失和，冲任不调，则月经不调，经行腹痛，乳房结块等。气郁生痰，肝气挟痰结于咽部则见咽部似有物梗阻，吞之不下，吐之不出。

（三）肝火上炎证

本证是指肝火炽盛，气火上炎所表现的证候。多由情志不遂，肝郁化火，或热邪内侵，累及肝胆，气火上炎所致。

【临床表现】 头晕胀痛，急躁易怒，面红目赤，口苦咽干，胁肋灼痛，或突发耳鸣耳聋，或吐血衄血，尿赤便秘，舌红苔黄，脉弦数。

【证候分析】 火性上炎，肝火炽盛循肝经上扰头目，故见头晕胀痛，面红目赤。肝失疏泄则急躁易怒。肝火内炽，壅滞经脉则胁肋灼痛。肝热移胆，上冲于耳，则突发耳鸣耳聋。肝火灼伤血络则见吐血、血衄。火热灼津，则咽干口渴、尿赤便秘。舌红苔黄、脉弦数皆属肝火内盛之征。

（四）肝阳上亢证

本证是指肝的阴阳失调，阳亢于上所表现的证候。多因肝阴不足，阴不潜阳，或肾水亏虚，不能涵木所致。

【临床表现】 头目胀痛，眩晕耳鸣，面红目赤，急躁易怒，脉弦。或兼见腰膝酸软，头重足轻，五心烦热，潮热盗汗，舌绛少苔，脉弦细数。

【证候分析】 肝失疏泄，肝阳亢奋，或肝肾阴虚，肝阳上扰头目，故头目胀痛，眩晕。肝阳化火则面红目赤，急躁易怒，脉弦。肝肾阴虚，精气不能上充于耳，故耳鸣。腰为肾之府，肾阴虚，故腰膝酸软。上盛下虚，故头重足轻。五心烦热、潮热盗汗、舌绛苔少、脉细数为阴虚内热之征。

（五）肝风内动证

本证是指在疾病过程中出现眩晕欲仆、震颤、抽搐等"动摇"症状的证候。临床上有肝阳化风、热极生风、阴虚生风和血虚生风 4 种。

1. 肝阳化风证　本证是指肝阳亢逆无制所表现的动风证候。多因肝肾阴亏，无以制约肝阳而致。

【临床表现】 眩晕欲仆，头痛如掣，手足震颤，肢体麻木，步履不正，头重脚轻，舌红，或有腻苔，脉弦有力。若猝然昏仆，口眼歪斜，舌强不语，半身不遂，称为中风。

【证候分析】 肝肾阴亏于下，肝阳亢盛于上，肝阳化风上扰头目则眩晕欲仆、头痛如掣。肝肾阴虚筋脉失养则手足震颤、肢体麻木。上盛下虚故步履不正，头重脚轻。风阳暴升，气血逆乱，肝风挟痰上蒙清窍故猝然昏仆、不省人事。风痰窜络，经气不利，则见口眼歪斜、舌强不语，半身不遂。舌红、脉弦有力为阴虚阳亢化风之征。

2. 热极生风证　本证是指热邪亢盛引动肝风所表现的证候。多由热邪亢盛燔灼肝经所致。

【临床表现】 高热烦躁，神昏谵语，抽搐项强，两目上视，角弓反张，舌红苔黄，脉弦数。

【证候分析】 邪热亢盛故高热烦躁。热扰心神则谵语。热灼肝经，筋脉失养则抽搐项强，角弓反张，两目上视。舌红苔黄、脉弦数均为肝经火热之征。

3. 阴虚生风证　指阴液亏虚引动肝风所表现的证候。常出现在外感热病的后期阶段。详见肝阴虚证。

4. 血虚生风证　指血虚筋脉失养所表现的动风证候。多因久病血虚，或急性、慢性失血所致。详见肝血虚证。

（六）肝胆湿热证

本证是指湿热蕴结肝胆所表现的证候。多因外感湿热，或嗜酒肥甘，酿生湿热，蕴结肝胆或湿热下注所致。

【临床表现】 胁肋胀痛，口苦纳呆，厌油腻，呕恶腹胀，大便不调，小便短赤，舌红苔黄腻，脉弦数。或身目发黄，黄色鲜明。或见阴部瘙痒、湿疹，或睾丸肿胀热痛，或带下黄臭等。

【证候分析】 湿热蕴结肝胆，疏泄失职，气机不畅，故胁肋胀痛。湿热内阻，脾胃运化失健，则纳呆腹胀，呕恶，厌油腻。湿热郁蒸，胆气上泛则口苦。胆汁外溢则身目发黄且黄色鲜明。湿重则便溏，热重则便结。肝经绕阴器，湿热循经下注，则见阴部瘙痒、湿疹，或睾丸肿胀热痛，或带下黄臭等症。舌红苔黄腻、脉弦数皆为肝胆湿热之征。

（七）寒凝肝脉证

本证是指寒邪凝滞厥阴经脉，表现以少腹、前阴等肝经循行部位冷痛为主的证候。多因感受寒邪、凝滞经脉所致。

【临床表现】 少腹冷痛，牵及睾丸坠胀疼痛，或阴囊收缩引痛，受寒则剧，得温则减，畏寒肢冷，舌苔白滑，脉迟弦。

【证候分析】 足厥阴肝经绕阴器抵少腹，寒邪凝滞、收引，侵袭肝经，经气凝滞不畅，故少腹冷痛牵及睾丸坠胀疼痛，或阴囊收缩引痛。血得寒则凝，得温则行，故疼痛受寒则剧，得温痛减。寒为阴邪，阳气受损，故畏寒肢冷。舌苔白滑、脉迟为阴寒内盛之征。

五、肾与膀胱病辨证

肾为先天之本，藏元阴而寓元阳，为脏腑阴阳之本，肾主封藏，肾中精气宜固藏，而不宜耗泄。

所以肾病多虚证。

膀胱的生理功能为贮藏和排泄尿液，所以膀胱的病变主要在排尿的异常。

（一）肾阳虚证

本证是指肾脏阳气虚衰机体失于温煦所表现的虚寒证候。多由素体阳虚，年高肾亏，久病伤肾，以及房劳过度，阴损及阳所致。

【临床表现】 畏寒肢冷，腰膝冷痛，眩晕耳鸣，面色㿠白或黧黑，精神萎靡，男子阳痿早泄，女子宫寒不孕，小便频数清长，夜尿频多，或尿少浮肿，或久泻不止，舌淡苔白，脉沉迟弱。

【证候分析】 肾阳虚衰，温煦失职，则畏寒肢冷，下肢尤甚。腰为肾之府，肾阳虚无以温养，故腰膝冷痛；阳虚温运失职，气血不能上荣清窍头面，故眩晕耳鸣，面色㿠白或黧黑；命门火衰，生殖功能减退，故男子阳痿早泄，女子宫寒不孕；阳虚肾气不固，故小便频数清长，夜尿频多。若肾阳虚衰，膀胱气化不利，水液内停，则出现尿少浮肿。若肾阳不足，火不暖土，脾失健运，故泄泻不止。舌淡苔白、脉沉迟弱，皆为肾阳虚衰之征。

（二）肾阴虚证

本证是指肾脏阴精不足所表现的证候。多因素体阴虚、年高肾亏、久病伤肾、房劳过度、早婚产育过多，或情志内伤暗耗肾阴所致。

【临床表现】 腰膝酸软，健忘失眠，眩晕耳鸣，齿浮发落，咽干口燥，形体消瘦，五心烦热，颧红盗汗，男子阳强易举，遗精或精少不育，女子崩漏或经闭不孕，舌绛苔少，脉细数。

【证候分析】 肾阴亏虚，不能生髓、养脑、充骨，故腰膝酸软，健忘失眠，眩晕耳鸣，齿浮发落；肾阴不足，失去滋养，咽干口燥，形体消瘦。肾阴亏虚，肾精不足，故男子精少不育，女子经闭不孕；虚热内扰则男子阳强，女子崩漏。五心烦热、颧红盗汗、舌质绛、脉细数，皆为阴虚内热之征。

（三）肾精虚证

本证是指肾精亏损，生殖生长功能低下所表现的证候。多因禀赋不足，先天元气不充或后天失养，或房劳过度，或久病伤肾所致。

【临床表现】 小儿发育迟缓，身材矮小，智力低下，动作迟钝，囟门迟闭，骨骼萎软。成人则见早衰，发脱齿摇，健忘恍惚，耳鸣耳聋，动作迟缓，反应迟钝，男子精少不育，女子经闭不孕，性功能减退等。

【证候分析】 精亏髓少，不能化生气血，充骨养脑，生长肌肉，可见小儿发育迟缓，身材矮小，智力低下，动作迟钝，囟门迟闭，骨骼萎软；成人则见发脱齿摇、耳鸣耳聋、健忘等衰老之表现。肾精亏少，肾气不足，则男子精少不育，女子经闭不孕。

（四）肾气虚证

本证是指肾气亏虚、固摄无权所表现的证候。多由先天不足，或年老体衰，或房劳过度，或久病伤肾，致肾气亏损，失其封藏固摄之权所致。

【临床表现】 腰膝酸软，神疲乏力，小便频数清长，或余沥不尽，或遗尿，或小便失禁，夜尿频多，男子滑精早泄，女子带下清稀，或胎动易滑，舌淡苔白，脉沉弱。

【证候分析】 肾气亏虚，功能活动减退，故腰膝酸软，神疲乏力。肾气不固，膀胱失约，不能贮藏津液，故小便频数、遗尿、小便失禁、尿后余沥；夜间阴气盛，阳气衰，故夜尿频多；肾气虚，精关不固，故滑精早泄；肾虚冲任失固，故带下清稀，滑胎。舌淡苔白、脉沉弱为肾气虚之征。

（五）膀胱湿热证

本证是指湿热蕴结膀胱所表现的证候。多由外感湿热，侵入膀胱，或饮食不节，酿生湿热，下注膀胱所致。

【临床表现】 尿频，尿急，尿涩，尿痛，小便灼热，尿短黄，或有砂石，或见尿血，或有发热腰痛，舌质红，苔黄腻，脉滑数。

【证候分析】 湿热蕴结，膀胱气化失常，排尿功能障碍，故见尿频急涩痛，灼热不畅；湿热蕴蒸，故小便短黄；湿热煎熬津液，浊物聚而成为砂石；伤及血络，则见尿血；湿热郁蒸，热淫肌表，可见发热；膀胱湿热波及肾脏，则见腰痛。舌质红、苔黄腻、脉滑数皆为湿热之征。

六、脏腑兼病辨证

人体各个脏腑之间，在生理功能上密切联系，病变时相互影响。凡两个或两个以上脏腑相继或同时发病者，即为脏腑兼病。一般说来，脏腑兼病通常在具有表里、生克、乘侮关系的脏器之间发生。

(一) 心肺气虚证

本证是指心肺两脏气虚所表现的证候。多由久病咳喘，耗伤心肺之气，或年高体弱，劳倦太过等因素所致。

【临床表现】 胸闷，心悸咳喘，气短乏力，动则尤甚，痰液清稀，面色㿠白，头晕神疲，自汗声怯，舌淡苔白，脉沉弱或结代。

【证候分析】 心气不足，不能养心，故心悸气短；肺气不足，呼吸功能减弱，肃降失职，故为咳喘胸闷；劳则气耗，故诸症动则尤甚。气虚不能输布津液，故痰浊内生，痰液清稀；心肺气虚，机体失养，则见面色㿠白、头晕神疲、自汗声怯、舌淡苔白脉沉弱。

(二) 心脾两虚证

本证是指心血不足、脾气虚弱所表现的证候。多由病久失调，劳倦思虑，慢性出血所致。

【临床表现】 心悸怔忡，失眠多梦，眩晕健忘，面色萎黄，食欲不振，腹胀便溏，神倦乏力，或皮下出血，妇女月经量少色淡，淋漓不尽等，舌淡嫩，脉细弱。

【证候分析】 心血不足，不能养心充脑，则心悸怔忡，心血不足，头晕健忘，失眠多梦；脾虚失运，故食欲不振，腹胀便溏；脾虚不能摄血，则皮下出血，女子月经量少，淋漓不尽；面色萎黄、倦怠乏力、舌质淡、脉细弱，均为心脾两虚之征。

(三) 心肾不交证

本证是指心肾水火既济失调所表现的证候。多由久病伤肾，或房室不节，或思虑太过，情志郁而化火等因素所致。

【临床表现】 惊悸，心烦，失眠，健忘，头晕，耳鸣，腰酸，五心烦热，咽干口燥，舌红，脉细数。

【证候分析】 心火下温肾水，肾水不寒；肾水上济心火，使心火不亢；心肾阴虚，故头晕耳鸣，健忘腰酸；肾阳偏亢，上扰心神，故见惊悸心烦，失眠多梦；五心烦热、口咽干燥，舌红少苔或无苔、脉细数，为阴虚火旺之征。

(四) 肝脾不调证

本证是指肝失疏泄、脾失健运所表现的证候。多由情志不遂，郁怒伤肝，或饮食不节，劳倦伤脾而引起。

【临床表现】 胸胁胀满窜痛，喜太息，情志抑郁或急躁易怒，纳呆，腹胀，便溏，肠鸣矢气，或腹痛欲泻，泻后痛减，舌苔白或腻，脉弦。

【证候分析】 肝失疏泄，经气郁滞，故胸胁胀闷窜痛；太息则气郁得达，胀闷则舒，故太息为快；气机郁结，精神抑郁；条达失职，则急躁易怒；脾失健运，故纳呆腹胀；气滞湿阻，则便溏不爽，肠鸣矢气；肝气犯脾，运化失常，故腹痛欲泻；便后气滞顺畅，故疼痛缓解。舌苔白、脉弦为肝脾不调之征。

（五）肝胃不和证

本证是指肝失疏泄、胃失和降所表现的证候。多由情志不遂，肝郁犯胃而所致。

【临床表现】 脘胁胀闷疼痛，嗳气呃逆，嘈杂吞酸，纳差，烦躁易怒或情志抑郁，善太息，舌红苔薄黄，脉弦或带数象。

【证候分析】 肝失疏泄，横逆犯胃，肝胃气滞，则脘胁胀闷疼痛；胃失和降，气机上逆，故嗳气呃逆；肝失条达，则情志抑郁，善太息；气郁化火，则烦躁易怒；肝气犯胃，可见嘈杂吞酸；舌红苔黄脉弦数为气郁化火之象。

（六）肝火犯肺证

本证是指肝经气火上逆犯肺所表现的证候。多由郁怒伤肝，或肝经热邪上逆犯肺所致。

【临床表现】 胸胁灼痛，急躁易怒，头胀头晕，面红目赤，烦热口苦，咳嗽阵作，痰黏量少色黄，甚则咳血。舌红苔薄黄，脉弦数。

【证候分析】 肝经火郁，气火上逆，则见胸胁灼痛、急躁易怒、头晕头胀、面红目赤、口苦、舌红苔薄黄、脉弦数；肝火犯肺，肺失清肃，则咳嗽阵作，痰黄稠黏；火灼肺络，则为咳血。

（七）脾肺气虚证

本证是指脾肺两脏气虚所表现的证候。多由久病咳喘，肺虚及脾，或饮食不节，劳倦伤脾，不能输精于肺所致。

【临床表现】 食欲不振，腹胀便溏，久咳不止，气短而喘，痰多稀白，声低懒言，疲倦乏力，面色㿠白，甚则面浮足肿。舌淡苔白，脉细弱。

【证候分析】 脾气虚，运化失健，可见食欲不振，腹胀便溏；久咳肺虚，故咳嗽气短而喘；气虚水津不布，聚湿生痰则痰多稀白。气虚功能活动减退，故声低懒言，疲倦乏力，肌肤失养，则面色㿠白；水液运化失职，泛溢肌肤，则面浮足肿。舌淡苔白、脉细弱，均为气虚之征。

（八）脾肾阳虚证

本证是指脾肾两脏阳气亏虚所表现的证候。多由久病耗伤阳气，或久泻久痢，脾阳久虚不能充养肾阳，或水邪内盛，肾阳虚衰不能温养脾阳所致。

【临床表现】 面色㿠白，形寒肢冷，腰膝或下腹冷痛，久泻久痢，或五更泄泻，或下利清谷，或小便不利，面浮肢肿，甚则腹胀如鼓。舌淡胖，苔白滑，脉沉细。

【证候分析】 脾肾阳气虚衰，不能温煦形体，则面色㿠白，形寒肢冷，腰膝下腹冷痛；脾虚及肾，命门火衰，脾阳更弱，故久泻久痢；黎明之时，阴气极盛，阳气未复，故五更泻；脾肾阳气虚衰，不能温化水谷，故泻痢清谷；阳虚水泛肌肤，故小便不利，面浮肢肿；舌淡胖苔白滑、脉沉细，均为脾肾阳虚之征。

（九）肝肾阴虚证

本证是指肝肾两脏阴液亏虚所表现的证候。多由久病失调、房室不节、情志内伤等引起。

【临床表现】 腰膝酸软，头晕目眩，失眠多梦，耳鸣健忘，咽干口燥，胁痛，五心烦热，颧红盗汗，男子遗精，女子经少。舌绛少苔，脉细数。

【证候分析】 肝肾阴亏，则腰膝酸软，耳鸣健忘，胁痛，男子遗精，女子月经量少；阴虚阳亢，则见头晕目眩，失眠多梦；口燥咽干、五心烦热、盗汗颧红、舌绛少津脉细数，为肝肾阴虚之象。

（十）肺肾阴虚证

本证是指肺肾两脏阴液不足所表现的证候。多因久咳耗伤肺阴，肺虚及肾，或房室过度，肾虚及肺等。

【临床表现】 咳嗽痰少，或痰中带血，或声音嘶哑，形体消瘦，腰膝酸软，口燥咽干，骨蒸潮热，颧红盗汗，男子遗精，女子月经不调。舌绛少苔，脉细数。

【证候分析】 肺阴不足，虚热内生，清肃失职，故咳嗽痰少；热灼肺络，则痰中带血；虚火熏灼会厌，则声音嘶哑；肺肾阴亏，肌肉失养，使形体日渐消瘦。肾阴亏虚，失其濡养，则腰膝酸软；虚火内扰，则男子遗精，女子月经不调。口燥咽干、骨蒸潮热、颧红盗汗、舌绛少苔脉细数均为阴虚内热之征象。

第四节 卫气营血辨证

卫气营血辨证是用于外感温热病的一种辨证方法。温热病是感受温热病邪所引起的急性发热性疾病的总称。其特点是初起即见热象偏盛，病情发展较快，易于化燥伤阴，甚至动风、动血。

当温热病邪侵入人体，由于卫气敷布于人体的肌表，防御外邪，病邪侵入，必先犯及卫分；邪在卫分郁而不解，势必向里传变而入气分；气分病邪不解，若其人正气虚弱，津液亏乏，病邪乘虚内陷，则入营分；营分有热，进而其势又必累及血分。血分有热，真阴被劫，动风、动血，此为极期，证候危重。

温热病的治疗大法是：卫分证宜辛凉解表；气分证宜清热生津；营分证宜清营透热；血分证宜凉血散瘀。

一、卫分证

本证是指温热病邪侵犯肤表，卫气功能失常所表现的证候。多由于外感温热病的初期。因肺合皮毛，且“肺位最高，邪必先伤”，故卫分证常伴肺经病变的见症。

【临床表现】 发热，微恶风寒，舌边尖红，脉浮数；常伴有头痛、口干微渴、咳嗽、咽喉肿痛等症。

【证候分析】 本证以发热、微恶风寒、舌边尖红、脉浮数为辨证要点。温热病邪，犯于肤表，卫为邪郁，故发热，微恶风寒；温为阳邪，所以常多发热重而恶寒轻；温热在表，故舌质边尖红而脉来浮数；阳邪上扰清空，则见头痛；邪袭肌表，卫气被郁，肺失宣降之常，是以咳嗽；热伤津液，所以初起即见口干微渴；咽喉为肺之门户，温热上灼，所以咽喉红肿疼痛。

二、气分证

本证是指温热病邪内入脏腑，正盛邪实，正邪斗争剧烈，阳热亢盛的里热证。气分证多由卫分证不解，邪热内传入里，或温邪直入气分而成。由于邪气犯及所在脏腑、部位的不同，因此，所产生的证候类型相应较多，常见的如热壅于肺，热扰胸膈，热在肺胃，热迫大肠等。

【临床表现】 发热，不恶寒反恶热，舌红苔黄、脉数；常伴有心烦、口渴、尿赤等症。若兼咳喘、胸痛、咯吐黄稠痰者，为热壅于肺；若兼心烦懊侬，坐卧不安者，为热扰胸膈；若兼自汗、喘急、烦闷、渴甚、脉数而苔黄燥者，为热在肺胃；若兼胸痞、烦渴、下利、谵语者，为热迫大肠。

【证候分析】 本证以发热、不恶寒反恶热、舌红苔黄、脉数为辨证要点。温热病邪，由卫分入于气分，正邪剧争，阳热亢盛，故发热而不恶寒，尿赤，舌红，苔黄，脉数；邪不在表，故不恶寒反恶热；热甚伤津故口渴，热扰心神则心烦；热壅于肺，肺失清肃，气机不利，故咳喘、胸痛；肺热炼液成痰，所以痰多黄稠；热扰胸膈，郁而不达故烦闷懊侬，坐卧不宁；热在于肺，肺热郁蒸，则自汗、喘急；热在于胃，胃津被灼，则烦闷，渴甚而脉数、苔黄燥；肺胃之热下迫大肠，肠热炽甚，热结旁流，则胸痞、烦渴而下利、谵语。

三、营分证

本证是指温热病邪内陷的深重阶段。营行脉中，为血中之气，营血内通于心，故营分证候以营阴受损，心神被扰的病变为其特点。营分介于气分和血分之间，若病邪由营转气，表示病情好转，而由营入血则表示病情加重。营分证多由气分证不解内传入营，亦有卫分证病邪直接内陷于心包，进入营分，常见证候类型为热伤营阴，热入心包。

【临床表现】 身热夜甚，口渴不甚，心烦不寐，甚或神昏谵语，斑疹隐隐，舌质红绛，脉细数。

【证候分析】 本证以身热夜甚、心烦或谵语、舌质红绛、脉细数为辨证要点。邪热入营，灼及营阴，营阴受损，真阴被劫，故身热灼手，入夜尤甚，脉来细数；营分有热，热势蒸腾，营阴之气上潮于口，故口干反不甚渴，舌质红绛。若热窜血络，故斑疹隐隐。营气通于心，心神被扰，故心烦不寐，神昏谵语。

四、血分证

本证是指温热病邪深入血分，热盛耗阴、动血、动风所表现的证候。热入血分是温热病发展过程中的最后阶段，也是最深重的极期阶段。其病变涉及心、肝、肾三脏。血分证多由营分证病邪不解传入血分，或气分温热邪气直入血分，常见证候有热盛动血、热极生风、热伤阴血、虚风内动等。

【临床表现】 身热夜甚，烦热躁扰，甚则昏狂、谵妄，斑疹显露，色紫或黑，吐血、便血、尿血，舌质深绛，脉细数。或兼抽搐，颈项强直，角弓反张，目睛上视，牙关紧闭等；或见持续低热，暮热早凉，五心烦热，口干咽燥，神倦，耳聋、形瘦；或见于手足蠕动，瘛疭等。

【证候分析】 本证以身热夜甚、昏狂谵语、斑疹紫暗、出血动风、舌深绛、脉细数为辨证要点。血分热甚，阴血受损，故见身热夜甚；血热扰心，心神不宁则烦热躁扰；心神失守则见昏狂谵妄；热盛迫血妄行，故见出血诸证；血分热炽，故舌质深绛或紫；血热伤阴耗血，故脉细数；若血热燔灼肝经，筋脉失养，引动肝风，则可见抽搐、项强、上视、角弓反张、牙关紧闭等症；若邪热久羁血分，劫灼肝肾之阴，阳热内扰，则可见持续低热、暮热早凉、五心烦热、口干咽燥、神倦、耳聋、形瘦等症；甚则见于手足蠕动、瘛疭等虚风内动之症。

小结

辨证是将望、闻、问、切四诊所收集的症状、体征和相关病史资料，通过分析、综合、归纳，辨清疾病的原因、性质、部位以及邪正之间的关系，最终概括、判断为某种性质之证的诊断过程。证是机体在疾病发展过程中的某一阶段的病理概括，比症状更全面、更深刻、更正确地揭示疾病的本质。中医的辨证方法甚多，本章主要讨论临床常用的八纲辨证、气血津液辨证、脏腑辨证和卫气营血辨证。

八纲辨证是运用表里、寒热、虚实、阴阳八纲，对四诊所获临床资料进行归纳分析，对疾病的病位、病性、邪正斗争盛衰和病证类别做出判断的一种辨证方法。八纲辨证需要和其他的辨证方法结合。气血津液辨证是根据气血津液的相关理论，在八纲辨证的基础上，分析、归纳、判断患者生命物质盈亏及功能状态强弱的辨证方法。气血津液辨证与脏腑辨证互为补充。脏腑辨证是指根据脏腑的生理功能、病理表现，对疾病证候进行分析归纳，借以推究判断病因、病位、病性、正邪盛衰的一种辨证方法。卫气营血辨证是辨识外感温热病证的基本思路，是对外感温热病过程中浅深轻重各异的4个阶段所表现证候进行归纳概括的一种辨证方法。

辨证是中医诊断过程的核心，是中医学诊治疾病的特色。临床实践中，必须正确选择辨证方法，才能适应诊治疾病的需要。八纲辨证是总纲，无论是内伤杂病还是外感热病，都需要选择其为辨证方法。而气血津液辨证和脏腑辨证则适应于内伤杂病；卫气营血辨证则适应于外感热病。

练习题

一、单选题

1. 阴虚证患者的典型面色是(　　)。
A. 满面通红 B. 两颧潮红 C. 面青颊赤 D. 泛红如妆 E. 面色萎黄
2. 感冒后，恶寒轻，发热重，多为(　　)。
A. 外感风寒 B. 外感风热 C. 太阳中风证 D. 表寒证 E. 表虚证
3. 自觉怕冷，加衣盖被或近火取暖可以缓解者，称为(　　)。
A. 恶风 B. 恶寒 C. 畏寒 D. 寒战 E. 寒证
4. 下面哪项不是八纲的内容？(　　)
A. 阴阳 B. 气血 C. 寒热 D. 表里 E. 虚实
5. 下列哪项不符合阳证的临床特点？(　　)
A. 呼吸气粗 B. 喘促痰鸣 C. 狂躁不安 D. 不渴或喜热饮 E. 便干或秘结不通
6. 里证的病位在(　　)。
A. 皮毛、腠理、气血 B. 腠理、骨髓、脏腑 C. 气血、骨髓、脏腑 D. 腠理、气血、脏腑 E. 腠理、气血、骨髓
7. 里虚寒证出现畏寒肢冷的病机是(　　)。
A. 寒邪束表，卫气失宣 B. 阳虚失于温煦 C. 阴寒内盛，阳气被郁 D. 阴液不足 E. 以上都不是
8. 患者以腹痛、里急后重、下利赤白黏液为主症，应考虑为(　　)。
A. 肝脾不和证 B. 脾气虚证 C. 脾肾阳虚证 D. 大肠湿热证 E. 大肠实热证
9. 患者心烦口渴，口舌生疮，失眠，尿黄，舌尖红赤，苔黄脉数。此属(　　)。
A. 心火亢盛证 B. 肝火上炎证 C. 大肠湿热证 D. 膀胱湿热证 E. 阴虚火旺
10. 口淡乏味常见于下列哪项？(　　)
A. 脾虚湿盛 B. 脾胃湿热 C. 肝胃不和 D. 肝火上炎 E. 脾肾阳虚证

二、多选题

1. 实寒证可见到哪些脉象？(　　)
A. 脉沉迟有力 B. 脉沉细无力 C. 脉紧 D. 脉濡 E. 缓脉
2. 阴虚证的特点有哪些？(　　)
A. 午后热甚 B. 低热 C. 盗汗 D. 往来寒热 E. 自汗
3. 提示属于实热证的特征证候是哪些？(　　)
A. 口渴喜饮 B. 大便干结 C. 舌红苔黄 D. 脉滑数 E. 小便短赤
4. 肝脾不调的临床表现是(　　)。
A. 胸胁胀痛 B. 肠鸣腹胀便溏 C. 急躁易怒 D. 纳呆 E. 脉弦

三、填空题

1. 八纲中________，________，________属于阴证。
2. 血虚证的舌象是________，脉象是________。
3. 仰卧伸足，掀去衣被者，多属________证；蜷卧缩足，喜加衣被者，多属________证。
4. 虚实辨证，是分析辨别________的两个纲领；寒热是辨别________的纲领。
5. 膀胱湿热证以________，________，________为主症。
6. 胃气上逆可表现为________；肺气上逆可表现为________，肝气上逆可表现为________。
7. 肝风内动在临床上有________、________、________、________4个证型。
8. 心的病证有虚有________，虚证包括________、________、________、心阳虚、心阳暴脱5个证型。

四、名词解释

辨证　气虚证　血瘀证

五、简答题

1. 常用的辨证方法有哪些？
2. 何谓寒证、热证？临床上如何鉴别？
3. 表证与里证的主要鉴别点有哪些？

第八章
防治原则

导学

掌握：中医治疗疾病基本原则中的正治与反治、三因制宜。

熟悉：中医治疗疾病基本原则中的治标与治本、病治异同、扶正与驱邪、调整阴阳；中医预防医学的指导思想和基本措施。

了解：中医治则与治法之间的关系。

第一节　预　　防

预防，就是采取一定的措施，防止疾病的发生与发展。中医学的预防医学思想源远流长，《黄帝内经》称之为“治未病”，并明确提出“预防为主”的观点，指出：“圣人不治已病治未病，不治已乱治未乱。”中医学预防包括未病先防和既病防变两方面的内容。

一、未病先防

未病先防，即是在疾病未发生之前，采取各种措施以防止疾病的发生。

（一）调畅情志

人的精神活动与机体的生理功能有着密切关系。突然强烈或持续的精神刺激，对人体脏腑产生的影响，可导致气机升降出入异常，产生疾病。在疾病过程中，能使病情加重，甚至急剧恶化。因此，要求人们重视调畅情志，做到恬淡虚无。也就是胸怀豁达，心情舒畅，精神愉快，则人体气机调畅，气血和平，正气旺盛，不仅可以预防疾病的发生，也能促进病情好转，具有重要意义。

（二）饮食有节

人的饮食要有规律和节制。首先要养成良好的饮食习惯，定时适量，不可过饥过饱，以免损伤脾胃运化功能。其次，要注意饮食物种类搭配的合理，寒温适中。不可过食肥甘厚味、辛温燥热、生冷寒凉等食物。此外，还要注意饮食卫生，防止病从口入。

（三）起居有常

生活起居要遵循自然规律，适应自然的变化，安排适宜的作息时间，以达到增进健康和预防疾病的目的。还要注意劳逸结合，张弛有度，需要一定的体力劳动或活动使气血运行流畅，保持身体健康，精力充沛。

（四）顺应自然

人与自然息息相关，自然界的四时变化，必然会影响人体，使之发生相应的生理和病理反应。

只有顺应自然规律，主动采取各种养生措施，从而使机体与外环境协调统一，才能保障健康，避免邪气侵害，防止疾病发生。

（五）锻炼身体

经常适量的运动锻炼，可使人体气血调畅，关节灵活，肌肉壮实，体魄强健，自然能增强体质，提高抗病力，防止疾病的发生。同时，对调节人的精神情志活动，也有一定的积极意义。

（六）药物预防

可先服用某些药物，预防疾病的发生，也是预防疾病的重要措施。近年来运用中草药预防疾病的方法很多，如板蓝根、大青叶预防流感、腮腺炎；马齿苋预防菌痢；茵陈、山栀预防肝炎等，都是简便易行、用之有效的方法。

（七）防止病邪侵害

邪气是导致疾病发生的重要条件，未病先防除了调养身体、培养正气、提高抵抗力外，还要注意防止病邪的侵害。平时要讲究卫生，保护环境，防止空气、水源和食物污染。对疫病、虫兽、外伤等，则要在日常生活和劳动中，留心防范。

二、既病防变

既病防变是指在疾病发生以后力求做到早期诊断、早期治疗，以防止疾病的发展和传变。

（一）早期诊治

疾病过程中，多会表现为由浅入深，由轻而重，由较单纯到复杂的发展变化。疾病初期，病情较轻，早期诊治，可防止病邪深入而加重病情。

（二）防止传变

在认识和掌握疾病发生发展规律及其传变途径的基础上，早期诊断，并采取及时有效的防治措施，从而制止疾病的发展或恶化。如外感热病的六经传变、卫气营血传变等。根据疾病的传变规律，及时采取适当的防治措施，截断其传变途径，是阻断病情发展或恶化的有效方法。又如《金匮要略》提出“见肝之病，知肝传脾，当先实脾”，临床上治疗肝病时，常配合健脾和胃之法，使脾气旺盛而不受邪，以防肝病传脾。这些都是既病防变应用的范例。

第二节 治 则

治则，是治疗疾病所必须遵循的基本原则。它是在中医学的整体观念和辨证论治理论指导下制定的，是正确反映治疗疾病客观规律的准绳，对临床立法、处方、遣药具有普遍的指导意义。

一、治病求本

治病求本，是指在治疗疾病时，必须寻找出疾病的根本原因，抓住疾病的本质，并针对疾病的本质进行治疗。正如《素问·阴阳应象大论》所说：“治病必求于本。”

任何疾病在其发展过程中，都会出现许多症状和体征，是其病理本质的外在反映。探求病本，就是应用四诊和各种辨证方法，将疾病的症状体征以及患者的体质、天时、地理等与疾病相关的各种因素加以综合分析，辨清病因、病位、病性、邪正关系，确定疾病的根本原因，透过现象找出疾病的本质，然后针对其本质进行治疗，解决疾病的主要矛盾，则其他矛盾就会随之而解。

临床运用治病求本，必须注意正治与反治、治标与治本、病治异同3种情况。

（一）正治与反治

1. 正治　正治就是逆其证候性质而治的一种治疗法则，又称逆治。正治是临床最常用的一种治疗法则。主要适用于疾病的临床表现与疾病本质相一致的病证，如寒病见寒象、热病见热象、虚病见虚象、实病见实象等，其正治之法则为“寒者热之”“热者寒之”“虚者补之”“实者泻之”。

（1）寒者热之：是指寒证出现寒象，用温热药治疗的一种治法。如表寒证用辛温解表法，里寒证用辛热温里法等。

（2）热者寒之：是指热证出现热象，用寒凉药治疗的一种治法。如表热证用辛凉解表法，里热证用苦寒清里法等。

（3）虚者补之：是指虚证出现虚象，用补益法治疗的一种治法。如阳气虚证用温阳益气法，阴血虚证用滋阴养血法等。

（4）实者泻之：是指实证出现实象，用泻邪法治疗的一种治法。如食滞证用消导法，水饮停聚证用逐水法，血瘀证用活血化瘀法等。

2. 反治　反治就是顺从疾病假象而治的一种治疗法则，又称从治。其实质仍是在治病求本法则指导下，针对疾病的本质而进行治疗。用于临床，一般有“寒因寒用”“热因热用”“塞因塞用”“通因通用”。

（1）寒因寒用：寒因寒用是指用寒性药物治疗具有假寒症状的病证之法。适用于里热炽盛、阳盛格阴的真热假寒证。如热厥证，因阳盛于内，格阴于外，虽现四肢厥冷的外假寒症状，但壮热、口渴、便燥、尿赤等热证是疾病的本质，故用寒凉药治其真热，假寒自然就消失了。这种治法，对其假寒的症状来说，就是以寒治寒的反治法。

（2）热因热用：热因热用指用热性药物治疗具有假热症状的病证之法。适用于真寒假热证，即阴寒内盛，格阳于外，形成里真寒外假热的病证。治疗时针对疾病的本质用热性药物治其真寒，真寒一除，假热也就随之消失了。这种方法对其假象来说就是以热治热的“热因热用”。如阴盛格阳证，由于阴寒内盛，阳气被格拒于外，临床既有下利清谷、四肢厥逆、脉微欲绝等真寒之征，又反见身热、面赤等假热之象。因其本质是寒，热象是假，所以就不能用“热者寒之”的方法，而应用温热药治其真寒，里寒消散，阳气得复，而表现于外的假热，亦随之消失，这就是以热治热的具体运用。

（3）塞因塞用：塞因塞用是用补益药物治疗具有闭塞不通症状的病证之治法。适用于因虚而致闭塞不通的真虚假实证。如脾胃虚弱、气机升降失司所致的脘腹胀满病证，治疗时应采取补脾益胃的方法，恢复脾升胃降之职，气机升降正常，脘腹胀满自除。这种以补开塞之法，就是塞因塞用。

（4）通因通用：通因通用是用通利的药物治疗具有实性通泄症状的病证之法。适用于真实假虚之候，如食积腹泻，治以消导泻下；瘀血所致的崩漏，治以活血化瘀等。这种以通治通的方法，就是通因通用。

总之，正治与反治，虽然概念有别，方法有逆从之分，但都是针对疾病的本质而治，同属治病求本的范畴。

（二）治标与治本

“标”即枝末、树梢，指现象；“本”即草木之根本，根基，指本质。标本是一个相对的概念，常用来概括说明事物的本质与现象、因果关系以及病变过程中矛盾的主次关系等。一般来说，从邪正关系来说，人体正气为本，致病邪气为标；从病因与症状的关系来说，病因为本，症状为标；从疾病先后来说，旧病为本，新病为标，先病为本，后病为标；从疾病的部位来说，病在内在下为本，病在外在上为标；从疾病的现象本质来说，本质为本，现象为标。在复杂多变的病证中，标本不是绝对的，而是相对的，是不停地运动变化的，所以临床运用标本关系分析疾病的主次先后和轻重缓急，采用“急则治其标”“缓则治其本”及“标本同治”，以达到治病求本的目的，对临床具有重要的指导意义。

(1) 急则治其标：是指在标病危急，如不先治其标病，即将危及患者生命或影响对本病的治疗时，所采取的一种暂时急救措施。如各种原因引起大出血，将危及患者生命时，当首先止血以治其标，而后针对病因以治其本。急则治标的最终目的，就是为治本创造条件，更好地治本。

(2) 缓则治其本：是针对疾病本质进行治疗，多适用于病势较缓的病证。例如：阴虚发热、咳嗽患者，发热、咳嗽为标，阴虚为本，采用滋阴治本法，待阴虚后，发热、咳嗽自然缓解。此法对慢性病或急性病恢复期的治疗具有较好的指导意义。

(3) 标本同治：指标病本病俱急的情况下，采用标本兼治，以提高疗效，缩短病程的一种方法。如临床表现为身热，腹硬满痛，大便燥结，口干渴，舌燥苔焦黄，此属实热内结为本，阴液受伤为标，用增液承气汤标本兼顾治之。

总之，凡病势发展缓慢的，当从本治；发病急剧的，当先治标；标本俱急的，则当标本同治。临床上必须以疾病发展变化的观点来处理疾病，保持高度警觉，善于抓住主要矛盾，以确定治疗的先后缓急。但最终目的，仍在于抓住疾病的主要矛盾，做到治病求本。

(三) 病治异同

包括“同病异治”与“异病同治”两个方面：

(1) 同病异治：是指同一种疾病，由于其发病的时间、地域以及患者机体反应性不同，或其病情处于不同的发展阶段，所表现出来的证不同，因而治疗方法亦不同。如感冒，由于感受外邪有风寒和风热之别，治法也就有辛温解表与辛凉解表之分。又如外感温热病，如风温、春温之类，由于有卫、气、营、血几个不同的证候阶段，因此，在治疗时就有解表、清气、清营凉血的不同治法，即所谓“一病多方”。

(2) 异病同治：指的是不同的疾病，在其发展过程中，如果出现了基本相同的证，可采用基本相同的方法治疗。如脱肛、胃下垂、久泻等病，因其病机相同，属气虚下陷证，都可以采用益气升提的方法进行治疗。又如痛证，可有头痛、胸痛等病，因其病机相同，均属气滞血瘀证，均可用活血化瘀的方法进行治疗，即所谓“多病一方”。

二、扶正与祛邪

“邪”是指致病因素；“正”是指人体的抗病能力。邪与正是一对矛盾，是一切疾病发生发展过程中，都存在着的一对基本矛盾。邪正之间的消长与盛衰，决定着疾病的发生、发展变化及其转归。因此，扶助正气、祛除邪气是解决邪正矛盾，指导临床治疗的重要治则。

扶正是指助长正气的原则，即使用扶助正气的药物，或其他方法，并配合适当的营养、调摄精神和功能锻炼等辅助方法，以增强体质，提高机体的抗病能力，即“虚则补之”。扶正适用于以正虚为主，而邪不实的虚证。如气虚、阳虚证，采用补气、壮阳治法；血虚、阴虚，采用补血、滋阴治法。

祛邪是指祛除病邪以治愈疾病的原则，即利用驱除邪气的药物，或其他疗法，以祛除病邪，达到邪去正安、恢复健康的目的，即“实则泻之”。祛邪适用于以邪实为主，而正未虚衰的实证。如外感病用汗法，实热证用清热法，气滞证用行气法，血瘀证用活血化瘀法等。

在运用扶正祛邪治则时，要仔细分析正邪力量的对比情况，分清主次，决定扶正祛邪的单用或兼施，或决定扶正祛邪的先后。一般情况下，扶正用于正虚，祛邪用于邪实；如虚实错杂，则应扶正祛邪并施，但还须分清虚实的主次缓急，以决定扶正祛邪的主次和先后，要做到“扶正而不留邪，祛邪而不伤正”。

三、调整阴阳

疾病发生发展的根本原因，就是阴阳消长失去平衡，出现阴阳偏盛偏衰的结果。调整阴阳，“以平为期”是中医治疗疾病的根本法则。主要包括损其有余、补其不足两个方面。

（一）损其有余

损其有余是指阴或阳一方偏盛有余的病证，应当用“实则泻之”的方法来治疗。如“阳盛则热”所致的实热证，应用清泻阳热的治法；对“阴盛则寒”所致的实寒证，应用温散阴寒的治法。

（二）补其不足

补其不足是指对于阴阳偏衰的病证，采用“虚则补之”的方法予以治疗的原则。如阴虚、阳虚、阴阳两虚的病证，可分别采用滋阴、补阳、阴阳双补的方法治疗。

在阴阳偏衰的疾病中，一方的不足，也可导致另一方的亢盛。如阳气亏虚，阳不制阴，使阴相对偏盛，形成阳虚则寒的虚寒证，应采用补阳以制阴的治疗方法。反之，阴精亏损，阴不制阳，使阳相对偏亢，形成阴虚则热的虚热证，应采用滋阴以制阳的治疗方法。若阴阳俱虚，则应阴阳俱补。由于阴阳是相互依存、相互为用的，阴阳偏衰可导致阴阳互损。因此，在治疗阴阳偏衰的病证时，还要注意采用“阳中求阴”或“阴中求阳”的方法，即在补阴时适当配合补阳药，补阳适当配合补阴药，使阴生阳长，阴阳互生，获取更好的治疗效果。

阴阳是辨证的总纲，疾病过程中的各种病理变化都可以用阴阳的偏盛偏衰来说明，凡病理上表里出入、寒热变化、邪正虚实等，均为阴阳失调的具体表现。因此，以广义的角度来讲，解表攻里、升清降浊、温寒清热、补虚泻实、调和气血、调整脏腑等治法，都属于调整阴阳的范畴。

四、三因制宜

三因制宜，即因时制宜、因地制宜和因人制宜。自然界的运动变化与人体生理病理息息相通，密切相关。人的体质与个体差异对疾病的发生发展和变化也有明显的关系。故中医学认为，疾病的发生、发展，就是天、地、人与诸多因素共同作用的结果。要做到治病求本，必须要审察天地之阴阳、环境之变化、人的个体差异等因素，根据具体情况具体分析，区别对待，采用适宜的治疗方法。

（一）因时制宜

因时制宜是根据不同季节气候的特点，制定适宜的治法和方药原则。如病在春夏，气温由温渐热，阳气升发，人体腠理疏松开泄，即使外感风寒之邪，也要注意慎用麻黄、桂枝等发汗力强的辛温发散之品，以免开泄太过，耗伤气阴。病在秋冬，人体腠理致密，则应慎用寒凉，以防苦寒伤阳。又如暑天多雨，暑湿交蒸，病多挟湿，治暑必兼除湿；秋天气候干燥，慎用香燥之剂，以防伤阴津。因气候变化，对人体生理病理均有不同的影响，所以治疗时应因时制宜。

（二）因地制宜

因地制宜是根据不同地理环境的特点，制定适宜的治法和方药原则。不同的地理环境，其气候条件及生活习惯不同，人的生理病理变化也有区别，所以治疗用药应当考虑不同地区的特点。如我国西北地区，地势高而寒冷，其病多寒，治宜辛温。东南地区，地势低而温热，其病多热，治宜苦寒。因地理环境不同，治疗方法亦应灵活变通，因地制宜。此外，某些地区还有地方病，治疗时也应加以注意。

（三）因人制宜

因人制宜是根据患者年龄、性别、体质、生活习惯等不同特点，制定适宜的治法和方药原则。在治疗时不能孤立地看待疾病，而要全面看待患者的整体情况。如老年人气血衰少，生机减退，患病多虚证或正虚邪实，治疗时，虚证宜补，实证宜攻，应注意选择药物，攻补兼施，以免损伤正气。小儿生机旺盛，但气血未充，脏腑娇嫩，当慎用峻剂和补剂，且药量要有所区别。女性有经、孕、产等特殊情况，治疗用药尤须加以考虑。如妊娠期，禁用峻下破血、滑利或有毒药物，产后又要考虑气血亏虚及恶露、哺乳等情况。每个人的先天禀赋和后天调养不同，个体素质有强弱之分，偏寒偏热以及某种慢性疾病。所以治疗同一疾病，治疗用药亦当有所区别。如阳旺之人慎用温热药，阴盛之体慎用寒凉药物。此外，患者的职业、工作条件等也与某些疾病的发生有关，在诊治中也应注意。

三因制宜的治疗原则，充分体现了中医治病的整体观念和辨证论治在实际应用上的原则性和灵活性。说明治疗疾病必须用联系的、发展的观点看问题，具体情况具体分析，制订适宜的治法和方药，以提高治疗效果。

小结

中医学的预防医学思想“治未病”，包括未病先防和既病防变两方面。未病先防，即是在疾病未发生之前，采取各种措施以防止疾病的发生，包括调畅情志、饮食有节、起居有常、顺应自然、锻炼身体、药物预防和防止病邪侵害。既病防变是指在疾病发生以后力求做到早期诊断、早期治疗，以防止疾病的发展和传变。

治则，是治疗疾病所必须遵循的基本原则，对临床立法、处方、用药具有普遍的指导意义，包括治病求本、扶正祛邪、调整阴阳、三因制宜。临床运用治病求本，是针对疾病本质进行治疗的重要基本原则，包括正治与反治、治标与治本、病治异同。扶正祛邪是在分析正邪力量对比情况下，分清主次，决定扶正祛邪的单用或兼施，或决定扶正祛邪的先后原则。调整阴阳，“以平为期”是中医治疗疾病的根本法则，主要包括损其有余、补其不足两个方面。三因制宜，即因时制宜、因地制宜和因人制宜，治疗疾病时，要审察天地之阴阳、环境之变化、人的个体差异等因素，根据具体情况具体分析，区别对待，采用适宜的治疗方法。

练习题

一、单选题

1. 素体气虚，反复感冒，治之以益气解表，以标本先后缓急治则思想言之，属于(　　)。
A. 标急则先治其标　B. 本急则先治其本　C. 标缓则先治其本　D. 本缓则先治其标　E. 标本兼治
2. 在寒冷的季节里应慎用寒性药物，此用药规律属于(　　)。
A. 热因热用　B. 寒因寒用　C. 寒者热之　D. 用寒远寒　E. 用热远热
3. 塞因塞用的治疗方法适用于(　　)。
A. 虚实夹杂证　B. 表实里虚证　C. 真实假虚证　D. 真虚假实证　E. 都不是
4. 下列属于治则的是(　　)。
A. 发汗　B. 催吐　C. 益气　D. 攻下　E. 实者泻之
5. 通因通用适用于下列哪种病证？(　　)
A. 脾虚泄泻　B. 寒湿泄泻　C. 肾虚泄泻　D. 肠虚泄泻　E. 食积泄泻
6. “见肝之病，知肝传脾，当先实脾”的治疗原则当属(　　)。
A. 既病防变　B. 治病求本　C. 调理脏腑　D. 调理气血　E. 三因制宜
7. 中医学“治未病”的思想，最早见于(　　)。
A.《黄帝内经》　B.《伤寒杂病论》　C.《难经》　D.《中藏经》　E.《诸病源候论》
8. “衄家不可发汗”体现的治则是(　　)。
A. 未病先防　B. 既病防变　C. 扶正与祛邪并用

D. 因人制宜　E. 因时制宜

二、多选题

1. 气虚致血瘀者，最适宜的调理方法是(　　)。
   A. 养血为主　B. 活血化瘀为主　C. 佐以活血化瘀　D. 补气为主　E. 佐以补气
2. 下列哪些可归属于正治的范畴？(　　)
   A. 寒者热之　B. 热者寒之　C. 用寒远寒　D. 热因热用　E. 以补开塞
3. 下列哪些是在祛邪治则指导下制订的治疗方法？(　　)
   A. 发汗　B. 涌吐　C. 攻下　D. 祛痰　E. 清热利湿
4. 下列哪些属于治未病的内容？(　　)
   A. 治病求本　B. 急则治标　C. 调畅情志　D. 锻炼身体　E. 先安未受邪之脏

三、填空题

1. 中医治未病包括________和________两方面。
2. 既病防变包括________和________。
3. 临床上经常运用的反治法有________、________、________、________。
4. 扶正祛邪的基本原则是________、________。
5. 三因制宜指________、________、________制宜。

四、名词解释

治病求本　正治　反治　因人制宜　虚则补之

五、简答题

1. 简述“治标与治本”的原则在临床上如何运用？
2. 应该采取什么措施才能真正做到治未病？

第九章
养　生

导学

掌握：常用养生按摩部位及方法；食物性能和食物应用的知识；应用调摄情绪法指导养生实践。

熟悉：养生、天年、衰老的概念；养生及饮食调养的原则；调摄精神养生的常用方法。

了解：养生的重要意义；运动养生的常用方法。

养生是具有中医特色的富有实效的保健活动。中医养生学是在中医理论指导下，研究人类的生命规律、衰老机制，探索强身抗老、增进健康、却病延年理论和方法的实用科学。

养生一词最早见于《庄子》内篇。养生，古代又称摄生、道生等。“养”有保养、调养的意思，“生”是生命、生存之谓。养生是指以自我调摄为主要手段，采取各种措施保养心身，增强体质，预防疾病，延缓衰老，颐养天年。

天年，是指天赋之年寿，即人可以活到的自然寿命，通常以年龄来衡量。天年是古代对于人的寿命期限所提出的一个重要概念。人的生命是有一定寿限的，古代的养生家认为人的天年限度一般为100～120岁。如《素问·上古天真论》说：“尽终其天年，度百岁乃去。”又说：“上古之人，春秋皆度百岁。”而《养生论》说：“上寿百二十，古今所同。”《尚书·洪范篇》也记载：“寿，百二十岁也。”西方学者海弗利克利用体外细胞培养，对人类自然寿命最高限度110岁左右的推测与这一寿限基本符合，同时100～120岁的天年寿限也得到了生活中长寿调查资料的佐证。当然，自古以来也有超出天年寿限的记载。

第一节　养生的重要意义

自古以来，健康长寿是人类共有的向往，也是医学及其他相关学科共同关注的重要课题。人禀天地之气生，沐四时之气成，生命的过程是有规律可循的。中医养生学是从天人相应的整体观出发，通过对传统的养生之道的继承与发展，运用科学的养生知识和方法调摄机体，增强身体素质，提高防病抗衰的能力，达到健康长寿的目的。

一、增强体质

体质是指人体在生命过程中，禀赋于先天，并受到后天多种因素的影响，所形成的形态结构、生理功能上固有的、相对稳定的特质，与心理性格具有相关性。

体质健壮者，气血充足，正气强盛，抗病能力较强，不易患病；体质虚弱者，气血不足，正气亏虚抗病能力较差，容易患病。所以，增强体质是养生防病的重要措施。由于父母的遗传是子女体质形成的先天因素，且在子女的一生中明显地或潜在地发挥作用，因此，父母平时注意养生调摄，使肾中精气充盛，在母亲怀孕期间，重视心理、饮食、起居、劳逸等方面的调养，则子女能获得较强的先天体质，生命力较强。而生活环境、气候条件、饮食起居、劳动锻炼等是影响人的后天体质稳定、巩固或变化的主要因素，虽然从某种意义上说体质形成以后是相对稳定的，但不是一成不变的，不良的体质可以通过中医养生的方法进行调摄，尤其是先天禀赋薄弱之人，摄养得当，可促使体质由弱变强，弥补先天的不足而获得长寿。《景岳全书・杂证谟・脾胃》所言："人之自生至老，凡先天之有不足者，但得后天培养之力，则补天之功，亦可居其强半。"说的就是这个道理。即人后天如注意饮食有节，营养充足；起居有常，劳逸适度；经常体育锻炼，心情舒畅等，便可积极主动地改善体质，使气血顺畅，体质不断增强，减少疾病，这对促进人体的身心健康有着重要的意义。

二、预防疾病

疾病的发生是因为人体正气相对虚弱，邪气乘虚侵袭，破坏了人体阴阳相对平衡的结果。疾病一旦发生，便可以耗散体内的精气，削弱脏腑的功能，缩短人的寿命，这对健康的危害是显而易见的。养生发挥的作用就是在疾病未发生之前，注意保养人体的正气，防止疾病的发生。即人要采取相应的养生措施适应社会和自然因素的变化，使正气日渐强盛，提高抗病能力。正如《灵枢・本神》所说："智者之养生也，必顺四时而适寒暑，和喜怒而安居处，节阴阳而调刚柔，如是则僻邪不至，长生久视。"同时还要注意防止病邪的侵害，对六淫、疫疠等应避其毒气。"动作以避寒，阴居以避暑。"应讲究卫生，防止环境、食物和水源污染，对外伤和虫兽伤，要在日常生活与劳动中，留心防范。只有这样才能有效地预防疾病的发生，维护健康，这也是养生的意义所在。

三、延缓衰老

衰老，是指随着年龄增长，机体各脏腑组织器官的功能逐步衰退的动态过程。衰老可以分为生理性衰老及病理性衰老两类。生理性衰老是因老而衰，随着年龄的增长到成熟期以后所逐渐出现的生理性退化；病理性衰老是指年龄虽然未老而出现的老象，这是由于各种原因使人体发生了病理性的变化，出现了早衰的现象，也就是所谓的未老先衰。

各种生物的自然寿命是相对稳定的，衰老是生命过程中不可抗拒的自然规律。衰老与人的寿命关系密切，衰老的迟早，寿命的长短，都是因人而异的，衰者未必都老，老年未必都衰，究其原因，多与养生有关。虽然天年可达百岁以上，但现实生活中寿命缩短、仅活六七十岁寿命的大有人在，距离天年的寿限相差甚远。这种早衰现象，除了先天禀赋有差异外，还与社会因素、环境变迁、精神刺激等对人的不良影响有关。《三元参赞延寿书・饮食》中说："我命在我不在天，全在人之调适。卿等亦当加意，毋自轻摄养也。"强调了延长寿命应重视自身的摄养。养生是让人类获得健康长寿的有效途径，欲要寿享遐龄，必懂养生之道，必究养生之术，此乃益寿抗衰的关键，故不能轻视养生的作用。纵观古今中外，百岁老人长寿的奥秘也无外乎是注意饮食有节，起居有常，劳逸适度，顺应四时气候的变化，保持乐观开朗的心情，加强体育锻炼等。因此，只要在日常生活中坚持自我养生保健，就可以延缓衰老。这对保持健康、颐养天年是十分有意义的。

第二节 养生的基本原则

中医养生学是从实践经验中发展起来的科学，有许多行之有效的养生方法，养生基本的原则，大体可归纳为以下几个方面。

一、顺应自然

人类生活在自然环境中，是自然界一个重要的组成部分，人与自然界有着息息相通的关系。人既依赖于自然而生存，同时也被自然规律所制约和支配，无论是四时气候的变化、昼夜晦明的交替、日月星辰的转换，还是地域与环境的差异，各种变化都会直接或间接地影响到人体，使人体产生相应的生理或病理反应，即所谓“人与天地相参也，与日月相应也”。人若能顺应自然而摄生，人体内外的阴阳即可达到协调一致，各种脏腑的生理活动就能规律有序，身体健康才能得以保持；若不能顺应自然，适应自然环境的变化，人体内外的阴阳则会失调，各种脏腑的生理活动也会紊乱无序，人的身体健康便会受到威胁。

中医养生学认为顺应自然的变化规律，保持人与自然的整体统一，是养生的重要环节。从养生的角度讲，人的自身虽然具有适应自然的能力，但人对自然环境变化自我调适的主观能动作用不能忽视，正如《素问·四气调神大论》所说：“春夏养阳，秋冬养阴，以从其根。”这里的从其根就是要遵循自然变化规律，即在阳气生发的春夏季节，要顺应春生夏长的阳气生发之势，夜卧早起，舒畅情志，舒展形体，进行户外活动，使人体的阳气得到养护；而在阴气收敛的秋冬季节，又要顺应秋收冬藏的阴精潜藏之势，适当调整作息时间，早卧晚起，防寒保暖，以避肃杀寒凉之气，在阴精潜藏的同时使阳气不致妄泄。这种重视四时阴阳的变化，在起居作息等方面进行保健调摄的方法，就是天人相应，顺应自然养生原则的体现。

二、形神兼养

形神兼养是在养生活动中，既要注意保养形体，也要注意摄养精神。形为生命之基，是神的物质基础，只有形体具备完好，正常的精神活动才能产生。神为生命之主，是形的功能作用的体现，只有心神的指挥调节，脏腑组织的功能活动才能呈现整体、协调的规律。所以，养生十分重视“形神合一”的生命观，既要求注意形体的摄养，又强调注意精神的调节，以保证形体强健，精力充沛，使身体和精神得到协调发展，保持生命的健康长寿。形神兼养统而言之，不外“养神”与“养形”两端，即所谓“守神全形”和“保形全神”。

养神，又可称为调神，是养生的第一要务。主要是指调摄人的精神、思维、意识活动及调畅情志等。调神摄生的方法十分丰富，大致可归纳为：清静养神；修性怡神；四气调神；气功练神；节欲养神等。其要义是：一要内心清静，不贪欲妄想。二要尽可能地摆脱有害的情绪刺激，情绪不可过度波动。三要积极地修身养性，如通过参加琴、棋、书、画等高雅有益的活动，陶冶情操，愉悦心身。

养形是指保养人体的脏腑、肢体、五官九窍及精气血津液等。形与神是生命活动中相辅相成的两个方面，形体是神的依附，有了形体，才有生命，有了生命才能具有正常的生理功能和产生精神活动。养形的具体方法有：调饮食，保脾胃；多运动，适劳逸；避寒暑，慎起居等。其中调饮食，保脾胃，应做到饮食有节、荤素结合、谨和五味、重视胃气；多运动，适劳逸，应重视形体运动和劳动，舒筋活络，调和气血；避寒暑，慎起居，应注意防御邪气侵袭，遵循日常生活规律。

三、动静结合

动与静，是物质运动的两种不同的形式，动静互涵，动中包含着静，静中潜伏着动。动静有度，刚柔相济，才符合生命活动的客观规律，有益于人体的健康和长寿。正如《增演易筋洗髓·内功图说》说："人身，阴阳也；阴阳，动静也。动静合一，气血和畅，百病不生，乃得尽其天年。"由此可见，动与静也是人的生命活动中的基本状态。形为阴主静，代表物质结构，营养的来源；气为阳主动，代表生理功能，动力的源泉，其物质与功能之间的相互转化，是在人体脏腑功能的动静协调下完成的。只有动静结合，阴阳协调，人体的脏腑气血才能保持正常的生理功能，使生命充满活力，延缓衰老的进程。所以，中医养生既提倡"养静为摄生之首务"，同时也强调"养生莫善于动"。

动能养形。"生命在于运动"，适当的劳动和运动，外可以锻炼四肢肌肉等形体组织，使经络疏通，九窍和利；内可以健运脾胃，促进消化，调畅气机，使气血和调。总之是增强人的体质，提高机体抗御病邪的能力。动形养生的方法有很多，如打拳、舞蹈、散步、游泳、气功、按摩及各种劳动等，可以因人、因时、因地制宜地选择适合自己的运动项目或劳动。不过动形养生应避免过度疲劳和过量的运动，此即孙思邈在《千金要方·养性》中曾告诫的"养性之道，常欲小劳，但莫大疲及强所不能堪耳"。要避免因过劳对身体的损害，特别是中老年人更应注意。

静能养神。静主要是指保持精神上，包括形体活动上的相对安静。心静才能神凝，神凝才能主宰五脏六腑。心神有易动难静的特点，因此，心神应以静养为宜。《素问·痹论》说："静者神藏，燥者消亡。"人只有保持心神清静，才能神藏而身强。若心神过于浮动，神耗精伤，则会影响脏腑的生理功能，导致疾病的发生，危害健康。心神之静并不等于饱食终日，无所用心，而是心无妄用，排除杂念之意。此外，形体活动也要动静适度，劳逸结合。无论是劳动或运动，适当休息保持充足的睡眠，通过静养消除疲劳，恢复精力，就可以对机体起到调整、重建、修复的作用。

四、调养脾肾

中医养生学认为，人体生命活动的根基是肾，生命活动的重要保障是脾。肾与脾，先天与后天，两者相辅相成，影响着脏腑精气的盛衰。善养生者应当重视调补脾肾，水谷充以御外，精髓足以强中，从而达到健康长寿之目的。

肾为先天之本，主封藏，是阴精、元气的生发之地。肾之精气不仅是繁衍人类的生命之源，促进人的生长发育，也是维持人体生命活动最重要的基本物质。肾之阴阳是一身阴阳的根本，肾阴肾阳的盛衰，直接影响着人的健康及衰老进程。肾的精气充足，精足则神旺，身体健康，生命力强盛，寿命延长；肾的精气衰少，精疲则神惫，体弱多病，生命力衰弱，寿命缩短。因此，保精护肾实为养生健体、防衰抗老的中心环节。正如《医学正传·医学或问》所说："肾元盛则寿延，肾元衰则寿夭。"保养肾精的原则主要包括：节欲保精，导引固肾，食疗补肾，按摩益肾，运动保健和药物调治等。

脾胃为后天之本、气血生化之源，饮食中的精微物质必须依赖脾的吸收和转输，才能化生为气血，营养周身，维持人体各脏腑组织器官正常的生理功能活动。人体脏腑器官、形体官窍、营卫经络，无不仰仗于脾胃，而脾胃的强弱关系到人体正气的盛衰、寿命的长短。脾胃健旺，水谷精微化源充足，气血充足，脏腑功能强盛，形健神旺；脾胃虚弱，水谷精微化源不足，气血亏虚，脏腑功能失常，形弱神衰。此外，脾胃为气机升降之枢纽，脾胃协调，气机调畅，能够促进和调节机体的新陈代谢，保证生命活动的正常进行。所以，调养脾胃也是延年益寿的重要内容。其调养的原则是：益脾气，养胃阴；适寒热，防伤胃；节饮食，和脾胃；调精神，疏肝脾；常运动，健脾胃等。

五、持之以恒

养生是实践性很强的延年益寿的保健活动，学习和掌握养生的知识与方法，并不代表就能获得理想的养生效果。因为衰老是长期的脏腑精气虚衰、阴阳失调的结果，可以设想打一次太极拳、吃一次滋补药膳是不可能出现立竿见影的逆转效果的。养生是一个效能蓄积的过程，需要持之以恒地去身体力行。无论是饮食养生、运动养生、心理养生，还是按摩、气功等，只有长期坚持，日积月累，才能从量变到质变，改善机体的体质状况，呈现出养生的效果。否则欲速而不达，特别是体质虚弱或有慢性疾病的患者，应有坚持不懈的养生意识和决心，选择适宜的养生保健方法，使经络气血调和，阴阳平衡，脏腑功能正常，以增强体质，却病延年。

第三节　养生的常用方法

一、运动养生法

(一) 气功

气功，古代又称导引、吐纳、静坐、调息、参禅等，是传统的通过自身行气，以达到增强体质、抗病防老、养生益寿的锻炼方法。它是祖国医学的宝贵遗产之一，有着广泛的群众基础，且为历代养生家、医家所倡导。以“气功”为名，则是在近代才广为应用。

气功的门派很多，从功法上大致可分为动、静两类。所谓静功，指练功时要求形体不动，如卧功、坐功、站功等；所谓动功，指练功时，形体要做各种锻炼的动作，即所谓“内炼一口气，外炼筋骨皮”。无论是动功还是静功，练功的要领大体是一致的。主要是通过调心、调息、调身等方法来调整机体。调心，即控制意识，松弛身心，以达到“入静”状态；调息，即均匀、柔和、细缓、深长地呼吸；调身，即调整身体姿势符合练功的要求，轻松自然地运动肢体，使内气运行畅通，精、气、神和谐统一，身心融为一体，百脉通畅，营卫气血周流，脏腑和调，精足、气充、神旺。

从现代医学角度看，气功锻炼过程中，调心，意守入静时可调节大脑皮质，使大脑皮质细胞得到充分的休息，也能防御外环境的有害刺激；调息，可通过调整呼吸按摩内脏，增进脏器功能；调身，可使全身肌肉骨骼放松，有助于交感神经系统紧张性下降，诱使情绪改善。坚持练习气功可以防治心、脑血管疾病、糖尿病等，培补真气，增强体质，健壮体魄，延年益寿。

(二) 太极拳

太极拳是我国传统健身拳术的一种。所谓“太极”是指万物的原始“浑元之气”，太极拳是在古代《易经》的哲学理论指导下，采用太极图像浑圆一体，阴阳合抱之势为运动原则，动作轻柔舒展，手、眼、身、步伐动作协调，以意领气，以气动形，形气相随；动中有静，以静御动，动静结合；神意内守，身动圆活，内外合一，从而达到协调阴阳、流通气血、疏通经络、协调脏腑的目的，是深受广大群众喜爱的健身防病的养生之法。

太极拳流派众多，架式特点各异，主要有陈式、杨式、吴式、武式及孙式五大流派。目前，比较简便易学的是国家体委编制的“简化太极拳”，又称“太极二十四式”。练习太极拳要领主要有：

一要以意导气，神静体松。太极拳是一种意识、呼吸、动作统一和谐的运动，要以意导气，始终保持神静，排除思想杂念，全神贯注，使意识内守。身体放松，上要沉肩坠肘，下宜松胯宽腰，让经脉畅通，气血周流。

二要气沉丹田，呼吸均匀。太极拳练习过程中，要含胸拔背，使气沉于丹田。呼吸要求深长均匀，以腹式自然呼吸为主，一般吸气时，动作为合，气入丹田；呼气时，动作为开，气发丹田，使人体内气周流全身。

三要以腰为轴，全身协调。太极拳练习中，腰是运动的轴心，要求定根于脚，发力于腿，主宰于腰，神注于目，行动于指，气动于内，手动于腕，神主于外，动作连绵，轻柔自然，达到意到、气到、形到的协调效果。

太极拳运动能防止或延缓关节不灵活、驼背等衰老现象，改善机体新陈代谢，增强免疫能力，提高消化功能；能调节血压、血脂、血糖，防止高血压、动脉硬化、高血脂、糖尿病及肥胖病等病症。

（三）五禽戏

五禽戏是模仿虎、熊、猿、鹿、鸟 5 种禽兽动作的一套功法，是由医学家华佗创编的世界上最早的医疗保健体操。随着历史发展，形成了各种五禽戏流派。

五禽戏系古代导引术之一，因其模仿禽兽的动作不同，意守、调息和动形有所差异，所起的作用也不一样。虎戏是模仿虎威猛神气的形象，善用爪力和摇首摆尾、鼓荡周身的动态，意守命门，内壮真元，益肾强腰，壮骨生髓；鹿戏是模仿鹿的性灵寿高的形象，活动腰胯，心静体松，善运尾闾，沟通任、督二脉气血，促进盆腔血液循环；熊戏是模仿熊身形沉稳的形象，外静而内动，意守中宫（脐内），以调和气血，增强脏腑器官功能；猿戏是模仿猿机警灵活的形象，形动而神静，外练肢体灵活，内练思想清静，意守脐中，达到体轻身健的目的；鸟戏又称鹤戏，是模仿鹤轻翔舒展的形象，意守气海，昂首挺拔，悠然自得，达到疏通经络、调畅气血、活动筋骨关节的目的。

五禽戏是一个整体，但每一个动作又各有侧重。练习五禽戏的要领主要是：全身放松，精神专注，腹式呼吸，均匀和缓，把握其动作特点，动作自然舒展。经常练习五禽戏有宁心神、益脏腑、调气血、通经络、利关节、活筋骨、增体力等作用。神静则气足，气足则生精，精足则化气动形，最终达到精、气、神合一，是中老年人防病抗衰、延年益寿理想的运动项目。

（四）八段锦

八段锦是由八节连贯进行的动作组成的一套保健体操。距今已有八百多年历史。因为八段锦的锻炼易学易做，术式简单易记，环境场地要求低，运动量适中，祛病除疾，强身益寿，效果显著，故在群众中广泛流传。

八段锦是调形与调息相结合的健身法。练习八段锦的要领主要是：意守丹田，呼吸自然、平稳，柔刚结合，不用僵力。八段锦对人体的养生作用总体说来是舒展筋骨，疏通经络，行气活血，周流营卫，调养脏腑，是机体全面调养的健身功法。适用于肌肉不发达，或者身姿不正的青少年，以及中老年人的保健。

（五）易筋经

“易”指活动变化；“筋”泛指筋骨、肌肉；“经”指方法、规范。“易筋经”是活动筋骨、肌肉，使全身筋骨强健、肌肉结实、经络气血调畅，从而增进健康、祛病延年的一种传统的养生健体之法。

在十二式易筋经中，所有动作都是从古代的各种劳动姿态演化而成的，后来在民间逐渐流传开来，成为广大群众锻炼筋骨、肌肉的健身术之一。易筋经功法以形体屈伸、俯仰、扭转为特点，练习易筋经的要领主要是：保持意念、动作、呼吸紧密配合，精神清静，排除杂念，松静结合，用力时肌肉逐渐收缩紧张，然后缓缓放松，力求达到独特的“伸筋拔骨”，即用意念调节筋骨、肌肉的紧张力（暗使劲）的锻炼效果。经常练此功法，可使全身经络、气血通畅，五脏六腑得到调和。可以纠正青少年身体的不良姿态，促进骨骼、肌肉的生长发育，也可以防止年老体弱者肌肉萎缩，对慢性疾病的康复及延缓衰老都很有益处。

二、按摩养生法

常用养生按摩部位及方法见表9-1。

表9-1 常用养生按摩部位简表

按摩	部位	方法步骤	养生作用
面部	摩面	两掌心相互搓热，中指从鼻翼两侧沿鼻梁上抹，经眉头至前额；然后放平四指，分推至两额角；再用两掌心从上而下摩面颊，如浴面状20～30次	提神醒脑，改善血行，美容保健
	摩目	闭目运睛，转动眼珠正反方向各10次；两手搓热，置于上眼睑，由内向外、由上而下环形摩动30次；用手指分别揉睛明、四白、太阳等穴，每穴揉20～30次；再用两手示指第二节的桡侧面轻刮眼眶30次，使攒竹、鱼腰、丝竹空、瞳子髎、承泣等穴位都受到按摩手法的刺激，然后可用一手的拇指与示指捏住印堂穴的皮肤，向外揪10次	怡神悦目，预防目疾
	搓鼻	先将屈曲的拇指关节相互搓热，然后从两侧鼻翼开始沿鼻梁搓至目内眦下，反复搓30次；再用屈曲的拇指关节分别按揉迎香穴30次；用一手拇指示指相对揉捏两鼻翼至鼻根3～5遍，再用一手的示指中指面置两鼻孔下缘作上下揉动30次；然后，用一手的拇指指甲掐鼻中膈和人中各5次	宣肺通窍，预防感冒和鼻炎等
	叩齿	晨起前静心凝神，口轻闭，上下门齿相叩36次，两侧臼齿相叩36次	生津固齿，健脾和胃，预防牙病和消化不良等
	鸣天鼓	掩耳：用两手掌根使耳壳前后对折，紧按耳孔，两手示指、中指轮流轻击风池穴处20～30次，用掌心掩按耳孔后骤然抬离，反复开闭10～20次；两手示指插入耳孔内转动3次，再骤然拔出3～5次；摩耳轮：两手掌同时摩擦两耳壳20～30次，两手示指屈曲的第二节摩耳轮20～30次，两手示指指面同时按揉两侧耳壳的耳甲艇、耳甲腔各10～20次；提耳郭：两手拇示指同时向上提耳郭20～30次；捋耳垂：两手拇示指同时向下牵捋耳垂20～30次	疏通经络，调和气血，补肾健脑，预防头痛、头昏、眩晕、健忘、耳病、目疾等
头颈部	梳头功	两手五指屈曲，从前额沿头顶至枕部推40～50次，如梳头样；用一手指端自前额向项后部按揉3～5遍；两手指屈曲，指端均匀地轻轻叩击头顶部；两手拇指在玉枕穴处，横向按揉20～30次，再按揉风池穴3～5次；两手十指交叉，抱枕骨部，掌心作一紧一松相对用力10～20次	畅通任督，调和阴阳，祛风止痛，健脑护发，预防头痛、健忘、脱发等
	搓颈前	用一手的拇指和其余四指分别放在颈部两侧，掌心贴喉结从上向下抹搓20～30次；再用中指揉天突穴5～10次	通气祛痰，预防咽炎、喉炎等
	推桥弓	用右手推左颈部，自乳突往下至肩内侧；再用左手推右颈部，自乳突往下至肩内侧，反复操作5～10次	降逆泻火，预防高血压、偏正头痛等
胸部	摩胸	用右手掌从右乳上方，手指并拢，用力向下推至左侧腹股沟处；再用左手从左乳上方同样用力推至右侧腹股沟处，反复操作10～20次	运气开积，消食化痰
	按揉胸部	用一手中指面从锁骨下肋间隙由内向外适度按揉，以出现酸胀感为宜，从第一、二、三肋间顺序而下	宽胸理气，宣肺平喘，止咳化痰
	摩心前区	左手按于心前区，右手按在左手上，顺时针方向、逆时针方向各摩动40～50次	益气强心，缓急止痛，预防冠心病、高血压等
	拍胸	一手成虚掌，用掌拍击胸部，左右手交替，各拍10次	宣肺利气，止咳化痰

（续表）

按摩	部位	方法步骤	养生作用
腹部	揉脘腹	用右手四指并拢，在中脘部作圆周方向旋转按揉20～30次；再用左手按揉20～30次	健脾和胃，预防胃肠道疾病
	摩脐轮	用左手掌心贴脐部，右手按左手手背上，作顺时针方向旋转揉动100～200次	温阳固脱，益精壮元，防治五更泻、遗尿、遗精等
	疏肝胆	左手四指并拢，按在左腹股沟部，右手顺时针方向揉腹20～30次	疏肝利胆，防治肝胆疾病、胰腺炎等
	擦少腹	两手小鱼际紧贴天枢穴作向腹股沟方向的上下擦动，30～40次，以发热为度。	疏肝理气，补肾益精，防治妇科疾病、大便秘结等
	推下中脘	两手四指并拢，从上脘向下直推至耻骨联合处20～30次	理气消积，预防胸腹满闷、胁下痞胀等
	摩腹	右掌心贴住腹部顺时针方向摩动30次，再用左掌心贴住腹部作逆时针方向摩动30次，反复交替操作5次	固本培元，延年益寿，预防胃脘胀满、腹泻或便秘等
腰背部	腰功	用两手搓热后紧按肾俞穴，稍放片刻后用力向下搓至尾闾部，两手一上一下往返搓50～100次；两手叉腰，用拇指面紧按腰眼，旋转按揉，以酸胀为宜；用右掌心按在命门穴，上下搓动20～30次	补肾培元，强身益寿，防治腰痛、阳痿早泄等
	推导腰骶椎	用一手大鱼际从第二腰椎向下推到腰骶至尾部，从上向下推导20～30次，再用中指揉尾闾穴20～30次	活血通络，预防腰骶疼痛、便秘腹泻、小便不通等
	旋腰健肾法	端坐在方凳上，全身放松，两脚分开，与肩同宽，以腰椎为轴心作前俯、后伸、左旋、右旋的旋转运动5～10次	补肾壮腰，疏通经络，预防腰肌劳损、腰椎间盘突出症等
上肢部按摩	擦手	两手搓热，左手紧贴右手背，摩擦10～20次，以热为度；再用右手紧贴左手背，摩擦10～20次	调气和血，预防手指麻木、冷痛、冻疮等
	捻指	用右手拇指、示指捻左手五指，从指根至指尖，再从指尖至指根，每指捻3～5遍；然后换左手拇指、示指捻右手五指，操作同前	舒筋通络，预防手指麻木、僵硬等
	擦臂	用右手掌从左腕沿上肢前臂内侧向上擦至腋下，再用右手掌按在左肩外侧从上向下擦至左上肢前臂，反复操作20～30次；换左手掌擦右上肢	通经活络，预防肩臂麻木、酸痛等
下肢部按摩	擦腿	两手虎口相对抱一侧大腿，从根部用力向下擦至踝部，然后再从踝部向上擦至大腿根部，反复操作10～20次，用同法擦另一侧下肢	祛风散寒，通经活络，滑利关节
	按揉保健穴	两手拇指在两下肢的伏兔、鹤顶、阴陵泉、足三里、三阴交等穴依次先按后揉，每穴按3～5次，揉30～50次	调和阴阳，理气活血，健脾温中
	拍击小腿	用两手掌在下肢由上而下拍击20～30次	舒筋活血，迅速祛除疲劳
	摇踝关节	取正坐位，先将左腿搁右大腿上，左手抓踝上，右手抓脚，作向内、向外的旋转20～30次；左右脚交替	滑利关节，强筋健骨
	擦涌泉	取盘坐位，先用右手擦左涌泉100次，再用左手擦右涌泉100次。亦可用拇指按揉涌泉穴20～30次	引火归元，滋阴育阳，安神宁志，活血通络

三、调摄精神养生法

调摄精神，又称摄神、养神、调神，是通过调节人的精神、思维和意识活动，保持心身健康的一种养生方法。

（一）清静养神

清静，是指思想清静，即精神情志淡泊、宁静。中医养生家认为，养生的根本首先是养心，而养心之要是静养，情志安定、心静神清，才能气血和调，有益于健康。

1. 淡泊名利　是指淡化对名誉地位的追求，不苛求物质享受，保持心境的纯正和安宁。淡泊是清静养神的前提，淡泊才能心静。所谓淡泊名利，并不是指要脱离社会现实，而是要警惕过于奢求名利所导致的心神浮躁、烦乱。具体地说是要求思想清静，排除杂念，使精神安定，保持心理平稳。事实上，对名利的嗜欲，是可以无止境的，如果追逐过度，名利必然会成为最大的思想包袱，最沉重的精神枷锁，使人常常处于精神紧张的状态，一旦愿望不能实现，便会产生失望、忧郁、苦闷、悲伤、幻想等不良情绪，从而扰乱心神，导致人体气血失调而患病。相反，从实际情况出发，淡泊名利，减少对名利的贪求，则可以使人心胸坦荡，消除不必要的思想负担，心情愉快，有利于延年益寿。

要做到淡泊名利，首先要明白贪图名利之害，《太上老君养生诀》说："且夫善摄生者，要先除六害，然后可以保性命，延驻百年。何者是也？一者薄名利，二者静身色，三者廉货财，四者损滋味，五者除佞妄，六者去妒忌。"贪图名利是六害之首，淡泊名利能神清心静。其次要能正确对待个人的名利得失，对待名利及享受，要明晓"比上不足，比下有余"的道理，要培养知足常乐的思想，只有这样才能保持心神的清静，心理的平衡。

2. 乐观开朗　情绪乐观，性格开朗，是养生的要素，益寿的法宝。性格开朗是胸襟宽阔、气量阔达的一种心理状态。性格虽然与先天遗传因素有关，但可以因后天环境、时间的影响而改变。乐观的情绪是人的心理、日常生活的需要，是调养精神、防衰抗老最好的精神食粮。

医学研究已经证明，人的性格及情绪与健康疾病密切相关，开朗活泼、积极乐观的人，精神健康，不易患慢性病、重病、精神病，即使患病也容易康复、痊愈。古今长寿者的实践也证实，长寿的人大多热爱生活，性格开朗，乐观豁达，国外曾有人对 80 岁以上老人的长寿秘诀进行调查，结果发现有 96％的寿星开朗乐观，富有人生乐趣。

在人生的历程中，人都有让自己的性格、情绪适应于自然和社会，以保证自己身心健康的任务，培养开朗的性格和乐观情绪就是完成这一任务的重要环节。其原则是：一要能够认识不良性格和情绪对身心健康的危害，树立正确的世界观、人生观和价值观。二要注意品格修养的锻炼，心胸开阔，大度处事，宽以待人，不斤斤计较，遇到不顺心的事，不钻牛角尖。三要培养幽默风趣感，在幽默中产生愉快的情绪，调节心理活动，促进生理功能。四要科学处理好工作、学习与生活的关系，丰富业余生活的内容，陶冶性情。

（二）养德调神

道德修养是养生的一项重要内容，历代的养生家把修性养德作为养生的首务。春秋战国时期孔子就提出"德润身""大德必得其寿"。唐代医学家孙思邈在《千金要方》一书中也提出："性即自善，内外百病皆悉不生，霍乱灾害亦无由作，此养性之大经也。"他还强调"德行不克，纵服玉液金丹，未能延寿"。"道德全，不祈善而有福，不求寿而自延。"明代王文禄在《医仙》一书中也说："养德、养生无二术。"现代养生实践证明，注意道德修身，诚实善良，襟怀坦白，助人为乐，生活坦然，有高尚的生活情趣，能保持最佳心理状态，增强免疫系统功能，抵御各种疾病的侵入，这是保证身心健康的前提。只有确立正确的人生目标，道德高尚，性格豁达，光明磊落，对生活充满信心，才可以神志安宁，气血平和，生理功能有规律地进行。如此养生则形体强壮，面貌安详舒泰，健康长寿。正如孔子所说："修身以道，修道以仁。""仁者寿。"

（三）调摄情绪

1. 节制法　是指节制、调和情感，保持心理的协调平衡，防止因七情过极损害健康。《吕氏春秋》说:“欲有情,情有节,圣人修节以止欲,故不过行其情也。”重视精神修养,调摄精神情绪,首先要能够节制自己的感情。

(1) 遇事戒怒:怒是情志致病的魁首,怒不仅伤肝脏,还可以伤心、伤脑、伤胃等,导致各种疾病,危害人体健康。《老老恒言·戒怒》说:“人借气以充身,故平日在乎善养。所忌最是怒。怒气一发,则气逆而不顺,窒而不舒,伤我气,即足以伤我身。”戒怒是养生一大课题,历代养生家把戒怒放在情绪调摄、防病的首位,提出科学的制怒之法。一要以理制怒,努力克制情绪的冲动,以理性说服自己,考虑怒气于事于身的不利。在日常生活和工作中,可怒之事难免,如不能理智地控制自己过极情绪,则会导致各种不良后果,使怒气“发之于情”“止之于理”。二可提醒制怒,在自己生活、工作环境的醒目之处写上警言“息怒”“制怒”“遇事戒怒”等,以此作为自己的生活信条,常常提醒自己,可收到良好的防怒效果。三是怒后反省,吸取教训,并尽可能地减少发怒次数,逐步养成遇事不怒的良好习惯。

(2) 宠辱不惊:是指视荣辱若一,得失不动于心。“宠辱不惊”是庄子提出的淡泊的处世态度。人世沧桑,无论是身处逆境或者顺境,都应处之泰然,过分激动的情绪都是不可取的,要保持心理平衡,有稳定的心理素质。当受到外界的事物刺激时,虽然有所感受,但要明辨是非,保持思想安定,七情平和。从现代医学角度看,情志与免疫功能息息相关,过激的情志刺激会削弱体内白细胞的战斗力,降低人体的免疫能力,容易使人发生疾病。因此,只有善于保持平和的心理状态,进行必要的自我情感调节,才能健康长寿。

2. 疏泄法　把积聚、压抑在心中的不良情感,通过适当的方式疏导、发泄出去,以尽快恢复正常情志活动,称之为疏泄法。具体做法有下面两种:

(1) 直接发泄:用直接的方法发泄心中的不良情绪,从而使精神和心理状态恢复平衡。例如:可以倾诉衷肠,当遇到不公时,向上级机关及领导申诉不平,或向朋友、亲人诉说烦恼,一吐为快;可以痛哭或喊叫,当遇到不幸悲痛万分、心情压抑时,不妨大哭一场或无拘无束的高声喊叫,宣泄情绪;也可以赋诗、记日记,抒发情怀,将内心的郁积诉说出来等。总之,要注意发泄的适度,不可采用不理智的过于冲动性的方式发泄,避免因图一时之快,给他人带来不便或伤害,给自己造成更加严重的情绪负担。

(2) 疏导宣散:出现不良情绪时,在别人的正确疏导下,宣散出压抑在心中的郁闷,使不良的情绪得到排解。疏泄法虽然主要是依靠自己的力量,但并不排除他人的帮助,要扩大社会交往,建立良好的人际关系,在互相尊重、互相帮助的前提下,广交朋友,缩小人际关系心里距离,是解忧消愁、克服不良情绪的良药。

3. 转移法　转移法又称移情法,即通过一定的方法转移人的注意力,将情感从纠葛的事物中转移解放出去,或改变周围环境,使其避免接触不良刺激的因素,其本质是调整患者的精神情感,以发挥气机调整、精神内守的作用。

(1) 升华超脱:所谓升华,就是用理智战胜生活中出现的不幸,用坚强的意志战胜不良情绪的干扰,并将精神状态引导到崇高的方向,把挫折与痛苦转化为投身于事业的动力,在工作和事业中寄托自己的情感,找到新的心理支点和快乐。这是种高水平的情绪调节,是使消极因素变为积极因素的重要保健方法,对己、对人、对社会都十分有利。

超脱,又可以理解为超然,即在思想上看淡一些事情,努力让思想脱离引起不良情绪的环境。可以作短期放松旅游,还可以置身于视野开阔的海滨或环境优美的公园,把自己从不快的心情、不解的痛苦中拉出来,让大自然的风光美化心灵,驱除生活中的烦恼,使精神愉快,产生明朗豁达的心境。

(2) 移情易性:移情,是转移内心情绪的指向;易性,是更易心志,指的是改变不良的情绪和习惯。“移情易性”是中医传统的心理保健法。《临证指南医案》说:“情志之郁,由于隐情曲意不伸……郁症全在病者能移情易性。”《北史·崔光传》说:“取乐琴书,颐养神性。”《理瀹骈文》也说:“七情之病者,看书解闷,听曲消愁,有胜于服药者矣。”可见古人对如何转移情志、陶冶性情早有认识。实践证明,音乐欣赏、读书赋诗、书法绘画、弈棋垂钓、种花养鸟等活动均有移情易性的作用,特别是音乐欣赏及书法绘画情趣高雅,对人最为有益。音乐对人的情志活动具有特殊的感染力,情绪不佳时,听听音乐,能振奋精神,排除苦闷;书法绘画能训练形静心清,达到了一种有利于养生的气功态,也能陶冶性情。当然也可根据不同的年龄、心理、文化教育背景及环境条件,灵活地选择最适合于自己的其他形式的活动,达到调节情志目的。

4. 情志制约法 又称为以情胜情法,是指用一种情志来制约对机体有害的另一种情志,以达到协调情志、防病治病的目的。它是根据阴阳五行的理论,阐述情志相胜的道理,借以调摄情志的方法。

中医学认为,情志之间存在着互相制约的关系,运用情志之间五行属性生克的理论归纳此种关系即是:悲胜怒,恐胜喜,怒胜思,喜胜忧,思胜恐。这说明前人认识到了情志之间在生理、病理上是相互影响的,根据“以偏救偏”的治疗原理,创立了“以情胜情”的独特方法。正如《医方考》所说:“情志过极,非药可愈,须以情胜。”根据五行情志相胜的道理,对容易动怒的人,应以悲怆苦楚之言感化之,让其气消而不气逆;过分喜悦的人,要以事情不利方面的语言恐吓之,以制约其过度的兴奋;思虑太过的人,要用过激的语言促怒之,以畅达气机;过于悲伤忧愁的人,要以高兴的事情开导之,使其振作精神;过分恐惧的人,要劝其动脑思考,分析致恐原委,以战胜恐惧心理。在运用此方法时,要注意体现“胜”字,即情志刺激的强度应超过致病的情志因素,才能够起到制约的作用。情志五行相胜的理论尽管朴素,但在心理保健上具有一定的借鉴意义。

运用情志之间阴阳属性的对立制约关系,对情志进行调节,也是为情志制约法的一种。人类的情志活动虽然复杂,但可用阴阳属性来分类,这就是现代心理学所说的“情感的两极性”。七情所致的气机异常,具有两极倾向的特点,如:喜与怒、怒与恐、怒与思、惊与思、喜与忧、爱与恨、喜与恶等等,均可用阴阳来分类。对于性质彼此相反的情志,在人体气血阴阳的影响也正好相反,因而可以相互调节控制,使情志的阴阳复归于平衡。从这一理论讲,喜可胜怒,怒也可胜喜;喜可胜恐,恐也可胜喜;怒可胜恐,恐也可胜怒等。

由此可见,情志制约法,实际上是一种通过相反的情志变动,调节整体气机的方法。人们切不可机械地按图索骥,拘泥于五行相生相克或阴阳制约,滥用以情胜情,只有掌握其精神实质,方法运用得当,才能真正起到心理保健作用。

四、饮食养生法

饮食养生是在中医理论的指导下,根据食物的性味、归经及其功能作用,合理的调配及摄取食物,注意饮食宜忌,以保健强身、延年益寿的养生方法。

(一) 饮食调养的原则

饮食养生并不是随意的、无限制的营养补充,而必须遵循一定的原则。

1. 合理调配 饮食物种类繁多,各种饮食物所含营养成分是不一样的,只有合理调配,才能给人体生长发育提供科学而全面的营养,符合健康长寿的需要。一般来说,首先要重视食物种类全面,荤素结合。《素问·藏气法时论》指出:“五谷为养,五果为助,五畜为益,五菜为充,气味合而服之,以补精益气。”也就是说,饮食要以谷类为主食,肉类为副食品,再配以水果、蔬菜,可使人体所必需的蛋白质、脂肪、糖类、维生素和矿物质等营养成分搭配合理，有益于人体健康。其次，应谨和五味。食物的酸、苦、甘、辛、咸滋味不同，对人体的营养作用也不一样，五味对人体的五脏有特定的亲和性，只有五味调和，才能对五脏起到全面的补益作用，使五脏之间的功能始终保持相对的平衡协调。正如《素问・至真要大论》所说："五味入胃，各归其所喜，故酸先入肝，苦先入心，甘先入脾，辛先入肺，咸先入肾，久而增气，物化之常也。"五味调和，则五脏精气生成有源，有助于人体的消化吸收，使人体的脏腑得到合理的补益，有利于健康；若五味不和，食物太偏，则有损于人体健康。

2. 饮食有节　是指饮食要有节制，定量、定时。定量就是饮食饥饱适度，既要考虑到机体营养供应充足，以保证各种生理消耗的需要，又要顾及脾胃的承受力。过饥，营养来源不足；过饱，脾胃之气受损，两者都对人体健康不利。定时就是进食的时间应较为固定。《尚书》有"食哉惟时"的记载。定时进食可以使消化功能有节奏地进行活动，不仅脾胃能有张有弛相互协调配合，也使全身的营养供应形成有序的规律性活动，而有规律的活动对脏腑的保健、身体的健康是十分必要的。我国传统的进食时间，为早、中、晚各进一餐，若能养成良好的进餐习惯，则脾胃消化功能健旺，这对于养生是大有好处的。

3. 饮食卫生　饮食卫生，也是养生防病的重要内容。归纳而言，一是饮食宜新鲜。新鲜的食品，营养充足，其营养成分易于消化、吸收，有益于人体，反之则对人体有害无益，正如《金匮要略》所说："秽饭、馁肉、臭鱼食之皆伤人。"可见食品新鲜，能避免被细菌或毒素污染，防止病从口入。二是以熟食为主。大部分的食品在烹调加热后食用，更利于机体的吸收，且加工的过程，本身就能清洁、消毒，去除一些致病因素。三是注意饮食禁忌。几千年前，古代医家就提出了饮食禁忌的问题，在长期的养生实践中，人们也逐步对某些动植物有害于人体的问题有了认识，如：发芽的土豆、河豚等有毒，误食会影响健康，甚至危及生命，这些经验至今仍有现实意义。

（二）食物的作用

食物自身的性、味、归经、升降浮沉等特性决定了其作用，具体表现为以下几个方面。

1. 预防作用　食物具有维护人体正气、抗御邪气侵袭的作用。广义地说，食物的滋养作用就是重要的预防保健措施，当人体缺乏某种食物营养成分时，就会发生疾病，而注意饮食的全面调配及有针对性的补充，就可以提高人体正气，使五脏功能旺盛，起到预防疾病的作用。此外，某些具有特异性作用的食物，也可以直接用于预防某些疾病，科学家发现有很多食物可以预防疾病。如用谷皮、麦麸预防脚气病；用绿豆汤预防中暑；用生山楂降血脂，预防动脉硬化；苦瓜、马齿苋能防癌抗癌等。

2. 滋养作用　饮食是人体赖以生存的营养源泉，饮食对人体的滋养作用是身体健康的重要保证。中医养生学认为，不同的食品可以归入某脏某经，从而滋养脏腑、经脉、骨骼、皮毛等。人体三宝"精、气、神"离不开饮食的滋养作用。合理安排饮食，保证充足的营养供给，能使气血充足，五脏六腑功能旺盛。饮食的滋养作用多种多样，从其性味和作用上归纳，大致可分为平补、清补、温补、峻补几种。平补一般是应用性质平和，不寒不热的食物滋补身体，使用范围较广；清补是应用性偏寒凉或平和的食物，使用时无滋腻碍胃之弊；温补是应用性偏温热的食物进行补益，也作为普通人冬令进补之用；峻补为用补益作用较强的食物，在急需补益的时候发挥显效，此法运用应注意季节、病情和体质条件。

3. 延缓衰老作用　饮食的延缓衰老作用，既体现在能够因人、因时、因地、因病制宜，进行辨证用膳，调理人体的阴阳盛衰平衡，实则泻之，虚则补之，还体现在对肺、脾、肾等脏器的调摄。由于在生命的过程中，人的寿命长短，与肺、脾、肾三脏密切相关，而临床实际也表明，肺、脾、肾三脏虚损常导致未老先衰征象，因此，中医养生抗衰防老多从补益肺、脾、肾入手。历代以抗衰老为主要功效的食物，也基本以能调补肺、脾、肾三脏居多。

4. 治疗作用 药食同源，食物与药物一样具有治疗疾病的作用。古代医者认为治疗疾病应食疗在先，药疗在后，食疗未愈，再用药疗。并称道善用食物治病的医生为“上工”。饮食的治疗作用可以分为：一补益脏腑，除主张用米、面、果、菜等一般性食物滋补以外，主要是提倡用血肉有情之品对体质虚弱或慢性虚弱病证患者进行滋补。如鸡汤用于虚劳；牛乳饮用于病后调理等。二泻实祛邪，既要进行全面调理，又要针对病情去除病因。如大蒜治痢疾；薏苡仁祛湿等。三调整阴阳，根据阴阳失调情况，采用不同的饮食性味进行调节，可有育阴潜阳、扶阳抑阴、阴阳双补等不同方法(表9-2)。

表9-2 常用食物治疗作用归纳表

类别	食 物	适应病证
发散风寒	生姜，芥菜，葱，芫荽	风寒感冒
疏散风热	豆豉，杨桃，茶叶	风热感冒
清热泻火	茭白，苦瓜，蕨菜，松花蛋，百合，苦菜，西瓜	内火
清热生津	甘蔗，番茄，甜瓜，甜橙，柑，柠檬，苹果，荸荠	燥热伤津
清热燥湿	香椿，荞麦	湿热
清热凉血	藕，茄子，蕹菜，向日葵子，黑木耳，芹菜，丝瓜	血热
清热解毒	绿豆，赤小豆，蓟菜，南瓜，豌豆，苦瓜，马齿苋，酱	热毒
清热利咽	橄榄，罗汉果，鸡蛋白，荸荠	内热咽喉肿痛
清热解暑	西瓜，绿豆，绿茶，赤小豆，椰汁	暑热
清化热痰	白萝卜，冬瓜子，海藻，海带，荸荠，紫菜，海蜇	热痰
温化寒痰	洋葱，杏子，香橼，桂花，芥子，生姜，橘皮	寒痰
止咳平喘	白果，百合，梨，枇杷，落花生，小白菜	咳嗽喘息
健脾和胃	南瓜，包心菜，芋头，无花果，胡萝卜，猪肚，牛奶，杧果，柚，栗子，大枣，粳米，糯米，玉米，白鸭肉	脾胃不和
健脾化湿	薏苡仁，香椿，蚕豆，大头菜	湿阻脾胃
驱虫	榧子，大蒜，石榴，南瓜子，椰子肉，醋，榛子	虫积
消导	萝卜，山楂，茶叶，麦芽，薄荷叶	食积
温里	辣椒，胡椒，桂花，羊肉，蒜，葱，韭菜，刀豆，鸡肉	里寒
祛风湿	鹌鹑，黄鳝，樱桃，薏苡仁，鸡血	风湿
利尿	冬瓜，玉米，赤小豆，白鸭肉，西瓜，葫芦，鲤鱼，鲫鱼	小便不利，水肿
通便	香蕉，菠菜，竹笋，番茄，蜂蜜	便秘
安神	莲子，百合，龙眼肉，蘑菇，猪心，酸枣仁，小麦，小米	神经衰弱，失眠
行气	橙子，大蒜，柑，荞麦，高粱，刀豆，菠菜，白萝卜，韭菜，火腿	气滞
活血	桃仁，油菜，酒，慈菇，茄子，山楂，蚶肉	血瘀
止血	藕节，槐花，黄花菜，栗子，黑木耳，刺菜，茄子，香蕉，莴苣，枇杷，猪肠	出血
收涩	石榴，乌梅，莲子，芡实，高粱，黄鱼，鲶鱼	滑脱不固
平肝	芹菜，番茄，绿茶	肝阳上亢
补气	粳米，糯米，小米，大麦，马铃薯，大枣，胡萝卜，香菇，豆腐，鸡肉，鹅肉，鹌鹑，牛肉，兔肉，狗肉，青鱼，鲢鱼	气虚

（续表）

类别	食 物	适应病证
补血	桑葚，荔枝，松子，黑木耳，菠菜，胡萝卜，猪肉，羊肉，牛肝，羊肝，甲鱼，海参	血虚
助阳	枸杞菜，核桃仁，豇豆，韭菜，刀豆，羊乳，羊肉，狗肉，鸽蛋，雀肉，鳝鱼，海虾，淡菜	阳虚
滋阴	银耳，黑木耳，大白菜，梨，葡萄，桑葚，牛奶，鸡蛋黄，甲鱼，乌贼鱼，猪皮	阴虚

(三) 食物的性能

1. 四性　是指食物的寒、热、温、凉 4 种性质。寒凉性质的食物具有清热滋阴、凉血解毒、泻火通便的作用，适用于炎热气候环境的用膳及素体阳热亢盛、肝火偏旺者的保健。久服会损伤阳气，故阳气不足，脾气虚者慎食。温热性质的食物，具有活血通络、温经散寒、助阳益气的作用，适用于寒冷的气候环境用膳及平素怕冷、虚寒体质者的保健。但容易助火伤津，凡热证及阴虚火旺者忌服。

食物与药物相比，药物偏性强，食物平性多，平性的食物具有健脾和胃、平补气血的作用，可供各种体质的人四季食用，也是患者饮食调养的基本食物，适用于脾胃虚弱者的保健。由于性味平和，不致生寒或积热，故寒证、热证亦可使用。

2. 五味　是指食物具有甘、酸、咸、辛、苦 5 种滋味。其作用与药物的五味基本相同。

甘味：有滋养作用，用于气血不足、脾胃虚弱者。如栗子、南瓜。

酸味：有收涩作用，用于久泻、多汗、遗精、滑精者。如梅子、柠檬。

咸味：有软坚、补肾作用，用于瘿瘤、痞块、肾虚者。如海蜇、海带。

辛味(包括芳香味)：有发散、开胃健胃作用，用于感冒、肝胃气滞者。如生姜、芥菜。

苦味：有降泄、健胃作用，用于热性病、胃脘不适者。如苦瓜、大头菜。

另有淡味食物，有利湿作用，常用于水湿内停者的调理。如冬瓜、荠菜。

每种食物滋味不同，作用也就不同，一般说来，食物滋味的应用以适度为宜，服食太过非但无益反而有害。如多食酸味易引起筋脉挛缩；多食苦味易损伤脾胃阳气；多食甘味易引起满闷不适；多食辛味易引起散气耗津；多食咸味易引起气血凝滞。每一种食物具有的味可以是一种，也可以是几种。

3. 归经　是指食物对人体的经络、脏腑具有特定的选择性作用，这是食物作用的内在规律。如葱、姜能治疗表证，蜂蜜能止咳润燥，与肺有关，故以上 3 种食品归肺经；再如萝卜能开胃行气，西瓜能清热生津，与胃有关，故以上两种食品归胃经。食品归经不同，选择性的作用不同。对于所归属的经，食品的选择性作用较强，反之较弱或没有作用(表 9-3、表 9-4)。

表 9-3　常用食物四性、五味归类表

四性五味	食 物
寒性	甜瓜，香蕉，猪肠，桑葚，马齿苋，苦瓜，苦菜，莲藕，蟹，蕹菜，甘蔗，番茄，柿子，茭白，蕨菜，荸荠，紫菜，海带，竹笋，慈菇，西瓜，蛏肉，柚，冬瓜，黄瓜，田螺
凉性	茄子，白萝卜，菱角，冬瓜皮，丝瓜，油菜，波菜，苋菜，绿豆，豆腐，小麦，芹菜，小米，大麦，柑，苹果，梨，枇杷，橙子，西瓜皮，杧果，橘，茶叶，蘑菇，猪皮，鸭蛋，荞麦
热性	辣椒，芥子，鳟鱼，肉桂，花椒

(续表)

四性五味	食 物
温性	韭菜,洋葱,小茴香,荔枝,栗子,大枣,刀豆,生姜,葱,芥菜,香菜,香花菜,大蒜,南瓜,高粱,糯米,酒,龙眼肉,杏子,杏仁,桃,樱桃,石榴,胡桃仁,雀,鳝鱼,淡菜,虾,蚶,鲢鱼,海参,鸡肉,羊肉,羊乳,狗肉,猪肝,猪肚,火腿,鹅蛋
平性	萝卜子,白薯,莲子,黑芝麻,南瓜子,土豆,黄花菜,荠菜,香椿,香蒿,大头菜,元白菜,芋头,豌豆,胡萝卜,白菜,豇豆,黑大豆,赤小豆,蚕豆,黄豆,粳米,玉米,鲤鱼,猪肺,猪心,白果,榛子,无花果,李子,葡萄,白木耳,鸡蛋,鸽蛋,木耳,海蜇,黄鱼,泥鳅,青鱼,猪肉,猪肾,鹅肉,龟肉,鳖肉,猪蹄,白鸭肉,鲫鱼,牛肉,鹌鹑,鹑蛋,蜂蜜,蜂乳,榧子,牛奶
酸味	椰子瓤,石榴,番茄,马齿苋,醋,荔枝,赤小豆,蜂乳,柑,橄榄,柠檬,杏,梨,枇杷,橙子,桃,山楂,橘,柚,杧果,李子,葡萄,鳟鱼
辛味	生姜,葱,芥菜,香菜,大头菜,芋头,芹菜,白萝卜,洋葱,油菜,萝卜子,陈皮,佛手,大蒜,青蒿,韭子,辣椒,花椒,韭菜,酒
苦味	苦瓜,苦菜,大头菜,茶叶,杏仁,白果,香椿,槐花,慈菇,酒,李仁,猪肝
甘味	柿子,橄榄,柑,莲藕,茄子,大麦,小麦,木耳,蕹菜,番茄,茭白,白萝卜,丝瓜,洋葱,竹笋,萝卜子,土豆,菠菜,芥菜,黄花菜,青蒿,大头菜,南瓜,洋白菜,芋头,豌豆,胡萝卜,白菜,芹菜,冬瓜,冬瓜皮,黄瓜,豇豆,豆腐,赤小豆,黄豆,蚕豆,刀豆,荞麦,高粱,粳米,糯米,玉米,小米,黑大豆,绿豆,蘑菇,白薯,蜂蜜,蜂乳,白木耳,牛奶,羊乳,甘蔗,苹果,杏子,百合,梨,白果,西瓜,西瓜皮,甜瓜,菱角,香蕉,桃,椰子瓤,樱桃,桑葚,荔枝,黑芝麻,榛子,柚,杧果,栗子,大枣,无花果,莲子,葡萄,龙眼肉,牛肉,白鸭肉,黄鱼,泥鳅,青鱼,鲢鱼,鳖肉,鲤鱼,紫河车,雀,鲫鱼,田螺,鳝鱼,虾,猪肺,猪肠,猪皮,猪肚,羊肉,榧子,鸡肉,鹅肉,蛏肉,鹌鹑,鹑蛋
咸味	食盐,苋菜,大酱,猪蹄,猪血,猪心,小米,大麦,紫菜,海蜇,海带,蟹,海参,田螺,猪肉,猪髓,猪肾,淡菜,火腿,蛏肉,白鸭肉,狗肉,龟肉,鸽蛋

表 9-4 常用食物归经表

归经	食 物
肝经	丝瓜,油菜,荠菜,马齿苋,番茄,香椿,青蒿,韭菜,山楂,杏仁,樱桃,桑葚,酒,醋,枇杷,荔枝,黑芝麻,杧果,无花果,李子,紫河车,槐花,海蜇,青鱼,鳝鱼,虾,淡菜,蛏肉,蚌肉,鳖肉,蟹,慈菇
脾经	莲藕,茄子,番茄,豆腐,生姜,香菜,马齿苋,苦菜,大头菜,南瓜,芋头,茭白,油菜,荠菜,豌豆,胡萝卜,冬瓜皮,豇豆,黑大豆,小麦,大麦,陈仓米,小米,糯米,粳米,高粱,大蒜,白薯,荞麦,黄豆,苹果,枇杷,落花生,蚕豆,荷叶,荔枝,橘,杧果,栗子,龙眼肉,葡萄,莲子,大枣,无花果,蜂蜜,火腿,猪肉,猪肝,猪血,猪肚,羊肉,狗肉,猪心,泥鳅,牛肉,鸡肉,鹅肉,鲢鱼,鲤鱼,鲫鱼,鳝鱼
心经	莲子,猪皮,芥菜,莲藕,藕节,辣椒,核仁,绿豆,赤小豆,陈仓米,荷叶,柿子,小麦,慈菇,酒,西瓜,甜瓜,龙眼肉,海参
肺经	糯米,蜂蜜,落花生,生姜,葱,芥菜,香菜,茭白,白萝卜,冬瓜子,洋葱,油菜,萝卜子,大蒜,青蒿,白果,椰子瓤,胡萝卜,芹菜,冬瓜,蘑菇,慈菇,紫菜,酒,茶叶,甘蔗,柿子,荸荠,猪肺,猪皮,杏仁,百合,梨,枇杷,橘,柚,葡萄,胡桃仁,鹅肉,鸭蛋,白鸭肉,羊乳,榧子,鲢鱼
肾经	蚌肉,黑大豆,大蒜,荠菜,香椿,豇豆,韭子,花椒,韭菜,盐,大酱,蚕豆,小米,白薯,樱桃,石榴,小麦,海蜇,海参,鲤鱼,鳝鱼,淡菜,虾,海马,黄鱼,火腿,猪肉,猪肾,猪肝,栗子,葡萄,猪血,猪髓,猪耳,鹌鹑蛋,白鸭肉,羊乳,羊肉,狗肉,鸽蛋,桑葚,蛏肉,黑芝麻,栗子,胡桃仁,莲子
大肠经	豆腐,槐花,木耳,土豆,菠菜,苋菜,白菜,冬瓜,芥菜,马齿苋,苦瓜,苦菜,茄子,蕹菜,刀豆,桃,石榴,豆腐,蕨菜,冬瓜子,竹笋,胡椒,无花果,柿子,杏仁,菱角,南瓜子,蘑菇,榧子,荞麦,黄豆,玉米,香蕉,蜂蜜,鲫鱼,田螺

（续表）

归经	食　物
胃经	绿豆,豆腐,生姜,葱,苦瓜,苦菜,莲藕,茄子,番茄,白萝卜,丝瓜,竹笋,白菜,芹菜,黄瓜,胡椒,韭菜,糯米,豌豆,小米,蘑菇,甜瓜,南瓜子,高粱,土豆,菠菜,荞麦,大麦,木耳,甘蔗,柠檬,苹果,荸荠,梨,西瓜,西瓜皮,鲫鱼,青鱼,黄鱼,田螺,桃,樱桃,榛子,橘,柚,栗子,大枣,牛奶,鸡肉,猪肉,猪蹄,猪肝,猪血,猪肚,狗肉,牛肉,猪心,火腿,陈仓米
小肠经	冬瓜,黄瓜,盐,赤小豆,苋菜,羊乳
膀胱经	冬瓜,田螺,西瓜,蕨菜,刀豆,玉米

(四)食物的应用

1. *食物的配伍应用*　食物的某些作用和可食性,常常是在将不同的食物搭配中产生的,这种搭配关系,就是食物的配伍。依据药物配伍“七情”的理论,食物配伍可分为:

相须:同类食物配伍使用,发挥协同增强的功效。如葡萄与韭菜相配,共奏温肾壮阳之效,适用于肾阳虚者。

相使:以一类食物为主,辅以另一类食物,使主要食物的作用得以加强。如治痹证的五加皮酒,通经活血的酒加强了五加皮祛风湿的作用。

相畏:一种食物的不良作用被另一种食物减轻或消除。如某些鱼类的不良作用所致腹泻、皮疹等,能被生姜减轻或消除。

相杀:一种食物能减轻或消除另一种食物的不良作用。实际上相杀与相畏是同一种配伍关系不同角度的两种说法。如生姜减轻或消除螃蟹的寒凉之性和毒性。

相恶:一种食物能减弱另一种食物的作用。如萝卜能减弱补气类食物山药、鹌鹑等的作用。

相反:两种食物配合,可能产生不良作用,形成了食物的配伍禁忌。如葱忌蜂蜜、柿子忌茶等。

目前,前人遗留下的食物配伍禁忌的经验,还有待于用科学研究的方法进一步探讨或佐证。

2. *食物的应用禁忌*　中医所说的饮食应用禁忌,包含广义和狭义两种概念。广义的饮食禁忌涉及食物与体质、年龄、病情、地域、季节,以及饮食调配、用量、用法等方面;狭义的饮食禁忌仅包括饮食与病情方面的禁忌。

(1) 患病期间的饮食禁忌:一般饮食禁忌是依据病证的寒热虚实、阴阳偏胜,并结合食物的四性五味、升降浮沉和归经等特性确定的。中医对此既有系统的理论指导,又积累了很多经验,据文献记载,古代医家把患病期间忌口的食物概括为以下几类:

生冷:冷食、冷饮、大量的水果和生蔬菜等,为脾胃虚寒腹泻患者所忌食。

油腻:荤油、肥肉、乳制品(奶、酥、酪)、煎炸食品等,为痰湿或脾湿患者所忌食。

黏滑:糯米、小麦、大麦等所制的米面食品,为外感初起或脾虚纳呆患者所忌食。

辛辣:葱、姜、蒜、花椒、辣椒、韭菜、烟、酒等,为内热证患者所忌食。

腥膻:海鱼、无鳞鱼(带鱼、巴鱼、平鱼、比目鱼等)、虾、蟹、海味(淡菜、干贝、鱼干等)、狗肉、羊肉、鹿肉等,为痰热证、风热证、斑疹疮疡患者所忌食。

发物:是指能引起旧病复发、新病加重的食物。除上述辛辣、腥膻等食物外,还有一些特殊的食物,如荞麦、豆芽、鸡头、鸭头、猪头、鹅肉、驴肉等,为哮喘、皮肤病、动风患者所忌食。

不同病证的饮食禁忌:

寒证:宜食温热性、平性等食物,忌食寒凉、生冷的食物。

热证:宜食寒凉性、平性等食物,忌食温燥伤阴的食物。

虚证：根据阳虚、阴虚或一般性气血虚弱的不同，分别宜食温补、清补、平补的食物，忌食耗气伤津、不易消化的食物，如不宜吃油煎、肥腻、质粗坚硬的食物。其中，阳虚患者忌食寒凉性的食物菜肴，如忌食生冷瓜果；阴虚患者忌食一切辛辣刺激性食物，如葱、姜、辣椒、大蒜、酒等。

(2) 服药饮食禁忌：是指服药期间对饮食物的禁忌，又称忌口。患者服中药时，有些食物会对所服之药产生不良影响，故应拒服。古代文献中有甘草、黄连、桔梗、乌梅忌猪肉；茯苓忌醋；薄荷忌鳖肉；天门冬忌鲤鱼；白术忌大蒜、桃、李；土茯苓忌茶；人参忌萝卜；蜜忌葱的记载。此外，《伤寒论》《金匮要略》中还提出服药时忌生冷、黏腻、肉、面、五辛、酒、臭物等，临床应用时不能绝对化，但可作为参考。

(3) 孕妇和产后饮食禁忌：孕期及产后是母体特殊的生理阶段，饮食调养与饮食禁忌都十分重要。孕期母体的气血注于冲任，充养胎元，故多表现为阴虚阳亢的状态。进食宜用甘平、甘凉、补益之品，应避免食用辛辣、腥膻等易耗伤阴血之品，以免影响胎元。妊娠恶阻孕妇宜食用有健脾、和胃、理气功效的食物，忌食油腻之品。孕后期，由于增大的胎儿容易影响母体气机升降，而出现气滞现象，故应慎食涩肠或胀气类食物，如高粱、荞麦、芋头等。

产妇在产后容易表现为阴血亏虚或瘀血内停的征象，且考虑到产妇还要哺乳，产后的饮食调补的原则是平补阴阳气血，尤以补血养阴为主，宜进食甘平、甘凉类粮食、禽肉、畜肉和蛋乳类食品，慎食或忌食寒凉生冷、辛燥伤阴类的食物或发物。

小结

养生是具有中医特色的富有实效的保健活动。通过运用科学的养生知识和方法调摄机体，可以增强体质、预防疾病、延缓衰老，达到健康长寿的目的。养生基本的原则是顺应自然、形神兼养、动静结合、调养脾肾、持之以恒。

运动养生法是我国传统的健身术，包括气功、太极拳、五禽戏、八段锦和易筋经等。

按摩养生法是运用摩、揉、搓、推、按、擦、摇、叩击、拍击等基本按摩手法，对人体面部、头颈部、胸部、腹部、腰背部、上肢部、下肢部相关部位或穴位进行按摩，达到疏通经络、调和气血、预防疾病的养生目的。

调摄精神养生法是通过调节人的精神、思维和意识活动，保持心身健康的一种养生方法。内容包括清静养神、养德调神和调摄情绪。其中，调摄情绪的具体做法包括节制法、疏泄法、转移法和情志制约法。

饮食养生法是在中医理论的指导下，根据食物的性味、归经及其功能作用，指导科学膳食，以保健强身、延年益寿的养生方法。饮食调养的原则，一是合理调配；二是饮食有节；三是饮食卫生。药食同源，食物的性、味、归经、升降浮沉等特性决定了其有预防、滋养、延缓衰老和治疗作用。

练习题

一、单选题

1. 下列哪项不属于养生基本的原则？(　　)
   A. 顺应自然　B. 形神兼养　C. 动静结合　D. 调养脾肾　E. 调养心肺
2. 易筋经力求达到的活动效果是(　　)。
   A. 伸筋拔骨　B. 益肾强腰　C. 调养脏腑　D. 周流营卫　E. 增加体力
3. 摩目的哪种操作方法不对？(　　)

A. 闭目运睛 B. 两手搓热，置于上眼睑 C. 用手指分别揉眼球 D. 轻刮眼眶 E. 捏住印堂穴皮肤，向外揪

4. 运用情志之间五行属性生克的理论归纳情志相胜关系，哪种是错误的？（ ）

A. 悲胜怒 B. 喜胜恐 C. 怒胜思 D. 喜胜忧 E. 思胜恐

5. 历代以抗衰老为主要功效的食物，基本以调补何组脏器居多？（ ）

A. 肺脾肾 B. 肺肝肾 C. 心脾肾 D. 肺脾胃 E. 心肺肝

6. 粳米、糯米、小米、马铃薯、大枣共同的食疗作用为（ ）。

A. 补气 B. 滋阴 C. 助阳 D. 补血 E. 气血双补

7. 脾胃虚寒腹泻患者应首先忌食（ ）。

A. 油腻 B. 腥膻 C. 生冷 D. 黏滑 E. 辛辣

8. 服人参的饮食禁忌是（ ）。

A. 猪肉 B. 醋 C. 萝卜 D. 鲤鱼 E. 桃

9. 温补食物适用于（ ）。

A. 气虚证 B. 气血虚证 C. 血虚证 D. 阴虚证 E. 阳虚证

10. 清补食物适用于（ ）。

A. 气虚证 B. 血虚证 C. 阳虚证 D. 阴虚证 E. 热证

二、多选题

1. 气功，古代又称（ ）。

A. 导引 B. 吐纳 C. 调息 D. 运气 E. 参禅

2. 饮食调养的原则有（ ）。

A. 合理调配 B. 饮食有节 C. 甘味为先 D. 饮食宜忌 E. 饮食卫生

3. 能治疗风寒感冒的食物为（ ）。

A. 生姜 B. 芥菜 C. 芫荽 D. 葱 E. 苦瓜

4. 古代医家把患病期间忌口的食物概括为哪几类？（ ）

A. 生冷 B. 腥膻 C. 油腻 D. 黏滑 E. 辛辣

5. 内热证患者所忌食品为（ ）。

A. 冷饮 B. 水果 C. 糯米 D. 韭菜 E. 花椒

三、填空题

1. 养生的重要意义是________；________；________。

2. 练习太极拳要领主要有________；________；________。

3. 腹部养生按摩包括的内容是________；________；________；________；________；________。

4. 饮食的滋养作用多样，从其性味和作用上大致可分为平补、________、________、________几种。

5. 多食酸味易引起________；多食苦味易________；多食甘味易引起满闷不适；多食辛味易引起散气耗津；多食咸味易引起________。

6. 发物为________、________、________患者所忌食。

7. 寒证宜食________、________等食物；热证宜食________、________等食物。

8. 寒凉性质的食物具有________、________、泻火通便的作用，适用于炎热气候环境的用膳及________、________的保健。

四、名词解释

养生 天年 衰老 养神 养形

五、简答题

1. 调摄情绪的基本方法有哪些？请简要说明。
2. 药食同源，请简述食物的治疗作用。
3. 饮食养生中，如何理解“应谨和五味”？

第十章
中 药

导学

掌握： 中药四气五味、升降浮沉、毒性的含义及作用；各类药的含义、功效、适应证及注意事项；各常用药物的功效、主治。

熟悉： 中药归经、配伍、用药禁忌、常用剂量及特殊煎服法；各常用药物的用量用法、使用注意。

了解： 表格中的其他药物。

中药是以中医学理论为基础认识和使用的我国传统药物的总称。我国应用中药已有几千年的历史，积累了丰富的用药经验。药物品种已达12 800余种，常用的也在500种以上，主要是植物药，其次是动物药和矿物药等。中药是中医用以防治疾病的主要武器，对保障人民身体健康、促进医学发展，作出了重大贡献。

第一节 中药基本常识

一、中药的性能

中药性能是指与药物治疗作用有关的性质和功能，即中药的药性理论。内容主要包括四气、五味、升降浮沉、归经和毒性。

（一）四气

四气也称四性，即药物具有寒、热、温、凉4种不同的药性。四性是通过药物作用于机体所产生的反应总结概括出来的，是与药物所治病证的寒热性质相对而言。即凡能减轻或消除热证的药物多属寒性、凉性，称为寒凉药，如石膏、黄连等；凡能减轻或消除寒证的药物多属热性、温性，称为温热药，如附子、干姜等。另外，一些寒热性质不明显、作用平和的药物称为平性药，如山药、茯苓等。

一般来说，寒凉药具有清热泻火、解毒、凉血等作用，用于治疗热证、阳证；温热药具有温中散寒、补火助阳等作用，用于治疗寒证、阴证。这是临床用药的一般原则。

（二）五味

五味是指药物具有辛、甘、酸、苦、咸5种基本味，既表示药物的主要作用，又体现药物的真实滋味。通常是以药物的真实滋味和作用来确定药物的五味，以五味来解释药物的作用。因此，五味是药物疗效的标志，其作用和适应证如下：

（1）辛味：能散、能行，有发散、行气、行血、开窍等作用，适用于表证、气滞、血瘀、窍闭神昏等病证，如薄荷、陈皮、红花、苏合香等多具有辛味。

(2) 甘味：能补、能和、能缓，有补益、和中、缓急止痛等作用，适用于虚证、脾胃不和、拘急疼痛等病证，如人参、饴糖、甘草等多具有甘味。

(3) 酸味：能收、能涩，有收敛、固涩作用，适用于自汗、盗汗、肺虚久咳、脾虚久泻、肾虚遗精、遗尿等滑脱证，如乌梅、五味子、五倍子等多具有酸味。

(4) 苦味：能泄、能燥，有通泄、降泄、清泄和燥湿的作用，适用于热结便秘、肺气上逆咳喘、胃气上逆呕逆、火热实证和湿证，如大黄、黄芩、栀子等多具有苦味。

(5) 咸味：能下、能软，有泻下和软坚散结的作用，适用于燥结便秘、瘰疬、瘿瘤、痰核、癥瘕等病证，如芒硝、昆布、海藻等多具有咸味。

此外，还有淡味、涩味。古人认为涩为酸的变味而附于酸，淡为甘的余味而附于甘，以合五行配属关系。然淡味药能渗、能利，有渗湿、利小便的作用，适用于治疗水肿、小便不利等病证，如茯苓、泽泻等多具有淡味。

(三) 升降浮沉

升降浮沉是指药物在体内作用的趋向性，分为升浮和沉降两方面，是与疾病的病位和病势相对而言。

升是上升，降是下降，浮是发散，沉是泄利。归纳来说，凡升浮的药都能上行、向外，具有升阳、解表、散寒、催吐等作用的药物都属升浮药，病位在表、病势下陷者均宜选用；凡沉降的药都能下行、向里，具有清热、泻下、利水、收敛、平喘、止呕、潜阳等作用的药物都属沉降药，病位在里、病势上逆者均可选用。另外，有些药物既能升浮，也能沉降，具有双向性，用药时应加以注意。

(四) 归经

归经是指药物对人体脏腑、经络的选择性作用，是药物作用的定位概念。

归经是以脏腑经络理论为基础，以所治病证为依据而确定的。一般而言，归某经的药物善于治疗某经所属脏腑、经络的病证。药物归经的定位，主要以与脏腑有络属关系的十二经络为主，部分药物还兼归奇经八脉，具有特殊作用。

四气、五味、升降浮沉和归经理论各从不同的角度说明药物的作用，临证时应多方合参才能全面认识药物的作用和性能，提高临床疗效。

(五) 毒性

古人所指的毒性是指药物的偏性，即药物对机体的作用，包括治疗作用和毒副作用。现代则指药物对机体的损害性即毒副作用，是反映药物安全程度的一种性能。对于有毒的药物，如生附子、生半夏等，应用时应严格掌握适应证和用法、用量，以确保用药安全。

二、中药的应用

中药应用主要包括：配伍、用药禁忌、用量、用法等。

(一) 配伍

配伍是指根据病情的需要和用药法度，选择性地将两种或两种以上的药物合在一起使用。前人归纳为用药“七情”，包括单行、相须、相使、相畏、相杀、相恶、相反 7 个方面。“七情”是药物单用和 6 种配伍关系的总称。

(1) 单行：即单用一味药防治疾病。如独参汤。

(2) 相须：即性能功效相似的药物配合应用，以增强原有的功效。如麻黄、桂枝都能发汗解表，合用后发汗解表作用明显增强。

(3) 相使:即性能功效部分相似的主辅药配合使用,辅药能增强主药的功效。如气虚水肿,以黄芪为主药,茯苓为辅药,茯苓可以增强黄芪的益气、利水、消肿功效。

(4) 相畏:即一种药物的毒副作用能被另一种药物消除或减轻。如半夏有毒,生姜可以消除或减轻其毒性,称为半夏畏生姜。

(5) 相杀:即一种药物能消除或减轻另一种药物的毒副作用。如生姜能消除或减轻半夏的毒性,称为生姜杀半夏。相畏、相杀实际上是同一配伍关系的两种提法。

(6) 相恶:即两药合用后,其中一种药物会减弱另一种药的功效。如防己、沙参合用,防己会减弱沙参的功效。

(7) 相反:即两药合用后,会产生毒副作用。如"十八反""十九畏"中的药物。

药物"七情"除单行外,均为药物的配伍关系,其中相须、相使有协同作用,能增强功效和疗效,临床应充分利用;相畏、相杀能消除或减轻毒副作用,应用毒性药或烈性药时须选用;相恶有拮抗作用,能消除或减弱功效,应避免使用;相反能产生毒副作用,应禁忌使用。

(二) 用药禁忌

为了确保疗效与用药安全,应注意用药禁忌,包括配伍禁忌、妊娠用药禁忌和服药禁忌。

(1) 配伍禁忌:指药物配伍后会产生毒副作用,甚至危及生命安全。历代医家对配伍禁忌认识不一,金元时期才把药物的配伍禁忌概括为"十八反""十九畏",现介绍如下:

"十八反":甘草反甘遂、大戟、海藻、芫花;乌头反贝母、瓜蒌、半夏、白蔹、白及;藜芦反人参、沙参、丹参、玄参、细辛、芍药。

"十九畏":硫磺畏朴硝,水银畏砒霜,狼毒畏密陀僧,巴豆畏牵牛子,丁香畏郁金,川乌、草乌畏犀角,牙硝畏三棱,官桂畏赤石脂,人参畏五灵脂。

(2) 妊娠用药禁忌:指妇女在妊娠期间禁忌使用对母体或胎儿有损害作用的药物,以免干扰正常的妊娠。根据损害程度的不同,分为禁用和慎用两类。禁用的多属剧毒药、作用峻猛的药,如朱砂、轻粉、巴豆、甘遂、芫花等。慎用的多为活血、行气、攻下或辛热之性的药物,如红花、桃仁、枳实、大黄、附子等。若无特殊需要,孕妇应尽量避免用,以防发生事故。

(3) 服药时的饮食禁忌:也称忌口,指服药期间忌食某些食物。一般来说,服药期间应忌食生冷、辛辣油腻、腥膻、黏滑和有刺激性的食物,以免刺激胃肠、消化不良或助热敛邪,影响药物吸收、降低药物疗效或产生不良反应。如寒证患者忌食生冷;热证患者忌食辛辣、油腻、煎炸之品;水肿患者忌盐;疮疡、皮肤病患者忌海鲜鱼虾等腥膻发物和辛辣刺激性食品等等。另外,服用含铁类药物(皂矾)忌与茶同用;服绵马贯众忌油;服茯苓忌醋等也应引起重视,以免降低疗效或发生中毒。

(三) 剂量

剂量是指汤剂中单味干燥生药成人内服的一日量。也指方剂中药与药之间的比较量,即相对剂量。一般要根据药物的性质,临床应用的需要和患者的具体情况来确定中药的具体用量。

(1) 药物性质:性质温和、药味较淡的药,用量可大些;性质峻猛、药味浓烈的药,用量要小;毒性药则应严格控制剂量。一般药,花叶类质轻的,用量宜轻;金石、贝壳类质重的,用量宜重。贵重细料药,如麝香、犀角、牛黄等,用量宜小。

(2) 应用方面:单味药治病,用量可大些;入复方,用量可小些。药物作汤剂时,用量可大些;入丸散剂,用量要小些。

(3) 患者因素:体质壮实者用量可大些,体质虚弱者用量可小些,老人、妇女用量可小些。小儿一般用药原则:5 岁以下为成人量的 1/4,5 岁以上为成人量的 1/2,15 岁以上用成人量。

此外,确定药物剂量时,还应考虑到季节、气候和居处等自然环境因素,做到因时制宜、因地制宜。

除了峻烈药、剧毒药、精制药、贵重药外，一般中药1日常用内服量为5～10 g，部分用量较大的为15～30 g。

(四) 特殊中药的煎服法

中药的一般煎法在方剂中讲述，下面介绍特殊中药的煎法：

(1) 先煎：指矿石、贝壳类药，因有效成分不易煎出，应打碎先煎20～30 min，再纳入他药，如石膏、石决明等。

(2) 后下：指芳香药因有效成分煎煮时易挥散或某些药煎时有效成分易破坏而影响药效，需待他药煎煮将成时再投入，如薄荷、大黄等。

(3) 包煎：指性质黏腻、粉末、有绒毛的药物，为防药液发黏煳锅或刺激咽喉，入药时宜用纱布包裹，如车前子、旋覆花等。

(4) 另煎：指某些贵重药材，应单独煎煮以免有效成分被其他药渣吸附，造成浪费，如人参、鹿茸等。

(5) 烊化：指胶类或黏性强而易溶化的药物应单独溶化后再兑入其他药汁服用，以防煳锅和影响他药有效成分煎出，如阿胶、饴糖等。

(6) 冲服：指有些药粉或液汁性药材，宜用煎好的其他药液或开水冲服，如三七粉、竹沥水等。

第二节 常用中药

一、解表药

凡以发散表邪、解除表证为主要作用的药物，称为解表药。解表药多具辛味，性有凉、温之别。善走肌表，能发汗解表，治疗外感风邪，恶寒发热、脉浮等表证。根据药性与功能的不同，分为辛温解表药、辛凉解表药两类，临床上应分别选用。使用发汗力较强的解表药时，应以遍身微汗为度，不可过量。对多汗、热病津亏者应忌用；久患疮疡、淋病、失血者慎用。解表药多为辛散之品，入汤剂不宜久煎，以免影响药效。

(一) 辛温解表药

性味辛温，发汗力较强，能发散风寒，治疗外感风寒、恶寒发热、无汗、头身痛、口不渴、舌苔薄白、脉浮紧之风寒表证。部分药物兼治风疹瘙痒、风湿痹证、咳喘及水肿等兼有表证者。

1. 麻黄　为麻黄科植物草麻黄 *Ephedra sinica* Stapf.、木贼麻黄 *E. equisetina* Bge.和中麻黄 *E. intermedia* Schrenk et C. A. Mey. 的干燥草质茎。

【性味归经】 辛、微苦，温。归肺、膀胱经。

【功效主治】

(1) 发汗解表：用治外感风寒、恶寒无汗、发热头痛、脉浮紧的风寒表实证。

(2) 宣肺平喘：用治外邪束肺的咳喘实证。

(3) 利水消肿：用治水肿兼有表证的风水证。

【用量用法】 2～10 g，煎服。解表宜生用，平喘宜蜜炙用。

【使用注意】 本品发汗力强，用量不宜过大。体虚多汗、虚喘者慎用。

【药理研究】 本品主含麻黄碱、挥发油等。有发汗解热、镇咳、祛痰平喘、利尿强心、升高血压及中枢兴奋等作用。

2. 桂枝 为樟科植物肉桂 *Cinnamomum cassia* Presl 的干燥嫩枝。

【性味归经】 辛、甘，温。归心、肺、膀胱经。

【功效主治】

(1) 发汗解肌：用治风寒感冒。表虚有汗，表实无汗均可配伍应用。

(2) 温通经脉：用治寒凝血滞诸证。如风寒湿痹、虚寒腹痛、胸痹胸痛及经寒血滞之月经不调、痛经、闭经、癥瘕积聚等病证均可配伍应用。

(3) 助阳化气：用治心阳不振，心悸动、脉结代；脾阳不运，痰饮眩悸及膀胱气化不利的蓄水证。

【用量用法】 3～10 g，煎服。

【使用注意】 温热病、阴虚阳盛、血热出血等慎用。

【药理研究】 本品主含桂皮油、桂皮醛等。有发汗解热、镇静镇痛、健胃解痉、利尿强心等作用。

3. 荆芥 为唇形科植物荆芥 *Schizonepeta tenuifolia* Briq. 的干燥地上部分。

【性味归经】 辛、微温。归肺、肝经。

【功效主治】

(1) 发表散风：用治外感表证。如风寒表证、风热表证。

(2) 透疹消疮：用治麻疹不透、风疹瘙痒及疮疡初起兼有表证。

(3) 止血：本品炒炭长于止血，用治多种出血，与其他止血药同用。

【用量用法】 5～10 g，煎服。解表透疹消疮生用，止血炒炭用。

【药理研究】 本品主含挥发油。能刺激汗腺分泌、扩张血管，有发汗解热作用。炒炭则能缩短出凝血时间。

4. 防风 为伞形科植物防风 *Saposhnikovia divaricota* (Turez.) Schischk. 的干燥根。

【性味归经】 辛、甘，微温。归膀胱、肝、脾经。

【功效主治】

(1) 发表散风：用治外感表证。风寒、风热、风湿表证均可配伍应用。

(2) 胜湿止痛：用治风寒湿痹，关节疼痛。

(3) 止痉：用治破伤风角弓反张、牙关紧闭、痉挛抽搐等。

【用量用法】 5～10 g，煎服。

【使用注意】 阴虚火旺、血虚发痉者慎用。

【药理研究】 本品含挥发油、甘露醇、苦味苷、有机酸等。有解热、抗炎、镇痛、抗惊厥等作用。并可解砷毒。

(二) 辛凉解表药

性味辛凉，能疏散风热，发汗力较缓，主要适用于外感风热表证，症见发热微恶风寒、咽干口渴、头痛目赤、苔薄黄、脉浮数等。部分药物兼治咽喉肿痛、麻疹不透、风疹瘙痒及风热咳嗽等。

1. 薄荷 为唇形科植物薄荷 *Mentha haplocalyx* Briq. 的干燥茎叶。

【性味归经】 辛，凉。归肺、肝经。

【功效主治】

(1) 疏散风热：用治风热表证或温病初起，邪在卫分，头痛、发热、微恶风寒。

(2) 清头目利咽：用治风热上攻，头痛目赤、咽痛。

(3) 透疹止痒：用治麻疹不透、风疹瘙痒。

【用量用法】 3～6 g，煎服，宜后下。

【使用注意】 体虚多汗不宜用。

【药理研究】 本品主含挥发油。内服有发汗解热、兴奋中枢等作用,外用可消炎止痛、止痒。

2. 桑叶 为桑科植物桑树 *Morus alba* L. 的干燥叶。

【性味归经】 苦、甘,寒。归肺、肝经。

【功效主治】

(1) 疏散风热:用治风热感冒或温病初起发热、头痛咳嗽等病证。

(2) 清肺润燥:用治肺热燥咳、痰少难咳等病证。

(3) 平肝明目:用治肝经风热、肝火上攻之目赤多泪;肝阳上亢眩晕头痛;肝肾不足眼目昏花等病证。

【用量用法】 5~10 g,煎服,或入丸散。润肺宜蜜炙用。

【药理研究】 本品主含黄酮及其苷类、香豆精及其苷类、微量挥发油等。有抑菌、降脂、降压、利尿和降血糖的作用。

3. 菊花 为菊科植物菊 *Chrysanthemum morifolium* Ramat. 的干燥头状花序。

【性味归经】 辛、甘、苦,微寒。归肺、肝经。

【功效主治】

(1) 疏散风热:用治风热感冒或温病初起、发热头痛、咳嗽等病证。

(2) 平肝明目:用治肝经风热、肝火上攻之目赤涩痛;肝阳上亢头痛眩晕;肝肾不足眼目昏花等病证。

(3) 清热解毒:用治热毒疔疮,尤善治疔毒。

【用量用法】 5~10 g,煎服。疏散风热多用黄菊花,平肝明目多用白菊花。

【药理研究】 本品主含挥发油。有解热、镇静、降压、抗炎等作用。

4. 柴胡 为伞形科植物柴胡 *Bupleurum chinensis* DC. 或狭叶柴胡 *Bupleurum scorzonerifolium* Willd. 的干燥根。

【性味归经】 苦、辛,微寒。归肝、胆、肺经。

【功效主治】

(1) 疏散退热:用治感冒发热,少阳证寒热往来。亦可治疟疾寒热。

(2) 疏肝解郁:用治肝郁气滞,月经不调、胸胁疼痛等病证。

(3) 升阳举陷:用治气虚下陷,久泻脱肛、内脏脱垂等病证。

【用量用法】 3~10 g,煎服。解热宜生用,疏肝宜醋炙。

【药理研究】 本品主含挥发油、皂苷等。有镇静镇痛、解热抗炎、抑制病毒、保肝利胆、增强免疫力等作用。

表 10-1 其他解表药简表

药名		性味归经	功 效	主 治	用量(g)
辛温解表药	紫苏叶	辛,温,归肺、脾经	发汗解表,行气宽中	风寒感冒,咳嗽痰多,脾胃气滞,胸闷呕吐	3~10
	香薷	辛,微温,归肺、胃经	发汗解表,化湿和中	阴暑证,水肿	3~10
	羌活	辛、苦,温,归膀胱、肾经	散寒祛风,胜湿止痛	风寒感冒,头痛身疼,风寒湿痹,肩臂疼痛	3~10
	藁本	辛,温,归膀胱经	散寒祛风,胜湿止痛	风寒感冒,巅顶头痛,风寒湿痹	3~10

（续表）

药名		性味归经	功 效	主 治	用量(g)
	细辛	辛，温，归肺、肾、心经	散寒祛风，通窍止痛，温肺化饮	风寒感冒，阳虚外感，头痛，鼻渊，牙痛，痹痛，寒痰停饮，气逆咳喘	1～3
	白芷	辛，温，归肺、胃、大肠经	解表散风，通窍止痛，燥湿止带，消肿止痛	外感风寒头痛，鼻塞，阳明头痛，鼻渊，齿痛，风湿痹痛，带下过多，疮痈肿毒	3～10
	辛夷	辛，温，归肺、胃经	发散风寒，宣通鼻窍	风寒头痛，鼻塞流涕，鼻渊头痛	3～9
辛凉解表药	牛蒡子	辛、苦、寒，归肺、胃经	疏散风热，透疹利咽，解毒消肿	风热感冒，咽喉肿痛，麻疹不透，痈肿疮毒，痄腮喉痹	6～12
	葛根	甘，辛，凉，归脾、胃、肺经	解肌退热透疹，生津止渴，升阳止泻，通经活络，解酒毒	外感表证，麻疹不透，热病口渴，内热消渴，热泻热痢，脾虚泄泻，中风偏瘫，胸痹心痛，酒毒伤中	10～15
	蝉蜕	甘，寒，归肺、肝经	疏散风热，透疹止痒，明目退翳，止痉	风热感冒，咽痛音哑，麻疹不透，风疹瘙痒，目赤翳障，惊痫夜啼，破伤风	3～6
	升麻	辛、微甘，微寒，归肺、脾、胃、大肠经	发表透疹，清热解毒，升举阳气	风热头痛，麻疹不透，齿痛口疮，咽喉肿痛，阳毒发斑，气虚下陷，久泻脱肛，崩漏，子宫脱垂	3～10

二、清热药

凡以清泄里热，治疗里热证为主要作用的药物，称为清热药。本类药性均寒凉，具有清热泻火、燥湿、解毒、凉血、清虚热等功效，常用于治疗表邪已解、里热炽盛、内无积滞的里热证。如气分实热证、脏腑火热证、湿热证、热毒证、火毒证、血分实热证及虚热证。根据药物的功效和所治病证的不同，可将清热药分为清热泻火药、清热燥湿药、清热解毒药、清热凉血药和清虚热药 5 类。临床应用时应对证选择、随症配伍。因药性寒凉，易伤脾胃，凡脾胃气虚、食少便溏者慎用；注意中病即止，免伤正气。

(一) 清热泻火药

性味多苦寒、甘寒，主要能清热泻火，治疗气分实热、脏腑火热等里热炽盛的病证。

1. *石膏* 为硫酸盐类矿物硬石膏族石膏，主含含水硫酸钙。

【性味归经】 辛、甘，大寒。归肺、胃经。

【功效主治】

(1) 清热泻火：用治温病气分实热证，症见壮热、烦渴、汗出、脉洪大等。亦用治肺热喘咳、胃火牙痛等病证。

(2) 除烦止渴：用治肺胃燥热烦渴引饮。

(3) 收敛生肌：煅用治疮疡不敛、湿疹浸淫、水火烫伤等病证，常外用。

【用量用法】 15～60 g，打碎先煎。内服宜生用，外用宜火煅研末。

【使用注意】 脾胃虚寒、阴虚内热者忌用。

【药理研究】 本品含硫酸钙。具有解热止渴、镇静解痉、消炎、抗过敏及利尿等作用。煅用收敛黏膜、减少分泌。

2. *知母* 为百合科植物知母 *Anemarrhena asphodeloides* Bge. 的干燥根茎。

【性味归经】 苦、甘，寒。归肺、胃、肾经。

【功效主治】

(1) 清热泻火:用治温病气分实热证壮热烦渴。还治肺热咳嗽、痰黄黏稠及阴虚燥咳少痰之证。

(2) 滋阴润燥:用治阴虚骨蒸潮热、内热消渴。

【用量用法】 6～12 g,煎服。清热泻火宜生用,滋阴降火宜盐水炒用。

【使用注意】 本品寒润滑肠,脾虚便溏不宜。

【药理研究】 本品主含知母皂苷、知母多糖、生物碱、有机酸等。有明显解热、祛痰、利尿、降血糖、抗菌等作用。

3. 栀子 为茜草科植物栀子 *Gardenia jasminoides* Ellis 的干燥成熟果实。

【性味归经】 苦,寒。归心、肺、三焦经。

【功效主治】

(1) 泻火除烦:用治邪热扰心,心烦躁扰不宁及三焦热炽,高热、神昏谵语者。

(2) 清热利湿:用治湿热黄疸、淋证。

(3) 凉血解毒:用治血热妄行之吐血、衄血及痈疮肿毒、跌打肿痛。

【用量用法】 3～10 g,煎服。清热宜生用,凉血宜炒用。

【使用注意】 脾虚便溏者慎用。

【药理研究】 本品含栀子苷、栀子素、藏红花素、鞣质、熊果酸等。具有解热抗炎、镇静镇痛、降压止血、利胆等作用。

(二) 清热燥湿药

性味苦寒,具有清热燥湿的功效,且能泻火解毒,治疗湿热证、火热证和热毒证。因其苦寒伤中,脾胃虚寒者慎用。

1. 黄芩 为唇形科植物黄芩 *Scutellaria baicalensis* Georgi. 的干燥根。

【性味归经】 苦,寒。归肺、胃、胆、大肠经。

【功效主治】

(1) 清热燥湿:为治多种湿热病证的常用药,尤其是中上焦湿热病证。如湿温、暑湿之胸闷呕恶、身热不扬、苔黄腻。湿热泻痢、黄疸、热淋涩痛等病证亦常配伍应用。

(2) 泻火解毒:本品善清肺热胆火。用治肺热痰咳,邪在少阳、寒热往来,温病壮热烦渴及痈肿疮毒、咽喉肿痛等病证。

(3) 凉血止血:用治火毒炽盛、血热妄行的吐血、崩漏等出血证。

(4) 除热安胎:用治胎热、胎动不安的病证。

【用量用法】 3～10 g,煎服。清热宜生用,安胎宜炒用,止血宜炒炭用。

【药理研究】 本品含多种黄酮成分。有抗菌解热、利尿降压、镇静、保肝利胆、降脂、抗氧化等作用。

2. 黄连 为毛茛科植物黄连 *Coptis chinensis* Franch. 、三角叶黄连 *C. deltoidea* C. Y. Cheng et Hsiao 或云连 *C. teeta* Wall. 的干燥根茎。

【性味归经】 苦,寒。归心、肝、胃、大肠经。

【功效主治】

(1) 清热燥湿:用治胃肠湿热,泻痢呕吐。本品大苦大寒,长于清中焦湿火郁结,善除脾胃大肠湿热,为治湿热泻痢要药。亦治胃热呕吐及肝火犯胃呕吐等病证。

(2) 泻火解毒:用治火热证、热毒、火毒证。尤善泻心火,用治火扰心神、心烦不眠、三焦热炽、高热神昏等病证。亦治心火亢盛、迫血妄行、吐血衄血。且善疗疔毒，用治痈肿疔毒及耳道流脓、皮肤湿疮、目赤肿痛等病证。

【用量用法】 2～5 g，煎服或入丸散剂用。外用适量。

【药理研究】 本品含多种生物碱。有解热、抗菌抗炎、抗病毒、抗过敏、降血压、降血糖、利胆等作用。

3. 黄柏 为芸香科植物黄皮树 *Phellodendron chinense* Schneid. 的干燥树皮。

【性味归经】 苦，寒。归肾、膀胱经。

【功效主治】

(1) 清热燥湿：常用治下焦湿热证，如湿热带下黄浊臭秽、湿热淋浊、湿热黄疸、湿热脚气、足膝肿痛。也治泻痢等湿热证。

(2) 泻火解毒：用治疮疡肿毒、湿疹、湿疮、阴痒、阴肿。

(3) 退热除蒸：用治阴虚骨蒸潮热、盗汗、遗精等病证。

【用量用法】 3～12 g，煎服或入丸散。外用适量，退热除蒸宜盐水炙用，其他宜生用。

【药理研究】 本品含多种生物碱。有解热、抗菌抗炎、利胆、降压利尿等作用。

(三) 清热凉血药

性味多甘苦咸寒，入血分，有清解营血分热邪的作用，主要用治营分、血分等实热证。

1. 生地黄 为玄参科植物地黄 *Rehmannia glutinosa* Libosch. 的干燥根。

【性味归经】 甘、苦，寒。归心、肝、肾经。

【功效主治】

(1) 清热凉血：用治温病热入营血，口干舌绛；血热妄行，吐衄、崩漏等出血证及血热毒盛，发疹发斑。

(2) 养阴生津：用治热病津伤口渴，内热消渴。还治温病伤阴，肠燥便秘及温病后期，余热未尽，阴液已伤之夜热早凉、舌红脉数者。

【用量用法】 10～30 g，煎服。

【使用注意】 脾虚便溏，湿滞中满者不宜用。

【药理研究】 本品含地黄素、甘露醇、生物碱等。有强心利尿、降血压、降血糖、保肝、抗凝止血等作用。

2. 玄参 为玄参科植物玄参 *Scrophularia ningpoensis* Hemsl. 的干燥根。

【性味归经】 苦、甘、咸，微寒。归肺、胃、肾经。

【功效主治】

(1) 清热凉血：用治温病热入营分，烦热口渴；温病邪陷心包，神昏谵语和温病气血两燔，发斑发疹等病证。

(2) 滋阴解毒：用治热毒痈疮、阳毒脱疽、痰核瘰疬、咽喉肿痛和阴虚肠燥便秘、劳嗽咳血、骨蒸劳热、内热消渴等病证。

【用量用法】 10～15 g，煎服。

【使用注意】 脾虚食少便溏不宜用。反藜芦。

【药理研究】 本品含生物碱、糖类、胡萝卜素等。有扩张血管、降血压、降血糖等作用。

3. 牡丹皮 为毛茛科植物牡丹 *Paeonia suffruticosa* Andr. 的干燥根皮。

【性味归经】 苦、辛，微寒。归心、肝、肾经。

【功效主治】

(1) 清热凉血:用治温病热入营血,发斑、发疹;血热吐血、衄血以及温病后期、热伏阴分,夜热早凉、热退无汗之证。

(2) 活血散瘀:治血滞经闭、癥瘕、跌打瘀痛,痈疮肿毒及肠痈腹痛。

【用量用法】 6～12 g,煎服。凉血生用,活血酒炒用,止血炒炭用。

【使用注意】 血虚有寒,月经过多,孕妇不宜用。

【药理研究】 本品含丹皮酚及糖苷、挥发油、生物碱等。有抗炎、降压、中枢抑制、通经、抗早孕等作用。

4. 赤芍　为毛茛科植物芍药 *Paeonia lcactiflora* Pall. 或川赤芍 *P. veitchii* Lynch 的干燥根。

【性味归经】 苦,微寒。归肝经。

【功效主治】

(1) 清热凉血:用治温病热入营血,斑疹紫暗及血热吐血、衄血等病证。

(2) 散瘀止痛:用治血热瘀滞、痛经闭经、血瘀癥瘕、跌打肿痛、痈肿疮毒及肝火目赤、翳障等病证。

【用量用法】 6～15 g,煎服。

【使用注意】 血寒经闭不宜用。反藜芦。

【药理研究】 本品含芍药苷、牡丹酚、鞣质、挥发油等。主要有抗凝、降压、镇静、抗炎、镇痛、解痉、抗惊厥、抗溃疡等作用。

(四) 清热解毒药

性味多苦寒或甘寒,主要具有清热解毒作用,适用于各种热毒或火毒证。如痈肿疔疮、丹毒、温毒、发斑、痄腮、咽喉肿痛、下痢、蛇伤、水火烫伤等病证。

1. 金银花　为忍冬科植物忍冬 *Lonicera japonica* Thunb. 的干燥花蕾或带初开的花。

【性味归经】 甘,寒。归肺、心、胃经。

【功效主治】

(1) 清热解毒:为治一切痈肿疔疮阳证的要药,可内服外用,单用或入复方用。炒炭用治热毒血痢,便脓血者。温病热入气分,壮热烦渴;热入营血之斑疹、心烦少寐、神昏舌绛者亦常配伍应用。

(2) 疏散风热:用治温病初起或外感风热表证。

【用量用法】 10～15 g,煎服。

【药理研究】 本品主要含绿原酸、木犀草素等黄酮类成分,还有三萜皂苷、挥发油。具有广谱抗菌作用和明显的抗炎解热作用,还有抗病毒、抗内毒素、保肝利胆、降脂、抗癌等作用。

2. 连翘　为木犀科植物连翘 *Forsythia suspensa* (Thunb.) Vahl. 的干燥果实。

【性味归经】 苦,微寒。归肺、心、小肠经。

【功效主治】

(1) 清热解毒,消痈散结:用治痈肿疮毒、瘰疬痰核。温病热入气分、营血分等证亦常配伍应用。另外,连翘心尤善治热入心包、高热神昏之证。

(2) 疏散风热:用治外感风热或温病初起。

【用量用法】 6～15 g,煎服。

【使用注意】 脾胃虚寒、气虚脓清者不宜用。

【药理研究】 本品含三萜皂苷、连翘酚、生物碱等。具有广谱抗菌抗炎、解热、镇吐、强心、利尿降压等作用。

(五) 清虚热药

性味多甘寒、苦寒，具有清虚热、退骨蒸的作用，主要用治阴虚内热、骨蒸潮热、五心烦热、盗汗不寐、舌红少苔、脉细数等病证。亦治温病后期、余热未尽、阴液已伤的夜热早凉、热退无汗等病证。

地骨皮　为茄科植物枸杞 *Lycium chinensis* Mill. 或宁夏枸杞 *L. barbarum* L. 的干燥根皮。

【性味归经】 甘、淡，寒。归肺、肝、肾经。

【功效主治】

(1) 凉血退蒸：用治阴虚发热、骨蒸盗汗及血热出血、吐血尿血等病证。

(2) 清肺降火：用治肺热咳嗽气喘等病证。

【用量用法】 6～15 g，煎服。

【药理研究】 本品含桂皮酸、甜菜碱、多种酚类物质等。有解热、降压、降血糖、降血脂等作用。

表 10－2　其他清热药简表

药名		性味归经	功　效	主　　治	用量(g)
清热泻火药	芦根	甘，寒，归肺、胃经	清热生津，除烦止渴，止呕，利尿	热病烦渴，胃热呕逆，肺热咳嗽，肺痈吐脓，热淋涩痛	15～30
	天花粉	甘、微苦，微寒，归肺、胃经	清热生津，解毒消痈	热病口渴，消渴多饮，肺热燥咳，痈肿疮疡	10～15
	淡竹叶	甘、淡，寒，归心、胃、小肠经	清热除烦，生津利尿	热病烦渴，口疮尿赤	6～10
	夏枯草	苦、辛，寒，归肝、胆经	清肝火，散郁结	目赤肿痛，头痛眩晕，瘰疬瘿瘤	10～15
	决明子	甘、苦、咸，微寒，归肝、大肠经	清肝明目，润肠通便	目赤目暗，肠燥便秘	10～15
清热燥湿药	苦参	苦，寒，归心、肝、胃、大肠、膀胱经	清热燥湿，杀虫利尿	湿热泻痢，黄疸尿赤，带下阴痒，湿疹疥疮，小便不利	3～10
	龙胆	苦，寒，归肝、胆经	清热燥湿，泻肝胆火	肝胆湿热，实火证	3～6
清热解毒药	紫花地丁	苦、辛，寒，归心、肝经	清热解毒，消痈散结	痈肿疔疮，乳痈肠痈，丹毒肿痛，毒蛇咬伤	15～30
	穿心莲	苦，寒，归心、肺、大肠、膀胱经	清热解毒，燥湿消肿	外感风热，温病初起，肺热咳喘，肺痈吐脓，咽痛，痈疮，蛇伤，湿热泻痢，热淋，湿疹	6～9
	大青叶	苦，寒，归心、胃经	清热解毒，凉血消斑	热入营血，温毒发斑，喉痹口疮，丹毒痈肿	10～15
	鱼腥草	辛，微寒，归肺经	清热解毒，消痈排脓，利尿通淋	肺痈吐脓，肺热咳嗽，热毒疮疡，湿热淋证	15～25
	败酱草	辛、苦，微寒，归胃、大肠、肝经	清热解毒，消痈排脓，祛瘀止痛	肠痈腹痛，肺痈吐脓，痈肿疮毒，产后瘀痛	6～15
	射干	苦，寒，归肺经	清热解毒，祛痰利咽	咽喉肿痛，痰盛咳喘	3～10
	山豆根	苦，寒，有毒，归肺、胃经	清热解毒，利咽消肿	热毒咽痛，牙痛，痈疮，肺热咳嗽	3～6
	白头翁	苦，寒，归胃、大肠经	清热解毒，凉血止痢	热毒血痢，阴痒带下	9～15

（续表）

药名		性味归经	功 效	主 治	用量(g)
	蒲公英	苦、甘，寒，归肝、胃经	清热解毒，消肿散结，利尿通淋	内外热毒疮痈诸证，湿热淋证，黄疸	10～15
清热凉血药	紫草	甘、咸，寒，归心、肝经	凉血活血，解毒透疹	斑疹紫黑，麻疹不透，痈疽疮疡，湿疹阴痒，水火烫伤	5～10
	水牛角	苦，寒，归心、肝经	清热凉血，解毒，定惊	热入血分，壮热昏谵，血热吐血、衄血，惊风，癫狂	15～30
清虚热药	青蒿	苦、辛，寒，归肝、胆经	清虚热，除骨蒸，解暑热，截疟，退黄	温邪伤阴，夜热早凉，阴虚发热，骨蒸劳热，暑热，疟疾寒热，湿热黄疸	6～12
	白薇	苦、咸，寒，归胃、肝、肾经	清热凉血，利尿通淋，解毒疗疮	邪热入营，阴虚发热，产后虚热，阴虚外感，热淋血淋，痈疽肿毒	5～10
	银柴胡	甘，微寒，归肝、胃经	清虚热，除疳热	阴虚发热，骨蒸潮热，疳积发热	3～10
	胡黄连	苦，寒，归肝、胃、大肠经	退虚热，除疳热，清湿热	骨蒸潮热，小儿疳热，湿热泻痢，痔疮肿痛	3～10

三、泻下药

凡以润滑大肠或引起腹泻为主要作用的药物，称为泻下药。本类药主要能泻下通便，以排除胃肠积滞、燥屎及其他有害物质。适用于大便秘结、肠道积滞、实热内结、水肿停饮等里实证。根据药物的作用特点和使用范围，可分为攻下药、润下药、峻下逐水药3类。攻下药、峻下逐水药泻下作用峻猛，尤其是后者更甚，久病正虚、年老体弱者宜慎用；月经过多或孕妇忌用。因其易伤胃气，应中病即止，切勿过量。

1. 大黄　为蓼科植物掌叶大黄 *Rheum palmatum* L.、唐古特大黄 *R. tanguticum* Maxim. ex Balf. 或药用大黄 *R. officinale* Baill. 的干燥根及根茎。

【性味归经】 苦，寒。归脾、胃、大肠、肝、心包经。

【功效主治】

(1) 泻下攻积：本品苦寒沉降，泻下力强，为治积滞便秘要药，尤适用于热结便秘之证。若配附子、干姜等温里药，还可治寒积便秘；配黄连、木香可治湿热泻痢，腹痛、里急后重等病证。

(2) 清热泻火：用治火邪上炎的目赤肿痛、咽喉肿痛、牙龈肿痛等病证。

(3) 凉血止血：用治血热妄行的吐血、衄血、咯血等病证。

(4) 清热解毒：用治热毒疮肿、肠痈腹痛、水火烫伤等病证。

(5) 活血祛瘀：为治瘀血病证的常用药。血瘀经闭、产后瘀阻腹痛、跌打损伤、瘀血肿痛均可应用。

【用量用法】 3～15 g，煎服。外用适量。攻下宜生用，入汤剂不宜久煎，或用开水泡服；活血宜酒制用；止血宜炒炭用。

【使用注意】 苦寒伤胃，脾胃虚弱者慎用。妇女怀孕、月经期、哺乳期忌用。

【药理研究】 本品主含蒽醌类、鞣质、脂肪酸等。有泻下、抗菌抗炎、抗病毒、解热、抗肿瘤、降血脂、保肝利胆、止血、调节免疫、改善肾功能等作用。

2. 火麻仁　为桑科植物大麻 *Cannabis sativa* L. 的干燥成熟种子。

【性味归经】 甘，平。归脾、胃、大肠经。

【功效主治】 润肠通便：用治肠燥便秘。

【用量用法】 10～15 g，煎服，打碎先煎。

【药理研究】 本品主含脂肪油。有润肠缓泻、降压等作用。

表10－3 其他泻下药简表

药名		性味归经	功 效	主 治	用量(g)
攻下药	芒硝	咸、苦，寒，归胃、大肠经	泻下软坚，清热	实热积滞，大便燥结，咽痛口疮，目赤痈疮	6～12
	番泻叶	甘、苦，寒，归大肠经	泻下导滞，通便，利水	热结便秘，便秘腹痛，水肿胀满	5～9
润下药	郁李仁	辛、苦、甘，平，归脾、大肠、小肠经	润肠通便，利水消肿	肠燥便秘，水肿胀满，脚气浮肿，小便不利	6～12
峻下药	甘遂	苦，寒，有毒，归肺、肾、大肠经	泻水逐饮，消肿散结	水肿，臌胀，胸胁停饮，风痰癫痫，疮痈肿毒	0.5～1.5（入丸散）
	红大戟	苦，寒，有小毒，归肺、脾、肾经	泻水逐饮，消肿散结	水肿，臌胀，胸胁停饮，气逆咳嗽，二便不利，痈肿疮毒，瘰疬痰核	1.5～3
	芫花	辛、苦，温，有毒，归肺、肾、脾、大肠经	泻水逐饮，祛痰止咳，杀虫疗疮	水肿，臌胀，胸胁停饮，头疮，白秃，顽癣	1.5～3
	巴豆霜	辛，热，有大毒，归胃、大肠、肺经	峻下冷积，逐水退肿，祛痰利咽，蚀疮	寒积便秘急症，腹水臌胀，寒实结胸，喉痹痰阻，痈疮未溃，疥癣恶疮	0.1～0.3（入丸散）
	牵牛子	苦，寒，有毒，归肺、肾、大肠经	泻下逐水，去积杀虫	水肿臌胀，痰饮喘咳，实热便秘，虫积腹痛	3～6

四、祛风湿药

凡以祛除风湿、解除痹痛为主要作用的药物，称为祛风湿药。本类药性味多辛、苦，温。主归肝、肾、脾经。具有祛风散寒除湿的作用，适用于风寒湿邪所致的风湿痹痛，筋脉拘急、麻木不仁、屈伸不利等病证。痹证多属慢性疾患，为服用方便，可作酒剂或丸散剂服用。本类药多辛温苦燥，易伤耗阴血，阴虚血亏者应慎用。

1. 独活 为伞形科植物重齿毛当归 *Angelica pubescens* Maxim. f. *biserrata* Shan et Yuan 的干燥根。

【性味归经】 辛、苦，微温。归肾、膀胱经。

【功效主治】

(1) 祛风湿止痹痛：用治风寒湿痹。因其性善下行，尤以下部之痹证为宜。

(2) 解表：用治外感风寒挟湿表证。

【用量用法】 3～10 g，煎服。

【药理研究】 本品含挥发油、当归醇、当归素等。具有抗关节炎、镇痛镇静、降压、兴奋呼吸中枢等作用。

2. 威灵仙 为毛茛科植物威灵仙 *Clematis chinensis* Osbeck、棉团铁线莲 *C. hexapetala* pall. 或东北铁线莲 *C. manshurica* Rupr. 的干燥根及根茎。

【性味归经】 辛、咸，温。归膀胱经。

【功效主治】

(1) 祛风湿通经络：用治风寒湿痹，麻木不仁，无论上下皆可应用，为治风湿痹痛的要药。

(2) 消骨鲠：用治诸骨鲠咽，单味煎汤频饮或加入砂糖、醋饮服。

【用量用法】 6～10 g，煎服，治骨鲠可用 30～50 g。

【药理研究】 本品含白头翁素、白头翁醇、皂苷等。有镇痛、抗菌、利胆等作用。

表 10-4　其他祛风湿药简表

药名	性味归经	功　效	主　　治	用量(g)
防己	苦，寒，归膀胱、肺经	祛风湿，利水消肿	痹证(湿热痹尤宜)，水肿，痰饮证	5～10
秦艽	苦、辛，平，归胃、肝、胆经	祛风湿止痹痛，退虚热，清湿热	各种风寒湿痹，骨蒸潮热，疳积发热，湿热黄疸	3～10
木瓜	酸，温，归肝、脾经	舒筋活络，除湿和胃	风湿痹痛，筋脉拘挛，脚气肿痛，吐泻转筋	6～9
豨莶草	苦、辛，寒，归肝、肾经	祛风湿，通经络，清热解毒	风寒湿痹，筋骨无力，腰膝酸软，四肢麻木，半身不遂，风疹湿疮	9～12
络石藤	苦，微寒，归心、肝、肾经	祛风通络，凉血消肿	风湿痹痛，筋脉拘挛，喉痹，痈疡	5～10
桑枝	微苦，平，归肝经	祛风湿，利关节	风湿痹痛，四肢拘挛	9～15
五加皮	辛、苦，温，归肝、肾经	祛风湿，强筋骨，利尿，消肿，补益肝肾	风湿痹痛，四肢拘挛，肝肾不足，腰膝软弱，小儿行迟，体虚乏力，水肿，脚气	5～10
金钱白花蛇	甘、咸，温，有毒，归肝经	祛风通络，定惊止痉	风湿顽痹，肢麻拘挛，中风口歪，半身不遂，麻风疠毒，手足麻木，急性及慢性惊风，破伤风	3～10

五、芳香化湿药

凡气味芳香，以化湿运脾为主要作用的药物，称为芳香化湿药。本类药性味多辛温，归脾胃经，具有辛香温燥之性，能醒脾化湿、恢复脾运。适用于脾为湿困，运化失常所致的脘腹痞满、呕吐泛酸、便溏体倦、口甘多涎、苔白腻等证。湿温、暑湿等证亦可用。本类药温燥伤阴，阴虚者慎用。因其芳香，多含挥发油，入汤剂不宜久煎，以免降低疗效。

1. 广藿香　为唇形科植物广藿香 *Pogostemon cablin*(Blanco) Benth. 的干燥地上部分。

【性味归经】 辛，微温。归脾、胃、肺经。

【功效主治】

(1) 化湿：用治湿阻中焦之脘腹痞闷、少食作呕、神疲体倦等病证。

(2) 解暑：用治夏月外感风寒，内伤生冷所致的恶寒发热、头痛呕恶、泄泻的病证。亦治湿温初起、湿热并重等病证。

(3) 止呕：用治湿浊中阻的呕吐最宜，可单用，若配半夏效更佳。亦治其他呕吐，如寒湿呕吐、湿热呕吐、脾胃虚弱呕吐及妊娠呕吐。

【用量用法】 3～10 g，煎服。

【药理研究】 本品主含挥发油。有促进胃液分泌、增强消化功能、抗真菌、抗病毒、解痉止痛等作用。

2. *苍术* 为菊科植物茅苍术 *Atractylodes lancea*（Thunb.）DC. 或北苍术 *A. chinensis*（DC.）Koidz 的干燥根茎。

【性味归经】 辛、苦，温。归脾、胃、肝经。

【功效主治】

(1) 燥湿健脾：用治湿阻中焦，脘腹胀闷、食少、吐泻等病证。湿热、湿温、痰饮、水肿等证也可选用。

(2) 祛风湿：用治风寒湿痹，湿偏胜者尤宜。亦治外感风寒挟湿表证。

【用量用法】 3～9 g，煎服。

【药理研究】 本品主含挥发油(苍术醇、茅术醇的混合结晶物)和大量维生素 A、D 等。有降血糖、排钠、排钾等作用。

3. *厚朴* 为木兰科植物厚朴 *Magnolia officinalis* Rehd. et Wils. 或凹叶厚朴 *M. officinalis* Rehd. et Wils. var. biloba Rehd. et Wils. 的干燥干皮、根皮及枝皮。

【性味归经】 苦、辛，温。归脾、胃、肺、大肠经。

【功效主治】

(1) 燥湿行气消积：用治湿阻、食积、气滞所致的脘腹胀满疼痛、呕逆等病证。

(2) 平喘：用治肺气上逆、痰涎壅滞的喘咳痰多、胸闷等病证。

【用量用法】 3～10 g，煎服。

【药理研究】 本品含厚朴酚、异厚朴酚、木兰箭毒碱、挥发油等。有调整胃肠运动、抗菌、抗病毒、抗溃疡、保肝、降压、抗过敏、中枢抑制、肌肉松弛等作用。

4. *砂仁* 为姜科植物阳春砂 *Amomum villosum* Lour. 或海南砂 *A. longiligulare* T. L. Wu 或绿壳砂 *A. villosum* Lour. var *xanthioides T. L. Wu et Senjen* 的干燥成熟果实。

【性味归经】 辛，温。归脾、胃、肾经。

【功效主治】

(1) 化湿行气：用治湿阻中焦、脾胃气滞诸证，寒湿气滞者尤宜。

(2) 温中止泻：用治脾胃虚寒泄泻。

(3) 安胎：用治脾胃气滞之妊娠恶阻、胎动不安等病证。

【用量用法】 3～6 g，煎服。

【药理研究】 本品主含挥发油。有芳香健胃作用，能促进胃液分泌，排除消化道积气。

表 10－5 其他芳香化湿药简表

药名	性味归经	功 效	主 治	用量(g)
佩兰	辛，平，归脾、胃、肺经	化湿，解暑，醒脾开胃	湿滞中焦，外感暑湿，湿温初起，发热倦怠，胸闷不舒	5～10
豆蔻	辛，温，归肺、脾、胃经	化湿行气，温中止呕，开胃消食	湿滞中焦，脾胃气滞，呕吐	3～6
草豆蔻	辛，温，归脾、胃经	燥湿行气，温中止泻	寒湿中阻，脾胃气滞，寒凝湿郁，不思饮食	3～6
草果	辛，温，归脾、胃经	燥湿散寒，除痰截疟	寒湿中阻，腹胀痛泻，疟疾	3～6

六、利水渗湿药

凡以通利水道、渗泄水湿为主要作用的药物，称为利水渗湿药。本类药味多甘、淡，具有利水消肿、利尿通淋、利湿退黄等功效。适用于水湿内停所致的小便不利、水肿、淋证、黄疸、泄泻、带下、痰饮、湿疮等各种病证。利水渗湿药易伤津液，阴亏津伤病证慎用。

1. 茯苓　为多孔菌科真菌茯苓 *Poria cocos*（Schw.）Wolf 的干燥菌核。

【性味归经】 甘、淡，平。归心、肺、脾、肾经。

【功效主治】

（1）利水渗湿：用治水湿内停所致的各种病证，如水肿、小便不利等，无论寒热虚实均可应用。

（2）健脾：用治脾虚诸证。对脾虚失运、水湿内停的泄泻、痰饮更适宜。

（3）安神：用治心脾两虚、气血不足的心神不安、心悸、失眠等病证。

【用量用法】 10～15 g，煎服。

【药理研究】 本品含茯苓聚糖、茯苓酸等。具有利尿、镇静、调节免疫、调整胃肠功能、保肝、抗肿瘤等作用。

2. 车前子　为车前草科植物车前 *Plantago asiatica* L. 或平车前 *P. depressa* Willd. 的干燥成熟种子。

【性味归经】 甘，寒。归肾、肝、肺、小肠经。

【功效主治】

（1）利尿通淋：用治湿热下注水肿、淋证、小便不利等病证。

（2）渗湿止泻：用治暑湿泄泻。

（3）清肝明目：用治肝热目赤肿痛或肝肾阴亏视物不明。

（4）清肺化痰：用治肺热咳嗽痰多。

【用量用法】 10～15 g，煎服。宜布包。

【药理研究】 本品含黏液质、车前子酸、车前子苷等。有利尿、排石、降脂、保肝、抗炎、抗感染、祛痰镇咳、降压、抗衰老等作用。

3. 茵陈　为菊科植物茵陈蒿 *Artemisia capillaris* Thunb. 或滨蒿 *A. Scoparia* Waldst. et kit. 等的干燥全草。

【性味归经】 苦，辛，微寒。归脾、胃、肝、胆经。

【功效主治】 清利湿热，利胆退黄：用治湿热黄疸。若配附子、干姜等温里药，也可用于寒湿黄疸。

【用量用法】 6～15 g，煎服。

【药理研究】 本品主含挥发油。有显著的利胆作用，还有解热、降压、保肝、降脂、抗凝、抗菌抗炎等作用。

表 10－6　其他利水渗湿药简表

药名	性味归经	功　效	主　治	用量(g)
猪苓	甘、淡，平，归肾、膀胱经	利水渗湿	小便不利，水肿，泄泻，淋浊等水湿内停之证	5～10
薏苡仁	甘、淡，凉，归脾、胃、肺经	利水渗湿健脾，除痹清热排脓	小便不利，水肿，脚气，脾虚泄泻，湿痹拘挛，肺痈，肠痈	10～30

（续表）

药名	性味归经	功 效	主 治	用量(g)
泽泻	甘、淡，寒，归肾、膀胱经	利水渗湿，泄热，化浊降脂	水肿，小便不利，泄泻，淋浊带下，痰饮，高脂血症	5～10
滑石	甘、淡，寒，归膀胱、肺、胃经	利水通淋，清解暑热，收湿敛疮	小便不利，淋沥涩痛，暑湿，湿温，湿疮，湿疹	10～20
木通	苦，寒，归心、小肠、膀胱经	利尿通淋，通经下乳	热淋涩痛，心烦尿赤，水肿脚气，经闭乳少，湿热痹痛	3～6
海金沙	甘、咸，寒，归膀胱、小肠经	清利湿热，通淋止痛	淋证，小便不利，水肿	6～15
萹蓄	苦，微寒，归膀胱经	利尿通淋，杀虫止痒	湿热淋证，虫积腹痛，湿疹阴痒	9～15
瞿麦	苦，寒，归心、小肠经	利尿通淋，活血通经	淋沥涩痛，月经不调	10～15
石韦	苦、甘，微寒，归肺、膀胱经	利水通淋，清肺止咳，凉血止血	湿热淋证，血淋尤宜，肺热咳嗽	5～10
萆薢	苦，微寒，归肝、胃经	利湿祛浊，祛风除湿	膏淋，白浊，风湿痹证	10～15
金钱草	甘、淡、咸，微寒，归肝、胆、肾、膀胱经	除湿退黄，利尿通淋，解毒消肿	湿热黄疸，石淋，热淋，恶疮肿毒，毒蛇咬伤	15～60

七、温里药

凡以温里祛寒、治疗里寒证为主要作用的药物，称为温里药。本类药物味多辛、性温热，主要具有温里散寒、回阳救逆、温经止痛等作用。适用于里寒病证，如中焦有寒，脘腹冷痛，吐泻；肺寒停饮，喘咳痰多清稀色白；肝寒腹痛，疝痛，头痛；肾虚阳痿宫冷，遗精遗尿，肢冷，水肿及亡阳厥逆等病证。应用时应辨证选药、随症配伍。本类药多辛热燥烈，易伤阴耗液，故阴虚火旺、津血亏虚者忌用。孕妇及气候炎热时慎用。

1. 附子　为毛茛科植物乌头 *Aconitum carmichaeli* Debx. 子根的加工品。

【性味归经】 辛、甘，大热。有毒。归心、肾、脾经。

【功效主治】

(1) 回阳救逆：本品为回阳救逆第一品药。用治阳气衰微、阴寒内盛，或大汗、大吐、大泻、大出血所致的亡阳厥逆脱证。

(2) 助阳补火：本品峻补元阳，凡肾、脾、心诸脏阳气衰弱者均适用。肾阳不足、命门火衰，阳痿宫冷；脾阳不振、阴寒内盛，腹痛便溏；脾肾阳虚、阴寒水肿；阳虚外感风寒脉沉；卫阳虚弱，自汗不止等病证均常选用。

(3) 散寒止痛：用治表里阳虚，寒湿偏盛，周身关节疼痛之寒痹重证。

【用量用法】 3～15 g，煎服。宜先煎 0.5～1 h，至口尝舌唇无麻辣感为度。

【使用注意】 阴虚阳亢及孕妇忌用。反半夏、瓜蒌、贝母、白蔹、白及。

【药理研究】 本品含乌头碱及次乌头碱等。有强心、抗炎、镇痛镇静、增强免疫、促进凝血、兴奋肾上腺皮质系统等作用。所含乌头碱有毒，能致心律失常，严重时出现抽搐、昏迷以致死亡。

2. 干姜　为姜科植物姜 *Zingiber officinale* Rosc. 的干燥根茎。

【性味归经】 辛，热。归脾、胃、肾、心、肺经。

【功效主治】

(1) 温中散寒:用治脾胃寒证之脘腹冷痛、寒呕冷泻。既治寒实痛泻,亦治脾胃虚寒、吐泻腹痛。

(2) 回阳通脉:用于阳虚、阴寒内盛的亡阳厥逆证,与附子相须为用。

(3) 温肺化饮:用治寒饮咳喘、痰多清稀的病证。

【用量用法】 3~10 g,煎服。

【药理研究】 本品主含挥发油。有镇痛镇静、镇吐、祛风健胃、止咳、抗炎、强心、升压、提高免疫等作用。

3. 肉桂 为樟科植物肉桂 *Cinnamomum cassia* Presl 的树皮。

【性味归经】 辛、甘,大热。归脾、肾、心、肝经。

【功效主治】

(1) 补火助阳:用治肾阳不足、命门火衰的阳痿宫冷及虚阳浮越之面赤、心悸、虚喘等病证。

(2) 散寒止痛:用治寒邪内侵或阳虚阴寒所致的脘腹冷痛、寒痹腰痛、寒疝腹痛、胸痹心痛及阳虚寒凝之阴疽证。

(3) 温经通脉:用治冲任虚寒,寒凝血滞的闭经、痛经等病证。

【用量用法】 2~5 g,煎服,宜后下;研末冲服 1~2 g/次。

【使用注意】 阳盛阴虚、血热妄行及孕妇忌用。畏赤石脂。

【药理研究】 本品含挥发油、黏液质、鞣质等。有强心、扩张血管、抗血栓、抗缺氧、抗氧化、改善性功能及解热、抗菌抗炎、镇痛镇静等作用。

表 10-7 其他温里药简表

药名	性味归经	功 效	主 治	用量(g)
吴茱萸	辛、苦,热,有小毒,归肝、脾、胃、肾经	散寒止痛,降逆止呕,助阳止泻	寒凝肝脉诸痛证,胃寒呕吐,虚寒泄泻	1.5~6
小茴香	辛,温,归肝、肾、脾、胃经	散寒止痛,理气和中	寒疝腹痛,睾丸坠痛,少腹冷痛,痛经,中焦虚寒气滞证	3~6
高良姜	辛,热,归脾、胃经	散寒止痛,温中止呕	胃寒冷痛,呕吐	3~6
花椒	辛,温,归脾、胃、肾经	温中止痛,杀虫止痒	中寒腹痛,寒湿吐泻,虫积腹痛,湿疹瘙痒,妇人阴痒	2~6
丁香	辛,温,归肺、脾、胃、肾经	温中降逆,散寒止痛,温肾助阳	胃寒呕吐,呃逆,脘腹冷痛,肾虚阳痿,宫冷	1~3

八、理气药

凡以疏理气机、消除气滞为主要作用的药物,称为理气药。本类药性味多辛苦温而芳香,主归脾、胃、肝、肺经。具有行气止痛、理气健脾、疏肝解郁、顺气宽胸、破气散结等功效。适用于气滞证。如脾胃气滞,脘腹胀痛、嗳气呕恶、腹泻或便秘等;肝气郁滞,胁肋胀痛、抑郁不舒、乳房胀痛、月经不调等;肺气壅滞,胸膈胀痛、咳嗽气喘等病证,均可应用。理气药多辛香温燥,易耗气伤阴,气虚阴亏者慎用。

1. 橘皮 为芸香科植物橘 *Citrus reticulata* Blanco 及其栽培变种的干燥成熟果皮。

【性味归经】 辛、苦,温。归脾、肺经。

【功效主治】

(1) 理气健脾:用治脾胃气滞证,寒湿中阻者更宜。

（2）燥湿化痰：用治寒痰、湿痰之证。

【用量用法】 3～10 g，煎服。

【药理研究】 本品含挥发油、黄酮苷、川皮酮及维生素 B_1、C 等。有帮助消化、促进胃肠排气、抗菌抗炎、抗胃溃疡、保肝利胆、祛痰平喘等作用。

2. 枳实　为芸香科植物酸橙 *Citrus aurantium* L. 及其栽培变种或甜橙 *C. sinensis* Osbeck 的干燥幼果。

【性味归经】 苦、辛、酸，微寒。归脾、胃经。

【功效主治】

（1）破气除痞：用治胃肠积滞、脘腹胀满、饮食不消、大便秘结；亦治热结便秘、腹胀满痛、湿热积滞、泻痢后重等病证。

（2）化痰消积：用治痰阻气滞之胸脘痞满、胸痹结胸等病证。

【用量用法】 3～10 g，煎服，大量可用至 30 g。

【使用注意】 脾胃虚弱及孕妇忌用。

【药理研究】 本品含挥发油、黄酮苷等。具有兴奋子宫、强心升压、抗炎抗菌、抗病毒、抗氧化、抗过敏、调节胃肠蠕动、抗胃溃疡、镇静镇痛、利胆、利尿等作用。

3. 木香　为菊科植物木香 *Aucklandia lappa* Decne. 的干燥根。

【性味归经】 辛、苦，温。归脾、胃、大肠、胆、三焦经。

【功效主治】 行气止痛：用治脾胃气滞证。亦治湿热泻痢后重，食积腹胀及肝失疏泄，湿热郁蒸的腹痛胁痛、黄疸等病证。

【用量用法】 3～6 g，煎服。行气宜生用，止泻宜煨用。

【药理研究】 本品含挥发油、木香碱等。有加速胃肠运动、促进消化、抗胃溃疡、镇痛、抗菌、降血糖、利尿等作用。

表 10-8　其他理气药简表

药名	性味归经	功　效	主　治	用量(g)
青皮	苦、辛，温，归肝、胆、胃经	疏肝理气，消积化滞	肝气郁滞证，食积腹痛，乳癖，乳痈	3～10
香附	辛、微苦，微甘，平，归肝、脾、三焦经	疏肝理气，调经止痛	肝郁气滞，胸胁疼痛，月经不调，痛经，乳房胀痛	6～12
沉香	辛、苦，微温，归脾、胃、肾经	行气止痛，温中止呕，纳气平喘	寒凝气滞，胸腹胀痛，胃寒呕吐呃逆，肾不纳气的虚喘证	1～3
乌药	辛，温，归肺、脾、肾、膀胱经	行气止痛，温肾散寒	寒凝气滞胸腹诸痛证，肾阳不足，尿频，遗尿，疝气疼痛，经寒腹痛	3～10
川楝子	苦、寒，小毒，归肝、小肠、膀胱经	行气止痛，疏肝泄热，杀虫	肝郁化火诸痛证，虫积腹痛	3～10
荔枝核	甘、微苦，温，归肝、肾经	行气散结，散寒止痛	疝气痛，睾丸肿痛	5～10
佛手	辛、苦、酸，温，归肝、脾、胃、肺经	疏肝解郁，理气和中，燥湿化痰	肝郁胁痛，肝胃气痛，脾胃气滞证，久咳痰多，胸闷胁痛	3～10
薤白	辛、苦，温，归心、肺、胃、大肠经	通阳散结，行气导滞	胸痹证，脘腹痞满胀痛，泻痢，里急后重	5～10

九、消食药

凡以消食化积，促进消化为主要作用的药物，称为消食药。本类药性味多甘平，主归脾胃经，功能消食化积或兼健脾，适用于食积不消、脘腹胀满、嗳腐吞酸、恶心呕吐、大便失常，以及脾胃虚弱、消化不良等病证。

1. 山楂　为蔷薇科植物山里红 *Crataegus pinnatifida* Bge. var. *major* N. E. Br. 或山楂 *C. pinnatifida* Bge. 的干燥成熟果实。

【性味归经】 酸、甘，微温。归脾、胃、肝经。

【功效主治】

（1）消食化积：为治饮食积滞，尤其是肉食积滞之要药。

（2）活血散瘀：用治瘀阻胸腹痛、痛经、闭经、产后腹痛、恶露不尽等病证。亦治疝气偏坠胀痛。

【用量用法】 10～15 g，大剂量 30 g，煎服。消食散瘀宜生用，止泻痢宜炒用。

【药理研究】 本品含黄酮类、有机酸及维生素 C 等。有助消化、降脂、降压、抗菌、抗癌、抗心律失常、抗动脉硬化、强心、扩张血管、收缩子宫等作用。

2. 麦芽　为禾本科植物大麦 *Hordeum vulgare* L. 的成熟果实经发芽干燥而成。

【性味归经】 甘，平。归脾、胃经。

【功效主治】

（1）消食健胃：用治米、面、薯、芋等淀粉食物的积滞。

（2）回乳消胀：用治断乳或乳汁郁积的乳房胀痛，可大剂量单用，煎汁分服。

【用量用法】 10～15 g，大剂量 30～120 g，煎服。消食多生用，回乳多炒用。

【药理研究】 本品含淀粉酶、转化糖酶、蛋白质分解酶等。有助消化、抑制催乳素分泌及降血糖等作用。

表 10－9　其他消食药简表

药名	性味归经	功　效	主　治	用量(g)
鸡内金	甘，平，归脾、胃、小肠、膀胱经	消食健胃，涩精止遗，通淋化石	饮食积滞，小儿疳积，肾虚遗精，遗尿，石淋涩痛，胆胀胁痛	3～10
莱菔子	辛、甘，平，归脾、胃、肺经	消食除胀，降气化痰	食积气滞证，咳喘痰多，胸闷食少，大便秘结，积滞泻痢	6～10
谷芽	甘，温，归脾、胃经	消食健胃	米、面、薯、芋食滞证，脾虚食少	10～15

十、驱虫药

凡以驱除或杀灭人体肠道寄生虫为主要作用的药物，称为驱虫药。本类药多具毒性，主归脾、胃、大肠经，对人体肠道寄生虫有毒杀、麻痹、分解虫体或刺激虫体、促使其排出体外的作用。主要用于肠道寄生虫病，如蛔虫病、蛲虫病、绦虫病、钩虫病、姜片虫病等。本类药一般应空腹时服，有利于药力作用于虫体而收效。发热或腹痛剧烈时，暂不宜使用，待症状缓解后再驱虫。毒副作用较大的驱虫药，要注意用量用法，以免中毒或伤正；孕妇、老弱者应慎用。

表 10-10　驱虫药简表

药名	性味归经	功　效	主　　治	用量(g)
使君子	甘,温,归脾、胃经	杀虫消积	蛔虫、蛲虫,虫积腹痛,小儿疳积	9～12
槟榔	苦、辛,温,归胃、大肠经	驱虫消积行气利水,截疟	多种肠道寄生虫病食积气滞,腹胀便秘及泻痢里急后重等	3～10
南瓜子	甘,平,归胃、大肠经	杀虫	绦虫病	10～120(研末)
雷丸	微苦,寒,归胃、大肠经	杀虫	绦虫病,蛔虫病,钩虫病	5～7(入丸散)
苦楝皮	苦,寒,有毒,归肝、脾、胃经	杀虫疗癣	蛔虫,蛲虫,钩虫,疥癣湿疮,虫积腹痛	3～6

十一、止血药

凡以制止体内外出血为主要作用的药物,称为止血药。止血药根据药物的不同特性,分别具有凉血止血、化瘀化血、收敛止血和温经止血的不同作用,主要用治体内外各种出血病证,如咯血、咳血、衄血、吐血、便血、尿血、崩漏下血等。使用止血药,应注意有无瘀血。若瘀血未尽,应酌加活血祛瘀药,不能单纯止血,以免留瘀。

1. 三七　为五加科植物三七 *Panax notoginseng*（Burk.）F. H. Chen 的干燥根。

【性味归经】 甘、微苦,温。归肝、胃经。

【功效主治】

(1) 化瘀止血:用治各种内外出血证,尤以出血兼瘀滞者为宜。单味内服、外用均可奏效,亦常配伍其他止血药同用,为止血圣药。

(2) 活血定痛:用治跌打损伤,瘀滞肿痛,为伤科要药。单用内服外敷均可,或配活血行气药同用。

【用量用法】 多研末服 1～3 g/次;入煎剂 3～10 g;外用适量。

【药理研究】 本品含三七皂苷、黄酮苷、槲皮素等。有止血、抗血栓、扩张血管、降血压、抗炎、镇痛、镇静、保肝、抗衰老、抗肿瘤、抗心律失常、调节糖代谢、增强肾上腺皮质功能等作用。

2. 白及　为兰科植物白及 *Bletilla striata*（Thunb.）Reichb. f. 的干燥块茎。

【性味归经】 苦、甘、涩,寒。归肺、胃、肝经。

【功效主治】

(1) 收敛止血:用治内外各种出血证,尤其是肺胃出血。单用内服外敷均可,或配其他止血药同用。

(2) 消肿生肌:用治痈疮、烫伤、手足皲裂、肛裂等病证,内服外用均可。

【用量用法】 6～15 g,煎服;研末服 3～6 g/次;外用适量。

【使用注意】 反乌头。

【药理研究】 本品主含黏液质,还有挥发油、淀粉。有止血、保护胃黏膜、抗肿瘤、抑制结核杆菌等作用。

表 10－11 其他止血药简表

药名	性味归经	功 效	主 治	用量(g)
大蓟	甘、苦，凉，归心、肝经	凉血止血，散瘀解毒消痈	血热出血证，热毒痈疮肿痛	10～15
小蓟	苦、甘，凉，归心、肝经	凉血止血，散瘀，解毒消痈	血热出血证，热毒痈肿	5～12
地榆	苦、酸、涩，微寒，归肝、大肠经	凉血止血，解毒敛疮	血热出血证，烫伤，湿疹及疮痈肿毒	10～15
槐花	苦，微寒，归肝、大肠经	凉血止血，清肝泻火	血热出血证，肝火上炎，头痛目赤	5～10
侧柏叶	苦、涩，微寒，归肺、肝、脾经	凉血止血，化痰止咳，生发乌发	各种出血，血热尤宜，肺热咳嗽痰多，须发早白	6～12
白茅根	甘，寒，归肺、胃、膀胱经	凉血止血，清热利尿	血热出血，热淋，水肿，热病烦渴，湿热黄疸	15～30
苎麻根	甘，寒，归心、肝经	凉血止血，安胎解毒	血热出血，外伤出血，胎漏下血，胎动不安，热毒痈肿，丹毒，淋病	10～30
茜草	苦，寒，归肝经	凉血化瘀，止血通经	血热挟瘀的出血证，血瘀经闭，跌打损伤，风湿痹痛	6～10
蒲黄	甘，平，归肝、心包经	化瘀止血，利尿	各种内外出血证，瘀滞痛证，血淋	3～10
花蕊石	酸、涩，平，归肝经	化瘀止血	出血兼瘀滞，外伤出血，跌扑伤痛	4.5～9
仙鹤草	苦、涩，平，归心、肝经	收敛止血，消积止痢，解毒截疟，补虚	出血证，泻痢，脱力劳伤，痈疮，阴痒	6～12
紫珠叶	苦、涩，凉，归肝、肺、胃经	凉血收敛止血，散瘀解毒消肿	各种内外出血诸证，热毒疮疡，烧烫伤	3～15
棕榈	苦、涩，平，归肝、肺、大肠经	收敛止血	多种出血证	3～10
血余炭	苦，平，归肝、胃经	收敛止血，化瘀利尿	多种出血证，血淋，小便不利	6～10
藕节	甘、涩，平，归肺、肝、胃经	收敛止血，化瘀	各种出血证	10～15
炮姜	辛，热，归脾、胃、肾经	温经止血，温中止痛	虚寒性吐血，便血，崩漏，虚寒腹痛，吐泻	3～6
艾叶	苦、辛，温，有小毒，归肝、脾、肾经	温经止血，散寒调经	虚寒出血，崩漏尤宜；下焦虚寒之月经病、带下病、不孕	3～6

十二、活血祛瘀药

凡以通利血脉、促进血行、消散瘀血为主要作用的药物，称为活血祛瘀药。本类药性味多辛、苦，温。主入心、肝血分，善走散通行而有活血祛瘀的作用。并由此而产生止痛、消肿、调经、消癥、疗伤、消痈、利痹等作用。广泛用治一切瘀血阻滞之证，如血瘀经闭、产后瘀阻腹痛、胸痹、胁痛、跌打瘀痛，癥瘕积聚、风湿痹痛、疮疡肿痛等病证。本类药易耗血动血，不宜用于月经过多，或其他出血而无瘀血者。孕妇慎用或忌用。

1. 川芎　为伞形科植物川芎 *Ligusticum chuanxiong* Hort. 的干燥根茎。

【性味归经】 辛，温。归肝、胆、心包经。

【功效主治】

(1) 活血行气：用治血瘀气滞的病证。如妇女月经不调、闭经、痛经、产后瘀滞腹痛以及肝郁气滞、胸胁疼痛，心脉瘀阻、胸痹心痛，跌打损伤、瘀滞肿痛，痈肿疮疡、体虚不溃等病证。尤为妇科活血调经的要药。

(2) 祛风止痛：为治头痛的要药，无论风寒、风热、风湿、血虚、血瘀所致的头痛均可配伍应用，前人有“头痛不离川芎”之说。尚能旁通络脉，治风湿痹痛。

【用量用法】 3～10 g，煎服，研末服 1～1.5 g/次。

【使用注意】 凡阴虚火旺、多汗、舌红津少者，妇女月经过多者不宜使用。

【药理研究】 本品含挥发油、生物碱(川芎嗪)、酚性物质(阿魏酸)等。具有扩张脑血管和冠状动脉、降低外周阻力、改善微循环、抗血栓形成、增进骨髓造血、镇静、镇痛、解痉等作用。

2. 丹参　为唇形科植物丹参 *Salvia miltiorrhiza* Bge. 的干燥根及根茎。

【性味归经】 苦，微寒。归心、肝经。

【功效主治】

(1) 活血调经：为活血化瘀调经的要药，广泛用治各种瘀血病证，如血瘀之心胸脘腹疼痛、癥瘕积聚、风湿痹痛等。尤善调妇人经水，用于血瘀、血热之妇女月经不调、痛经、经闭、产后瘀滞腹痛等病证，有“一味丹参散，功同四物汤”之说。

(2) 凉血消痈：用治血热瘀滞之疮疡痈肿。

(3) 安神：用治热病邪入心营，高热烦躁、神昏谵语及杂病血不养心、心火偏旺的心悸失眠。

【用量用法】 10～15 g，煎服。

【使用注意】 反藜芦。

【药理研究】 本品含脂溶性非醌类成分。具有扩张冠脉、改善心功能、改善微循环、抑制血栓形成、降血脂、抗肝纤维化、提高机体耐缺氧能力、增强免疫、降低血糖、抗肿瘤等作用。

3. 红花　为菊科植物红花 *Carthamus tinctorius* L. 的干燥花。

【性味归经】 辛，温。归心、肝经。

【功效主治】 活血通经，祛瘀止痛：用治瘀血诸证。如血滞经闭痛经、产后瘀滞腹痛、心腹瘀痛、跌打损伤瘀滞肿痛、心脉瘀阻胸痹心痛等病证，均常配伍应用。亦治热郁血瘀，斑疹色暗，常与凉血、解毒药同用。

【用量用法】 3～9 g，煎服。外用适量。

【使用注意】 孕妇忌用。

【药理研究】 本品含红花素、红花黄素、红花苷、红花醌苷、挥发油等。具有兴奋子宫、扩张血管、改善微循环、抗凝血、抗血栓形成、抗心肌缺血、抗炎、降脂等作用。

表 10－12　其他活血化瘀药简表

药名	性味归经	功　效	主　　治	用量(g)
郁金	辛、苦、寒，归肝、肺、心经	活血行气，止痛，凉血，解郁清心，利胆退黄	血瘀气滞的胸胁腹痛，吐血、衄血等出血证，热病神昏，癫痫痰闭，肝胆湿热黄疸	3～10
乳香	辛、苦、温，归肝、心、脾经	活血，定痛，消肿生肌	外伤科跌打损伤，疮疡肿痛，瘀血阻滞诸痛证	3～5

（续表）

药名	性味归经	功 效	主 治	用量(g)
延胡索	辛、苦，温，归肝、心、脾经	活血行气，止痛	气血瘀滞诸痛证	3～10
五灵脂	苦、咸、甘，温，归肝、心经	活血止痛，化瘀止血	瘀血阻滞诸痛证，血瘀出血证	3～10
益母草	苦、辛，微寒。归肝、心包、膀胱经	活血调经，利水消肿	血滞经闭、痛经、产后腹痛、恶露不尽等经产诸证，痈肿疮疡及水肿，小便不利	10～30
鸡血藤	苦、甘，温，归肝、肾经	活血补血，舒筋活络	血虚、血瘀之月经病，血虚萎黄，风湿痹痛，手足麻木，肢体瘫痪	10～15
桃仁	苦、甘，平，归心、肝、大肠经	活血祛瘀，润肠通便	血瘀经闭，痛经，跌扑损伤，肠燥便秘，肺痈，肠痈	5～10
牛膝	苦、甘、酸，平，归肝、肾经	逐瘀通经，补肝肾，强筋骨，利水通淋，引火下行	瘀血证，肾虚腰痛，久痹乏力，淋证，水肿，小便不利，火热上炎，阴虚火旺	6～15
自然铜	辛，平，归肝经	散瘀止痛，接骨疗伤	跌打瘀痛，骨折筋断，瘀肿疼痛	3～9
骨碎补	苦，温，归肝、肾经	活血续伤补肾强骨	跌打闪挫或金创损伤筋骨，瘀肿疼痛，肾虚腰痛脚弱，耳鸣耳聋，牙痛	3～9
莪术	辛、苦，温，归肝、脾经	破血行气，消积止痛	气滞血瘀，癥瘕积聚，经闭，心腹瘀痛，食积脘腹胀痛	6～9
水蛭	咸、苦，平，有小毒，归肝经	破血，通经，逐瘀，消癥	癥瘕积聚，血瘀经闭，跌打损伤，中风偏瘫	1.5～3
穿山甲	咸，微寒，归肝、胃经	活血祛瘀，通经下乳，消肿排脓	癥瘕，经闭，风湿痹痛，产后乳汁不下，痈肿疮毒，瘰疬，中风偏瘫，麻木拘挛	3～10

十三、化痰止咳平喘药

凡以祛痰或消痰为主要作用的药物，称为化痰药；凡以减轻或制止咳嗽和喘息为主要作用的药物，称为止咳平喘药。化痰药多兼止咳喘，止咳平喘药多兼化痰，故统称化痰止咳平喘药。本类药性主降泻，外感表证或麻疹初起不宜早投，以免恋邪。一般以汤散服用为主，如用于慢性者，则制成丸剂、片剂、糖浆剂等。

(一) 化痰药

性有温燥、凉润之别，可分为温化寒痰药与清化热痰药两类。温化寒痰药，主治寒痰、湿痰证，如咳嗽气喘、痰多色白以及寒痰、湿痰所致的眩晕、肢麻、阴疽流注等病证。清化热痰药，主治热痰、燥痰证，如咳嗽气喘，痰黄稠或痰黏稠难咯以及痰热、痰火所致的癫痫、中风惊厥、瘿瘤、瘰疬等病证。化痰药多为行消之品，应中病即止，不宜久服。

1. 半夏　为天南星科植物半夏 *Pinellia ternata*（Thunb.）Breit. 的干燥块茎。

【性味与归经】 辛、温，有毒。归脾、胃、肺经。

【功效主治】

(1) 燥湿化痰：为治湿痰、寒痰证的要药，尤善治脏腑之湿痰。如湿痰犯肺，咳嗽痰多；痰湿眩晕;寒饮犯肺,咳喘痰稀。若配清热化痰药,亦可用于热痰,咳嗽痰黄者。

(2) 降逆止呕:用治胃气上逆的各种呕吐,为止呕要药,尤宜于痰饮或胃寒呕吐。胃热呕吐、胃阴虚呕吐、妊娠呕吐亦可配伍应用。

(3) 消痞散结:用治痰热阻滞,心下痞满;痰热结胸以及痰气郁滞之梅核气。

(4) 消肿止痛:外用能消肿止痛,治瘿瘤、痰核、痈疽发背、无名肿毒、毒蛇咬伤等病证。

【用量用法】 3～10 g,煎服。外用适量。

【使用注意】 反乌头。阴虚燥咳,出血证应慎用。

【药理研究】 本品含β-谷甾醇及葡萄糖苷、多种生物碱、挥发油等。有镇咳祛痰、镇吐、调节胃肠功能、利胆、抗癌、抗菌、抗早孕等作用。

2. 桔梗　为桔梗科植物桔梗 *Platycodon grandiflorum* (Jaoq.) A. DC. 的干燥根。

【性味归经】 苦、辛,平。入肺经。

【功效主治】

(1) 宣肺祛痰:用治咳嗽痰多之证,无论肺寒,肺热均可应用。

(2) 利咽:用治咽喉肿痛、声音嘶哑之证。

(3) 排脓:用治肺痈胸痛、咳吐脓血、痰黄腥臭。

【用量用法】 3～10 g,煎服。

【药理研究】 本品含多种皂苷、菊糖等。有祛痰镇咳、抗炎解热、镇静镇痛、降血糖等作用。

3. 川贝母　为百合科植物川贝母 *Fritillaria cirrhosa* D. Don、暗紫贝母 *F. unibracteata* Hsiao et K. C. Hsia、甘肃贝母 *F. przewalskii* Maxim. 或棱砂贝母 *F. delavayi* Franch. 的干燥鳞茎。

【性味归经】 苦、甘,微寒。归肺、心经。

【功效主治】

(1) 清热化痰,润肺止咳:用治热痰、燥痰,尤其是内伤久咳、虚劳痰嗽。

(2) 散结消肿:用治痰火之瘰疬、热毒之疮肿及肺痈、乳痈等病证。

【用量用法】 3～10 g,煎服;研末服 1～2 g。

【使用注意】 反乌头。

【药理研究】 本品主含多种生物碱。具有镇咳、祛痰、降压、松弛肠肌、兴奋子宫、升高血糖等作用。

(二) 止咳平喘药

主治外感、内伤所致的各种咳嗽和喘息,临床可随证选择和配伍应用。

杏仁　为蔷薇科植物山杏 *Prunus armeniaca* L. var. *ansu* Maxim.、西伯利亚杏 *P. sibirica* L.、东北杏 *P. mandshurica* (Maxim.) Koehne 或杏 *P. armeniaca* L. 的干燥成熟种子。

【性味归经】 苦,微温。有小毒。归肺、大肠经。

【功效主治】

(1) 止咳平喘:用于多种咳喘病证。外感、内伤、寒证、热证均可配伍应用。

(2) 润肠通便:用于肠燥便秘。

【用量用法】 3～10 g,煎服,打碎入煎。

【使用注意】 有小毒,勿过量;婴儿慎用。

【药理研究】 本品含苦杏仁苷、脂肪油等。有止咳平喘、缓泻、抗肿瘤等作用。

表 10-13 其他化痰止咳平喘药简表

药名		性味归经	功效	主治	用量(g)
化痰药	制天南星	苦、辛,温,有毒,归肺、肝、脾经	燥湿化痰,祛风解痉,消肿止痛	湿痰,寒痰,风痰证,痈疽,蛇伤	3~10
	旋覆花	苦、辛、咸,微温,归肺、脾、大肠、胃经	降气化痰,降逆止呕	喘咳痰多,痰饮蓄结之胸膈痞满,噫气呕吐	3~10
	白前	辛、苦,微温,归肺经	降气化痰,止咳	肺气壅实,咳嗽痰多,胸满喘急	3~10
	前胡	苦、辛,微寒,归肺经	降气化痰,宣散风热	咳喘,痰多色黄,外感风热咳嗽有痰	6~10
	浙贝母	苦,寒,归肺、心经	清热化痰止咳,解毒开郁散结	风热、燥热、痰热咳嗽,瘰疬,瘿瘤,痈疮,肺痈	3~10
	瓜蒌	甘、微苦,寒,归肺、胃、大肠经	清热化痰,宽胸散结,润肠通便	痰热咳嗽,痰黄稠,胸痹,结胸,肺痈、肠痈、乳痈初起,肠燥便秘	10~15
	竹茹	甘,微寒,归肺、胃、心、胆经	清热化痰,除烦止呕	痰热咳嗽,心烦不眠,胃热呕吐,妊娠恶阻,胎动不安	6~10
	鲜竹沥	甘,寒,归心、肺、肝经	清热豁痰,定惊利窍	痰热咳喘,中风痰迷,惊痫癫狂	30~50(冲服)
	天竺黄	甘,寒,归心、肝经	清热化痰,清心定惊	小儿惊风,中风癫痫,热病神昏等心肝经痰热证	3~10
	海藻	苦、咸,寒,归肝、胃、肾经	消痰软坚,利水消肿	瘰疬,瘿瘤,睾丸肿痛,水肿	6~12
	蛤壳	苦、咸,寒,归肺、肾、胃经	清肺化痰,软坚散结,制酸止痛	肺热、痰火之咳喘,瘿瘤,痰核,胃痛吐酸	6~15
	海浮石	咸,寒,归肺经	清肺化痰,软坚散结	痰热咳嗽,痰黄黏稠,瘰疬,瘿瘤	10~15
	金礞石	咸,平,归肺、肝经	坠痰下气,平肝镇惊	顽痰、老痰胶结,气逆咳喘实证,癫狂、惊痫等痰火内盛证	6~10(布包)
止咳平喘药	紫菀	辛、苦,温,归肺经	润肺下气,消痰止咳	痰多喘咳,新久咳嗽,劳嗽咳血	5~10
	枇杷叶	苦,微寒,归肺、胃经	清肺化痰,降逆止呕	肺热咳嗽,胃热呕吐,烦热口渴	5~10
	桑白皮	甘,寒,归肺经	泻肺平喘,利水消肿	肺热咳喘,水肿,胀满尿少,面目肌肤浮肿	5~15
	白果	甘、苦、涩,平,有毒,归肺、肾经	敛肺定喘,止带,缩尿	哮喘痰嗽,带下,白浊,尿频,遗尿	5~10

十四、安神药

凡以安定神志为主要作用,用治心神不安病证的药物,称为安神药。安神药多以矿石、化石或植物种子入药。有重镇安神、养心安神的作用,主要用于心神不宁、心悸怔忡、失眠多梦、健忘及惊风、癫痫、发狂等病证。矿石类安神药如作丸散服,易伤胃气,不宜久服,须酌情配伍养胃健脾之品。部分药物具有毒性,须慎用。

酸枣仁 为鼠李科植物酸枣 *Ziziphus jujuba* Mill. var. *spinosa* (Bunge) Hu ex H. F. Chou. 的干燥成熟种子。

【性味归经】 甘、酸,平。归心、肝、胆经。

【功效主治】

(1) 养心益肝安神：用于心肝阴虚不足、心神失养之心悸、怔忡、失眠、健忘等病证。

(2) 敛汗：用于体虚多汗，自汗、盗汗。

【用量用法】 10～15 g，煎服；研末服 1.5～3 g/次。

【药理研究】 本品含酸枣仁皂苷、三萜类化合物、黄酮类化合物等。有镇静、催眠、镇痛、抗惊厥、抗心律失常、降脂、降压等作用。

表 10－14　其他安神药简表

药名	性味归经	功　效	主　　治	用量(g)
朱砂	甘，微寒，有毒，归心经	清心镇惊，安神，明目，解毒	各种心神不宁、惊悸、失眠及惊风、癫痫，热毒疮疡、咽痛、口疮	入丸散或研末冲服 0.1～0.5 g/次，外用适量
磁石	咸、寒，归心、肝、肾经	镇惊安神，平肝潜阳，纳气定喘，聪耳明目	心神不宁，惊悸，癫痫，肝阳眩晕，肾虚喘促，肝肾亏虚，目暗耳聋	15～30
龙骨	甘、涩、平，归心、肝、肾经	镇惊安神，平肝潜阳，收敛固涩	心神不安，心悸失眠，惊痫癫狂，肝阳眩晕，滑脱诸证	15～30（先煎）
琥珀	甘、平，归心、肝、膀胱经	镇惊安神，活血散瘀，利尿通淋	心神不宁，心悸失眠，惊风癫痫，瘀血阻滞证，淋证，癃闭	1.5～3（研末）
柏子仁	甘、平，归心、肾、大肠经	养心安神，润肠通便，止汗	心悸失眠，肠燥便秘，阴虚盗汗	3～10
远志	苦、辛、微温，归心、肾、肺经	交通心肾，宁心安神，祛痰开窍，消散痈肿	心肾不交引起的心悸、失眠、健忘，痰阻心窍，癫痫发狂，咳嗽痰多，痈疽疮毒，乳房肿痛	5～10

十五、开窍药

凡以开窍醒神为主要作用，用于治疗窍闭神昏的药物，称为开窍药。本类药辛香走窜，入心经，有通关开窍、启闭醒神的作用，适用于邪气蒙蔽心窍、神明内闭之证。如热陷心包或痰浊阻闭之窍闭神昏及惊痫、中风等病出现的突然昏厥之证。本类药为治标、救急之品，且伤正气，只宜暂服，不可久用。因其芳香易挥发，一般不入煎剂，只入丸、散剂服用。

表 10－15　开窍药简表

药名	性味归经	功　效	主　　治	用量(g)
麝香	辛，温，归心、脾经	开窍醒神，活血通经止痛	窍闭神昏，经闭、癥瘕等瘀血诸证，难产、死胎	0.03～0.1 g/次（入丸散）
苏合香	辛，温，归心、脾经	开窍醒神，辟秽止痛	寒闭神昏，胸腹冷痛、满闷	0.3～1（入丸散）
石菖蒲	辛、苦，温，归心、胃经	开窍豁痰，醒神益智，化湿开胃	痰湿闭窍，神志昏迷，湿阻中焦，脘腹胀闷，痞塞疼痛	5～10

十六、平肝熄风药

凡以平肝潜阳、熄风止痉为主要作用，主治肝阳上亢或肝风内动的药物，称为平肝熄风药。本类药多为介类、昆虫等动物药及矿物药，皆入肝经，有平肝潜阳、熄风止痉作用，适用于肝阳上亢，头痛眩晕和肝风内动，惊痫抽搐等病证。

天麻　为兰科植物天麻 *Gastrodia elata* Bl. 的干燥块茎。

【性味归经】 甘，平。归肝经。

【功效主治】

(1) 熄风止痉：为治肝风内动之要药，各种原因引起的肝风内动、痉挛抽搐均可配伍应用。

(2) 平抑肝阳：用治多种原因引起的眩晕、头痛，为止眩晕的良药，尤其是肝阳上亢者更宜。

(3) 祛风通络：用治风邪入中经络之手足不遂、肢麻、痉挛抽搐及风湿痹痛、屈伸不利者。

【用量用法】 3～10 g，煎服；研末服 1～1.5 g/次。

【药理研究】 本品含天麻苷、天麻多糖等。具有镇静、镇痛、抗惊厥、抗心律失常、降压、抗炎、增强免疫等作用。

表 10－16　其他平肝熄风药简表

药名	性味归经	功　效	主　　治	用量(g)
石决明	咸，寒，归肝经	平肝潜阳，清肝明目	肝阳上亢，头晕目眩，目疾	6～20
羚羊角	咸，寒，归肝、心经	平肝熄风，清肝明目，散血解毒	肝风内动，惊痫抽搐，肝阳上亢，头晕目眩，肝火上炎，目赤头痛，温病壮热神昏，热毒发斑，妊娠子痫，痈肿疮毒	1～3
钩藤	甘，凉，归肝、心包经	熄风止痉，清热平肝	热盛动风，小儿惊风，癫痫，手足抽搐等，肝火或肝阳上亢之头痛、眩晕，妊娠子痫	3～12
牛黄	甘，凉，归肝、心经	熄风止痉，化痰开窍，清热解毒	壮热神昏，惊厥抽搐，痰热闭窍，神昏，口噤，痰鸣，热毒咽痛溃烂，痈疽疔毒	0.15～0.35
全蝎	辛，平，有毒，归肝经	熄风止痉，攻毒散结，通络止痛	痉挛抽搐，痈疡肿毒，瘰疬结核，风湿顽痹，顽固性偏正头痛，破伤风	2～5
地龙	咸，寒，归肝、脾、膀胱经	清热熄风，通络，平喘利尿	高热惊痫，癫狂，气虚血滞，半身不遂，风寒湿痹，热痹，肺热哮喘，热结膀胱之小便不利或尿闭	5～10
僵蚕	咸、辛，平，归肝、肺、胃经	熄风止痉，祛风止痛，化痰散结	惊痫抽搐，口眼歪斜，风热头痛，目赤咽肿，风疹瘙痒，痰核，瘰疬，破伤风	3～10
赭石	苦，寒，归肝、心、肺、胃经	平肝潜阳，重镇降逆，凉血止血	肝阳上亢，头晕目眩，呕吐，呃逆，噫气，喘息，吐血，崩漏	10～30
牡蛎	咸，微寒，归肝、胆、肾经	重镇安神，潜阳补阴，软坚散结，收敛固涩	惊悸失眠，眩晕耳鸣，痰核，瘰疬，癥瘕，滑脱诸证	10～30
蒺藜	辛、苦，微温，有小毒，归肝经	平肝疏肝，祛风明目，止痒	肝阳上亢，头晕目眩，肝郁胁痛，乳房胀痛，风热上攻，目赤翳障，风疹瘙痒，白癜风	6～10

十七、补虚药

凡以补益正气、增强体质、提高抗病力为主要作用，用治虚证的药物，称为补虚药或补益药。本类药根据补益人体气血阴阳的不同而分为补气药、补血药、补阴药、补阳药 4 类，分别用于气虚、血虚、阴虚、阳虚等病证。应用时应对证选择，随症配伍。补虚药为虚证而设，凡内有实积或实邪未尽及体壮气盛者忌用，脾胃虚弱者宜酌配健脾消食药，以免妨碍消化吸收。入煎剂宜文火久煎，以增强疗效。

(一) 补气药

性味多甘温或甘平，能补益脏腑之气，特别是脾肺之气，用于各种气虚证，对脾肺气虚证的疗效最著。

1. 人参　为五加科植物人参 *Panax ginseng* C. A. Mey. 的干燥根。

【性味归经】 甘、微苦，微温。归心、肺、脾、肾经。

【功效主治】

(1) 大补元气：用治大失血、大吐泻及一切疾病因元气虚极而致的气虚欲脱、脉微欲绝之证，宜单用大量浓煎服，如独参汤。

(2) 补脾益肺：用治脾气虚倦怠乏力、食少便溏及肺气虚短气喘促、脉虚自汗等病证。

(3) 生津：用治热病气津两伤、身热口渴及内热消渴。

(4) 安神：用治气血亏虚的心神不安、心悸、失眠、健忘等病证。

【用量用法】 5～10 g，入汤剂；急重证可用 15～30 g；研末服 1.5～2 g/次。宜文火另煎兑服。

【使用注意】 反藜芦，畏五灵脂。

【药理研究】 本品含多种人参皂苷、挥发油、多种糖类及维生素等。具有典型的适应原样作用。有兴奋或抑制中枢神经系统、改善学习记忆、抗休克、强心、抗衰老、调节血糖、促进蛋白质合成、提高免疫力、增强抗应激能力、抗肿瘤等作用。

2. 黄芪　为豆科植物蒙古黄芪 *Astragalus membranaceus* (Fisch.) Bge. var. *mongholicus* (Bge.) Hsiao 或膜荚黄芪 *A. membranaceus* (Fisch.) Bge. 的干燥根。

【性味归经】 甘，微温。归脾、肺经。

【功效主治】

(1) 补气升阳：用治脾胃气虚、食少便溏等证及中气下陷、久泻脱肛、内脏下垂等病证。

(2) 益卫固表：用治肺气虚弱、咳喘气短及表虚自汗、气虚外感诸证。

(3) 利水消肿：用治气虚失运、水湿内停的水肿、小便不利之证。

(4) 托疮生肌：用治气血不足、疮疡内陷、脓成不溃或溃久不敛。

【用量用法】 10～15 g，大剂量 30～60 g，煎服。益气补中宜炙用；利水托疮宜生用。

【药理研究】 本品含苷类、多糖、氨基酸、微量元素等。具有增强免疫、强心、利尿降压、保肝、抗衰老、改善微循环、调节糖代谢、抗菌、抗病毒、抗癌、抗溶血等作用。

3. 白术　为菊科植物白术 *Atractylodes macrocephala* Koidz. 的干燥根茎。

【性味与归经】 苦、甘，温。归脾、胃经。

【功效主治】

(1) 补气健脾：用治脾胃气虚之食少便溏、脘腹胀满。

(2) 燥湿利水：用治脾虚水停之痰饮、水肿、小便不利。

(3) 止汗：用治脾虚气弱、肌表不固的自汗。

(4) 安胎：用治脾虚气弱，胎动不安。

【用量用法】 10～15 g，煎服。燥湿利水宜生用，补气健脾宜炒用，止泻宜炒焦用。

【药理研究】 本品主含苍术酮、白术内酯等。具有强壮、利尿、降血糖、保肝等作用。

(二) 补阳药

性味多甘、咸、辛，温。能温补人体的阳气，主要是温补肾阳，用治肾阳虚、精血不足、脾肾阳虚、肺肾两虚所致的各种病证。

1. 鹿茸　为鹿科动物梅花鹿 *Cervus nippon* Temminck 或马鹿 *C. elaphus* Linnaeus 的雄鹿头上未骨化密生茸毛的幼角。

【性味归经】 甘、咸，温。归肾、肝经。

【功效主治】

(1) 壮肾阳，益精血，强筋骨：用治肾阳不足、精血亏虚的阳痿早泄、宫寒不孕、尿频不禁、头晕耳鸣、腰膝酸痛、筋骨痿软、肢冷神疲以及小儿发育不良、囟门迟闭、齿迟、行迟等病证。

(2) 调冲任：用治冲任虚寒、带脉不固的崩漏不止、白带过多。

(3) 托疮毒：用治疮疡久溃不敛、脓出清稀或阴疽内陷不起。

【用量用法】 1～2 g，研末冲服。

【使用注意】 宜从小剂量开始，逐渐加量，以免伤阴动血。

【药理研究】 本品含鹿茸精、胶质、蛋白质等，具有广泛的药理作用，有促进生长发育、促进蛋白质、核酸合成、增强骨髓造血、增强免疫、抗疲劳、提高工作效率、延缓衰老等作用。

2. 杜仲　为杜仲科植物杜仲 *Eucommia ulmoides* Oliv. 的干燥树皮。

【性味归经】 甘，温。归肝、肾经。

【功效主治】

(1) 补肝肾强筋骨：用治肝肾不足之腰膝酸痛、下肢痿软、筋骨无力及阳痿、尿频等病证，为临床常用要药。

(2) 安胎：用治肝肾亏虚、下元虚冷所致的胎漏、胎动不安。

【用量用法】 6～10 g，煎服。

【药理研究】 本品含杜仲胶、杜仲苷、黄酮类化合物等。具有降压、利尿、镇静、镇痛、增强垂体-肾上腺皮质轴功能、激活机体非特异性免疫反应、调整细胞免疫功能、兴奋子宫等作用。

(三) 补血药

性味多甘温，主归心、肝、脾经，能补肝养心益脾，具有养血生血之功，主治血虚诸证。

1. 当归　为伞形科植物当归 *Angelica sinensis* (Oliv.) Diels 的干燥根。

【性味归经】 甘、辛，温。归肝、心、脾经。

【功效主治】

(1) 补血：为补血要药。用治心肝血虚之面色萎黄、眩晕、心悸等病证。

(2) 活血调经：为妇科补血活血调经要药。用治血虚或血虚兼有瘀滞的月经不调、痛经、闭经等病证。

(3) 止痛：用治血虚、血瘀而兼有寒凝，以及跌打损伤、风湿痹阻的疼痛证，也治外科痈疽疮疡肿痛或久溃不敛。

(4) 润肠：用治血虚肠燥便秘。

【用量用法】 5～15 g，煎服。一般补血用当归身，活血用当归尾或酒炒，和血用全当归。

【药理研究】 本品主含挥发油、阿魏酸、当归多糖、氨基酸及人体必需的多种元素等。具有抗贫血、促进免疫、抑制血小板聚集、抗血栓、抗心肌缺血缺氧、扩张外周血管、降血压、降血脂、保肝、抗炎、兴奋或抑制子宫平滑肌等作用。

2. 熟地黄 为生地黄经加工炮制而成。

【性味归经】 甘，微温。归肝、肾经。

【功效主治】

(1) 补血滋阴：用治血虚萎黄、眩晕心悸、月经不调、崩漏及肾阴不足之潮热盗汗、遗精、消渴等病证。

(2) 益精填髓：用治肝肾精血亏虚的腰膝酸软、头晕耳鸣、须发早白等病证。

【用量用法】 9～15 g，煎服。

【药理研究】 本品含梓醇、地黄素、甘露醇、维生素 A 类物质等。具有强心、利尿、降血糖、升高外周白细胞、增强免疫等作用。

3. 白芍 为毛茛科植物芍药 *Paeonia lactiflora* Pall. 的干燥根。

【性味归经】 苦、酸、甘，微寒。归肝、脾经。

【功效主治】

(1) 养血调经：用治血虚或阴虚有热的月经不调、崩漏等病证。

(2) 平肝止痛：用治肝阴不足、肝气不疏或肝阳偏亢的头痛、眩晕、胁肋疼痛、乳房胀痛、经行腹痛、脘腹四肢拘挛作痛等病证。

(3) 敛阴止汗：用治阴虚盗汗和表虚自汗。

【用量用法】 10～15 g，大量 15～30 g，煎服。养血调经多炒用，平肝敛阴多生用。

【使用注意】 反藜芦。

【药理研究】 本品含多种芍药苷、鞣质、挥发油、β-谷甾醇等。具有调节免疫、镇静镇痛、解痉、降压、抗炎、抗溃疡、保肝、解毒、抗肿瘤等作用。

4. 阿胶 为马科动物驴 *Equus asinus* L. 的干燥皮或鲜皮经煎煮、浓缩制成的固体胶。

【性味归经】 甘、平，归肺、肝、肾经。

【功效主治】

(1) 补血滋阴：用治血虚萎黄、眩晕心悸、心烦不眠等病证。

(2) 润燥：用治肺燥咳嗽等病证。

(3) 止血：用治劳嗽咳血、便血崩漏等病证。

【用量用法】 3～9 g。烊化兑服。

【使用注意】 脾胃虚弱者慎用。

【药理研究】 本品主要由胶原、多种氨基酸、钙等组成。能促进血中红细胞和血红蛋白的生成，作用优于铁剂；改善动物体内钙平衡；促进钙的吸收和在体内的存留，可使血压升高而抗休克。

(四) 补阴药

性味多甘寒质润，能补阴、滋液、润燥，治疗阴液亏虚之证。

1. 麦冬 为百合科植物麦冬 *Ophiopogon japonicus* (L. f.) Ker-Grawl. 的干燥块根。

【性味归经】 甘、微苦，微寒。归心、肺、胃经。

【功效主治】

(1) 养阴润肺：用治肺阴不足而有燥热的干咳痰黏、劳热咳嗽等病证。

(2) 益胃生津：用治胃阴虚或热伤胃阴之口渴咽干、大便燥结等病证。

(3) 清心除烦：用治心阴虚及温病热扰心营之心烦不眠、舌绛而干等病证。

【用量用法】 10～15 g,煎服。

【药理研究】 本品含沿阶草甾体皂苷、β-谷甾醇、葡萄糖苷等。具有解热消炎、镇咳祛痰、强心利尿、降血糖、抗菌、抗心律失常、扩张外周血管、增强免疫等作用。

2. 枸杞子 为茄科植物宁夏枸杞 *Lycium barbarum* L. 的干燥成熟果实。

【性味归经】 甘,平。归肝、肾经。

【功效主治】 补肝肾明目:用治肝肾不足之腰酸遗精、头晕目眩、视力减退、内障目昏、消渴等病证。

【用量用法】 10～15 g,煎服。

【药理研究】 本品含甜菜碱、多糖、粗脂肪、粗蛋白、硫胺素、核黄素、胡萝卜素、抗坏血酸、尼克酸等。具有增强调节免疫、促进造血、抗衰老、抗肿瘤、降脂、降糖、保肝等作用。

表 10-17 其他补虚药简表

药名		性味归经	功 效	主 治	用量(g)
补气药	西洋参	甘、微苦,凉,归心、肺、肾经	补气养阴,清火生津	阴虚火旺,喘咳痰血证,热病气阴两伤,烦渴,口燥咽干	3～6
	党参	甘,平,归脾、肺经	健脾,益肺,生津,养血	中气不足,体怠食少便溏,肺气亏虚,咳嗽气促,语声低弱,气津两伤,气短口渴,气血两亏,面色萎黄,心悸头晕	10～30
	太子参	甘、微苦,平,归脾、肺经	补气健脾,生津润肺	气阴不足、食少倦怠,气虚津伤,肺虚燥咳	10～30
	山药	甘,平,归脾、肺、肾经	益气养阴,补脾肺肾,固精止带	脾胃虚弱证,肺肾虚弱证,阴虚内热的消渴证	10～30
	白扁豆	甘,微温,归脾、胃经	健脾化湿,消暑	脾虚湿盛,泄泻带下,暑湿吐泻	9～15
	甘草	甘,平,归心、肺、脾、胃经	益气补中,清热解毒,祛痰止咳,缓急止痛,调和药性	脾虚乏力,便溏,心气虚心悸,脉结代,咳嗽之寒热虚实有痰无痰均可,热毒痈疮咽痛,药食中毒,脘腹、四肢挛急作痛,调和药物峻烈之性	3～10
	大枣	甘,温,归脾、胃、心经	补中益气,养血安神	脾虚食少,便溏,倦怠乏力,血虚萎黄,妇女脏躁	6～15
补阳药	淫羊藿	辛、甘,温,归肝、肾经	温肾壮阳,强筋骨祛风湿	肾虚阳痿,痿软痹痛,风湿拘挛麻木等	5～10
	仙茅	辛,热,有毒,归肾、肝、脾经	温肾壮阳,强筋骨,祛风湿	肾虚命门火衰,阳痿精冷,肾虚腰膝痿软,筋骨冷痛,寒湿久痹	3～10
	巴戟天	甘、辛,微温,归肾、肝经	补肾阳,强筋骨,祛风湿	肾虚阳痿不孕,月经不调,肝肾不足,筋骨痿软疼痛,风湿久痹	10～15
	补骨脂	辛、苦,温,归肾、脾经	补火助阳,暖脾止泻,纳气平喘	肾虚火衰,阳痿遗精尿频,脾肾阳虚泄泻,肾不纳气虚喘	6～10
	肉苁蓉	甘、咸,温,归肾、大肠经	补肾阳,益精血,润肠通便	肾阳不足,精血亏虚的阳痿不孕,腰膝酸软,筋骨无力,肠燥便秘	6～10
	菟丝子	辛、甘,平,归肝、肾、脾经	补肾固精,养肝明目,止泻安胎	肾虚腰痛,阳痿遗精,尿频,带下,肝肾不足,眼目昏暗,脾肾虚泻,胎动不安	5～10
	沙苑子	甘,温,归肝、肾经	补肾固精,养肝明目	肾虚阳痿,遗精早泄,遗尿,带下及腰痛,肝肾不足,眩晕目昏	10～15

（续表）

药名		性味归经	功　效	主　治	用量(g)
	续断	苦、辛，微温，归肝、肾经	补肝肾，强筋骨，止血安胎，疗伤续折	肝肾不足，腰痛脚弱，风湿痹痛，跌扑损伤，骨折肿痛，冲任不固，胎漏，崩漏	10～15
	蛤蚧	咸，平，归肺、肾经	助肾阳，益精血，补肺气，定喘嗽	肺肾两虚，虚喘久嗽，肾阳不足，精血亏虚，阳痿	3～6（研末）
	冬虫夏草	甘，平，归肺、肾经	益肾壮阳，补肺平喘，止血化痰	肾虚腰痛，阳痿遗精，肺虚或肺肾两虚之久咳虚喘，劳嗽痰血	3～9（另炖）
	紫河车	甘、咸，温，归肺、肝、肾经	温肾补精，益气养血	肾虚精亏，不孕阳痿，遗精，腰酸，耳鸣，肺肾虚喘久嗽，气血不足，萎黄消瘦，产后乳少	1.5～3（研末）
补血药	制何首乌	苦、甘、涩，微温，归肝、心、肾经	补肝肾，益精血，乌须发，强筋骨，化浊降脂，	精血亏虚头晕眼花，须发早白，腰膝酸软，崩漏带下，高脂血症	6～12
补阴药	北沙参	甘、微苦，微寒，归肺、胃经	养阴清肺，益胃生津	肺阴燥咳、干咳少痰或劳嗽久咳、咽干音哑等；胃阴虚或热伤胃阴口渴咽干、舌红绛、胃脘嘈杂隐痛、干呕等病证	5～12
	百合	甘，寒，归肺、心经	养阴润肺，清心安神	阴虚燥咳，劳嗽久咳，热病余热未清，虚烦惊悸，失眠多梦	6～12
	天冬	甘、苦，寒，归肺、肾经	养阴润燥，清火生津	阴虚肺热燥咳或劳嗽咳血，阴虚火旺，潮热盗汗遗精，内热消渴，肠燥便秘	6～12
	石斛	甘，微寒，归胃、肾经	养阴清热，益胃生津	热病津伤，低热烦渴，胃阴不足，口渴便秘，食少呕逆，胃脘嘈杂灼痛，目暗不明，筋骨痿软	6～12
	玉竹	甘，微寒，归肺、胃经	养阴润燥，生津止渴	阴虚肺燥，干咳少痰，热病津伤，烦热口渴，内热消渴	6～12
	女贞子	甘、苦，凉，归肝、肾经	补肝肾阴，乌须明目	肝肾不足的目暗，耳鸣，腰酸，须发早白，阴虚发热，骨蒸潮热	6～12
	墨旱莲	甘、酸，寒，归肝、肾经	补肝肾阴，凉血止血	肝肾阴虚，头晕目眩，须发早白，腰膝酸软，遗精耳鸣，阴虚血热的出血证	6～12
	龟甲	甘、咸，微寒，归肝、肾、心经	滋阴潜阳，益肾健骨，固经止崩，养血补心	阴虚内热、阴虚阳亢及阴虚风动之证，肾虚骨痿，齿迟、行迟等证，阴虚血热月经过多，心虚惊悸、失眠、健忘等证	9～24（先煎）
	鳖甲	咸，寒，归肝、肾经	滋阴潜阳，软坚散结，退热除蒸	阴虚发热，阴虚阳亢，阴虚风动，癥瘕积聚，疟母	9～24（先煎）

十八、收涩药

凡以收敛固涩为主要作用的药物，称为收涩药。本类药味多酸、涩，性温或平，分别具有固表止汗、敛肺止咳、涩肠止泻、固精缩尿、收敛止血、止带等作用，适用于正气不足所致的滑脱诸证，如自汗、盗汗、久咳虚喘、久泻久痢、遗精滑精、尿频遗尿、崩漏带下等。本类药收涩敛邪，凡邪气未尽之证，不宜使用，以免闭门留寇。

1. 五味子　为木兰科植物五味子 *Schisandra chinensis*（Turcz.）Baill. 的干燥成熟果实。

【性味归经】 酸、甘，温。归肺、肾、心经。

【功效主治】

（1）敛肺滋肾：用治肺虚久咳及肺肾两虚的喘咳。

（2）生津敛汗：用治热病津伤口渴、内热消渴及自汗、盗汗。

（3）涩精止泻：用治肾虚、精关不固的遗精、滑精以及脾肾虚寒，久泻不止。

（4）宁心安神：用治阴血亏虚、心神失养之心悸、失眠、多梦。

【用量用法】 3～6 g，煎服；研末服 1～3 g/次。

【药理研究】 本品含挥发油、有机酸、鞣质等。具有镇咳、祛痰、镇静、保肝、扩张血管、调节免疫、抗溃疡、抗衰老等作用。

2. 山茱萸　为山茱萸科植物山茱萸 *Cornus officinalis* Seib. et Zucc. 的干燥成熟果肉。

【性味归经】 酸、涩，微温。归肝、肾经。

【功效主治】

（1）补益肝肾：本品既能补阴，又能补阳，为补益肝肾的要药。用治肝肾亏虚所致的腰膝酸软、头晕目眩；肾阳不足所致的小便不利、阳痿等病证。

（2）收敛固涩：用治肾虚不固，遗精遗尿；冲任不固，崩漏下血；大汗不止，体虚欲脱之证。

【用量用法】 5～10 g，煎服；固脱可用 20～30 g。

【药理研究】 本品含山茱萸皂苷、有机酸、鞣质等。具有调节免疫、降血糖、升高白细胞、抗菌等作用。

表 10-18　其他收涩药简表

药名	性味归经	功　效	主　　治	用量(g)
麻黄根	甘、涩，平，归心、肺经	固表止汗	自汗，盗汗	3～9
浮小麦	甘，凉，归心经	敛汗，益气，除热	自汗，盗汗，骨蒸劳热	15～30
乌梅	酸、涩，平，归肝、脾、肺、大肠经	敛肺止咳，涩肠止泻，安蛔止痛，生津止渴	肺虚久咳，久泻久痢，蛔厥腹痛，呕吐，虚热消渴	3～15
五倍子	酸、涩，寒，归肺、大肠、肾经	敛肺降火，涩肠止泻，敛汗止血	肺虚久咳，肺热痰嗽，久泻久痢，自汗盗汗，便血痔血，疮疡不敛	3～9
诃子	苦、酸、涩，平，归肺、大肠经	涩肠止泻，敛肺止咳，利咽开音	久泻，久痢，便血脱肛，久咳，失音	3～10
肉豆蔻	辛，温，归脾、胃、大肠经	涩肠止泻，温中行气	脾肾虚寒久泻，胃寒胀痛，食少呕吐	3～9
赤石脂	甘、酸、涩，温，归大肠、胃经	涩肠止泻，收敛止血，敛疮生肌	久泻久痢，崩漏带下，便血，疮疡久溃	9～12（先煎）
覆盆子	甘、酸，温，归肝、肾、膀胱经	益肾固精，缩尿，养肝明目	肾虚遗精滑精，遗尿，肝肾不足，目暗不明	5～10
金樱子	酸、甘、涩，平，归肾、膀胱、大肠经	固精缩尿，涩肠止泻，固崩止带	肾虚不固，遗精遗尿，久泻久痢，崩漏带下	6～12

（续表）

药名	性味归经	功　效	主　　治	用量(g)
莲子	甘、涩，平，归脾、肾、心经	益肾固精，补脾止泻，止带养心	肾虚遗精遗尿，脾虚食少久泻，带下，虚烦，心悸，失眠	10～15
芡实	甘、涩，平，归脾、肾经	益肾固精，健脾止泻，除湿止带	肾虚遗精滑精，脾虚久泻，带下病	10～15
桑螵蛸	甘、咸，平，归肝、肾经	固精缩尿，补肾助阳	肾虚遗精，遗尿，白浊	6～10
海螵蛸	咸、涩，温，归脾、肾经	固精止带，制酸止痛，收敛止血，收湿敛疮	遗精带下，胃痛吐酸，崩漏下血，吐血，便血，湿疹，湿疮，溃疡不敛	6～12

小结

本章主要介绍中药基本常识及常用中药。中药基本常识包括中药的性能和中药的应用。性能方面讨论四气、五味、升降浮沉、归经和毒性；应用方面介绍配伍、用药禁忌、用量、用法等。

常用中药按功效分为18类。解表药中麻黄、桂枝、荆芥、防风等药发散风寒；薄荷、柴胡、桑叶、菊花等药疏散风热。清热药中石膏、知母、栀子等药清热泻火；黄芩、黄连、黄柏等药清热燥湿；玄参、生地、丹皮、芍药等药清热凉血；银花、连翘等药清热解毒；地骨皮等药清虚热。泻下药大黄、火麻仁等能泻下通便。祛风湿药独活、威灵仙等能祛风散寒除湿。芳香化湿药广藿香、苍术、厚朴、砂仁等能醒脾化湿。利水渗湿药茯苓、车前子、茵陈等能利水消肿、利尿通淋、利湿退黄。温里药附子、干姜、肉桂等性温热，能温里散寒、回阳救逆、温经止痛。理气药橘皮、枳实、木香等药能行气止痛、理气健脾、疏肝解郁、顺气宽胸、破气散结。消食药山楂、麦芽等能消食化积或兼健脾。止血药三七、白及等能凉血止血、化瘀止血、收敛止血和温经止血。活血祛瘀药川芎、丹参、红花等能活血祛瘀、止痛消肿、调经、消癥、疗伤、消痈、利痹。化痰止咳平喘药半夏、桔梗、川贝、杏仁等能化痰止咳平喘。安神药酸枣仁等能重镇安神、养心安神。平肝息风药天麻等能平肝潜阳、息风止痉。补益药中人参、党参、黄芪、白术等药能补气；当归、熟地、白芍、阿胶等药能补血；麦冬、枸杞等药能补阴；鹿茸、杜仲等药能补阳。收涩药五味子等能固表止汗、敛肺止咳、涩肠止泻、固精缩尿、收敛止血、止带。

中药中的重点药物，详细介绍其药物科属、药用部分、性味归经、功效主治、用量用法、药理研究等内容。其他中药，介绍其性味归经、功效主治、用量，以列表的方式阐述，简明扼要，便于自学。

练习题

一、单选题

1. 我国的天然药材资源仅典籍所载已达多少种以上？（　　）

A. 2 000　B. 5 000　C. 7 000　D. 12 000　E. 15 000

2. 解表又能安胎的药物是（　　）。

A. 香薷　B. 紫苏　C. 荆芥　D. 薄荷　E. 升麻

3. 功能解表散风、通窍止痛、燥湿止带、消肿排脓的药物是（　　）。

A. 羌活 B. 白芷 C. 细辛 D. 藁本 E. 辛夷

4. 寒凉性药物多用于(　　)。

A. 阴证 B. 寒证 C. 热证 D. 虚证 E. 实证

5. 乌头反(　　)。

A. 甘草 B. 藜芦 C. 海藻 D. 白蔹 E. 大戟

6. 上清肺热,中清胃热,下泻肾火的药物是(　　)。

A. 石膏 B. 知母 C. 夏枯草 D. 芦根 E. 天花粉

7. 夏枯草的药用部分是(　　)。

A. 全草 B. 叶子 C. 茎枝 D. 根 E. 带花的果穗

8. 须后下的药物是(　　)。

A. 代赭石 B. 车前子 C. 钩藤 D. 阿胶 E. 朱砂

9. 既能疏散风热,又能清热解毒的药物有(　　)。

A. 升麻、牛蒡子 B. 金银花、薄荷 C. 菊花、蝉蜕 D. 薄荷、连翘 E. 桑叶、菊花

10. 功能清热燥湿,尤善泻心火、清胃热的药物是(　　)。

A. 黄芩 B. 黄连 C. 黄柏 D. 连翘 E. 淡竹叶

11. 既能治湿热黄疸,又能治胎热不安的首选药物是(　　)。

A. 黄芩 B. 黄连 C. 黄柏 D. 龙胆 E. 苦参

12. 生地黄主治的病症是(　　)。

A. 热入气分,壮热烦渴 B. 湿热淋病,黄疸 C. 热毒血痢 D. 皮肤瘙痒,疥癣 E. 血热妄行之吐衄、崩漏

13. 善治乳痈肿痛的药物是(　　)。

A. 龙胆 B. 夏枯草 C. 鱼腥草 D. 芦根 E. 蒲公英

14. 治胃火牙痛的最佳药物是(　　)。

A. 生地 B. 石膏 C. 玄参 D. 黄芩 E. 芦根

15. 治肠痈腹痛之要药是(　　)。

A. 败酱草 B. 白花蛇舌草 C. 鱼腥草 D. 大青叶 E. 滑石

16. 大青叶、板蓝根、青黛三药的共同作用是(　　)。

A. 清热解毒,凉血 B. 清热解毒,宣肺止咳 C. 清热凉血,退骨蒸 D. 清热解暑,止呕哕 E. 清热燥湿,清热解毒

17. 治疗脾胃虚寒证应首选(　　)。

A. 肉桂 B. 吴茱萸 C. 附子 D. 干姜 E. 丁香

18. 善消肉食积滞的药物是(　　)。

A. 神曲 B. 山楂 C. 麦芽 D. 谷芽 E. 莱菔子

二、多选题

1. 桂枝可用治(　　)。

A. 风寒感冒 B. 寒凝血滞诸痛证 C. 痰饮、蓄水证 D. 心悸、脉结代 E. 胃寒腹痛

2. 味苦的药物多具有什么功效(　　)。

A. 开窍 B. 通泄 C. 发散 D. 活血 E. 燥湿

3. 治疗肺热咳嗽,可以选用(　　)。

A. 芦根 B. 黄芩 C. 鱼腥草 D. 生地 E. 地骨皮

4. 治湿热泻痢可用(　　)。

A. 苦参 B. 黄柏 C. 马齿苋 D. 白头翁 E. 秦皮

5. 利水渗湿药的功效是(　　)。

A. 利水消肿 B. 利尿通淋 C. 祛风湿 D. 化湿 E. 利湿退黄

6. 具有安胎功效的药物有(　　)。

A. 砂仁 B. 黄芩 C. 藿香 D. 紫苏 E. 桑寄生

7. 止血兼能利尿的药物有(　　)。

A. 白茅根 B. 小蓟 C. 血余炭 D. 苎麻根 E. 芦根

8. 分别被称为"血中气药",上行巅顶,下达血海;女科之主帅;均是妇科调经之要药的是(　　)。

A. 川芎 B. 香附 C. 当归 D. 丹参 E. 益母草

三、填空题

1. 中药治病的基本功效是由药物的________决定的。

2. 味甘的药物常用于________、________、________等症。

3. 辛味药能散、能行,有________、________、________、开窍等作用。

4. 写出下列药物的煎煮方法:附子________、人参________、阿胶________、薄荷________。

5. 补虚药根据功用和应用范围的不同,可分为________药、________药、________药和________药 4 类。

6. 补虚药无虚弱表现,不宜滥用。若正气未虚,而用补虚药则有________之诫。

7. 金银花,性味甘、寒,功效是________、________,是________要药,常用量是________。

8. 人参具有________、________、________及安神功效,一般研末服用量________g/次。

四、名词解释

中药　四气　五味　忌口　开窍药

五、简答题

1. 药物归经的意义是什么?

2. 简述药物七情。

3. 桑树入药部位各有哪些?药名及功效如何?

第十一章
方　剂

导学

掌握：方剂的组成原则及组成变化规律；常用方剂中重点方剂的药物组成、功用、主治。

熟悉：方剂煎服方法及常用治法；常用方剂的方解；其他方剂的组成、功用、主治。

了解：方剂的常用剂型。

方剂是在辨证立法的前提下，按照组方原则，选择合适的药物，酌定恰当的用量，妥善配伍而成。方剂是中医“理、法、方、药”的重要组成部分，具有一定的结构和特定疗效，是临床治疗疾病的主要工具。方剂学是研究和阐明方剂的配伍规律及临床运用的一门学科，起着沟通基础课和临床课的桥梁作用。

第一节　方剂的基本知识

一、方剂的组成和变化

（一）组成原则

方剂由药物组成，通过合理配伍，可以增强单味药物的原有疗效，扩大治疗范围，且能减低或消除药物的毒副作用。但它不是随意地将药物堆积、罗列，而是根据病情的需要，遵循严格的组方原则，选择适当的药物配伍而成。这种组方原则，即以“君、臣、佐、使”来说明药物在方剂中的关系。

君药是针对主病或主证起主要治疗作用的药物。臣药的意义有二，一是协助君药治疗主病或主证的药物；二是针对重要的兼病或兼证起主要治疗作用的药物。佐药的意义有三，一是配合君、臣药以加强治疗作用，或直接治疗次要症状的药物，即佐助药；二是用以减弱或消除君、臣药的毒性，或能制约君、臣药峻烈之性的药物，即佐制药；三是病重邪甚，可能拒药时，配用与君药性味相反而在治疗中作用相成的药物，即反佐药。使药的意义有二，一是在方中调和药性的药物，即调和药；二是能引导诸药直达病所，起到向导作用的药物，即引经药。

一般来说，方中君药味数少而量重，臣药、佐药、使药量轻且不一定都具备，这要根据具体的病情、治疗的要求、所选药物的功能来确定。为体现“君、臣、佐、使”在方中的具体运用，以《伤寒论》麻黄汤为例说明。麻黄汤由麻黄、桂枝、杏仁、炙甘草组成，主治外感风寒表实证，症见恶寒发热、无汗而喘、舌苔薄白、脉浮紧等。方中麻黄辛温发汗解表、宣肺平喘治疗主证为君，桂枝辛甘温协助麻黄发汗解表为臣，杏仁苦微温助麻黄宣肺平喘为佐，炙甘草调和诸药为使。由此可见，一首方剂的组成，是在辨证立法的前提下，按照组方原则，将药物组成一个有机整体，以体现其合群之妙用。

(二) 方剂的变化规律

方剂的组成有一定的原则性，又有很大的灵活性。在临床具体运用时，由于病情的不同、年龄的大小、体质的强弱、四时气候及地域的差异等因素，选药组方就需要充分地加减化裁，以切合病情，达到预期效果。方剂的组成变化，归纳起来有以下 3 种形式。

1. 药味加减的变化　药味加减的变化也称为随证加减，是指在主证、君药不变的情况下，随着次要症状或兼证的不同，增减方中次要药物，以适应病情的需要。例如麻黄汤，主治外感风寒表实证，症见恶寒发热、头痛身疼、无汗而喘、舌苔薄白、脉浮紧等。如出现烦躁，可加石膏清泻里热；如表寒轻而咳喘明显，则可去桂枝以减轻发汗解表之力。

2. 药量增减的变化　药量增减的变化是指组成方剂的药物相同，而方中药物的用量比例不同，致使方剂中药物的主次关系与功效、主治随之改变。例如小承气汤与厚朴三物汤，两方均由大黄、枳实、厚朴组成。小承气汤中大黄 4 两为君，枳实 3 枚为臣，厚朴 2 两为佐，功能泻热通便，主治热结便秘；厚朴三物汤中厚朴 8 两为君，枳实 5 枚为臣，大黄 4 两为佐，功能行气通便，主治气滞便秘。两方药量比例不同，药物主次关系及功效、主治亦随之变化。

3. 剂型更换的变化　剂型更换的变化是指同一方剂，因治疗需要，将剂型加以改变，其治疗作用也相应发生变化。例如理中丸，主治脾胃虚寒证，然力轻而效缓，若改为汤剂内服，则力猛而效快，可用于证情较急或重者。临床上汤剂与丸剂、散剂等剂型之间常常相互变化，主要是视病情的轻重缓急而定。

二、方剂的常用剂型

方剂的剂型是指根据病情需要和药物特性，将原药材加工成一定的制剂形式，它和临床治疗效果密切相关。中医方剂的剂型种类很多，现将常用剂型介绍如下。

1. 汤剂　汤剂古称“汤液”，即把药物饮片加水或酒浸泡，按照煎法要求煎煮一定时间后，去渣取汁服用。汤剂一般供内服用，如麻黄汤、大承气汤等，也可熏洗或含漱。汤剂的特点是吸收快、奏效迅速、作用强、加减药物灵活，适用于一般疾病或急重病证，是中医临床使用最广泛的一种剂型。

2. 丸剂　丸剂是根据配方将药物研成细末，以蜜、水、面糊等作为赋型剂制成的球形固体剂型。临床常用的丸剂有蜜丸、水丸、糊丸、浓缩丸等。丸剂的特点是吸收缓慢，药效持久，体积小，便于服用、携带和贮存，适用于慢性、虚弱性疾病，如归脾丸、六味地黄丸等。但有些丸剂可用于急救，如安宫牛黄丸；有些可用于缓和峻猛药物的药效，如抵挡丸等。

3. 散剂　散剂是将药物粉碎，均匀混合而制成的粉末状制剂，有内服和外用两种。内服散剂末细量少者，可直接冲服，如七厘散；末粗者，可以水煎汁服用，如香苏散等。外用散剂一般作外敷、掺撒疮面或患病部位，如生肌散；也有作点眼、吹喉用，如冰硼散。散剂的特点是制作简便、节省药材、不易变质、吸收较快、便于服用和携带。

4. 膏剂　膏剂是将药物用水或植物油煎熬浓缩后去渣而成的剂型，有内服和外用两种。内服膏剂如益母草膏、枇杷膏等；外用膏剂如狗皮膏、三黄软膏等。

5. 丹剂　丹剂有内服和外用两种，没有固定的剂型，临床可见散剂、丸剂、锭剂等。内服丹剂多以药物贵重或药效显著而称之，如至宝丹等。外用丹剂是由矿物药经过加工炼制而成，如红升丹、白降丹等，临床仅供外科使用。

6. 糖浆剂　糖浆剂是将药物煎煮、去渣、浓缩后，加入适量蔗糖溶解而成的浓蔗糖水溶液。糖浆剂的特点是口味甘甜、服用方便，尤适宜儿童服用，如止咳糖浆。

7. *片剂* 片剂是将药物加工或提炼后与辅料混合而压制成的圆片状剂型。片剂的特点是用量准、体积小、贮运方便，是现代常用剂型之一，如桑菊感冒片、银翘解毒片等。

8. *冲剂* 冲剂是将药物的细粉或提取物制成干燥颗粒状的内服剂型，服用时开水冲服。冲剂的特点是体积小、重量轻、作用迅速、便于携带、服用方便，适用于多种疾病，如板蓝根冲剂、感冒退热冲剂等。

9. *注射剂* 注射剂是将药物经过提取、精制、配制等步骤而制成的灭菌溶液，供皮下、肌肉、静脉等使用的一种制剂。注射剂的特点是剂量准确、作用迅速、给药方便、药物不受消化系统影响，如柴胡注射液、复方丹参注射液等。

三、方剂的用法

1. *煎法* 煎法，即煎药的方法。煎药用具以沙锅、搪瓷器皿为佳，一般忌用铁器。用水以洁净为原则，水量视药量大小而定，一般以超过药物 3 cm 左右为宜。煎药火候一般是"先武后文"，急火称武火，慢火称文火。煎药时，先将药物加冷水浸泡 20～30 min，再行煎煮，煮沸后改用微火，煎煮时间因药物种类不同而定，且煎药时不宜频频打开锅盖。有些药物因其性质、性味及临床用途不同，故有先煎、后下、包煎、兑入、磨汁、冲服、烊化、泡服等特殊煎法。

2. *服法* 服药方法，一般是每日 1 剂，分 2～3 次食前温服。特殊情况下，可 1 日连服 2 剂以上，以增强药力、持续药效，如解表剂。对胃肠有刺激的药物宜饭后服，治疟药宜在发作前服，安神药宜睡前服，滋补药宜空腹服。病情紧急者宜顿服，慢性病服丸、散、膏、酒剂者应定时服，剧烈呕吐或小儿患者宜小量频服。若遇昏迷患者吞咽困难，可鼻饲给药。如使用峻烈或毒性药，宜从小剂量开始，逐渐加量，效中即止，慎勿过量。

四、常用治法

治法，即治疗方法。治法与方剂之间关系非常密切，法是方的依据，方是法的体现，两者相互依存，相互促进。临床常用的治法为"汗、吐、下、和、温、清、消、补"八法。兹介绍如下。

1. *汗法* 汗法是通过开泄腠理、宣发肺气、调畅营卫等作用，使在表的外感六淫之邪随汗而解的一种治法。适用于外感表证及麻疹、疮疡、水肿初起兼有表证者。

2. *吐法* 吐法是通过涌吐，使停留在咽喉、胸膈、胃脘等部位的痰涎、宿食或毒物从口中吐出的一种治法。适用于痰涎壅塞在喉、顽痰蓄积胸膈、宿食停滞胃脘、误食毒物尚留在胃中未下等证。

3. *下法* 下法是通过泻下通便，使停留在肠胃的实邪积滞由下窍而解的一种治法。适用于实邪积滞胃肠所致的大便不通、燥屎内结或热结旁流，以及瘀血、痰饮、积水等邪正俱实之证。

4. *和法* 和法是通过和解或调和的方法，使半表半里之邪，或脏腑、阴阳、表里失和之证得以解除的一种治法。适用于邪在少阳、肝脾不和、肠寒胃热、气血失调、营卫不和等证。

5. *温法* 温法是通过温中、散寒、回阳等作用，使寒去阳复的一种治法。适用于里寒证。

6. *清法* 清法是通过清热、泻火、凉血、解毒等作用，祛除里热病邪的一种治法。适用于里热证。

7. *消法* 消法是通过消食导滞或消坚散结作用，使气、血、痰、食、水、虫等有形实邪渐消缓散的一种治法。适用于食积、虫积、癥瘕、痞块、气郁血滞、痰饮不化、水湿内停等证。

8. *补法* 补法是通过补益人体气血阴阳，提高人体正气的一种治法。适用于虚弱病证。

第二节 常用方剂

一、解表剂

凡以解表药为主组成，具有发汗、解肌、透疹等作用，主要治疗表证的方剂，称为解表剂。因有病邪性质的不同、体质虚实的差异，解表剂分为辛温解表剂、辛凉解表剂和扶正解表剂3类。

辛温解表剂，适用于表寒证，代表方如麻黄汤、桂枝汤。辛凉解表剂，适用于表热证，代表方如银翘散、桑菊饮。扶正解表剂，适用于体虚外感证，代表方如败毒散。

应用解表剂时应注意发汗以遍身微汗为佳，不可过量伤正；服药发汗后，注意避风邪，防止重感；本类方剂多由辛散轻扬之品组成，不宜久煎。

麻黄汤(《伤寒论》)

【组成】 麻黄9 g，桂枝6 g，杏仁9 g，炙甘草3 g。

【用法】 先煎麻黄去上沫，再纳诸药同煎，去渣，温服。

【功用】 发汗解表，宣肺平喘。

【主治】 外感风寒表实证。症见恶寒发热，头痛身疼，无汗而喘，舌苔薄白，脉浮紧。

【方解】 本方证由外感风寒、寒邪束表、肺气失宣所致。方中麻黄辛苦性温，发汗解表、宣肺平喘，为君药。桂枝辛温，发表解肌、温经通阳，既助麻黄发表散寒，增强发汗之力，又可温通经脉解身痛，为臣药。杏仁降肺气止咳喘，助麻黄平喘，为佐药。炙甘草调和诸药，既可缓和麻、桂相合之峻，又可调和麻、杏宣降之性，为使药。

【参考应用】 本方为发汗解表的代表方剂，现代常用于普通感冒、流行性感冒、急性及慢性支气管炎、支气管哮喘等属风寒表实证者。

桂枝汤(《伤寒论》)

【组成】 桂枝9 g，白芍9 g，炙甘草6 g，生姜9 g，大枣3枚。

【用法】 水煎温服，服后避风助汗。

【功用】 解肌发表，调和营卫。

【主治】 外感风寒表虚证。症见发热头痛，汗出恶风，鼻鸣干呕，苔白不渴，脉浮缓。

【方解】 本方证由外感风寒、营卫不和所致。方中桂枝辛温发表解肌、温经通阳为君药；白芍酸收，敛阴和营为臣药，两者相合，辛散不伤正，酸敛不留邪，以奏调和营卫之功。生姜、大枣合用，助桂、芍调和营卫为佐，炙甘草调和诸药为使。

【参考应用】 本方为发表解肌、调和营卫的代表方，现代常用于普通感冒、流行性感冒、产后及病后低热、过敏性鼻炎、痛经、多形红斑、荨麻疹等属营卫不和者。

银翘散(《温病条辨》)

【组成】 连翘30 g，银花30 g，桔梗18 g，薄荷18 g，竹叶12 g，甘草15 g，荆芥穗12 g，淡豆豉15 g，牛蒡子18 g。

【用法】 共杵为散，每次18 g，鲜芦根煎汤代水煎服，1日3次。作汤剂，水煎服，用量参照原方比例酌定。

【功用】 辛凉透表，清热解毒。

【主治】 温病初起证。症见发热，无汗或汗出不畅，微恶风寒，头痛，口渴，咳嗽，咽痛，舌尖红，苔薄白或薄黄，脉浮数。

【方解】 本方证由温热袭表、卫气被郁、肺气失宣所致。方中重用银花、连翘为君，取其性寒芳香以清解肺卫之温邪热毒。薄荷、牛蒡子辛凉以疏散风热，清利头目；荆芥穗、淡豆豉温而不燥，疏风散邪，有利于温邪外透，共为臣药。竹叶、芦根清热生津，桔梗、牛蒡子开肺利咽，为佐药。甘草既清热解毒，又调和诸药，为使药。

【参考应用】 本方被称为辛凉平剂，为温热表证的常用方，现代常用于普通感冒、流行性感冒、急性咽喉炎、风疹、麻疹、鼻炎、肺炎、腮腺炎、流行性脑膜炎、乙型脑炎等属温病卫分证者。

桑菊饮(《温病条辨》)

【组成】 桑叶 7.5 g，菊花 3 g，杏仁 6 g，连翘 5 g，薄荷 2.5 g，桔梗 6 g，甘草 2.5 g，芦根 6 g。

【用法】 水煎服。

【功用】 疏风清热，宣肺止咳。

【主治】 风温初起证。症见咳嗽，身热不甚，口微渴，脉浮数。

【方解】 本方证由风温袭肺、肺失清肃所致。方中桑叶、菊花辛凉清轻，既可清宣肺热以止咳，又可疏散风热以解表，并为君药。薄荷助桑、菊疏散上焦风热，桔梗、杏仁宣降并用以止咳，共为臣药。连翘清热透表，芦根清热生津，为佐药。甘草调和诸药，为使药。

【参考应用】 本方被称为辛凉轻剂，为风温初起之咳嗽轻证的常用方，现代常用于普通感冒、流行性感冒、急性支气管炎、肺炎等属风热犯肺者。

表 11-1 其他解表剂简表

方剂	组 成	功效	主治
麻黄杏仁甘草石膏汤	麻黄，杏仁，甘草，石膏	辛凉宣泄，清肺平喘	风热咳喘证
小青龙汤	麻黄，桂枝，干姜，半夏，炙甘草，白芍，细辛，五味子	解表散寒，温肺化饮	外感风寒，内停水饮
九味羌活汤	羌活，苍术，防风，细辛，白芷，川芎，生地黄，黄芩，甘草	发汗祛湿，兼清里热	外感风寒湿邪
败毒散	人参，柴胡，前胡，川芎，枳壳，羌活，独活，茯苓，桔梗，甘草	益气解表，散风祛湿	气虚外感风寒湿表证

二、清热剂

凡以清热药为主组成，具有清热泻火、凉血解毒等作用，主要治疗里热证的方剂，称为清热剂。

里热证根据热邪所在部位及性质的不同，而有气分、血分之异，脏腑偏胜之别，实热、虚热之分，故将清热剂分为清气分热、清营凉血、清热解毒、清脏腑热、清虚热等 5 类。

清气分热剂，适用于热在气分证，代表方如白虎汤。清营凉血剂，适用于热入营分或热入血分之证，代表方如清营汤、犀角地黄汤。清热解毒剂，适用于温疫、温毒、火毒所致之证及疮疡肿毒等证，代表方如黄连解毒汤。清脏腑热剂，适用于不同脏腑热邪偏盛而产生的火热证，代表方如龙胆泻肝汤。清虚热剂，适用于热病后期，余热未尽，阴液已伤或肝肾阴虚所致虚热证，代表方如青蒿鳖甲汤。

应用清热剂时，应辨别热证的虚实、部位不同而分别选方。清热剂所用药物大都寒凉，久服易伤阳败胃，故用药时宜中病即止，不应过量，必要时，可配伍醒脾和胃之品。

白虎汤(《伤寒论》)

【组成】 石膏 30 g，知母 9 g，炙甘草 3 g，粳米 9 g。

【用法】 水煎至米熟汤成，去渣温服。

【功用】 清热生津。

【主治】 气分热证。症见壮热面赤，烦渴引饮，汗出恶热，脉洪大有力或滑数。

【方解】 本方证由外感寒邪入里化热，或温病邪传气分所致。方中石膏辛甘大寒，以制气分内盛之热，为君。知母苦寒质润，既助石膏清气分之热，又滋阴润燥，为臣。炙甘草、粳米同用，既益胃护津，又防止石膏、知母大寒伤胃，共为佐使。

【参考应用】 本方为治疗气分热证的代表方，现代常用于感染性疾病，如大叶性肺炎、流行性感冒、乙型脑炎、流行性出血热、小儿夏季热、风湿性关节炎等属里热炽盛者。

黄连解毒汤(《外台秘要》引崔氏方)

【组成】 黄连 9 g，黄芩 6 g，黄柏 6 g，栀子 9 g。

【用法】 水煎服。

【功用】 泻火解毒。

【主治】 一切实热火毒，三焦热盛证。症见大热烦躁，口燥咽干，错语不眠，或吐衄发斑，舌红苔黄，脉数有力。尚用于外科痈疽疔毒。

【方解】 本方证由火热毒邪壅盛、充斥三焦所致。方中黄连泻心火，兼泻中焦之火；黄芩泻上焦之火；黄柏泻下焦之火；栀子清泻三焦之火，导热下行。四药共用，热毒去，诸症愈。

【参考应用】 本方为泻火解毒的代表方，现代常用于败血症、脓毒血症、痢疾、急性肠炎、肺炎、泌尿系感染、乙型脑炎、流行性脑脊髓膜炎等属热毒炽盛者。

表 11－2　其他清热剂简表

方剂	组　成	功效	主治
清营汤	犀角(水牛角代)，生地黄，玄参，竹叶心，麦冬，丹参，黄连，金银花，连翘	清营解毒，透热养阴	热入营分证
犀角地黄汤	犀角(水牛角代)，生地黄，芍药，牡丹皮	清热解毒，凉血散瘀	热入血分证及热扰心营证
普济消毒饮	黄芩，黄连，陈皮，甘草，玄参，连翘，板蓝根，马勃，牛蒡子，薄荷，僵蚕，升麻，柴胡，桔梗	疏风散邪，清热解毒	大头瘟
五味消毒饮	金银花，野菊花，蒲公英，紫花地丁，紫背天葵子	清热解毒，消散疔疮	火毒结聚之疔毒痈疮疖肿
龙胆泻肝汤	龙胆草，黄芩，栀子，泽泻，木通，车前子，当归，生地黄，柴胡，生甘草	泻肝胆实火，清肝胆湿热	肝胆实火上炎证及肝经湿热下注证
左金丸	黄连，吴茱萸	清肝泻火，降逆止呕	肝火犯胃证

（续表）

方剂	组 成	功效	主治
白头翁汤	白头翁，黄柏，黄连，秦皮	清热解毒，凉血止痢	热毒血痢证
青蒿鳖甲汤	青蒿，鳖甲，生地黄，知母，丹皮	养阴透热	温病后期，阴液耗伤，邪伏阴分

三、泻下剂

凡以泻下药为主组成，具有通导大便、排除胃肠积滞、荡涤实热、攻逐水饮等作用，主要治疗里实证的方剂，称为泻下剂。根据病邪性质及患者体质不同，泻下剂可分为寒下、温下、润下、逐水等4类。

寒下剂，适用于热结里实证，代表方如大承气汤。温下剂，适用于寒积里实证，代表方如温脾汤。润下剂，适用于肠燥便秘证，代表方如麻子仁丸。逐水剂，适用于胸腹积水、水肿实证，代表方如十枣汤。

应用泻下剂时，要注意辨证选方；体虚、血亏、津伤等患者慎用；应中病即止，不可久服；注意饮食调养，以免重伤胃气。

大承气汤（《伤寒论》）

【组成】 大黄 12 g，厚朴 15 g，枳实 12 g，芒硝 9 g。

【用法】 水煎服，大黄后下，芒硝溶服。

【功用】 峻下热结。

【主治】 ①阳明腑实证。症见大便不通，矢气频转，脘腹痞满硬痛，拒按，潮热谵语，手足濈然汗出，舌苔黄燥起刺，或焦黑燥裂，脉沉实。②热结旁流证。症见下利清水，色纯青而臭秽，脐腹疼痛，按之坚硬有块，口舌干燥，脉滑实。③热厥、痉病和狂证而见有里热实证者。

【方解】 本方证由邪热燥实内结、热盛津伤所致。方中大黄泻热通便、荡涤胃肠，为君药。芒硝软坚润燥，助大黄泻热通便，为臣药。枳实、厚朴行气散结、消痞除满，为佐药。

【参考应用】 本方为寒下峻剂，现代常用于急性单纯性肠梗阻、蛔虫性肠梗阻、粘连性肠梗阻、急性胰腺炎、急性胆囊炎、急性阑尾炎等见便秘、苔黄、脉实者，以及某些热性病过程中出现高热、昏谵、惊厥、发狂而见阳明腑实证者。

大黄牡丹汤（《金匮要略》）

【组成】 大黄 18 g，牡丹皮 9 g，桃仁 12 g，冬瓜子 30 g，芒硝 9 g。

【用法】 水煎服，芒硝溶服。

【功用】 泻热破瘀，散结消肿。

【主治】 肠痈初起，尚未成脓证。症见右少腹疼痛拒按，或右足屈而不伸，伸则痛甚，或时时发热，身汗恶寒，小便自调，苔黄腻，脉滑数。

【方解】 本方证由肠道湿热郁积、气血凝滞所致。方中大黄、芒硝苦寒泻下，荡涤肠中湿热瘀结；丹皮、桃仁破血祛瘀行滞；冬瓜子排脓消痈。诸药合用，则湿热除，气血通，痈肿消。

【参考应用】 本方为治肠痈初起，尚未成脓证的常用方，现代常用于急性单纯性阑尾炎、急性胆道感染、急性胰腺炎、急性盆腔炎、附件炎、胆道蛔虫等属湿热瘀滞者。

表 11-3 其他泻下剂简表

方剂	组 成	功效	主治
小承气汤	大黄，厚朴，枳实	轻下热结	阳明腑实证轻证
调胃承气汤	大黄，甘草，芒硝	缓下热结	阳明病胃肠燥热
温脾汤	附子，干姜，大黄，人参，甘草	温补脾阳，攻下冷积	脾阳不足，冷积便秘
麻子仁丸	火麻仁，白芍，枳实，大黄，厚朴，杏仁	润肠通便	肠胃燥热，津液不足证
十枣汤	芫花，甘遂，大戟，大枣	攻逐水饮	悬饮及水肿胀满属实证者

四、和解剂

凡具有和解少阳枢机和调整脏腑功能等作用，用于治疗少阳证、肝脾不和及肠胃不和等证的方剂，称为和解剂。根据治疗范围的不同，和解剂一般分为和解少阳、调和肝脾、调和肠胃 3 类。

和解少阳剂，适用于少阳证，代表方如小柴胡汤。调和肝脾剂，适用于肝脾不和证，代表方如四逆散、逍遥散。调和肠胃剂，适用于邪犯肠胃、寒热错杂之证，代表方如半夏泻心汤。

小柴胡汤(《伤寒论》)

【组成】 柴胡 12 g，黄芩 9 g，人参 6 g，半夏 9 g，炙甘草 5 g，生姜 9 g，大枣 4 枚。

【用法】 水煎服。

【功用】 和解少阳。

【主治】 ①伤寒少阳证。症见往来寒热，胸胁苦满，嘿嘿不欲饮食，心烦喜呕，口苦，咽干，目眩，苔薄白，脉弦。②妇人伤寒，热入血室，以及疟疾、黄疸与内伤杂病而见少阳证者。

【方解】 本方证由邪居少阳、正邪纷争于表里之间所致。方中柴胡辛凉升散，疏邪透表；黄芩苦寒，清泄少阳郁热，两者散清共用，以解少阳之邪。半夏、生姜和胃降逆。人参、甘草、大枣益气和中，扶正祛邪，防邪内传。

【参考应用】 本方为治疗少阳证的代表方，现代常用于疟疾、普通感冒、流行性感冒、慢性肝炎、肝硬化、急性及慢性胆囊炎、胆石症、急性胰腺炎、中耳炎、胸膜炎、产褥热、急性乳腺炎、睾丸炎、胆汁反流性胃炎、胃溃疡、不明原因发热等属少阳证者。

逍遥散(《太平惠民和剂局方》)

【组成】 柴胡、当归、白芍、白术、茯苓各 30 g，炙甘草 5 g。

【用法】 作汤剂水煎服，用量参照原方比例酌定，加薄荷、烧生姜少许。亦有丸剂，1 日 2 次，每次 6～9 g。

【功用】 疏肝解郁，健脾养血。

【主治】 肝郁血虚证。症见两胁胀痛，头痛目眩，口燥咽干，神疲食少，月经不调，乳房胀痛，脉弦而虚。

【方解】 本方证由肝郁血虚、脾失健运所致。方中柴胡疏肝解郁、调达肝气，为君药。当归、白芍养血柔肝，为臣药。白术、茯苓健脾，为佐药。甘草调和诸药，为使药。用法中加烧生姜温胃和中；加薄荷，疏解肝郁所生之内热。

【参考应用】 本方为调和肝脾之名方，现代常用于慢性肝炎、早期肝硬化、胆石症、慢性胃炎、胃及十二指肠溃疡、胃肠神经症、经前期紧张症、乳腺小叶增生、盆腔炎、子宫肌瘤、更年期综合征、癔病等属肝郁血虚者。

半夏泻心汤(《伤寒论》)

【组成】 半夏 9 g,黄芩 6 g,干姜 6 g,人参 6 g,甘草 6 g,黄连 3 g,大枣 4 枚。

【用法】 水煎服。

【功用】 和胃降逆,开结除痞。

【主治】 胃气不和,心下痞证。症见脘腹痞满不痛,恶心呕吐,肠鸣下利,舌苔黄腻,脉弦数。

【方解】 本方证由寒热互结、气失升降、虚实夹杂、胃气不和所致。方中黄芩、黄连苦寒降泄清热;半夏、干姜辛温开结散寒;人参、甘草、大枣补脾益气和中。诸药相伍,寒热并用,苦降辛开,补泻兼施,脘腹痞满之证自愈。

【参考应用】 本方现代常用于急性及慢性胃肠炎、慢性肝炎、早期肝硬化等属寒热互结、升降失常、虚实错杂者。

表 11－4 其他和解剂简表

方剂	组 成	功效	主治
四逆散	柴胡,枳实,白芍,甘草	透邪解郁,疏肝理脾	阳郁厥逆证
大柴胡汤	柴胡,黄芩,芍药,半夏,枳实,大黄,生姜,大枣	和解少阳,内泻热结	少阳、阳明合病
痛泻要方	白术,白芍,陈皮,防风	疏肝补脾	肝郁乘脾,肠鸣腹痛泄泻

五、温里剂

凡以温里药为主组成,具有温中祛寒、回阳救逆、温通经脉等作用,主要治疗里寒证的方剂,称为温里剂。根据病变部位及病情的不同,温里剂分为温中祛寒剂、回阳救逆剂、温经散寒剂 3 类。

温中祛寒剂,适用于中焦虚寒证,代表方如理中丸。回阳救逆剂,适用于阳气衰微、内外俱寒,甚至阴盛格阳或戴阳证,代表方如四逆汤。温经散寒剂,适用于阳气不足、阴血虚弱、复感外寒、血脉不利等证,代表方如当归四逆汤。

本类方剂多由辛燥温热之品组成,对于热证、阴虚证、真热假寒证不宜使用。且用药应注意体质和四时气候的不同。若阴寒太盛,服热药入口即吐者,可以热药冷服或少佐寒凉之品。

理中丸(《伤寒论》)

【组成】 干姜、人参、白术、炙甘草各 90 g。

【用法】 上药为末,和蜜为丸。每次 9 g,1 日 2～3 次。亦可作汤剂,名“理中汤”,用量按原方比例酌定。

【功用】 温中祛寒,补气健脾。

【主治】 ①中焦虚寒证。症见呕吐腹痛,喜温喜按,不欲饮食,自利不渴,舌淡苔白,脉沉细。②阳虚失血证。③中焦虚寒所致的小儿慢惊,病后喜唾涎沫,胸痹等证。

【方解】 本方证由中焦脾胃虚寒、运化失职所致。方中干姜辛热,温中祛寒以扶脾胃之阳,为君药。人参甘温益气健脾,为臣药。白术健脾燥湿,炙甘草益气和中,共为佐使药。

【参考应用】 本方为治中焦虚寒证的代表方,现代常用于急性及慢性胃肠炎、慢性结肠炎、胃及十二指肠溃疡、胃下垂、胃扩张等属脾胃虚寒者。

表 11-5 其他温里剂简表

方剂	组 成	功效	主治
四逆汤	附子,干姜,炙甘草	回阳救逆	少阴病,太阳病误汗亡阳证
吴茱萸汤	吴茱萸,人参,大枣,生姜	温中补虚,降逆止呕	胃中虚寒证,厥阴头痛及少阴吐利等
小建中汤	芍药,桂枝,炙甘草,生姜,大枣,饴糖	温中补虚,和里缓急	虚劳里急证
当归四逆汤	当归,桂枝,芍药,细辛,甘草,通草,大枣	温经散寒,养血通脉	血虚受寒

六、补益剂

凡以补益药为主组成,具有补益人体气血阴阳等作用,主要治疗各种里虚证的方剂,称为补益剂。根据虚证的类别不同,补益剂可分为补气、补血、气血双补、补阴、补阳5类。

补气剂,适用于气虚证,代表方如四君子汤、补中益气汤。补血剂,适用于血虚证,代表方如四物汤、归脾汤。气血双补剂,适用于气血两虚证,代表方如炙甘草汤。补阴剂,适用于阴虚证,代表方如六味地黄丸。补阳剂,适用于阳虚证,代表方如肾气丸。

应用补益剂时须辨别病证的虚实真假,且应注意脾胃的运化功能,常服、久服应适当配伍理气健脾、和胃消导的药物。补益药大多质地醇厚,故宜慢火久煎,服药时间以空腹或食前为佳,以利药物的吸收。

四君子汤(《太平惠民和剂局方》)

【组成】 人参9g,白术9g,茯苓9g,炙甘草6g。

【用法】 水煎服。

【功用】 益气健脾。

【主治】 脾胃气虚证。症见面色萎黄,语声低微,四肢无力,食少便溏,舌淡苔白,脉细弱。

【方解】 本方证由饮食劳倦损伤脾胃、脾胃气虚、运化乏力所致。方中人参甘温大补元气、健脾养胃,为君药。白术苦温健脾燥湿,为臣药。茯苓甘淡渗湿健脾,为佐药。炙甘草甘温调中,为使药。

【参考应用】 本方为补气的基础方,现代常用于慢性胃炎、胃及十二指肠溃疡等属脾胃气虚者。

补中益气汤(《脾胃论》)

【组成】 黄芪15g,炙甘草5g,人参5g,白术5g,当归5g,橘皮3g,升麻3g,柴胡3g。

【用法】 水煎服。或作丸剂,用量按原方比例酌定。

【功用】 补中益气,升阳举陷。

【主治】 ①脾胃气虚证。症见食少便溏,体倦神疲,声低懒言,舌淡苔白,脉虚无力。②气虚发热证。症见身热汗出,渴喜热饮,食少懒言,脉大而虚。③气虚下陷证。症见脱肛,子宫脱垂,久泻久痢等。

【方解】 本方证由脾胃气虚、摄纳无力、中气下陷所致。方中以黄芪补中益气,升阳举陷为君。

人参、白术、炙甘草健脾益气为臣。陈皮理气，当归补血，为佐药。升麻、柴胡升举下陷之清阳，为使药。综观全方，既补气健脾以治气虚之本，又可升提下陷阳气，以求浊降清升，诸证自愈。

【参考应用】 本方为治脾胃气虚、中气下陷证的代表方剂，现代常用于内脏下垂、慢性胃肠炎、慢性肝炎、重症肌无力、乳糜尿、脱肛、长期发热；妇科子宫脱垂、崩漏、胎动不安、妊娠及产后癃闭；五官科眼睑下垂、麻痹性斜视等属脾胃气虚、中气下陷者。

四物汤(《太平惠民和剂局方》)

【组成】 当归 10 g，川芎 8 g，白芍 12 g，熟地黄 12 g。

【用法】 水煎服。

【功用】 补血调血。

【主治】 血虚血滞证。症见头晕目眩，唇甲色淡，面色萎黄，或妇女月经不调，量少经闭，或血瘕块硬，时发疼痛，舌淡，脉细涩等。

【方解】 本方证由营血虚滞所致。方中熟地黄滋养阴血，补肾填精；当归补血活血调经；白芍敛阴养血；川芎活血行滞。诸药共用补血而不滞血，行血而不动血，为补血调经要剂。

【参考应用】 本方既是营血虚滞的通用方，又是补血活血调经的基础方，现代常用于妇女月经不调、胎产疾病、过敏性紫癜、荨麻疹、贫血、跌打损伤等属营血虚滞者。

六味地黄丸(《小儿药证直诀》)

【组成】 熟地黄 24 g，山茱萸 12 g，山药 12 g，泽泻 9 g，茯苓 9 g，丹皮 9 g。

【用法】 上药为末，和蜜为丸，每次 9 g，1 日 2 次。或作汤剂，用量按原方比例酌定。

【功用】 滋补肝肾。

【主治】 肝肾阴虚证。症见腰膝酸软，头晕目眩，盗汗遗精，耳鸣耳聋，骨蒸潮热，手足心热，或消渴，或虚火牙疼，舌红少苔，脉细数。

【方解】 本方证由肝肾阴虚、虚火上炎所致。方中熟地滋阴补肾填精，山茱萸养肝滋肾，山药补脾固肾，三阴并补；泽泻泻肾浊，丹皮泻肝火，茯苓渗脾湿，三泻并用。本方补泻并用，以补为主，以达滋补肝肾之效。

【参考应用】 本方为补阴基础方，现代常用于慢性肾炎、糖尿病、更年期综合征、高血压、肺结核、肾结核、甲状腺功能亢进、中心性视网膜炎、无排卵性功能性子宫出血等属肾阴亏虚者。

表 11-6 其他补益剂简表

方剂	组成	功效	主治
生脉散	人参，麦冬，五味子	益气生津，敛阴止汗	热伤气津及久咳肺虚证
归脾汤	白术，茯神，黄芪，龙眼肉，酸枣仁，人参，木香，甘草，当归，远志	益气补血，健脾养心	心脾两虚及脾不统血证
参苓白术散	莲子肉，薏苡仁，砂仁，桔梗，白扁豆，白茯苓，人参，甘草，白术，山药	益气健脾，渗湿止泻	脾虚湿盛证
炙甘草汤	炙甘草，生姜，人参，生地黄，桂枝，阿胶，麦冬，麻仁，大枣	益气滋阴，补血复脉	气虚血弱及虚劳肺萎证
左归丸	熟地，山药，山茱萸，枸杞子，川牛膝，菟丝子，鹿胶，龟胶	滋阴补肾	肾阴不足，精血亏虚证

（续表）

方剂	组 成	功效	主治
肾气丸	干地黄，山茱萸，干山药，泽泻，茯苓，丹皮，桂枝，附子	温补肾阳	肾阳不足证
右归丸	熟地，山药，山茱萸，枸杞子，鹿角胶，菟丝子，杜仲，当归，肉桂，制附子	温补肾阳，填精补血	肾阳不足，命门火衰证

七、固涩剂

凡以固涩药为主组成，具有敛汗、止遗、止泻、止咳、止带等作用，主要治疗气、血、津、精耗散或滑脱病证的方剂，称为固涩剂。按照病因及部位的不同，固涩剂分为固表止汗、敛肺止咳、涩肠固脱、涩精止遗、固崩止带等5类。

固表止汗剂，适用于自汗证或盗汗证，代表方如玉屏风散。敛肺止咳剂，适用于久咳肺虚证，代表方如九仙散。涩肠固脱剂，适用于脾肾虚寒、大肠不固之久泻久痢证，代表方如四神丸。涩精止遗剂，适用于肾虚失藏、精关不固之遗精滑泄，或肾虚失摄、膀胱失约之尿频遗尿等证，代表方如金锁固精丸、缩泉丸。固崩止带剂，适用于妇女崩漏不止及带下等证，代表方如完带汤。

滑脱证以正虚为本，精血津液滑脱散失为标，故在治法和用药上多配伍补益药。对于热病汗出、痰饮咳嗽、火动遗精、伤食泻痢或血热崩漏等证，非本类方剂所宜。

玉屏风散（《丹溪心法》）

【组成】 防风30 g，黄芪30 g，白术60 g。

【用法】 上药为末，每次6～9 g，1日2次。亦可作汤剂，用量按原方比例酌定。

【功用】 益气固表止汗。

【主治】 表虚自汗证。症见自汗恶风，舌淡苔白脉浮缓，或虚人易感等。

【方解】 本方证由卫气虚弱、不能固表所致。方中黄芪为君，益气固表；白术为臣，益气健脾。两者相辅相成，固表止汗。佐以防风走表祛风，且黄芪与防风配伍，黄芪得防风固表不留邪，防风得黄芪祛邪不伤正。三药共用，补中有散，散中寓补，实为表虚自汗之良方。

【参考应用】 本方为表虚自汗的常用方，也可用于气虚外感风邪者，现代常用于过敏性鼻炎、上呼吸道感染等属卫表不固者，以及肾小球肾炎、慢性支气管炎等易于伤风感冒而反复发作者。

表11-7 其他固涩剂简表

方剂	组 成	功效	主治
完带汤	白术，山药，人参，白芍，车前子，苍术，柴胡，黑芥穗，陈皮，甘草	补中健脾，化湿止带	脾虚肝郁，湿浊带下证
牡蛎散	黄芪，麻黄根，牡蛎	固表敛汗	体虚自汗，盗汗
九仙散	罂粟壳，乌梅，五味子，人参，阿胶，款冬花，桔梗，贝母，桑白皮	敛肺止咳，益气养阴	久咳肺虚
四神丸	补骨脂，吴茱萸，肉豆蔻，五味子	温肾暖脾，涩肠止泻	脾肾虚寒之泄泻
金锁固精丸	沙苑蒺藜，芡实，莲须，龙骨，牡蛎	补肾涩精	肾虚精关不固之遗精滑泄
缩泉丸	乌药，益智仁	温肾祛寒，缩尿止遗	下元虚冷，小便频数遗尿

八、安神剂

凡以安神药为主组成，具有安神定志等作用，主要治疗神志不安病证的方剂，称为安神剂。按照证候性质不同，安神剂分为重镇安神和养心安神两类。

重镇安神剂，适用于心肝阳亢、热扰心神之证，代表方如朱砂安神丸。养心安神剂，适用于阴血不足、心神失养之证，代表方如酸枣仁汤。

应用本类方剂时，要注意审因论治，以治其本。本类方剂，多由金石、贝壳之类的药物组成，易伤脾胃，故只宜暂服，不能久用，必要时可以配伍神曲、麦芽等消食和胃之品。

酸枣仁汤(《金匮要略》)

【组成】 酸枣仁 15 g，知母 9 g，川芎 9 g，茯苓 9 g，甘草 6 g。

【用法】 水煎服，酸枣仁先煎。

【功用】 养血安神，清热除烦。

【主治】 肝血不足，虚火内扰证。虚烦失眠，心悸盗汗，头晕目眩，咽干口燥，脉细弦。

【方解】 本方证由肝血不足、虚火扰心所致。方中酸枣仁养肝血安心神，为君药。川芎调血养肝；茯苓宁心安神，为臣药。知母滋阴降火、清热除烦，为佐药。甘草调和为使药。

【参考应用】 本方为治疗虚烦不眠的常用方剂，现代常用于神经衰弱、更年期综合征、心脏神经症等属于肝血不足、虚火扰心者。

表 11－8　其他安神剂简表

方剂	组　成	功效	主治
朱砂安神丸	朱砂，黄连，当归，生地黄，甘草	镇心安神，清热养阴	心火偏盛，心神不安
天王补心丹	生地黄，人参，丹参，玄参，茯苓，五味子，远志，桔梗，当归，天冬，麦冬，柏子仁，酸枣仁	滋阴补血，养心安神	阴虚血少，心神不安
甘麦大枣汤	甘草，小麦，大枣	养血安神，和中缓急	妇人脏躁

九、开窍剂

凡以芳香开窍药为主组成，具有开窍醒神作用，主要治疗神昏窍闭证的方剂，称为开窍剂。

神昏窍闭证多由邪气壅盛、蒙蔽心窍所致，按照性质不同，可分为热闭和寒闭。热闭由温邪热毒内陷心包所致，治宜清热开窍，简称凉开；寒闭由寒湿痰浊蒙蔽心窍所致，治宜温通开窍，简称温开。因此，开窍剂分为凉开和温开两类。

凉开剂，适用于热闭证，代表方如安宫牛黄丸、至宝丹、紫雪。温开剂，适用于寒闭证，代表方如苏合香丸。

应用开窍剂时，首先应辨清闭证还是脱证。因开窍剂多用于急救，为治标之法，故宜于邪气盛实的闭证；对于大汗肢冷、气微遗尿、口开目合的脱证，即使神志昏迷，也不宜使用。开窍剂中的药物大都为芳香之品，易于挥发，只宜为丸散，不宜加热煎煮，以免药性耗散，降低疗效。芳香之品善于辛散走窜，有耗气之弊，故只宜暂用，不可久服。

表 11－9 开窍剂简表

方剂	组　成	功效	主治
安宫牛黄丸	牛黄，郁金，水牛角，黄连，黄芩，山栀，朱砂，雄黄，冰片，麝香，珍珠，金箔衣	清热解毒，豁痰开窍	温热病，热邪内陷心包，痰热壅闭心窍证
紫雪	石膏，寒水石，滑石，磁石，水牛角，羚羊角，青木香，沉香，玄参，升麻，甘草，丁香，朴硝，硝石，麝香，朱砂，黄金	清热开窍，镇痉安神	温热病，热邪内陷心包及小儿热盛惊厥
至宝丹	麝香，冰片，安息香，水牛角，牛黄，玳瑁，朱砂，琥珀，金箔，银箔，雄黄	清热开窍，化浊解毒	中暑、中风及温病痰热内闭
牛黄清心丸	牛黄，朱砂，黄连，黄芩，山栀，郁金	清热解毒，开窍安神	温邪内陷，热入心包小儿惊厥，中风窍闭等
苏合香丸	苏合香，麝香，冰片，安息香，青木香，白檀香，沉香，乳香，丁香，香附，荜茇，水牛角，朱砂，白术，诃子	芳香开窍，行气止痛	中风，中气，感受时行瘴疠之气或痰壅气粗，突然昏倒

十、理气剂

凡以理气药为主组成，具有行气或降气作用，主要治疗气滞或气逆病证的方剂，称为理气剂。气滞当行，气逆宜降，故本类方剂可分为行气剂与降气剂两类。

行气剂，适用于气滞证，代表方如越鞠丸、半夏厚朴汤。降气剂，适用于气逆证，代表方如苏子降气汤、旋覆代赭汤。

应用本类方剂时，要辨清病情的寒热虚实而选方。理气药多芳香辛燥，应适可而止。气滞与气逆常同时出现，故行气与降气常配合使用。对于年老体弱、孕妇或素有崩漏、吐、衄者，应慎用。

半夏厚朴汤（《金匮要略》）

【组成】 半夏 12 g，厚朴 9 g，茯苓 12 g，生姜 9 g，苏叶 6 g。

【用法】 水煎服。

【功用】 行气散结，降逆化痰。

【主治】 梅核气。症见咽中如有物阻，咯之不出，咽之不下，胸胁满闷，或咳或呕等。

【方解】 本方证由情志抑郁、痰气互结于咽喉所致。方中半夏为君，化痰散结、和胃降逆。厚朴为臣，下气除满。茯苓健脾渗湿，助半夏化痰；生姜和胃止呕，且制半夏之毒；苏叶疏散，助厚朴理气通郁，共为佐药。

【参考应用】 本方为治梅核气的代表方剂，现代常用于慢性咽炎、慢性支气管炎、食道痉挛、反流性食管炎、癔病等属气滞痰阻者。

表 11－10 其他理气剂简表

方剂	组　成	功效	主治
越鞠丸	香附，川芎，苍术，神曲，栀子	行气解郁	六郁证
苏子降气汤	苏子，半夏，厚朴，前胡，当归，肉桂，炙甘草（一方有陈皮）	降气平喘，祛痰止咳	上实下虚痰喘证

（续表）

方剂	组成	功效	主治
旋覆代赭汤	旋覆花，代赭石，人参，生姜，炙甘草，制半夏，大枣	降逆化痰，益气和胃	胃虚痰浊内阻证
柴胡疏肝散	陈皮，柴胡，川芎，香附，枳壳，芍药，甘草	疏肝行气，活血止痛	肝气郁滞
橘皮竹茹汤	橘皮，竹茹，大枣，生姜，甘草，人参	降逆止呃，益气清热	胃虚有热，气逆不降
定喘汤	白果，麻黄，苏子，甘草，款冬花，杏仁，桑白皮，黄芩，半夏	宣肺降气，祛痰平喘	风寒外束，痰热内蕴

十一、理血剂

凡以活血祛瘀药或止血药为主组成，具有促进血行、消散瘀血及制止出血等作用，治疗血瘀及出血病证的方剂，称为理血剂。血瘀宜祛，出血当止，因此理血剂分为活血祛瘀和止血两类。

活血祛瘀剂，适用于瘀血停滞之证，代表方如血府逐瘀汤、补阳还五汤。止血剂，适用于各种出血证，代表方如小蓟饮子。

应用理血剂时应探求病因，分清标本缓急，做到"急则治其标，缓则治其本"，或标本兼顾。止血剂有留瘀之弊，可适当配伍活血药。应用活血祛瘀剂时，常配伍行气药，且活血祛瘀剂多破泄，凡月经过多、血虚经闭、孕妇等，当慎用或禁用。

补阳还五汤（《医林改错》）

【组成】 黄芪 120 g，当归尾 6 g，赤芍 6 g，地龙、川芎、桃仁、红花各 3 g。

【用法】 水煎服。

【功用】 补气，活血，通络。

【主治】 中风后遗症。症见半身不遂，口眼歪斜，语言謇涩，口角流涎，小便频数或遗尿失禁，苔白，脉缓。

【方解】 本方证由正气亏虚、脉络瘀阻所致。方中重用黄芪大补元气，使气旺以促血行，祛瘀而不伤正，为君药。当归尾活血不伤血，为臣药。赤芍、川芎、桃仁、红花活血祛瘀；地龙通络，共为佐药。

【参考应用】 本方为治中风后遗症的常用方，现代常用于脑血管病后遗症、冠心病、小儿麻痹后遗症及其他原因引起的偏瘫、截瘫、上肢或下肢萎软等属气虚血瘀者。方中黄芪可先用小量，一般从 30～60 g 开始，逐渐加大；活血祛瘀药可适当加重用量。

表 11－11 其他理血剂简表

方剂	组成	功效	主治
血府逐瘀汤	桃仁，红花，当归，生地黄，川芎，赤芍，牛膝，桔梗，柴胡，枳壳，甘草	活血祛瘀，行气止痛	胸中血瘀证
生化汤	当归，川芎，桃仁，炮姜，炙甘草	活血化瘀，温经止痛	产后血虚受寒，恶露排出不畅
桂枝茯苓丸	桂枝，茯苓，牡丹皮，桃仁，芍药	活血化瘀，缓消癥块	瘀血留结，胞宫癥积

（续表）

方剂	组　成	功效	主治
小蓟饮子	生地黄，小蓟，滑石，木通，蒲黄，藕节，淡竹叶，栀子，当归，炙甘草	凉血止血，利水通淋	瘀热结于下焦，损伤膀胱血络所致下焦瘀热证
十灰散	大蓟，小蓟，荷叶，侧柏叶，白茅根，茜草根，栀子，大黄，牡丹皮，棕榈皮	凉血止血	血热妄行所致的出血

十二、治风剂

凡以辛散疏风或熄风止痉药为主组成，具有疏散外风或平熄内风等作用，主要治疗风病的方剂，称为治风剂。风病有“外风”和“内风”之别，故本类方剂分为疏散外风和平熄内风两类。

疏散外风剂，适用于外风证，代表方如川芎茶调散。平熄内风剂，适用于内风证，代表方如羚角钩藤汤、镇肝熄风汤。

川芎茶调散（《太平惠民和剂局方》）

【组成】 川芎、荆芥各 120 g，白芷、羌活、甘草各 60 g，细辛 30 g，防风 45 g，薄荷 240 g。

【用法】 上药研末，每次 6 g，1 日 2 次，清茶调下。水煎服，用量按原方比例酌定。

【功用】 疏风止痛。

【主治】 外感风邪头痛。症见偏正头痛或巅顶作痛，发热恶寒，目眩鼻塞，舌苔薄白，脉浮。

【方解】 本方证由外感风邪所致。方中川芎祛风止痛，善治少阳、厥阴经头痛，羌活善治太阳经头痛，白芷善治阳明经头痛，三药相伍疏风止痛，为主药。细辛散寒止痛，并治少阴经头痛，荆芥、防风疏散风邪，薄荷重用清利头目、搜风散热，四药共用，增强疏风止痛之功。甘草调和诸药。方中配伍清茶，目的在于清利头目，且其性苦寒，可制约风药的过于温燥与升散，使升中有降，升散不致太过。

【参考应用】 本方为治外感风邪头痛的常用方，尤其属于外感风寒者，现代常用于感冒头痛、血管神经性头痛、慢性鼻炎头痛等属外感风邪者。

镇肝熄风汤（《医学衷中参西录》）

【组成】 怀牛膝、代赭石各 30 g，生龙骨、生牡蛎、生龟板、生白芍、玄参、天冬各 15 g，川楝子、茵陈、生麦芽各 6 g，甘草 4.5 g。

【用法】 水煎服。

【功用】 镇肝熄风，滋阴潜阳。

【主治】 肝肾阴亏，肝阳上亢证。症见头目眩晕，耳鸣目胀，脑部热痛，心中烦热，或时常噫气，或肢体渐觉不利，口角渐形歪斜，甚或眩晕颠仆，昏不知人，移时始醒或醒后不能复原，精神短少，脉弦长有力。

【方解】 本方证由肝肾阴亏、肝阳上亢、气血逆乱并走于上所致。方中怀牛膝引血下行，并补养肝肾；代赭石重镇降逆，平肝潜阳，共为君药。生龙骨、生牡蛎潜阳降逆；龟板、白芍、玄参、天冬滋养阴血、柔肝熄风，合为臣药。茵陈、川楝子、生麦芽条达肝气之郁滞，清泄肝阳之有余，为佐药。甘草调和诸药，配生麦芽且安中和胃，为使药。

【参考应用】 本方为肝阳上亢证的常用方，现代常用于高血压、血管神经性头痛、脑血管病、三叉神经痛等属肝肾阴亏、肝阳上亢者。

表 11－12　其他治风剂简表

方剂	组　成	功效	主治
羚角钩藤汤	羚角片，霜桑叶，钩藤，菊花，生白芍，茯神木，鲜生地，京川贝，淡竹茹，生甘草	凉肝熄风，增液舒筋	肝经热盛，热极动风证
牵正散	白附子，僵蚕，全蝎	祛风，化痰，止痉	中风，口眼歪斜
大定风珠	生白芍，阿胶，生龟板，干地黄，麻仁，五味子，生牡蛎，麦冬，炙甘草，鸡子黄，生鳖甲	滋阴熄风	温病热邪久羁，热灼真阴证
天麻钩藤饮	天麻，钩藤，石决明，栀子，黄芩，川牛膝，杜仲，益母草，桑寄生，夜交藤，茯神	平肝熄风，清热活血，补益肝肾	肝阳偏亢，肝风上扰

十三、治燥剂

凡以轻宣辛散或甘凉滋润的药物为主组成，具有轻宣外燥或滋阴润燥等作用，主要治疗燥证的方剂，称为治燥剂。燥证有外燥和内燥之分，外燥又因秋季气候有温凉不同，分为凉燥与温燥。故本类方剂分为轻宣外燥和滋阴润燥剂两类。

轻宣外燥剂，适用于外燥证，代表方如杏苏散、桑杏汤。滋阴润燥剂，适用于内燥证，代表方如麦门冬汤。

本类方剂多甘寒滋腻，有影响脾胃运化、助湿碍气之弊，故脾胃虚弱、素体多湿、气滞痰多者慎用。

杏苏散(《温病条辨》)

【组成】 苏叶、半夏、杏仁、茯苓、前胡、桔梗、枳壳、橘皮各 6 g，生姜 3 片，大枣 2 枚，甘草 3 g。

【用法】 水煎服。

【功用】 轻宣凉燥，宣肺化痰。

【主治】 外感凉燥证。症见头微痛，恶寒无汗，咳嗽痰稀，鼻塞咽干，苔白脉弦。

【方解】 本方证由凉燥外袭、束缚肌表、肺失宣降所致。方中苏叶辛散表邪，杏仁宣肺止咳，共为君药。前胡助苏叶散邪，桔梗助杏仁宣肺，为臣药。茯苓、半夏、枳壳、橘皮化痰理气，为佐药。生姜、大枣调和营卫，甘草调和诸药，为使药。

【参考应用】 本方为治疗凉燥的常用方，现代常用于感冒、慢性支气管炎、肺气肿等属凉燥外袭、肺失宣降者。

桑杏汤(《温病条辨》)

【组成】 桑叶 3 g，杏仁 4.5 g，沙参 6 g，象贝 3 g，豆豉 3 g，栀子皮 3 g，梨皮 3 g。

【用法】 水煎服。

【功用】 清宣温燥。

【主治】 外感温燥证。症见身热不甚，干咳无痰或少痰，口渴咽干，舌红，苔薄白而燥，脉浮数。

【方解】 本方证由外感温燥、邪犯肺卫所致。方中桑叶辛凉散表，杏仁宣肺止咳，共为君药。豆豉助桑叶轻宣透热，为臣药。沙参、梨皮养阴润肺；贝母化痰止咳；栀子皮清上焦之热，为佐药。

【参考应用】 本方为治外感温燥轻证的常用方，现代常用于感冒、支气管扩张咯血、急性及慢性支气管炎、百日咳等属温燥犯肺者。

麦门冬汤(《金匮要略》)

【组成】 麦冬 30 g，半夏 6 g，人参 6 g，甘草 6 g，粳米 15 g，大枣 5 枚。

【用法】 水煎服。

【功用】 滋养肺胃，降逆下气。

【主治】 ①虚热肺痿。症见咳逆上气，咯痰不爽，或咳吐涎沫，口燥咽干，手足心热，舌红少苔，脉虚数。②胃阴不足证。症见呕吐呃逆，口渴咽干，舌红少苔，脉虚数。

【方解】 本方证由肺胃阴虚、虚火上炎所致。方中重用麦冬为君药，滋养肺胃之阴，且清虚火。半夏降逆化痰，与大量麦冬配伍，其燥性减而降逆之性存，且使麦冬滋而不腻，为臣药。人参、粳米、大枣补脾益胃生津，为佐药。甘草调和药性，为使药。

【参考应用】 现代常用于慢性支气管炎、慢性咽喉炎、支气管扩张、肺结核等属肺胃阴虚，虚火上炎者，以及胃及十二指肠溃疡、慢性萎缩性胃炎等属胃阴不足者。

十四、祛湿剂

凡以祛湿药为主组成，具有化湿利水、通淋泄浊等作用，主要治疗水湿病证的方剂，称为祛湿剂。湿证较为复杂，因此祛湿剂的类型较多，可分为燥湿和胃、清热祛湿、利水渗湿、温化水湿、祛风胜湿 5 类。

燥湿和胃剂，适用于湿浊中阻、脾胃失和之证，代表方如平胃散、藿香正气散。清热祛湿剂，适用于湿热所致诸证，代表方如茵陈蒿汤、八正散。利水渗湿剂，适用于水湿内停所致的水肿泄泻等证，代表方如五苓散。温化水湿剂，适用于阳虚不能化水或湿从寒化所致的痰饮水肿等证，代表方如苓桂术甘汤。祛风胜湿剂，适用于外感风湿所致的头身重痛及腰膝顽麻痹痛等证，代表方如独活寄生汤。

应用祛湿剂应注意配伍理气药，以求“气化则湿亦化”。祛湿剂性较通利，易耗伤阴液，故对阴虚津亏、病后体弱、孕妇水肿患者应慎用。

平胃散(《太平惠民和剂局方》)

【组成】 苍术 15 g，厚朴 9 g，陈皮 9 g，甘草 3 g。

【用法】 上药为末，每次 3～5 g，姜、枣煎汤送下。亦可作汤剂。

【功用】 燥湿健脾，行气和胃。

【主治】 湿困脾胃证。症见脘腹胀满，食少便溏，嗳气吞酸，呕恶肢重，怠惰嗜卧，苔白腻而厚，脉缓。

【方解】 本方证由湿困脾胃、运化失常、气机受阻、胃失和降所致。方中苍术燥湿健脾以助运化；厚朴行气化湿，除满消胀；陈皮理气除湿；甘草调和诸药。另加姜枣调和脾胃。

【参考应用】 本方为治疗湿滞脾胃证的常用方，现代常用于慢性胃炎、胃及十二指肠溃疡、消化道功能紊乱、慢性肠炎等属湿滞脾胃者。

茵陈蒿汤(《伤寒论》)

【组成】 茵陈 30 g，栀子 15 g，大黄 9 g。

【用法】 水煎服。

【功用】 清热利湿退黄。

【主治】 湿热黄疸证。症见一身面目俱黄，黄色鲜明，食少呕恶，腹微满，口渴，小便不利，大便不爽或秘结，舌苔黄腻，脉沉数。

【方解】 本方证由脾胃湿热内蕴、郁蒸不解、熏蒸肝胆所致。方中茵陈蒿清热利湿退黄疸，为君药。栀子清利三焦，导湿热下行，使湿热从小便而出，为臣药。大黄泻热通便，使湿热由大便而下，为佐药。三药合用，湿热由二便而解，黄疸可退。

【参考应用】 本方为治疗湿热黄疸的代表方剂，现代常用于急性及慢性肝炎、胆石症、胆囊炎、钩端螺旋体病等所致的黄疸属湿热内蕴者。

表 11-13 其他祛湿剂简表

方剂	组成	功效	主治
藿香正气散	藿香，紫苏，白芷，半夏曲，陈皮，白术，厚朴，桔梗，大腹皮，茯苓，炙甘草	解表化湿，理气和中	外感风寒，内伤湿滞证
五苓散	猪苓，泽泻，白术，茯苓，桂枝	利水渗湿，通阳化气	水湿内停，水肿泄泻及痰饮
苓桂术甘汤	茯苓，桂枝，白术，甘草	健脾渗湿，温化痰饮	中阳不足之痰饮病
八正散	萹蓄，瞿麦，木通，滑石，车前子，栀子，大黄，甘草	清热泻火，利水通淋	湿热淋证
革薢分清饮	革薢，益智仁，乌药，石菖蒲	温肾利湿，分清化浊	膏淋、白浊
独活寄生汤	独活，桑寄生，杜仲，牛膝，细辛，秦艽，茯苓，肉桂心，防风，川芎，人参，甘草，当归，芍药，干地黄	祛风湿，止痹痛，益肝肾，补气血	痹证日久，肝肾不足，气血两虚

十五、祛痰剂

凡以祛痰药为主组成，具有消除痰涎作用，主要治疗各种痰证的方剂，称为祛痰剂。按照痰证的成因及治法的不同，本类方剂分为燥湿化痰、温化寒痰、清热化痰、润燥化痰和治风化痰 5 类。

燥湿化痰剂，适用于湿痰证，代表方如二陈汤。温化寒痰剂，适用于寒痰证，代表方如苓甘五味姜辛汤。清热化痰剂，适用于热痰证，代表方如清气化痰丸。润燥化痰剂，适用于燥痰证，代表方如贝母瓜蒌散。治风化痰剂，适用于风痰证，代表方如半夏白术天麻汤。

应用祛痰剂时首先应辨别痰证的性质而分别选方。再者，痰与气关系密切，气壅则痰聚，气顺则痰消，故治痰应注意配伍理气药。

二陈汤(《太平惠民和剂局方》)

【组成】 半夏、橘红各 15 g，茯苓 9 g，炙甘草 5 g。

【用法】 加生姜 7 片，乌梅 1 枚，水煎服。

【功用】 燥湿化痰，理气和中。

【主治】 湿痰证。症见咳嗽痰多，色白易咯，胸脘痞闷，肢体困重，恶心呕吐，或头眩心悸，苔白腻，脉滑。

【方解】 本方证由脾失健运、聚湿生痰、气机阻滞所致。方中半夏辛温性燥，善能燥湿化痰，且降逆止呕，为君药。橘红理气燥湿化痰，使气顺痰消，为臣药。茯苓健脾渗湿；生姜降逆化痰，又可制半夏之毒；乌梅收敛肺气，共为佐药。甘草为使，调和诸药。

【参考应用】 本方为治湿痰证的代表方剂，具体运用时，加减化裁可治疗多种痰证。现代常用于慢性支气管炎、慢性胃炎、神经性呕吐等属湿痰阻滞者。

半夏白术天麻汤（《医学心悟》）

【组成】 半夏 9 g，白术 15 g，天麻 6 g，茯苓 6 g，橘红 6 g，甘草 3 g。

【用法】 加生姜 1 片，大枣 2 枚，水煎服。

【功用】 化痰熄风，健脾祛湿。

【主治】 风痰上扰证。症见头痛眩晕，胸闷呕恶，苔白腻，脉弦滑。

【方解】 本方证由脾湿生痰、引动肝风、风痰上扰清窍所致。方中半夏燥湿化痰，降逆止呕；天麻化痰熄风，止头眩，两者合用，为治风痰眩晕头痛之要药，共为君药。白术、茯苓健脾祛湿，治生痰之源，为臣。橘红理气化痰为佐。甘草和中调药为使。煎加姜、枣调和脾胃。

【参考应用】 本方为治风痰眩晕头痛的常用方，现代常用于耳源性眩晕、神经性眩晕、高血压病等属风痰上扰者。

表 11－14 其他祛痰剂简表

方剂	组 成	功效	主治
清气化痰丸	瓜蒌仁，陈皮，黄芩，杏仁，枳实，茯苓，胆南星，半夏	清热化痰，理气止咳	痰热咳嗽
贝母瓜蒌散	贝母，瓜蒌，天花粉，茯苓，橘红，桔梗	润肺清热，理气化痰	燥痰证
温胆汤	半夏，竹茹，枳实，陈皮，甘草，茯苓	理气化痰，利胆和胃	胆胃不和，痰热内扰证
苓甘五味姜辛汤	干姜，细辛，茯苓，五味子，甘草	温肺化饮	寒饮内蓄证

十六、消食导滞剂

凡以消食导滞药为主组成，具有消食导滞等作用，治疗饮食积滞病证的方剂，称消食导滞剂。饮食积滞俗称伤食，多由饮食不节、暴饮暴食所致，其代表方如保和丸。

食积内停，易使气机阻滞或日久伤及脾胃，故消食导滞剂中常配伍理气药及健脾益气药。本类方剂多攻伐，不宜过服。

保和丸（《丹溪心法》）

【组成】 山楂 180 g，神曲 60 g，半夏 90 g，莱菔子、陈皮、连翘各 30 g，茯苓 90 g。

【用法】 上药为末，水泛为丸，每次 6～9 g，温开水送服。作汤剂，水煎服，用量按原方比例酌定。

【功用】 消食和胃。

【主治】 食积内停证。症见脘腹痞满胀痛，厌食呕恶，嗳腐吞酸，大便泄泻，舌苔厚腻，脉滑。

【方解】 本方证多由饮食不节或暴饮暴食、食阻气滞、胃失和降所致。方中用山楂为君，以消一切饮食积滞，尤善消肉食油腻之积。神曲消食健脾，可化酒食陈腐之积，莱菔子下气消食，长于消谷面之积，共为臣药。君臣相伍，可消各种食积。半夏、陈皮行气化滞，和胃止呕；茯苓健脾利湿，和中止泻；连翘清热散结，可消食积所生之内热，共为佐药。

【参考应用】 本方为消食导滞的代表方剂，宜于食积未甚而正气未虚者，小儿尤其多用。现代常用于急性及慢性胃肠炎、消化不良、婴儿腹泻等属食积内停者。

表 11－15　其他消食导滞剂简表

方剂	组　成	功效	主治
枳实导滞丸	大黄，枳实，神曲，茯苓，黄芩，黄连，白术，泽泻	消导化积，清热祛湿	湿热食积，内阻肠胃证
枳术丸	枳实，白术	健脾消痞	脾虚食滞证

小结

本章主要讨论方剂的基本知识和常用方剂。

方剂是中医"理、法、方、药"的重要组成部分，是在辨证立法前提下，按照组方原则，选择适当的药物和剂量配伍而成。方剂组方以"君、臣、佐、使"为原则。由于病情、年龄、体质、气候、地域等因素的差异，方剂尚有药味加减、药量增减、剂型更换等组成变化形式。

方剂的剂型种类很多，以汤剂、丸剂、散剂、膏剂、丹剂、糖浆剂、片剂、冲剂、注射剂较为常用，其中汤剂是中医临床使用最广泛的一种剂型，其煎药器具、用水、火候、煎煮时间、服用方法等都有一定的要求。

方剂与治法关系密切，两者相互依存，相互促进，临床以"汗、吐、下、和、温、清、消、补"八法为常用。遵循"以法统方"的原则，常用方剂分为解表、清热、泻下、和解、温里、补益、固涩、安神、开窍、理气、理血、治风、治燥、祛湿、祛痰、消食导滞等 16 类。方剂中的重点部分，详细介绍其组成、剂量、用法、功用、主治、方解、参考应用等内容。重点之外的方剂，介绍其组成、功用、主治，以列表的方式编写，简明扼要，一目了然。

练习题

一、单选题

1. 治疗大头瘟的常用方剂是(　　)。
A. 黄连解毒汤　B. 普济消毒饮　C. 白头翁汤　D. 凉膈散　E. 白虎汤

2. 补阳还五汤中黄芪的作用是(　　)。
A. 升阳举陷　B. 实卫固表　C. 气旺血生　D. 气旺血行　E. 利血消肿

3. 决定一首方剂疗效好的关键是(　　)。
A. 方中药味多　B. 药量大　C. 药多量大　D. 方药配伍与方证病机之间的相关程度低　E. 方药配伍与方证病机之间的相关程度高

4. 最宜用于跌打损伤、瘀血疼痛及风寒湿痹证的剂型是(　　)。
A. 汤剂　B. 散剂　C. 丸剂　D. 酒剂　E. 片剂

5. 煎药用具应选择(　　)。
A. 铝制器具　B. 铁制器具　C. 有盖的陶瓷砂锅、瓦罐　D. 铜制器具　E. 锡制器具

6. 麻杏甘石汤的功用是(　　)。
A. 宣利肺气，疏风止咳　B. 辛凉宣泄，清肺平喘　C. 辛凉透表，清热解毒　D. 宣肺解表，祛痰止咳　E. 疏风清热，宣肺止咳

7. 酸枣仁汤中君药是(　　)。
A. 酸枣仁　B. 炒酸枣仁　C. 生酸枣仁　D. 川芎　E. 茯苓

8. 参苓白术散的功用是(　　)。

A. 补气健脾，燥湿化痰　B. 益气健脾，行气化滞　C. 益气健脾，固表止汗　D. 益气健脾，渗湿止泻　E. 益气健脾，升阳举陷

9. 补中益气汤中升麻、柴胡的作用是(　　)。

A. 升举中气　B. 疏散风邪　C. 载药上行　D. 火郁发之　E. 解肌退热

10. 可用于脾气虚统摄无权所致出血证的方剂是(　　)。

A. 归脾汤　B. 理中丸　C. 四君子汤　D. 犀角地黄汤　E. 补中益气汤

11. 白虎汤组成中无(　　)。

A. 知母　B. 竹叶　C. 石膏　D. 粳米　E. 炙甘草

12. 牡蛎散与玉屏风散共有的药物是(　　)。

A. 人参　B. 白术　C. 龙骨　D. 牡蛎　E. 黄芪

13. 安宫牛黄丸的功用是(　　)。

A. 清热开窍，熄风止痉　B. 清热开窍，化浊解毒　C. 清热开窍，辟秽解毒　D. 豁痰开窍，辟秽解毒　E. 清热解毒，豁痰开窍

14. 具有轻宣凉燥、理肺化痰作用的方剂是(　　)。

A. 桑杏汤　B. 杏苏散　C. 小青龙汤　D. 清燥救肺汤　E. 以上均非

15. 保和丸中连翘的作用是(　　)。

A. 清热解毒　B. 疏风散热　C. 清心泻火　D. 清热散结　E. 透表

二、多选题

1. 黄连解毒汤的组成有(　　)。

A. 葛根　B. 黄芩　C. 黄连　D. 黄柏　E. 栀子

2. 可以治疗咳喘的方剂有(　　)。

A. 玉屏风散　B. 麻黄杏仁甘草石膏汤　C. 四神丸　D. 小青龙汤　E. 白头翁汤

3. 四君子汤的药物组成是(　　)。

A. 白术　B. 茯苓　C. 炙甘草　D. 黄芪　E. 人参

4. 下列方剂中熟地、山药、山茱萸同用的方是(　　)。

A. 六味地黄丸　B. 左归丸　C. 肾气丸　D. 右归丸　E. 炙甘草汤

5. 补中益气汤的主治证是(　　)。

A. 脾虚夹湿证　B. 脾胃气虚证　C. 脾胃气滞证　D. 气虚下陷证　E. 气虚发热证

6. 四君子汤与理中丸共有的药物是(　　)。

A. 人参　B. 干姜　C. 茯苓　D. 白术　E. 甘草

7. 半夏白术天麻汤的组成还包含以下药物(　　)。

A. 泽泻　B. 白芍　C. 天冬　D. 茯苓　E. 橘红

8. 藿香正气散主治病证有(　　)。

A. 高血压病　B. 支气管肺炎　C. 急性胃肠炎　D. 感冒　E. 外感风寒，内伤湿滞证

三、填空题

1. 方剂的变化主要有________、________、________3种形式。

2. 方剂的基本结构包括________、________、________、________4个部分。

3. 四物汤是由________、________、________、________四味药组成的，具有________之功，主治________。

4. 六味地黄丸中被后世称为“三补”的药物是________、________、________。

5. 逍遥散是由________、________、________、________、________、________六味药组成的，具有________、________之功，主治________。

四、名词解释

方剂　君药　温法　清法

五、简答题

1. 方剂的常用剂型有哪些？

2. 根据虚证的类别不同，补益剂可分为哪几类？各类的代表方是什么？

第十二章
针 灸

导学

掌握： 腧穴的概念、分类、作用及常用腧穴的定位、主治、针灸方法。

熟悉： 针灸治疗常见病证的规律。

了解： 经外奇穴、三棱针刺法、皮肤针刺法、皮内针刺法、穴位注射法、电针法。

第一节 腧穴总论

一、腧穴的概念及命名

腧穴，又称穴位、穴道，是人体脏腑经络之气输注于体表的部位。“腧”与“输”义通，又简为“俞”，有转输和输注含义。近代针灸著作则作了区分：“腧”泛指全身所有的穴位，即广义之“腧穴”；“输”是指五输穴的第三个穴位“输穴”；“俞”是指脏腑之气输注腰背部的穴位“背俞穴”。穴即孔隙之义。腧穴在《黄帝内经》中称作“节”“会”“气穴”“气府”“骨空”“砭灸处”等。

二、腧穴的分类

人体的腧穴大体上可归纳为十四经穴、奇穴、阿是穴 3 类。

(一) 十四经穴

凡归属于十二经脉、任脉和督脉的腧穴称为十四经穴，简称“经穴”。共 361 个，有固定位置和名称，能主治本经循行部位的病证和本经所属脏腑及相表里经脉的病证，是腧穴的主要部分。

(二) 奇穴

奇穴，又称经外奇穴，指既有明确的位置，又有一定的名称但未列入十四经系统的腧穴。这类腧穴的主治范围较小，对某些病证有特殊治疗作用。如定喘穴对哮喘有特殊疗效等。

(三) 阿是穴

阿是穴，又称压痛点、天应穴、不定穴，指既无固定部位，又无具体名称，而是在机体病患处以压痛点或反应点作为腧穴，即“以痛为腧”。主要用来治疗局部病证。

三、腧穴的作用

(一) 诊断作用

1. 扪穴检查诊断疾病　人体脏腑有疾病时在十二经相应的原穴上会出现一些病理反应。反之,如按压相应的特定穴位,出现明显压痛时则有助于诊断疾病。如急性阑尾炎患者,常在足三里下 1～2 寸或大肠合穴上巨虚出现压痛;肝病患者可在背俞穴肝俞找到压痛。

2. 检测穴位诊断疾病　经络与脏腑密切相连,腧穴即是疾病的反应点,脏腑的病理变化可以通过经络反应到体表相关的部位或穴位。例如用电测定法探测体表原穴、募穴等相应的特定穴和耳穴的阻抗值变化,或对十二井穴进行知热感度的测定等,来判断人体的经络气血失衡状况和相关脏腑经脉的病情变化,为诊断疾病提供参考。

(二) 治疗作用

1. 近治作用　每一个腧穴都可以治疗其所在部位局部和邻近组织、器官的病证。如睛明穴治疗眼病,迎香穴治疗鼻病,四肢的穴位均可治半身不遂、关节疼痛等证。

2. 远治作用　远治作用主要是十二经脉在肘、膝关节以下的腧穴,不仅能治疗局部病证,还能治疗本经循行所过处的远隔部位的脏腑、组织器官的病证。如足三里穴,不仅能治疗下肢的病证,还可治疗胃肠病。

3. 特殊作用　特殊作用是指针刺某些腧穴时,对机体的不同状态起着双向的良性调整作用。如心动过速时,针刺内关穴能减慢心率;心动过缓时针刺内关穴可加快心率。大便秘结时针刺天枢穴,能通便;腹泻时针刺天枢穴,能止泻。另外,腧穴的治疗作用还具有相对的特异性,如至阴穴能矫正胎位不正、大椎穴能退热、胆囊穴能治疗胆绞痛等。

四、腧穴的定位方法

1. 体表解剖标志定位法　以人体解剖学的各种体表标志为依据来确定腧穴位置的方法,也称自然标志定位法。可分为固定的标志和活动的标志两种。

(1) 固定的标志:指不受人体活动变化影响而固定不移的标志。如五官、发际、指(趾)甲、乳头、肚脐等,作为取穴标志。例如,脐中旁开 2 寸定天枢;两眉头定攒竹等。

(2) 活动的标志:指关节、肌肉、肌腱、皮肤等随着适当的活动而出现的关节的空隙、肌肉的隆起或凹陷、皮肤的皱纹等。例如张口在耳屏前凹陷处取听宫;咀嚼时咬肌隆起处取颊车等。

2. 骨度分寸定位法　是指以体表骨节为主要标志,测量周身各部的长度和宽度,定出分寸,用于腧穴定位的方法。无论男女、老幼、高矮、胖瘦,均可按此标准在其自身测量。见图 12-1。

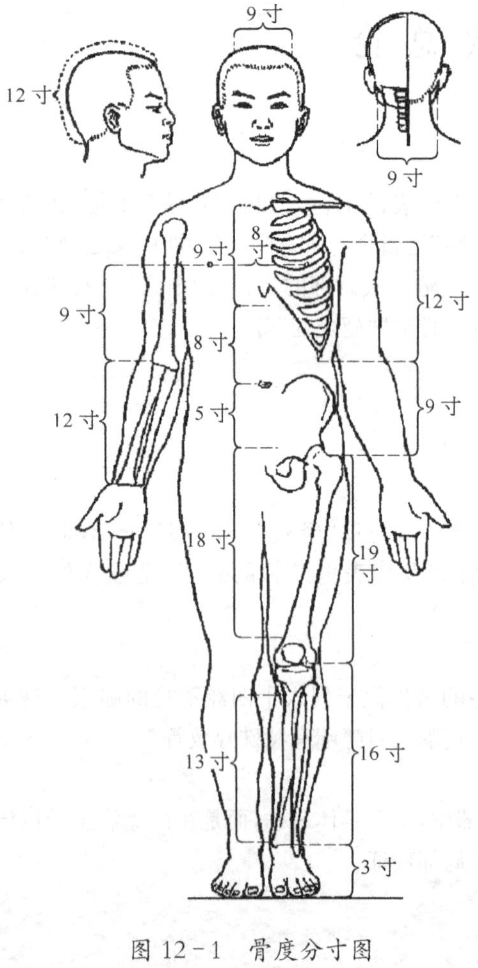

图 12-1　骨度分寸图

表 12-1　人体各部常用骨度分寸表

部位	起止点	折量寸	度量法	说明
头面部	前发际正中至后发际正中	12	直寸	用于确定头部经穴的纵向距离
	眉间至前发际正中	3	直寸	
	第七颈椎棘突下至后发际正中	3	直寸	
	眉间至后发际正中第七颈椎棘突下	18	直寸	用于确定头前部经穴的横向距离
	两额角之间	9	横寸	用于确定头后部经穴的横向距离
	耳后两乳突之间	9	横寸	
躯干部	胸骨上窝至胸剑联合中点	9	直寸	用于确定胸部经穴的纵向距离
	胸剑联合中点至脐中	8	直寸	用于确定上腹部经穴的纵向距离
	脐中至耻骨联合上缘	5	直寸	用于确定下腹部经穴的纵向距离
	两乳头之间	8	横寸	用于确定胸腹部经穴的横向距离
	腋窝顶点至十一肋游离端	12	直寸	用于确定胁肋部经穴的纵向距离
	肩胛骨内缘至后正中线	3	横寸	用于确定背腰部经穴的横向距离
	肩峰缘至后正中线	8	横寸	用于确定肩背部经穴的横向距离
四肢部	腋前、后纹头至肘横纹	9	直寸	用于确定上臂部经穴的纵向距离
	肘横纹至手掌侧腕横纹	12	直寸	用于确定前臂部经穴的纵向距离
	耻骨联合上缘至股骨内髁上缘	18	直寸	用于确定下肢内侧足三阴经穴的纵向距离
	胫骨内侧髁下缘至内踝高点	13	直寸	
	臀横纹至腘横纹	14	直寸	用于确定下肢外后侧足三阳经穴的纵向距离
	腘横纹至外踝高点	16	直寸	同上

3. 手指同身寸定位法　是指依据患者本人手指所规定的分寸用以量取腧穴的方法，也称手指同身寸定位法、手指比量法。临床常用的手指同身寸定位法有 3 种(图 12-2)。

(1) 中指同身寸：以患者中指屈曲，中指中节桡侧两端横纹头之间的距离为 1 寸。

(2) 拇指同身寸：以患者拇指指关节的宽度作为 1 寸。

(3) 横指同身寸：又称“一夫法”。让患者将示指、中指、环指和小指并拢，以中指中节横纹为标准，四指的宽度为 3 寸。

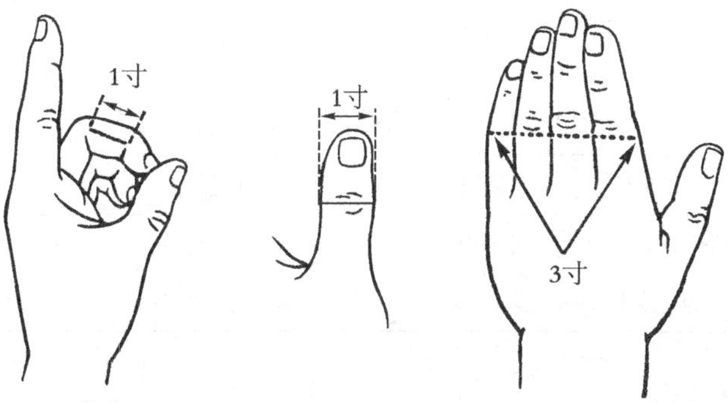

(a) 中指同身寸　　(b) 拇指同身寸　　(c) 横指同身寸

图 12-2　指寸定位法

4. 简便取穴法　即简便易行的腧穴定位方法，如两手虎口交叉，示指尽端处取列缺；两耳尖直上连线的中点取百会等。

五、十四经脉循行与常用腧穴

(一) 手太阴肺经

【经脉循行】 起于中焦，下络大肠，回绕过来沿胃上口，过横膈，属于肺，由肺与喉咙相联处横出腋下(中府)，沿上臂内侧，行手少阴、厥阴经之前，下行到肘窝中，沿前臂内侧前缘，入寸口，过鱼际，沿其边缘，出拇指桡侧端(少商)。

其支脉：从腕后桡骨茎突上分出，走向示指桡侧端(商阳)，与手阳明大肠经相接(图 12－3)。

【主治概要】 本经腧穴主治咳嗽、气喘、喉疾、胸满痛等肺部病证，肩背痛以及本经循行部位的病证。本经起于中府，止于少商，单侧 11 个腧穴。

【常用腧穴】

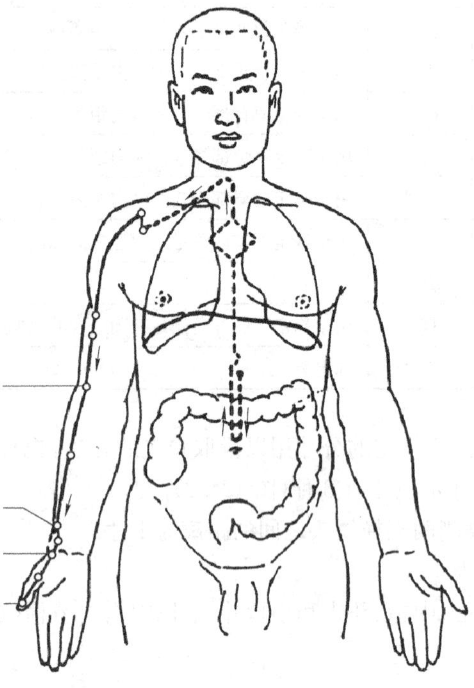

图 12－3　手太阴肺经循行及常用腧穴图

1. 尺泽

定位：肘横纹上，肱二头肌腱桡侧凹陷处(图 12－3)。

主治：咳喘，气喘，胸闷，咽喉肿痛，肘臂挛痛，吐泻，小儿惊风。

操作：直刺 0.5～1 寸，或点刺出血；可灸。

2. 列缺

定位：桡骨茎突上方，腕横纹上 1.5 寸，当肱桡肌与拇长展肌腱之间。简便取穴：两手虎口交叉，一手示指按在桡骨茎突上，指尖所至凹陷处(图 12－3)。

主治：咳喘，咽喉肿痛，头痛，齿痛，颈项强痛，口眼歪斜，手腕酸痛无力。

操作：向上或向下斜刺 0.3～0.8 寸；可灸。

3. 少商

定位：拇指末节桡侧，指甲角旁约 0.1 寸(图 12－3)。

主治：咳喘，发热，昏迷，中风，咽喉肿痛。

操作：浅刺 0.1～0.2 寸，或点刺出血；可灸。

表 12－2　手太阴肺经常用其他经穴表

穴名	定位	主治	操作
中府	前正中线旁开 6 寸，平第一肋间隙	咳嗽，气喘，胸痛	向外斜刺 0.5～0.8 寸；可灸
孔最	尺泽与太渊连线上，腕横纹上 7 寸	咳嗽，咯血，肘臂挛痛	直刺 0.5～1.2 寸；可灸

(二) 手阳明大肠经

【经脉循行】 起于示指末端(商阳)，向上通过第一、二掌骨之间(合谷)，进入两筋(拇长伸肌腱和拇短伸肌腱)之间，沿前臂、肘外侧、上臂外侧前缘，至肩端，经肩峰前缘交会于第七颈椎棘突下，向下进入锁骨上窝，联络肺，通过横膈，属于大肠。

其支脉：上走颈部，经过面颊入下齿龈，回绕至上唇，交叉于人中，左脉向右，右脉向左，分布在鼻旁(迎香)，交足阳明胃经(图 12-4)。

【主治概要】 本经腧穴主治头面、五官病，热病，胃肠病，咽喉肿痛以及本经循行部位的病证。本经起于商阳，止于迎香，单侧 20 个腧穴。

【常用腧穴】

1. 合谷

定位：手背第一、二掌骨之间，第二掌骨桡侧的中点处(图 12-4)。

主治：头痛，齿痛，面瘫，目疾，咽喉肿痛，发热，昏厥，痛经，滞产，腹痛，耳聋。

操作：直刺 0.5～1 寸；可灸。

2. 曲池

定位：肘横纹外侧端，尺泽与肱骨外上髁连线的中点(图 12-4)。

主治：热病，吐泻，齿痛，咽喉肿痛，皮肤疾病，高血压，上肢疼痛，麻木，瘫痪。

操作：直刺 1～1.5 寸；可灸。

3. 肩髃

定位：在肩部，三角肌上部中央，臂外展或向前平举时，肩峰前下方出现的凹陷处(图 12-4)。

主治：肩周炎，肘臂疼痛，颈椎病，上肢瘫痪，瘰疬，荨麻疹。

操作：直刺或向下斜刺 0.8～1.5 寸；可灸。

4. 迎香

定位：鼻翼外缘中点旁，鼻唇沟中(图 12-4)。

主治：口眼歪斜，鼻渊，鼻衄，面痒，胆道蛔虫病。

操作：向上斜刺 0.3～0.5 寸；不宜灸。

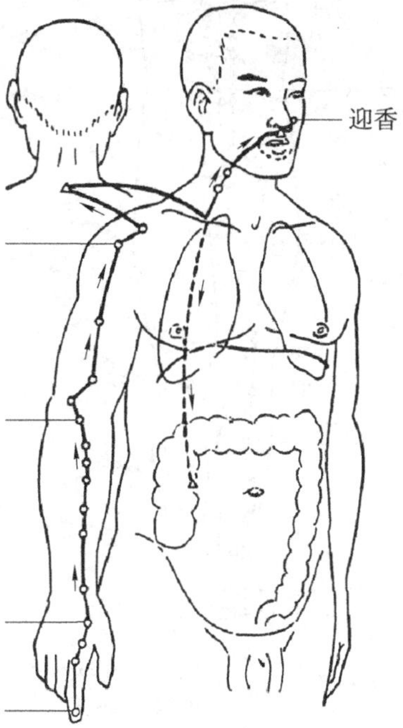

图 12-4 手阳明大肠经循行及常用腧穴图

表 12-3 手阳明大肠经常用其他经穴表

穴名	定位	主治	操作
阳溪	腕背横纹桡侧，当拇短伸肌腱与长伸肌腱之间的凹陷中	头痛，目赤肿痛，齿痛，耳鸣，手腕痛	直刺 0.5～0.8 寸；可灸
手三里	阳溪与曲池穴连线上，肘横纹下 2 寸	上肢不遂，腹痛，腹泻，齿痛，失音	直刺 0.8～1.2 寸；可灸

(三) 足阳明胃经

【经脉循行】 起于鼻翼两侧(迎香)，上行到鼻根部，与足太阳经交会，向下沿鼻外侧入上齿龈内，回出环绕唇，向下交会于下颏唇内承浆处，再沿下颌角上行，经耳前，沿发际上行抵前额。

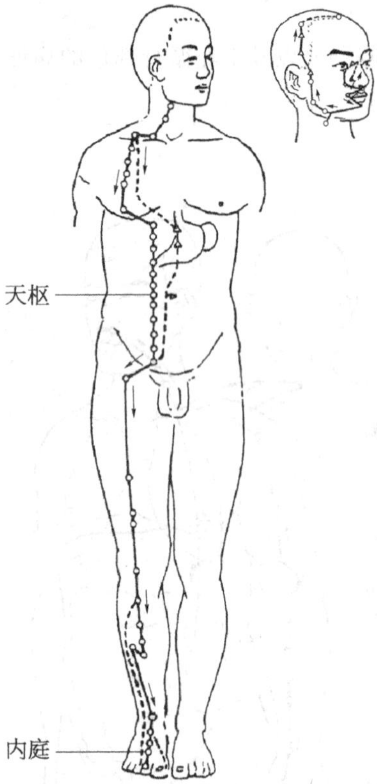

图 12-5 足阳明胃经循行及常用穴位图

面部支脉：从下颌部下行，沿喉咙入缺盆，过横膈，属于胃，联络于脾。

缺盆部直行的脉：过乳头、向下挟脐旁，进入少腹两侧气冲。

胃下口部支脉：沿腹壁内下行到腹股沟处，与循行于体表的经脉会合，向下沿大腿外侧前缘、胫骨外侧，下经足背，走向第二趾外侧端。

胫部支脉：从膝下 3 寸处分出，进入中趾外侧端。

足跗部支脉：从足背上（冲阳）分出，进入足大趾内侧端，交足太阴脾经（图 12-5）。

【主治概要】 本经腧穴主治胃肠病，头面、目、鼻、口齿、咽喉病，热病，神志病，以及本经循行部位的病证。本经起于承泣，止于厉兑，单侧 45 个腧穴。

【常用腧穴】

1. 四白

定位：瞳孔直下，眶下孔凹陷处（图 12-6）。

主治：迎风流泪，目赤痛痒，头面疼痛，口眼歪斜。

操作：直刺 0.2～0.4 寸；不宜灸。

2. 地仓

定位：口角外侧，上直对瞳孔（图 12-6）。

主治：口眼歪斜，流涎，三叉神经痛。

操作：横刺，针尖向颊车刺 0.5～1.5 寸；可灸。

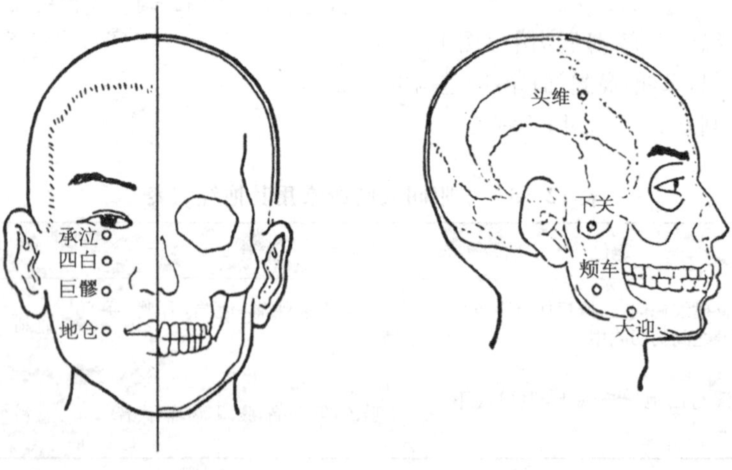

图 12-6 足阳明胃经面部穴位图

3. 颊车

定位：下颌角前上方一横指，按之凹陷处，咀嚼时咬肌隆起处（图 12－6）。

主治：牙痛，痄腮，口眼歪斜，三叉神经痛。

操作：直刺 0.3～0.5 寸，或横刺透地仓 1～1.5 寸；可灸。

4. 天枢

定位：脐中旁开 2 寸（图 12－6）。

主治：腹痛，腹胀，肠鸣，便秘，泄泻，痢疾，月经不调。

操作：直刺 1～1.5 寸；可灸。

5. 足三里

定位：犊鼻穴下 3 寸，距胫骨前嵴一横指（图 12－7）。

主治：胃痛，呕吐，腹胀肠鸣，消化不良，下肢痿痹，中风，水肿，虚痨羸瘦，癫狂，为全身强壮要穴。

操作：直刺 1～2 寸；可灸。

6. 内庭

定位：足背第二、三趾间缝纹端（图 12－5）。

主治：齿痛，咽喉肿痛，三叉神经痛，胃痛，足背痛，热病。

操作：直刺 0.5～0.8 寸；可灸。

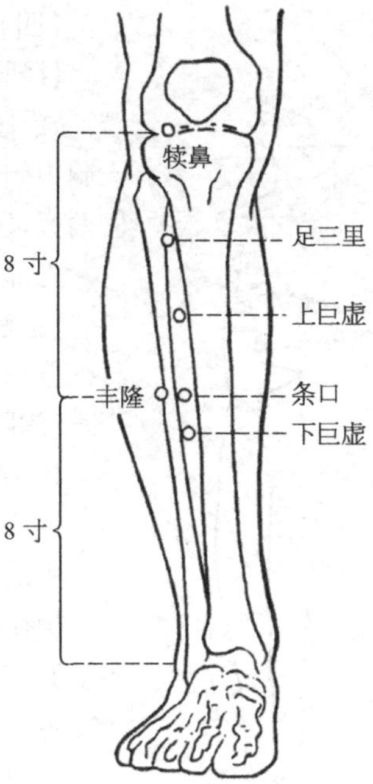

图 12－7 足阳明胃经下肢穴位图

表 12－4 足阳明胃经常用其他经穴表

穴名	定位	主治	操作
头维	额角发际上 0.5 寸，头正中线旁开 4.5 寸	头痛，目眩，迎风流泪，视物不明，目赤肿痛	向后平刺 0.5～1.0 寸，不宜灸
承泣	瞳孔直下，即眼球与眶下缘之间	目赤肿痛，口眼歪斜，迎风流泪	沿目眶下缘缓慢直刺 0.3～0.7 寸；不宜提插；不宜灸
下关	颧弓与下颌切迹所形成的凹陷中	耳鸣，耳聋，齿痛，牙关紧闭，口眼歪斜，三叉神经痛	直刺 1～1.5 寸，可灸
梁门	脐中上 4 寸，距前正中线 2 寸	呕吐，胃痛，食欲不振	直刺 0.5～0.8；可灸
梁丘	屈膝，大腿前面，当髂前上棘与髌底外侧端连线上，髌底上 2 寸	胃痛，膝关节肿痛，下肢不遂	直刺 1～1.5 寸；可灸
犊鼻	屈膝，在髌骨下缘，髌韧带外侧凹陷中	膝关节疼痛，屈伸不利，脚气	向后内斜刺 0.8～1.5 寸；可灸
上巨虚	犊鼻下 6 寸，距胫骨前缘一横指	腹痛，泄泻，便秘，中风瘫痪，下肢痿痹，脚气	直刺 1～1.5 寸，可灸
丰隆	外踝高点上 8 寸，距胫骨前缘旁开二横指	咳嗽，哮喘，胸痛，癫狂，头痛，眩晕，呕吐，下肢麻痹	直刺 1～1.5 寸；可灸

(四) 足太阴脾经

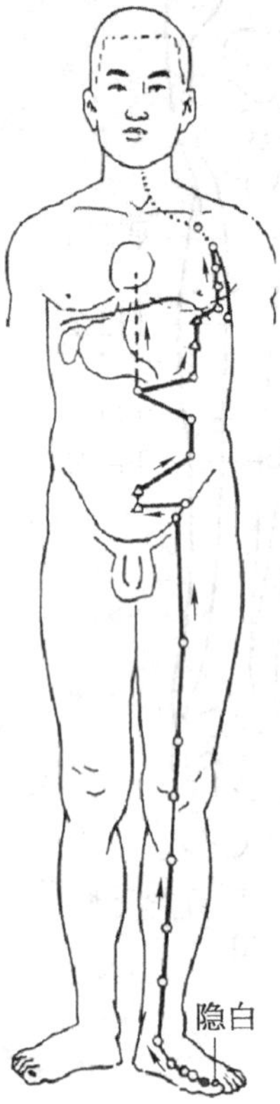

图 12-8 足太阴脾经循行及常用穴位图

【经脉循行】 起于足大趾内侧端(隐白),沿大趾内侧赤白肉际,上行至踝前,沿小腿内侧正中上行,至内踝高点上 8 寸处,交出足厥阴经之前,经膝大腿内侧前缘进入腹部,属于脾,络于胃,上行穿过膈肌,沿食道两旁,挟食管两旁,连系舌根,散舌下。

胃部支脉:向上过膈,流注于心中,交手少阴心经(图 12-8)。

【主治概要】 本经腧穴主治脾胃病、妇科病、泌尿生殖病,以及本经循行部位病证。本经起于隐白,止于大包,单侧 21 个腧穴。

【常用腧穴】

1. 隐白

定位:足大拇指内侧,距趾甲角 0.1 寸(图 12-8)。

主治:腹胀,崩漏,月经不调,癫狂,惊风,昏迷,带下。

操作:浅刺 0.1~0.2 寸,可灸。

2. 三阴交

定位:内踝高点上 3 寸,胫骨内侧缘后方(图 12-9)。

主治:肠鸣,腹泻,月经不调,痛经,带下,不孕,滞产,子宫脱垂,遗精,小便不利,水肿,失眠,下肢痿痹。

操作:直刺 1~1.5 寸;可灸。孕妇禁针。

3. 血海

定位:大腿内侧,髌底内侧端上 2 寸,股四头肌内侧头的隆起处(图 12-9)。

主治:月经不调,痛经,崩漏,闭经,皮肤瘙痒,丹毒,膝关节痛。

操作:直刺 1~1.5 寸;可灸。

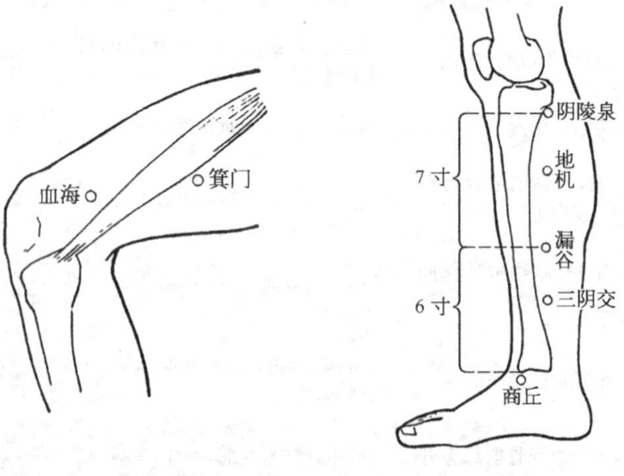

图 12-9 足太阴脾经下肢穴位图

表 12-5　足太阴脾经常用其他经穴表

穴名	定位	主治	操作
公孙	足内侧缘，第一跖骨基底的前下方	腹痛，胃痛，呕吐，失眠，水肿，脚气	直刺 0.5～1 寸；可灸
商丘	在内踝前下方凹陷中，舟骨结节与内踝高点连线的中点处	肠鸣，腹胀，便秘，足踝痛，黄疸	直刺 0.5～0.8 寸；可灸
大横	在腹中部，脐中旁开 4 寸	腹痛，便秘，泄泻	直刺 0.8～1.5 寸；可灸
大包	在腋中线上，第六肋间隙处	咳嗽，气喘，胸胁痛，身痛	向外斜刺 0.5～0.8 寸；可灸
阴陵泉	胫骨内侧髁后下方凹陷处	腹胀，泄泻，水肿，小便不利，遗尿，痛经，带下，膝关节痛	直刺 1～2 寸；可灸

（五）手少阴心经

【经脉循行】 起于心中，向下循行穿过横膈，联络小肠。

其支脉：从“心系”（心与其他脏腑相联系的组织），挟着食管上行，连于目系。

直行经脉：上行于肺，下出腋窝，循上臂内侧后缘，行于手太阴和手厥阴经的后面，过肘中，经掌后豌豆骨部入掌内，沿小指内侧至末端（少冲），交手太阳小肠经。

【主治概要】 本经腧穴主治心、胸、神志病以及本经脉循行部位的其他病证。本经起于极泉，止于少冲，单侧 9 个腧穴。

【常用腧穴】

1. 少海

定位：屈肘，肘横纹内侧端与肱骨内上髁连线中点（图 12-10）。

主治：心痛，肘臂挛痛，健忘，暴喑。

操作：直刺 0.5～1 寸；可灸。

2. 神门

定位：腕横纹尺侧端，当尺侧腕屈肌腱的桡侧凹陷中（图 12-10）。

主治：心悸，心烦，心痛，失眠，健忘，癫狂痫。

操作：直刺 0.3～0.5 寸；可灸。

3. 少冲

定位：手小指桡侧端，距指甲角 0.1 寸（图 12-10）。

主治：心痛，心悸，热病，中风昏迷。

操作：浅刺 0.1～0.2 寸，或点刺出血；可灸。

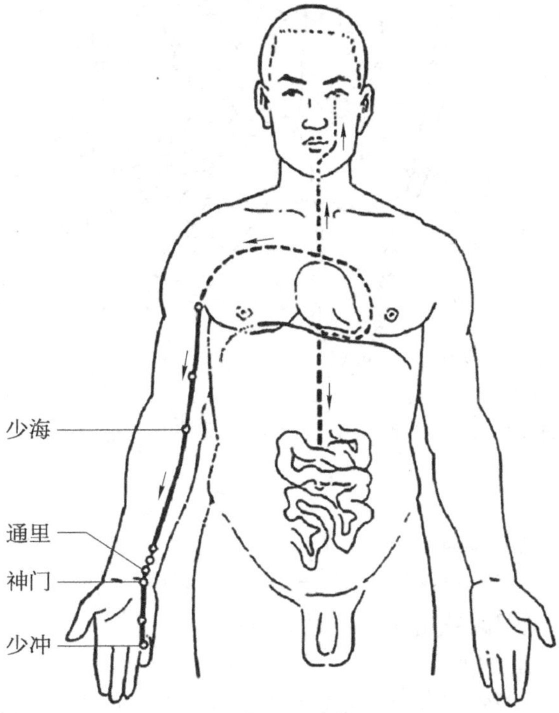

图 12-10　手少阴心经循行及常用穴位图

表 12-6 手少阴心经常用其他经穴表

穴名	定位	主治	操作
极泉	腋窝顶点，腋动脉搏动处	上肢不遂，心痛，肩臂疼痛，瘰病，咽干烦渴	避开腋动脉，直刺或斜刺 0.5～1 寸；不灸

（六）手太阳小肠经

【经脉循行】 起于小指外侧端（少泽），沿手背外侧至腕，出尺骨茎突，循上肢前臂外侧后缘，经尺骨鹰嘴与肱骨内上髁之间，沿上臂外侧后缘，绕肩胛，交会于大椎穴，下入缺盆，联络心，沿着食管，过横膈，达胃部，属于小肠。

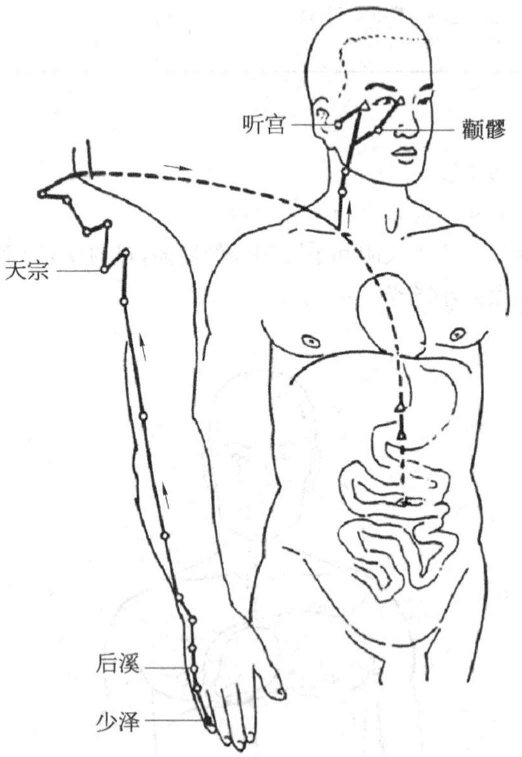

图 12-11 手太阳小肠经循行及常用穴位图

缺盆部支脉：循颈上达面颊，至目外眦，转入耳中。

颊部支脉：从面颊分出，上行目眶下，抵于鼻旁，至目内眦，交足太阳膀胱经（图 12-11）。

【主治概要】 本经腧穴主治头、项、耳、目、咽喉病，热病，神志病，以及本经循行部位的病证。本经起于少泽，止于听宫，单侧 19 个腧穴。

【常用腧穴】

1. 少泽

定位：小指尺侧指甲角旁 0.1 寸（图 12-11）。

主治：热病，昏迷，头痛，咽喉肿痛，目赤，耳聋，耳鸣，乳痈。

操作：浅刺 0.1 寸，或点刺出血。

2. 后溪

定位：握拳，第五掌指关节后的掌指横纹头赤白肉际处（图 12-11）。

主治：头项强痛，目赤，耳鸣，耳聋，热病，癫狂，腰背痛，手指挛急、麻木，肩胛痛。

操作：直刺 0.5～1 寸；可灸。

3. 天宗

定位：肩胛岗下窝的中央凹陷处，与第四胸椎相平（图 12-11）。

主治：肩胛疼痛，肘臂外后侧痛，气喘，乳痈。

操作：直刺 0.5～1 寸，可灸。

4. 听宫

定位：耳屏中点前缘与下颌关节之间凹陷处，张口呈凹陷处（图 12-11）。

主治：耳鸣，耳聋，齿痛，下颌关节病，癫狂。

操作：张口，直刺 0.5～1 寸；可灸。

表 12-7 手太阳小肠经常用其他经穴表

穴名	定位	主治	操作
养老	尺骨小头近端桡侧凹陷中	目视不明，落枕，腰痛，上肢疼痛	直刺或斜刺 0.5～0.8 寸；可灸
小海	尺骨鹰嘴与肱骨内上髁之间凹陷处	肘臂痛，癫痫，耳聋，耳鸣	直刺 0.3～0.5 寸；可灸
颧髎	目外眦直下，颧骨下缘凹陷处	口眼歪斜，齿痛，颊肿	直刺 0.3～0.5 寸，或斜刺 0.5～1 寸；可灸

（七）足太阳膀胱经

【经脉循行】 起于目内眦（睛明），上额，交于巅顶（百会）。

巅顶部支脉：从巅顶分出，到耳上角。

巅顶部直行支脉：从巅顶入里，联络脑，回出分开下行项后，沿肩胛内侧，挟脊柱（正中旁开 1.5 寸），达腰部，入内联络肾，属膀胱。

腰部的支脉：向下沿脊柱两旁，经臀部进入腘窝中。

后项的支脉：沿肩胛内缘直下，向下过臀部，沿着大腿后外侧，与腰部下行支脉会合于腘窝中，向下，过腓肠肌，出外踝后，沿着足背外侧到足小趾外侧端（至阴），交足少阴肾经（图 12-12）。

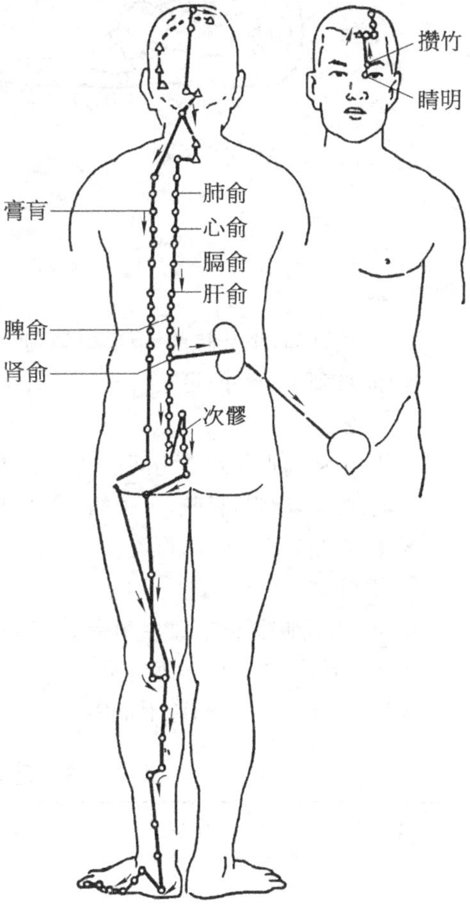

图 12-12 足太阳膀胱经循行及常用穴位图

【主治概要】 本经腧穴主治头目、项背、腰腿病证，神志病，脏腑病，以及本经循行部位的病证。本经起于睛明，止于至阴，单侧 67 个腧穴。

【常用腧穴】

1. 睛明

定位：目内眦上方 0.1 寸凹陷处（图 12-12）。

主治：目赤肿痛，迎风流泪，视物不清，近视。

操作：嘱患者闭目，医者左手轻推眼球向外固定，右手缓慢进针，沿眼眶缘直刺 0.5～1 寸。

2. 攒竹

定位：眉头凹陷中（图 12-12）。

主治：眉棱骨痛，口眼歪斜，迎风流泪，视物不清，目赤肿痛，面肌痉挛。

操作：平刺 0.5～0.8 寸；禁灸。

3. 委中

定位：腘窝横纹中央股二头肌腱与半腱肌腱的中间（图 12-13）。

主治：腰背痛，半身不遂，吐泻，小便不利，遗尿，丹毒。

操作：直刺 1～1.5 寸，或用三棱针点刺出血。

4. 承山

定位：在小腿后面正中，委中与昆仑穴之间，伸直小腿或足跟上提时，腓肠肌两肌腹之间凹陷的顶端处(图 12-13)。

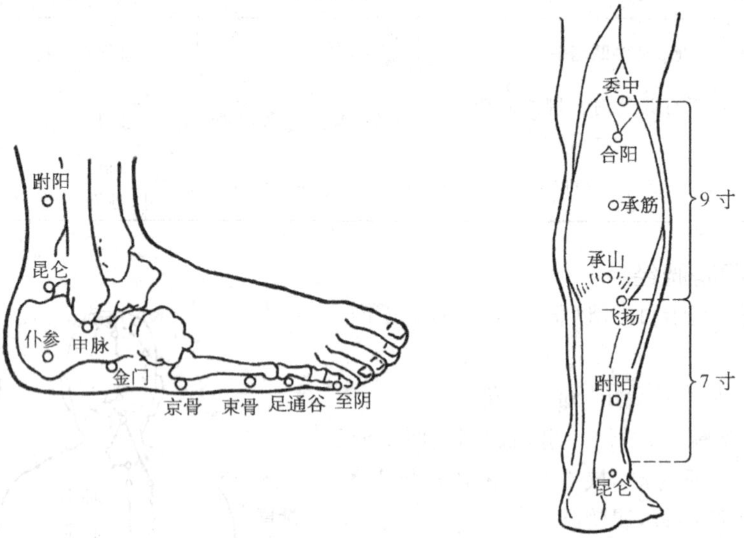

图 12-13 膀胱经下肢腧穴

主治:腰背痛,霍乱转筋,下肢痿痹,腹痛便秘,痔疮。

操作:直刺 1~2 寸;可灸。

5. 昆仑

定位:外踝高点与跟腱之间的凹陷中(图 12-13)。

主治:头痛,项强,目眩,足跟痛,难产,癫痫。

操作:直刺 0.5~1 寸;可灸。

6. 至阴

定位:足小趾外侧端,趾甲角旁 0.1 寸(图 12-13)。

主治:胎位不正,难产,胞衣不下,头痛,鼻塞,鼻衄。

操作:浅刺 0.1 寸;胎位不正用灸法。

表 12-8 足太阳膀胱经常用其他经穴表

穴名	定位	主治	操作
大杼	第一胸椎棘突下,旁开 1.5 寸	咳嗽,发热,项强,肩背痛	斜刺 0.5~0.8 寸;可灸
风门	第二胸椎棘突下,旁开 1.5 寸	伤风,咳嗽,项强,胸背痛	斜刺 0.5~0.8 寸;可灸
肺俞	第三胸椎棘突下,旁开 1.5 寸	咳嗽,气喘,胸闷,潮热盗汗,鼻塞,感冒	斜刺 0.5~0.8 寸;可灸
心俞	第五胸椎棘突下,旁开 1.5 寸	心悸,心痛,失眠,健忘,癫狂,癔病	斜刺 0.5~0.8 寸;可灸
膈俞	第七胸椎棘突下,旁开 1.5 寸	胃痛,呕吐,呃逆,咳嗽,气喘,吐血,潮热,盗汗	斜刺 0.5~1 寸;可灸
肝俞	第九胸椎棘突下,旁开 1.5 寸	肝胆疾病,胁痛,鼻衄,目赤,视物不明,眩晕,癫狂痫	斜刺 0.5~0.8 寸;可灸
脾俞	第十一胸椎棘突下,旁开 1.5 寸	腹胀,腹泻,痢疾,呕吐,胃痛,水肿,背痛,黄疸	斜刺 0.5~1 寸;可灸

（续表）

穴名	定位	主治	操作
胃俞	第十二胸椎棘突下，旁开1.5寸	胃脘痛，腹胀，呕吐，胸胁痛	直刺0.5～0.8寸；可灸
肾俞	第二腰椎棘突下，旁开1.5寸	腰痛，阳痿，遗尿，遗精，耳聋，耳鸣，肾虚气喘	直刺0.5～1寸；可灸
大肠俞	第四腰椎棘突下，旁开1.5寸	腹胀，便秘，泄泻，腰痛	直刺0.5～1寸；可灸
膀胱俞	骶正中嵴旁1.5寸，平第二骶后孔	遗尿，小便不利，腰骶部痛	直刺0.8～1.2寸；可灸
次髎	髂后上棘内下方，第二骶后孔处	腰痛，小便不利，月经不调，遗尿，遗精，下肢痿痹	直刺1～1.5寸；可灸
膏肓	第四胸椎棘突下，督脉旁开3寸	咳嗽，气喘，肺痨，健忘，遗精，肩胛背痛	斜刺0.5～0.8寸；可灸
承扶	大腿后面，在臀横纹中央	腰骶臀股部疼痛，痔疾	直刺0.8～1.2寸；可灸
殷门	承扶与委中的连线上，承扶穴下6寸	腰痛，下肢痿痹	直刺1～2寸；可灸
秩边	平第四骶后孔，骶正中嵴旁3寸	腰骶痛，下肢痿痹，痔疾	直刺1.5～3寸；可灸
飞扬	昆仑穴直上7寸，当承山穴外下方1寸处	头痛，目眩，鼻塞，鼻衄，腰腿疼痛	直刺1～1.5寸；可灸
申脉	外踝高点直下方凹陷中	失眠，癫狂痫，头痛，目眩，腰腿痛	直刺0.3～0.5寸；可灸

（八）足少阴肾经

【经脉循行】 起于足小趾下，斜走足心（涌泉），出舟骨粗隆下，沿内踝后，进入足跟，上行小腿内侧后缘，出腘窝内侧，向上行股内侧后缘，入脊柱（长强），属于肾，联络膀胱。

肾部直行的脉：从肾上行到肝，过横膈，入肺中，循喉咙，上挟舌本。

肺部支脉：从肺出，联络心，注入胸中，交手厥阴心包经（图12－14）。

【主治概要】 本经腧穴主治妇科病，前阴病，肺、肾、咽喉病，神志病，以及本经循行部位的病证。本经起于涌泉，止于俞府，单侧27个腧穴。

【常用腧穴】

1. 涌泉

定位：足底（去趾）前1/3，卷足时足前部凹陷处（图12－14）。

主治：头痛，头晕，昏厥，小便不利，大便难，失音，小儿惊风，癫痫等。为急救穴之一，有强壮之功效。

操作：直刺0.5～1寸；可灸。

2. 太溪

定位：内踝高点与跟腱之间凹陷处（图12－14）。

主治：咽喉痛，齿痛，耳聋，耳鸣，眩晕，失眠，遗精，阳痿，小便频数，咳喘，消渴，月经不调，腰痛，足跟痛。

操作：直刺0.5～1寸；可灸。

3. 照海

定位：内踝高点下方凹陷中（图12－14）。

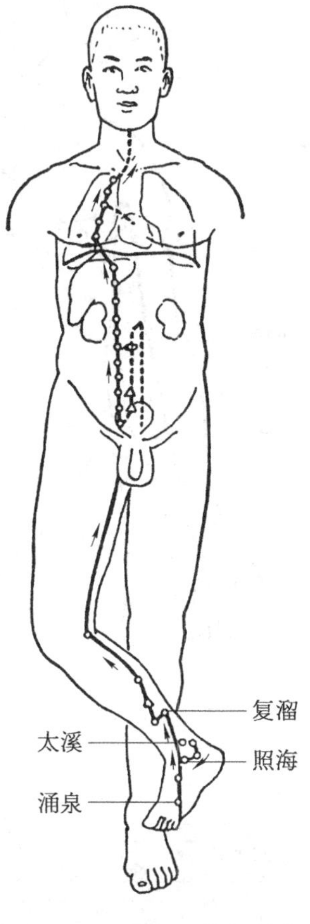

图12－14　足少阴肾经循行及常用穴位图

主治：月经不调，子宫脱垂，小便频数，尿闭，失眠，咽喉肿痛，癫痫。

操作：直刺0.5～1寸；可灸。

表12-9 足少阴肾经常用其他穴表

穴名	定位	主治	操作
复溜	太溪穴直上2寸，跟腱的前缘取穴	腹胀，水肿，泄泻，下肢痿痹，身热无汗，盗汗	直刺0.5～1寸；可灸
阴谷	在腘窝内侧，屈膝时当半腱肌腱与半膜肌腱之间。	阳痿，月经不调，崩漏，小便不利，疝气	直刺1～1.5寸；可灸
俞府	锁骨下缘，前正中线旁开2寸	咳嗽，气喘，胸痛，呕吐	斜刺或平刺0.5～0.8寸；可灸

(九) 手厥阴心包经

【经脉循行】 起于胸中，属于心包，向下过横膈，从胸至腹依次联络上、中、下三焦。

胸部支脉：从胸分出，至腋下3寸处，沿上臂内侧中线，行于手太阴和手少阴之间，入肘窝，行前臂两筋之间，入掌中，出中指末端。

掌中支脉：从掌中分出，走向环指端，交手少阳三焦经(图12-15)。

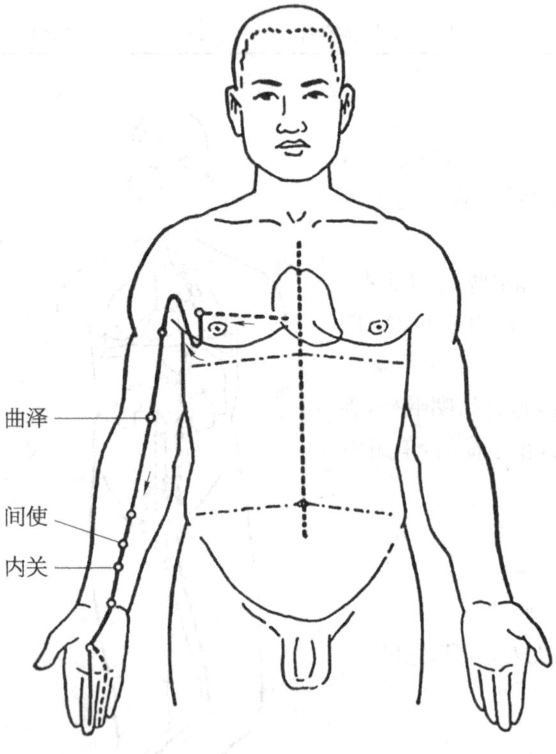

图12-15 手厥阴心包经循行及常用穴位图

【主治概要】 本经腧穴主治心、胸、胃、神志病证，以及本经循行部位的其他病证。本经起于天池，止于中冲，单侧9个腧穴。

【常用腧穴】

1. 曲泽

定位：肘横纹中，肱二头肌腱的尺侧缘(图12-15)。

主治：心痛，心悸，胃痛，呕吐，热病，肘臂挛痛。

操作：直刺0.5～1寸，或点刺出血。

2. 内关

定位：腕横纹上两寸，掌长肌腱与桡侧腕屈肌腱之间(图12-15)。

主治：心痛，心悸，胸闷，失眠，胸痛，胃痛，呃逆，呕吐，上肢痹痛，瘫痪。

操作：直刺0.5～1寸；可灸。

表12-10 手厥阴心包经常用其他经穴表

穴名	定位	主治	操作
天池	第四肋间隙，乳头外侧1寸，前正中线旁开5寸	咳喘，胸闷，心烦，胁肋痛	斜刺0.5～0.8寸，不可深刺；可灸

（续表）

穴名	定位	主治	操作
间使	内关穴上1寸，桡侧腕屈肌腱与掌长肌腱之间	心痛，心悸，失眠，胸痛，胃痛，热病，呕吐，癫狂，疟疾，臂痛	直刺0.5～1寸；可灸
中冲	中指尖端的中央	心痛，昏迷，小儿夜啼，昏厥	浅刺0.1寸或点刺出血

（十）手少阳三焦经

【经脉循行】 起于环指尺侧端（关冲），沿手背第四、五掌骨之间，沿着腕背，出于前臂桡骨和尺骨之间，向上通过肘尖，沿上臂外侧达肩部，交于足少阳经的后面，向前入缺盆部，分布于胸中，联络心包，向下过横膈，从胸至腹，属于上、中、下三焦。

胸中支脉：从胸向上，出缺盆部，上走颈旁，沿耳后直上，至额角，再屈而下行至面颊，到达目眶下。

耳部支脉：从耳后入耳中，走出耳前，与前脉交叉于面颊部，至目外眦，交足少阳胆经（图12－16）。

【主治概要】 本经腧穴主治头、耳、胸胁、咽喉部疾病，热性病，以及本经循行部位的病证。本经起于关冲，止于丝竹空，单侧23个腧穴。

【常用腧穴】

1. 外关

定位：腕背横纹上2寸，桡骨与尺骨之间（图12－16）。

主治：偏头痛，热病，耳鸣，耳聋，胸胁痛，上肢痛，落枕，肘臂屈伸不利。

操作：直刺0.5～1寸；可灸。

2. 肩髎

定位：在肩部，肩髃后方，前臂外展时肩峰后下方凹陷中（图12－16）。

主治：肩臂挛痛不遂，上肢痿痹。

操作：向肩关节直刺1～1.5寸；可灸。

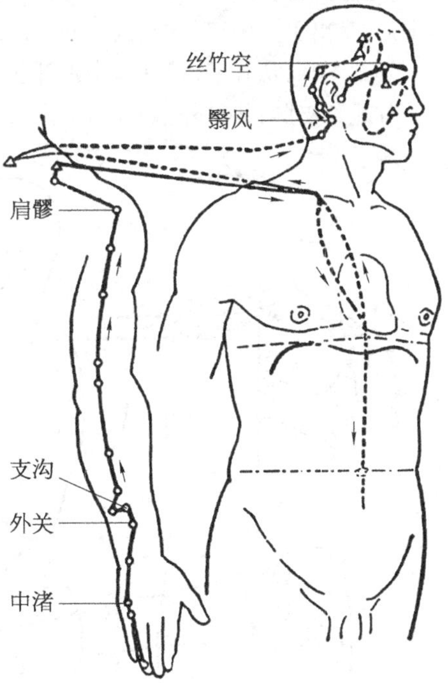

图12－16 手少阳三焦经循行及常用腧穴图

3. 翳风

定位：耳垂后方，当乳突与下颌角之间的凹陷中（图12－16）。

主治：耳鸣，耳聋，面瘫，腮腺炎，齿痛，扁桃体炎，瘰疬。

操作：直刺0.5～1.2寸；可灸。

表12－11 手少阳三焦经常用其他经穴表

穴名	定位	主治	操作
关冲	环指尺侧指甲角旁0.1寸	头痛，目赤，热病，神昏	浅刺0.1寸，或点刺出血
阳池	腕背横纹中，指总伸肌腱的尺侧缘凹陷中	耳聋，咽喉肿痛，腕痛	直刺0.3～0.5寸；可灸

（续表）

穴名	定位	主治	操作
支沟	在前臂背侧，当阳池与肘尖的连线上，腕背横纹上3寸，桡骨与尺骨之间	耳鸣，耳聋，暴喑，胸胁痛，瘰疬，热病，便秘	直刺0.5～1寸；可灸
天井	臂外侧，屈肘时，肘尖直上1寸耳屏上切迹的前方，下颌骨髁状	耳聋，偏头痛，肩臂部疼痛	直刺0.5～1寸；可灸
耳门	突后缘，张口有凹陷处	耳聋，耳鸣，齿痛	张口，直刺0.5～1寸；可灸
丝竹空	眉毛外端凹陷中	头痛，目赤肿痛，齿痛，癫狂痫	平刺0.5～1寸

（十一）足少阳胆经

【经脉循行】 起于目外眦，上达额角部，向下沿耳后，沿着颈旁，行于手少阳三焦经之前，至肩上退后，交出手少阳三焦经之后，向下入缺盆。

耳部支脉：从耳后入耳中，出走耳前，至目外眦。

外眦部支脉：从目外眦分出，下走大迎，与手少阳经会于眼眶下，经颊车，沿颈部入缺盆，与前脉相会，然后下行入胸中，通过横膈，络于肝，属于胆，沿胁内，出腹股沟，绕毛际，横行入髋关节处。

缺盆部直行经脉：从缺盆下行腋下、胸侧，过季胁，向下会合前脉于髋关节处，沿大腿外侧至膝关节外缘，下行腓骨前，直下至腓骨下端，出外髁前，沿足背，进入第四趾外侧端（足窍阴）。

足背支脉：沿第一、二跖骨之间，至足大趾外侧端，穿过趾甲，布于趾甲后丛毛中，交足厥阴肝经（图12-17）。

【主治概要】 本经腧穴主治头、耳、目、咽喉病证，肝胆病症，热性病症，神志病症，以及本经循行部位的病证。本经起于瞳子髎，止于足窍阴，单侧44个腧穴。

【常用腧穴】

1. 听会

定位：当耳屏间切迹的前方，下颌骨髁状突的后缘，张口有凹陷处（图12-17）。

主治：耳聋，耳鸣，面痛，齿痛。

操作：张口，直刺0.5～1寸；可灸。

2. 阳白

定位：瞳孔直上，眉上1寸（图12-17）。

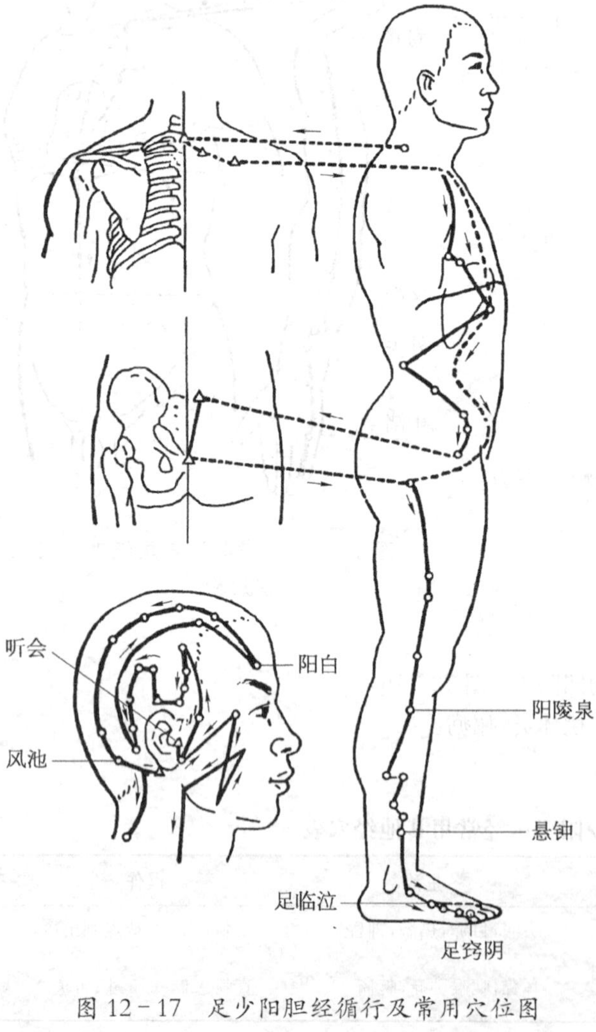

图12-17 足少阳胆经循行及常用穴位图

主治：头痛，目眩，目痛，视物模糊，面瘫。

操作：平刺 0.3～0.5 寸；可灸。

3. 风池

定位：在项部，枕骨之下，与风府相平，胸锁乳突肌与斜方肌上端之间的凹陷处（图 12－17）。

主治：感冒，头痛，眩晕，耳病，颈项强痛，目赤肿痛，鼻渊，热病。

操作：针尖微下，向鼻尖方向斜刺 0.8～1.2 寸，或平刺透风府穴，深部为延髓，必须严格掌握针刺角度与深度；可灸。

4. 环跳

定位：侧卧屈股，当股骨大转子最高点与骶管裂孔连线的外 1/3 与中 1/3 交点处（图 12－18）。

主治：腰腿痛，半身不遂，下肢痿痹，风疹。

操作：直刺 2～3 寸；可灸。

5. 阳陵泉

定位：腓骨小头前下方凹陷处（图 12－17）。

主治：胁痛，口苦，黄疸，半身不遂，下肢痿痹，脚气，小儿惊风。

操作：直刺 1～1.5 寸；可灸。

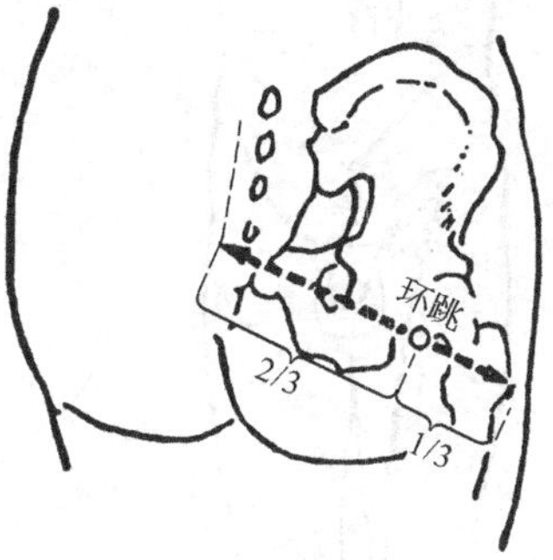

图 12－18 环跳穴

表 12－12 足少阳胆经常用其他经穴表

穴名	定位	主治	操作
瞳子髎	目外眦旁，当眶外侧缘凹陷处	头痛，目疾	平刺 0.3～0.5 寸，或点刺出血
率谷	耳尖直上入发际 1.5 寸	偏头痛，眩晕，小儿急性及慢性惊风	平刺 0.5～1 寸；可灸
肩井	大椎与肩峰连线中点处	头项强痛，肩背疼痛，上肢不遂，难产，乳痈	直刺 0.5～0.8 寸，不可深刺，孕妇禁针；可灸
带脉	当第十一肋端直下平脐处	腹痛，疝气，月经不调，带下	直刺 1～1.5 寸；可灸
居髎	髂前上棘与股骨大转子最高点连线中点	腰痛，下肢痿痹，瘫痪，疝气	直刺 1～1.5 寸；可灸
光明	外踝高点上 5 寸，腓骨前缘处	目疾，下肢痿痹，乳房胀痛	直刺 1～1.5 寸；可灸
悬钟	外踝高点上 3 寸，腓骨前缘处	胸胁胀痛，颈项强痛，咽喉肿痛，半身不遂，膝及踝关节痛	直刺 0.8～1 寸；可灸
丘墟	外踝的前下方，趾长伸肌腱的外侧凹陷中	颈项痛，胁痛，乳痈，下肢痿痹，疟疾	直刺 0.5～0.8 寸；可灸
足窍阴	第四趾外侧，距趾甲角 0.1 寸	头痛，失眠，目赤，耳聋，咽喉肿痛，热病，月经不调	浅刺 0.1 寸，或点刺出血；可灸

（十二）足厥阴肝经

【经脉循行】 起于足大趾外侧端（大敦），行足背第一、二趾骨间上行，经过内踝前 1 寸处，向上

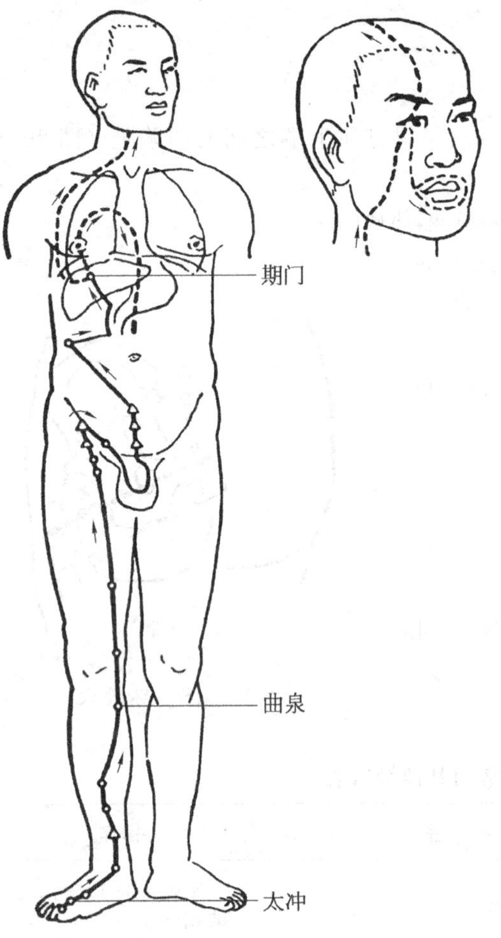

图 12－19 足厥阴肝经循行及常用穴位图

行小腿内侧，至内踝上 8 寸处交出足太阴之后，沿膝内缘、大腿内侧上行，环绕阴器，达小腹，挟胃旁，属于肝，络于胆，向上通过横膈，分布于胁肋，沿着喉咙的后面，上至鼻咽部，连接于“目系”，上出前额，与督脉会合于巅顶。

目系支脉：从“目系”下行面颊里，环绕口唇内。

肝部支脉：从肝分出，通过横膈，上注于肺，交手太阴肺经(图 12－19)。

【主治概要】 本经腧穴主治胸胁、前阴、妇科、肝胆病证，以及本经循行部位的病证。本经起于大敦，止于期门，单侧 14 个腧穴。

【常用腧穴】

1. 太冲

定位：足背第一、二 跖骨结合部前方的凹陷处(图 12－19)。

主治：头痛，眩晕，目赤肿痛，口歪，胁肋痛，癫痫，小儿惊风，月经不调，痛经，崩漏，带下，黄疸，下肢痿痹，足背肿痛。

操作：直刺 0.5～0.8 寸；可灸。

2. 期门

定位：乳头直下，第六肋间隙，前正中线旁开 4 寸(图 12－19)。

主治：胸腹胀满，呕吐，乳痈。

操作：斜刺或平刺 0.5～0.8 寸；可灸。

表 12－13 足厥阴肝经常用其他经穴表

穴名	定位	主治	操作
大敦	足大趾外侧端，距趾甲角 0.1 寸	疝气，遗尿，月经不调，崩漏，阴挺，癫痫	斜刺 0.1～0.2 寸，或点刺出血；可灸
行间	足背，第一、二趾间，趾蹼缘的后方赤白肉际处	头痛，目疾，崩漏，胁痛，月经不调，带下，中风，癫痫	直刺 0.5～0.8 寸；可灸

(十三) 督脉

【经脉循行】 起于小腹内，下出会阴，向后行于脊柱的内部，上至项后风府，入脑内，上行巅顶，沿前额下行达鼻柱，止于上唇系带(龈交)处(图 12－20)。

【主治概要】 本经腧穴主治腰背、头项部疾病，神志病，热病和相应的内脏疾病。本经起于长强，止于龈交，共 28 个腧穴。

【常用腧穴】

1. 腰阳关

定位：后正中线上，第四腰椎棘突下凹陷中(图 12－20)。

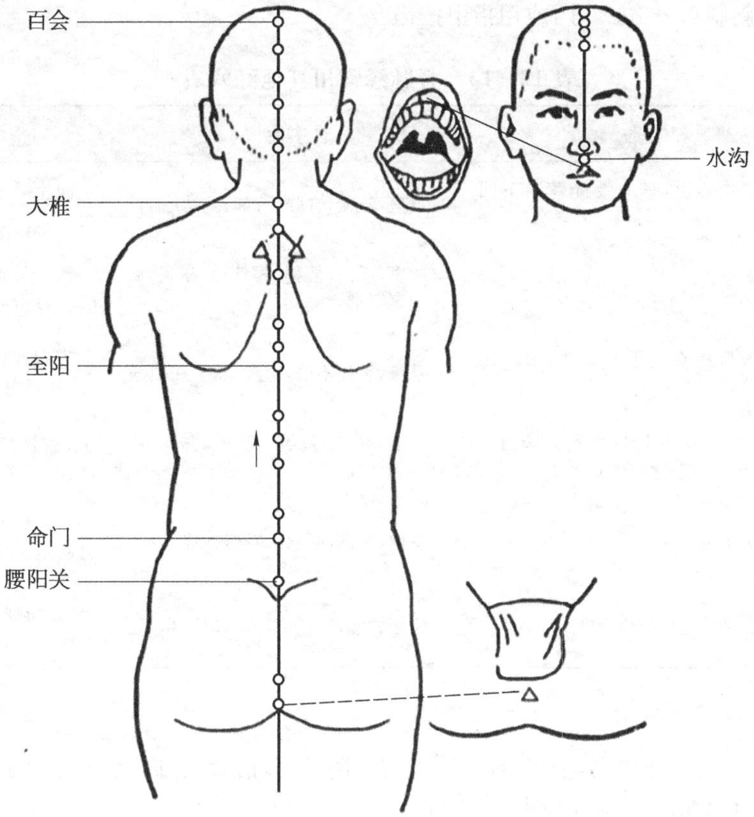

图 12－20　督脉循行及常用穴位图

主治：腰骶痛，下肢痿痹，月经不调，阳痿，遗精，带下。

操作：向上斜刺 0.5～1 寸；可灸。

2. 命门

定位：后正中线上，第二腰椎棘突下凹陷中（图 12－20）。

主治：腰痛，腹泻，月经不调，阳痿，遗精，带下，手足逆冷。

操作：向上斜刺 0.5～1 寸；可灸。

3. 大椎

定位：后正中线上，第七颈椎棘突下凹陷中（图 12－20）。

主治：热病，疟疾，骨蒸盗汗，咳喘，神志病，癫痫，项背疼痛（图 12－20）。

操作：向上斜刺 0.5～1 寸；可灸。

4. 百会

定位：头正中线上，后发际直上 7 寸，或两耳尖连线的中点处（图 12－20）。

主治：头痛，头晕，中风不语，失眠，健忘，泄泻，脱肛，子宫脱垂，胃下垂。

操作：平刺 0.5～0.8 寸；升阳益气用灸法。

5. 水沟

定位：人中沟上 1/3 处与中 1/3 交点处（图 12－20）。

主治：晕厥，昏迷，癫痫，小儿惊风，口角歪斜，急性腰扭伤。为急救穴之一(图12-20)。

操作：向上斜刺0.3～0.5寸，或用指甲按掐。

表12-14 督脉经常用其他经穴表

穴名	定位	主治	操作
至阳	后正中线上，第七腰椎棘突下凹陷中	黄疸，咳喘，脊强，背痛，胸胁胀满	向上微斜刺0.5～1寸；可灸
长强	尾骨端与肛门连线的中点处	便血，泄泻，便秘，癫狂痫，痔疾，腰脊和骶尾部疼痛	针尖向上与骶骨平行刺入0.5～1寸；不灸
哑门	后发际中点直上0.5寸，第一颈椎下	暴喑，舌强不语，癫狂痫，头痛项强	直刺或向下斜刺0.5～1寸，不可向上斜刺或深刺
风府	后发际正中直上1寸，枕外隆凸直下，两侧斜方肌之间凹陷中	头痛，项强，眩晕，癫狂，失音，中风，咽喉肿痛	直刺或向下斜刺0.5～1寸，不可深刺
素髎	鼻尖正中	鼻衄，鼻渊，喘息，惊厥，昏迷	向上斜刺0.3～0.5寸，或点刺出血
龈交	上唇系带与齿龈相接处	齿龈肿痛，癫狂，口歪，口臭，鼻渊	向上斜刺0.2～0.3寸，或点刺出血

(十四) 任脉

【经脉循行】 起于小腹内，下出会阴，向上行于阴毛部，沿腹内，向上经关元等穴达咽喉部，上行环绕口唇，经过面部，至目眶下(图12-21)。

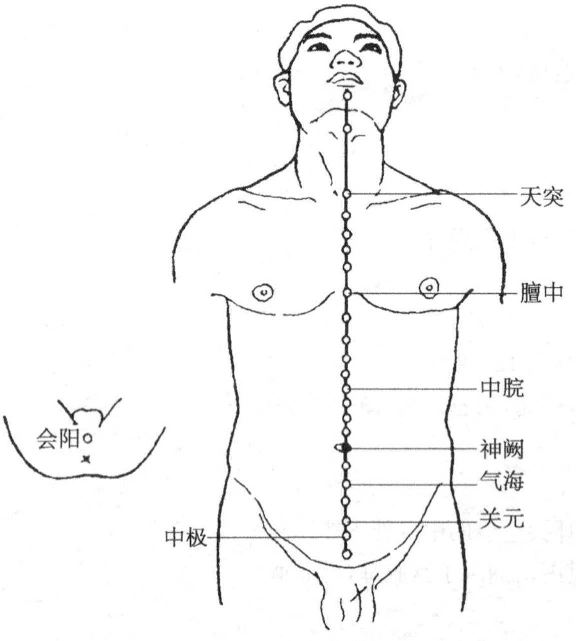

图12-21 任脉循行及常用穴位图

【主治概要】 本经腧穴主治胸、腹、颈、头面部病证，以及相应的内脏器官病证。本经起于会阴，止于承浆，共24个腧穴。

【常用腧穴】

1. 中极

定位：前正中线上，脐中下4寸(图12-21)。

主治：月经不调，痛经，阳痿，带下，遗尿，小便频数，尿闭，疝气，遗精，阴挺，不孕。

操作：直刺0.5～1寸；可灸。孕妇慎用。

2. 关元

定位：前正中线上，脐下3寸(图12-21)。

主治：遗尿，小便不利，泄泻，脱肛，疝气，遗精，月经不调，痛经，阳痿，带下，不孕，虚弱羸瘦等。此穴有强壮固本之效，为保健要穴。

操作：直刺1～2寸；可灸。孕妇慎用。

3. 气海

定位：前正中线上，当脐中下1.5寸（图12－21）。

主治：腹痛，泄泻，便秘，遗尿，疝气，虚脱，月经不调，痛经，阳痿，带下，不孕，身体羸瘦。此穴有强壮固本之效，为保健要穴。

操作：直刺1～2寸；可灸。孕妇慎用。

4. 神阙

定位：在腹中部，脐中央（图12－21）。

主治：腹痛，泄泻，痢疾，脱肛，虚脱。

操作：禁针，多用艾炷隔盐灸或艾条灸。

5. 中脘

定位：前正中线上，脐上4寸（图12－21）。

主治：胃痛，腹胀，泄泻，胃下垂，呕吐，黄疸，癫狂，神经衰弱等。

操作：直刺1～1.5寸；可灸。

6. 膻中

定位：胸骨中线上，平第四肋间隙，当两乳头连线的中点（图12－21）。

主治：咳喘，胸闷，胸痛，心悸，乳少，呕吐，噎嗝。

操作：平刺0.3～0.5寸；可灸。

7. 承浆

定位：当颏唇沟的正中凹陷处（图12－21）。

主治：口歪，齿痛，暴喑，流涎，癫狂。

操作：斜刺0.3～0.5寸；可灸。

表12－15　任脉经常用其他经穴表

穴名	定位	主治	操作
会阴	男性当阴囊根部与肛门连线的中点，女性当大阴唇后联合与肛门连线的中点	小便不利，阴痛，遗精，月经不调，昏迷，溺水窒息，癫狂	直刺0.5～1寸；可灸。孕妇慎用
廉泉	结喉上方，舌骨上缘凹陷处	舌强不语，吞咽困难，舌下肿痛，暴喑，喉痹，噎嗝	向舌根斜刺0.5～0.8寸；可灸

六、经外奇穴

常用经外奇穴见表12－16。

表12－16　常用经外奇穴表

穴名	定位	主治	操作
四神聪	在头顶部，百会穴前后左右各1寸，共4穴	头痛，头晕失眠，健忘，癫狂	平刺0.5～0.8寸；可灸
太阳	眉梢与目外眦之间，向后约一横指凹陷处	头痛，头晕，目疾	直或斜刺0.3～0.5寸，或点刺出血
安眠	在项部，翳风穴与风池穴连线的中点	头痛，头晕，失眠，心悸，癫狂	直刺0.5～0.8寸；可灸
定喘	第七颈椎棘突下，旁开0.5寸	咳嗽，哮喘，肩背痛	直刺0.5～0.8寸；可灸

（续表）

穴名	定位	主治	操作
夹脊	第一胸椎至第五腰椎棘突下两侧，后正中线旁开 0.5 寸，一侧 17 个，共 34 个	上胸部的穴位治心、肺上肢疾病；下胸部穴位治胃肠部疾病；腰部穴位治腰腹、下肢疾病	斜刺 0.3～0.5 寸，或用皮肤针叩刺；可灸
四缝	两手第二至五指的掌面，近端指间关节中点处，一手四穴，共 8 穴	小儿疳积，惊风，百日咳，发热	点刺出血，或挤出少许黄白色黏液
落枕穴	在手背，第二、三掌骨间，指掌关节后约 0.5 寸处	落枕，手背痛，胃痛	直刺或斜刺 0.5～0.8 寸
十宣	在手十指尖端，距指甲游离缘 0.1 寸	昏迷，癫狂，高热，咽喉肿痛	浅刺 0.1～0.2 寸，或点刺出血
胆囊	小腿外侧上部，腓骨小头前下方凹陷处（阳陵泉）直下 2 寸	急性胆囊炎，胆道蛔虫症，胆结石，下肢痿痹	直刺 1～2 寸；可灸
阑尾	小腿前侧上部，犊鼻穴下 5 寸，胫骨前缘旁开一横指	急性阑尾炎，消化不良，下肢痿痹	直刺 0.5～2 寸；可灸

第二节 针灸方法

一、针法

（一）针具

毫针的结构分 5 个部分：针尖、针身、针根、针柄、针尾（图 12－22）。

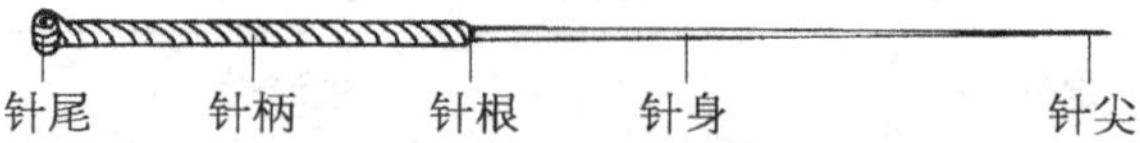

图 12－22 毫针结构

毫针的规格主要以针身的直径和长度来区分，以 mm 为计量单位，临床一般以 25～75 mm（1～3 寸）的长度和 0.32～0.38 粗细者（28～30 号）最为常用。使用毫针前后应做好针具的检查和修理工作。

（1）毫针的检查：对一次性毫针，使用前必须检查其包装是否完整，消毒有效期是否超期，不符合要求者，严禁使用。在此基础上再对针具的外观进行检查。检查针具时应注意以下几点：

针尖：不宜过锐，以圆而不钝、形如松针者为佳，不可有钩曲或卷毛。

针身：宜光滑挺直，坚韧而富有弹性，上下匀称。凡针身有斑驳、锈痕及弯曲者，说明质量有问题，当弃之不用。一次性毫针发现此类问题，应考虑将同批产品禁用。

针柄：以金属丝缠绕紧密均匀为佳，不应有过长或过短、粗细扁圆不匀现象。

针根：必须牢固，不能有剥蚀或松动现象。

（2）毫针的保藏：针具如需再次使用，应很好地爱护保管，如保藏不善，不仅容易损坏，而且使用时会增加患者的痛苦，甚至发生事故。针具保藏的目的是为了防止针尖受损，针身弯曲或生锈、污染等。藏针的器具有针盒、针管和藏针夹等。

（二）针刺练习

使用毫针针刺，需要一定的指力和熟练的操作手法。初练时，可先在纸垫上做捻进、捻出练习。

待针刺熟练后，可在自己身上或学员之间互相试针，以更好地体验得气和进针手法。

(三) 针前准备

1. 思想准备 在针刺前，医生和患者都必须做好思想准备，然后才能进行针刺。医生要聚精会神，且要把针灸的有关事宜告诉患者，以消除患者的紧张心理和树立战胜疾病的信心。

2. 针具选择 现在多选用不锈钢所制针具，应以 GB1220－75《不锈耐酸钢技术条件》规定的 Gr18Nig 或 Ocr18Nig 不锈钢制成为优。在临床应用前应注意检查，以针柄无松动，针身挺直、光滑、坚韧而富有弹性，针尖不钝，也不可太尖，成松针形者为佳；还应根据患者的性别、年龄的长幼、形体的肥瘦，体质的强弱，病情的虚实，病变部位的表里浅深和所取腧穴所在的具体部位，选择长短、粗细适宜的针具。如男性，体壮、形肥，且病变部位较深者，可选稍粗稍长的毫针。反之若女性，体弱形瘦，而病变部位较浅者，就应选用较短、较细的针具。再者根据腧穴的所在具体部位进行选针时，一般是皮薄肉少之处和针刺较浅的腧穴，选针宜短而针身宜细；皮厚肉多而针刺宜深的腧穴宜选用针身稍长、稍粗的毫针。

3. 体位选择 针刺时患者体位选择的是否适当，对腧穴的正确定位，针刺的施术操作，持久的留针以及防止晕针、滞针、弯针甚至折针等，都有很大影响。体位主要有以下几种：

(1) 仰卧位：适宜于取头、面、胸、腹部腧穴，和上、下肢部分腧穴。

(2) 侧卧位：适宜于取身体侧面少阳经腧穴，和上、下肢部分腧穴。

(3) 伏卧位：适宜于取头、项、脊背、腰尻部腧穴，和下肢背侧及上肢部分腧穴。

(4) 仰靠坐位：适宜于取前头、颜面和颈前等部位的腧穴。

(5) 俯伏坐位：适宜于取后头和项、背部的腧穴。

(6) 侧伏坐位：适宜于取侧头部、面颊及耳前后部位的腧穴。同时也应注意根据处方所取腧穴的位置，尽可能用一种体位而能针刺处方所列腧穴时，就不应采取两种或两种以上的体位。

4. 定穴 确定一个穴位所在位置，除探索感应外，常以体表的各种标志，尤其是骨性标志为依据。腧穴定位法，除以骨度分寸为主外，还须注意体位、姿势，并且要上下左右互相参照。

5. 消毒 应用针刺必须严格注意消毒灭菌。针刺前的消毒灭菌范围应包括针具器械、医生的手指和患者的施针部位。

(1) 针具器械消毒：方法很多，应尽量采用高压蒸气灭菌法。①高压蒸气灭菌：将毫针等针具用布包好，放在密闭的高压蒸汽锅内灭菌。一般在 1.0～1.4 kg/cm^2 的压力、115～123℃的高温下保持 30 min 以上，方能达到灭菌要求。②药液浸泡消毒法：将针具放在 75％乙醇内浸泡 30～60 min，取出擦干后使用。也可置于器械消毒液内浸泡(如 0.1％新洁尔灭加 0.5％亚硝酸钠)。直接和毫针接触的针盘、镊子等也需进行消毒。经过消毒的毫针，必须放在消毒过的针盘内，外用消毒纱布覆盖。

(2) 医生手指消毒：医生的手，在施术前要用肥皂水洗刷干净，或用 75％乙醇棉球涂擦后，方可持针操作。

(3) 施针部位消毒：在患者需要针刺的穴位皮肤上用 75％乙醇的棉球擦拭，应从中心点向外绕圈擦拭。或先用 2％碘酊涂擦，稍干后再用 75％乙醇涂擦脱碘。穴位皮肤消毒后，必须保持洁净，防止再污染。

(四) 毫针刺法

1. 操作方法 运用指力和手法，将针快速刺入腧穴皮肤的方法(图 12－23)。分为：

(1) 指切进针法：左手拇指或示指或中指的指甲切按在穴位旁，右手持针，紧靠指甲面刺入皮肤。适用于短针的进针。

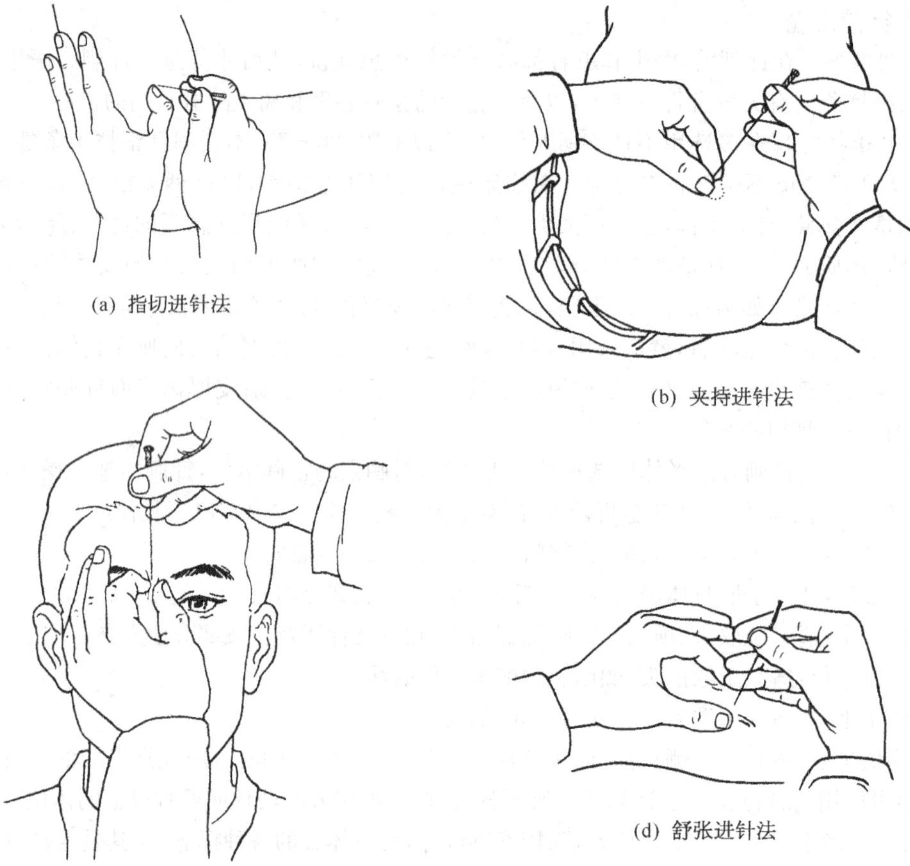

(a) 指切进针法

(b) 夹持进针法

(c) 提捏进针法

(d) 舒张进针法

图 12-23　毫针进针法图

(2) 夹持进针法：以左手拇、示两指夹持消毒的干棉球，夹住针身的下段，露出针尖，右手持针柄，将针尖固定在腧穴的皮肤表面，两手同时用力将针刺入穴位。适用于长针进针。

(3) 提捏进针法：用左手拇、示两指将针刺部位的皮肤捏起，右手持针从捏起的上端刺入。适用于皮肉浅薄部位的进针。

(4) 舒张进针法：用左手拇、示两指将针刺部位的皮肤向两侧撑开绷紧，右手持针从拇、示两指间刺入。适用于皮肤松弛的部位。

2. 针刺的角度和深度

(1) 角度：指进针时针身与所刺部位皮肤表面所形成的夹角。进针时针身的方向，一般有直刺、斜刺和平刺 3 种(图 12-24)。

直刺：针身与皮肤表面呈 90°角刺入，此法适用于肌肉丰满的腰、臀、腹、四肢等部位的腧穴。

斜刺：针身与皮肤表面呈 45°角左右刺入，适用于骨骼的边缘和内有重要脏器的胸、背部的腧穴。

平刺：针身与皮肤表面呈 15°角刺入，又称为沿皮刺或横刺。适用于皮肉浅薄的腧穴。

(2) 深度：根据腧穴的部位和患者的病情、体质、年龄以及经脉循行的深浅、不同季节的变化等灵活掌握。如年老体弱、小儿、消瘦者、久病虚证、头面、胸背部宜浅刺；年轻体壮、肥胖者、新病实

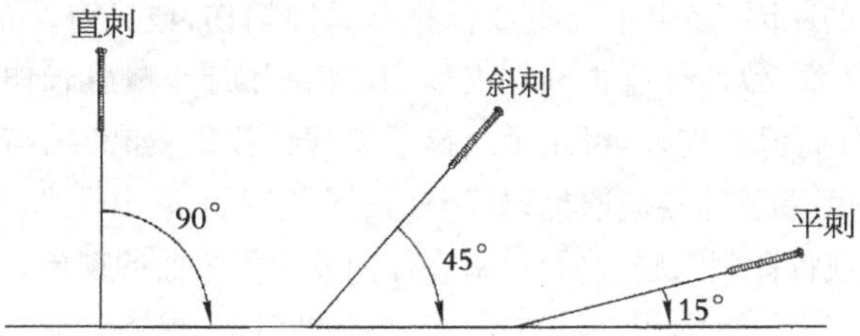

图 12-24 针刺角度图

证、腰、臀、腹及四肢肌肉丰厚部位可适当深刺；春夏宜浅，秋冬宜深。

3. 行针与得气

(1) 行针：进针后，为了取得针刺感应而行使一定的手法，称为行针。常用的行针手法有提插法和捻转法，辅助手法有刮针法和震颤法。

提插法：将针刺入腧穴后，右手拇、示二指捏住针柄，将针从浅层插向深层，再由深层提到浅层，如此反复上提下插。提插幅度大频率快，刺激量就大；反之刺激量就小。

捻转法：将针刺入一定深度后，以右手拇、示、中三指捏持针柄，一前一后、左右交替来回捻动的动作。

刮针法：将针刺入一定深度后，用指甲刮动针柄的方法。以拇指或示指抵住针尾，用拇指、示指或中指指甲从下向上频频刮动针柄；或以拇指、中指夹持针根部，示指由上向下刮动针柄，以激发经气、增强针感。

震颤法：将针刺入腧穴后，用右手拇、示、中三指捏住针柄，作小幅度、快频率的提插捻转动作，使针身发生轻微的震颤，以增强针感。

(2) 得气：针刺部位产生酸、麻、胀、重感觉，医者针下徐和或沉紧之感，称为得气，也称针感。得气迅速，一般疗效较好；得气缓慢或不得气，疗效较差。

4. 针刺的补泻手法　针刺补泻是通过针刺腧穴，采取适当的手法激发经气来补益正气、疏泻病邪而调节人体脏腑经络功能，促使阴阳平衡从而恢复健康的方法。补法是指能鼓舞人体正气使低下的功能恢复旺盛的方法；泻法是指能祛除病邪，使亢进的功能恢复正常的方法。

5. 留针与出针　留针是将针留置在穴位内一定时间。一般病留针 10～30 min。对顽固性疼痛和某些慢性疾病，可适当延长留针时间，以增强疗效。出针是指在行针施术出针时先以左手拇、示指按住针旁皮肤，右手持针边捻边退。出针后让患者休息片刻，再行活动。医者应清点针数，以防止遗漏。

(五) 针刺意外及其处理

1. 晕针　在针刺过程中，患者突然出现头晕目眩，面色苍白，汗出，心慌欲呕，甚至晕厥等，称为晕针。多因患者精神紧张，体质虚弱，或过度劳累、饥饿、大汗、大失血，或体位不当，或医者手法过重所致。出现晕针，医者应将针立即取出，使患者平卧，呈头低脚高位，松开衣带，轻者休息片刻，饮些温开水或温糖水，即可恢复；重者可在上述处理的基础上，针刺人中、合谷、内关，灸百会、气海、关元等穴，必要时配合其他治疗或急救措施。

2. 滞针　行针时或留针后，医者感到针下非常滞涩，捻转、提插、出针均感困难，同时患者诉说局部疼痛，称为滞针。多因患者精神紧张，使局部肌肉强烈收缩，或因医者捻转幅度过大，使肌纤维缠绕针身所致。发生滞针时，可在局部按摩，或在针刺附近 1～2 寸再刺一二针，以缓解肌肉紧张状况即可将针退出；如因肌纤维缠绕针身，可将针向反方向捻转待针松动后即可出针。

3. 断针　发生断针的原因，多由于针身或针根有腐蚀损伤，或针身全部刺入，行针手法过重，或留针时患者随意改变体位，致使针身折断在人体内。出现断针，嘱患者切勿移动体位，以免断端进一步下陷。如断端部分尚留于皮外，可用手或镊子将残针拔出；如断端与皮肤相平，可轻轻下压周围皮肤，使针身显露再用镊子等器械取出；如断针较深，应手术取出。

4. 弯针　是进针时或将针刺入腧穴后，针身在体内发生了弯曲的现象。由于患者在留针过程中移动了体位，或医者进针手法不熟练，用力过猛所致。出现弯针时，可顺针身弯势将针退出。切忌用力强拔，以免使针身断在体内。如属患者体位改变，则应嘱患者恢复原来的体位，使肌肉放松，再行退针。

5. 血肿　血肿是指针刺部位出现的皮下出血。若微量出血，一般不必处理，可自行消退。若出血不止，可先压迫止血，同时给予冷敷促使止血，血止后再行局部热敷，促使瘀血消散。

6. 刺伤内脏　由于针刺的深度和角度不当，有时可刺伤脏器。引起严重后果，甚至造成死亡，因此必须引起重视，作出迅速急救处理。

(六) 针刺注意事项

过于饥饿、疲劳、精神高度紧张、妊娠等，不宜针刺；内有重要脏器的部位，不宜针刺过深，以免刺伤脏器；皮肤有感染、溃疡、肿瘤及有出血倾向的疾病不宜针刺。

[附一] 三棱针法

三棱针古称“锋针”，是一种常用的放血工具，用来刺破人体的一定部位，放出少量血液，达到治疗疾病的目的，古人称之为“刺血络”或“刺络”，现代有人称之为“放血疗法”。古代对此法十分重视，如《灵枢·九针十二原》提出：“宛陈则除之，去血脉也。”《灵枢·官针》有络刺、赞刺、豹纹刺等记载，表明三棱针刺络放血是一种十分重要且常用的针刺法。

(一) 操作方法

针具和针刺部位消毒后，可按疾病的需要，选用下列不同的刺法。

1. 点刺法　针刺前，在预定针刺部位上下用左手拇指向针刺处推按，使血液积聚于针刺部位，继而用2%碘酒棉球消毒，再用75%酒精棉球脱碘，针刺时左手拇、示、中三指夹紧被刺部位，右手持针，用拇、示两指捏住针柄、中指指腹紧靠针身下端，针尖露出3～5 mm深，迅速将针退出，轻轻挤压针孔周围，使出血少许，然后用消毒棉球按压针孔。此法多用于四肢末端放血，如十宣、十二井穴和耳尖等穴。

2. 散刺法　又叫豹纹刺，是对病变局部周围进行点刺的一种方法。根据病变部位大小的不同，可针10～20针，由病变外环形向中心点刺，以排除瘀血或水肿，达到祛瘀生新、通经活络的作用。多用于局部血肿、瘀血或水肿、顽癣等。

3. 刺络法　先用带子或橡皮管，结扎在针刺部位上端(近心端)，然后速消毒。针刺时，左手拇指压在被针刺部位下端，右手持三棱针对准针刺部位的静脉，刺入脉中立即将针退出，使流出少量血液，出血停止后，用消毒棉球按压针孔。在其出血时，也可轻轻按压静脉上端，以助瘀血外散，毒邪排出，此法多用于委中、曲泽等穴，治疗急性吐泻、中暑发热等。

4. 挑刺法　用左手按压施术部位的两侧，或夹起皮肤，使皮肤固定，右手持针迅速刺入皮肤1～2 mm，随即将针身倾斜挑破皮肤，使出血(或黏液)少量。也有再刺入5 mm左右深，将针身倾斜并使针尖轻轻提起，挑断皮下部分纤维组织，然后出针，覆盖料。常用于治疗血管神经性头痛、肩周炎、失眠、胃脘痛、支气管哮喘、颈椎综合征等。

(二) 适应范围

三棱针刺络放血具有通经活络、调和气血、开窍泻热、消肿止痛等作用，各种实证、热证、瘀血、疼痛等均可应用。如昏厥、高热、中暑、中风、急性咽喉肿痛、目赤红肿、顽癣、疖痈初起、扭挫伤、久痹、头痛、丹毒、痔疾、指(趾)麻木等。

（三）注意事项

(1) 操作时手法宜轻、宜稳、宜准、宜快，不可用力过猛，防止刺入过深，创伤过大，损害其他组织，更不可伤及动脉。

(2) 注意严格消毒，防止感染。

(3) 对体弱、贫血、低血压、妇女怀孕和产后等，均要慎重使用。凡有出血倾向和血管瘤的患者，不宜使用。

(4) 每日或隔日治疗1次，1～3次为1疗程，出血量多者，每周1～2次。一般每次出血量以数滴至3～5 ml为宜。

[附二] 皮肤针法

皮肤针，又称“梅花针”“七星针”，由多支短针组成，用来叩刺人体一定部位或穴位的一种针具。皮肤针法是古代的“半刺”“扬刺”“毛刺”等发展而来，《灵枢・官针》记载：“半刺者，浅内而疾发针，无针伤内，如拔毛状，以取皮气。”“扬刺者，正内一，傍内四而浮之，以治寒气之博大者也。”“毛刺者，刺浮痹皮肤也。”上述诸法同属浅刺皮肤的针刺方法。《素问・皮部论篇》说：“凡十二经脉者，皮之部也。是故百病之始生也，必先于皮毛。”十二皮部与经络、脏腑密切相联，运用皮肤针叩刺皮部可激发、调节脏腑经络功能，以达到防治疾病的目的。

皮肤针的针头呈小锤形，针柄一般长15～19 cm，一端附有莲蓬状的针盘，针盘下面散嵌着不锈钢短针。根据所嵌不锈钢短针的数目不同，可分别称为梅花针（五支针）、七星针（七支针）、罗汉针（十八支针）等。现代又创造了一种滚刺筒，是用金属制成的筒状皮肤针，具有刺激面广、刺激量均匀、使用方便等优点。

（一）操作方法

1. 叩刺部位　皮肤针的叩刺部位，一般可分循经叩刺、穴位叩刺、局部叩刺3种。

(1) 循经叩刺：是指循着经脉进行叩刺的一种方法，常用于项背腰骶部的督脉和足太阳膀胱经。其次是四肢肘膝以下经络，因其分布着各经原穴、络穴、郄穴等，可治疗各相应脏腑经络的疾病。

(2) 穴位叩刺：是指在穴位上进行叩刺的一种方法，主要是根据穴位的主治作用，选择适当的穴位进行叩刺治疗，临床常用的是各种特定穴、华佗夹脊穴、阿是穴等。

(3) 局部叩刺：是指在患部进行叩刺的一种方法，如扭伤后局部的瘀肿疼痛、顽癣等，可在局部进行围刺或散刺。

每日或隔日1次，10次为1疗程，疗程间可间隔3～5日。

2. 刺激强度与疗程　刺激的强度，是根据刺激的部位、患者的体质和病情的不同而决定的，一般分轻、中、重3种。

(1) 轻刺：用力较小，皮肤仅现潮红、充血为度。适用于头面部、老弱妇女及虚证、久病患者。

(2) 重刺：用力较大，以皮肤有明显潮红，并有微出血为度。适用于压痛点、背部、臀部、年轻体壮及实证、新病患者。

(3) 中刺：介于轻刺与重刺之间，以局部有较明显潮红，但不出血为度，适用于一般部位，一般患者。

3. 操作

(1) 叩刺：针具和叩刺部位用乙醇消毒后，以右手拇指、中指、环指握住针柄，示指伸直按住针柄中段，针头对准皮肤叩击，运用腕部的弹力，使针尖叩刺皮肤后，立即弹起，如此反复叩击。叩击时针尖与皮肤必须垂直，弹刺要准确，强度要均匀，可根据病情选择不同的刺激部位或刺激强度。

(2) 滚刺：是指用特制的滚刺筒，经乙醇消毒后，手持筒柄，将针筒在皮肤上来回滚动，使刺激范围成为一狭长的面，或扩展成一片广泛的区域。

（二）适应范围

皮肤针的适应范围很广，临床各种病证均可应用，如近视、急性扁桃体炎、感冒、咳嗽、头痛、失眠、慢性肠胃病、便秘、腰痛、皮神经炎、斑秃、痛经等。

（三）注意事项

(1) 针具要经常检查，注意针尖有无钩毛，针面是否平齐；滚刺筒转动是否灵活。

(2) 叩刺时动作要轻捷,正直无偏斜,以免造成患者疼痛。

(3) 局部如有溃疡或损伤者不宜使用本法,急性传染性疾病和急腹症也不宜使用本法。

(4) 叩刺局部和穴位,若手法重而出血者,应进行清洁和消毒,注意防止感染。

(5) 滚刺筒不要在骨骼突出部位处滚动,以免产生疼痛或出血。

[附三] 皮内针法(皮下留针法)

皮内针法是将特制的小型针具固定于腧穴部的皮内作较长时间留针的一种方法,又称"埋针法"。它是古代针刺留针方法的发展,《素问·离合真邪论篇》有"静以久留"的刺法。针刺入皮肤后,固定留置一定的时间,给皮肤以弱而长时间的刺激,可调整脏腑经络功能,达到防治疾病的目的。

皮内针的针具有两种。一种呈颗粒型,也称麦粒型,一般长 1 cm,针柄形似麦粒;一种呈揿钉型或图钉型,长 0.2～0.3 cm,针柄呈环形。前一种针身与针柄成一直线,而后一种针身与针柄呈垂直状。

针刺部位多以不妨碍正常的活动处腧穴为主,一般多采用背俞穴、耳穴和四肢穴等。

(一) 操作方法

皮内针、镊子和埋针部皮肤严密消毒后,就可进行针刺。

1. 颗粒式皮内针　用镊子夹住针柄,对准穴位,沿皮下横向刺入,针身可刺入 0.5～0.8 cm,针柄留于皮外,然后用胶布顺着针身进入的方向粘贴固定。

2. 揿钉式皮内针　用镊子夹住针圈,对准穴位,直刺揿入,然后用胶布固定。也可将针圈贴在小块胶布上,手执胶布直接压揿入所刺穴位。

皮内针可根据病情决定其留针时间的长短,一般为 3～5 日,最长可达 1 周。若天气炎热,以1～2日为宜,以防感染。在留针期间,可每隔 4 h 用手按压埋针处 1～2 min,以加强刺激,提高疗效。

(二) 适应范围

皮内针法临床多用于某些需要久留针的疼痛性疾病和久治不愈的慢性病证,如神经性头痛、腰痛、痹证、胆绞痛、神经衰弱、哮喘、高血压、痛经等。

(三) 注意事项

(1) 关节附近和胸腹部不可埋针。

(2) 埋针后,如患者感到疼痛或妨碍肢体活动时,应将针取出,改选穴位重埋。

(3) 埋针期间,针处不可着水,避免感染。

[附四] 穴位注射法

穴位注射法是针刺和药物注射相结合治疗疾病的方法。根据所患疾病,按照穴位的治疗作用和药物的药理性能,选择相应的腧穴和药物,发挥其综合效应,达到治疗疾病的目的。

(一) 操作方法

1. 针具　现多用一次性的器具,根据需要选用不同型号。

2. 穴位选择　选穴原则同针刺法,但作为本法的特点,常结合经络、穴位、按诊法选取阳性反应点。如在背部、胸腹部或四肢的特定穴部位,出现的条索、结节、压痛,以及皮肤的凹陷、隆起、色泽变异等反应选取,软组织损伤可选取最明显的压痛点。一般每次 2～4 穴,不宜过多,以精为要。

3. 注射剂量　应根据药物说明书规定的剂量,不能过量。作小剂量注射时,可用原药物剂量的 1/5～1/2。一般以穴位部位来分,耳穴可注射 0.1 ml,头面部可注射 0.3～0.5 ml,四肢部可注射 1～2 ml,胸背部可注射 0.5～1 ml,腰臀部可注射 2～5 ml 或 5%～10%葡萄糖注射液 10～20 ml。

4. 操作　首先让患者取舒适的体位,选择适宜的一次性注射器,抽取适量的药液,在穴位局部消毒后,右手持注射器对准穴位或阳性反应点,快速刺入皮下,然后将针缓慢推进,针下得气后,回抽注射器无血,便可将药液推入。如所用药液较多时,可由深至浅,边推药液便退针,或将注射针向几个方向注射药液。

5. 疗程　急症患者每日 1～2 次,慢性病每日或隔日 1 次。6～10 次为 1 疗程。反应强烈者,可隔 2～3 日 1 次,穴位可交替使用。每个疗程可休息 3～5 日。

（二）适应范围

穴位注射法的适应证较广泛，凡是针灸治疗的适应证大部分均可采用本法，如腰腿痛、痹证、哮喘、三叉神经痛、软组织挫伤等。

（三）常用药物

凡是可供肌内注射的药物，皆可根据病情选用。常用的中药注射液有当归、红花、复方丹参、柴胡、板蓝根、鱼腥草、灯盏花、川芎、补骨脂、肿节风、徐长卿等；常用的西药有 5%～10%葡萄糖、0.9%的生理盐水、25%的硫酸镁、维生素 B_1、维生素 B_{12}、维生素 C、维生素 K_3、2%的普鲁卡因、阿托品、胎盘组织液、麻黄素、抗生素、风湿宁等注射液。

（四）注意事项

1. 治疗时应向患者说明治疗的特点和注射后的正常反应。如注射后有酸胀感，8 h 内局部有轻度不适，有时持续时间较长，但一般不超过 1 日。如因消毒不严而引起局部红肿、发热等，应及时处理。

2. 严格无菌操作，防止感染。

3. 注意药物的性能、药理作用、剂量、配伍禁忌、副作用、过敏反应、药物的有效期、药液有无沉淀变质等情况，凡能引起过敏反应的药物，必须先做皮试，阳性反应者不可应用。副作用较强的药物，使用应谨慎。

4. 药物一般不宜注入关节腔、脊髓腔和血管内，否则会导致不良后果。此外，应注意避开神经干，以免损伤神经。

5. 孕妇的下腹部、腰骶部三阴交和合谷穴不宜用穴位注射法，以免引起流产或早产。年老、体弱者，选穴宜少，药液剂量应酌减。

[附五] 电针法

是将针刺入腧穴得气后，在针具上通以接近人体生物电的微量电流，利用针和电两种刺激相结合，以防治疾病的一种方法。

（一）操作方法

1. 针具　电针器的种类很多，目前临床主要应用半导体电针机。半导体电针机是用半导体元件制作的电针仪器，交直流电两用，不受电源限制，且具有省电、安全、体积小、携带方便、耐震、无噪音、易调节、性能稳定、刺激量大等特点。

2. 配穴处方　电针法的处方配穴与针刺法相同。一般选用其中的主穴，配用相应的辅助穴位，多选同侧肢体的 1～3 对穴位为宜。

3. 电针方法　针刺入穴位有得气感应后，将输出电位器调至“0”位，负极接主穴，正极接配穴，也有不分正负极，将两根导线任意接在两个针柄上，然后打开电源开关，选好波型，慢慢调高至所需输出电流量。通电时间一般在 5～20 min，用于镇痛则一般在 15～45 min。如感觉弱时，可适当加大输出电流量，或暂时断电 1～2 min 后再行通电。当达到预定时间后，先将输出电位器退至“0”位，然后关闭电源开关，取下导线，最后按一般起针方法将针取出。

4. 电流的刺激强度　当电流开到一定强度时，患者有麻刺感，这时的电流强度称为“感觉阈”。如电流强度再稍增加，患者会突然产生刺痛感，能引起疼痛感觉的电流强度称为电流的“痛阈”。感觉阈和痛阈因人而异，在各种病理状态下其差异也较大。一般情况下在感觉阈和痛阈之间的电流强度，是治疗最适宜的刺激强度。但此间范围较小，须仔细调节。超过痛阈的电流强度，患者不易接受，应以患者能耐受的强度为宜。由于患者对电流刺激量的耐受，有时可在治疗过程中再作调整。

（二）作用和适应范围

电针可调整人体生理功能，有止痛、镇静、促进气血循环、调整肌张力等作用。电针的适应范围基本和毫针刺法相同，故其治疗范围较广。临床常用于各种痛证、痹证和心、胃、肠、膀胱、子宫等器官的功能失调，以及癫狂和肌肉、韧带、关节的损伤性疾病等，并可用于针刺麻醉。

脉冲电是指在极短时间内出现的电压或电流的突然变化，即电容的突然变化构成了电的脉冲。常用的电针输出波型为疏密波、断续波和连续波。

1. 疏密波　是疏波、密波自动交替出现的一种波型，疏、密交替持续的时间各约 1.5 s，能克服单一波型易产生适应的缺点。动力作用较大，治疗时兴奋效应占优势。能增加代谢，促进气血循环，改善组织营养，消除炎性水肿。常用于出血、扭挫伤、关节周围炎、气血运行障碍、坐骨神经痛、面瘫、肌无力、局部冻伤等。

2. 断续波　是有节律地时断、时续自动出现的一种波型。断时，在 1.5 s 时间内无脉冲电输出；续时，是密波连续工作 1.5 s。断续波型，机体不易产生适应，其动力作用颇强，能提高肌肉组织的兴奋性，对横纹肌有良好的刺激收缩作用。常用于治疗痿证、瘫痪等。

3. 连续波　亦叫可调波，是单个脉冲采用不同方式组合而形成。频率有每分钟几十次至每秒钟几百次不等。频率快的叫密波(或叫高频连续波)，一般在 50～100 次/s；频率慢的叫疏波(或叫低频连续波)，一般是 2～5 次/s。可用频率旋钮任意选择疏密波型。高频连续波易抑制感觉神经和运动神经，常用于止痛、镇静、缓解肌肉和血管痉挛等；低频连续波，短时兴奋肌肉，长时抑制感觉神经和运动神经，常用于治疗痿证和各种肌肉关节、韧带、肌腱的损伤及慢性疼痛等。

(三) 注意事项

(1) 电针刺激量较大，需要防止晕针，体质虚弱、精神紧张者，尤应注意电流不宜过大。

(2) 调节电流时，不可突然增强，以防止引起肌肉强烈收缩，造成弯针或折针。

(3) 电针仪器最大输出血压在 40 W 以上者，最大输出电流应限制在 1 mA 以内，防止触电。

(4) 毫针的针柄如经过温针火烧之后，表面氧化不导电，不宜使用。若使用，输出导线应夹持针体。

(5) 心脏病患者，应避免电流回路通过心脏。尤其是安装心脏起搏器者，应禁止应用电针。在接近延髓、脊髓部位使用电针时，电流量宜小，切勿通电太强，以免发生意外。孕妇亦当慎用电针。

(6) 电针仪器在使用前须检查性能是否完好，如电流输出时断时续，须注意导线接触是否良好，应检查修理后再用。干电池使用一段时间如输出电流微弱，须更换新电池。

二、灸法

灸，为“灼烧”的意思。灸法是以艾绒为主要燃烧材料，借灸火的温热性刺激，通过经络腧穴的作用，达到防病治病目的的一种方法。灸法具有温通经络、祛湿散寒、行气活血、消肿散结、回阳救逆等治病防病及保健作用。

(一) 操作方法

艾灸主要有艾炷灸、艾条灸、温针灸 3 种。

1. 艾炷灸　施灸时燃烧的锥形艾团，称为艾炷。燃尽一个艾炷称为一壮。艾炷灸分为直接灸和间接灸两种。

(1) 直接灸：即将艾炷直接放在皮肤上施灸。根据灸后对皮肤的烧灼、刺激程度不同分为瘢痕灸和无瘢痕灸两种。

1) 瘢痕灸：又称化脓灸。施灸前用蒜汁或少量凡士林，涂抹在施灸的穴位，以增加黏附性和刺激作用，然后放置艾炷点燃，艾炷燃尽，除去灰烬后再换一壮点燃，一般灸 5～10 壮。这种灸法可使局部皮肤烧伤、起泡化脓，5～6 周灸疮自愈，留有瘢痕。此法适用于某些慢性顽固性疾病，如哮喘、风湿病、瘰疬、慢性胃肠病等。灸前须征求患者的同意。

2) 无瘢痕灸：又称“非化脓灸”。施灸处放上艾炷从上端点燃，当燃剩 1/4 左右，患者感到灼痛时，即换炷再灸，以局部皮肤充血、红晕为度。此法不致灼伤皮肤，灸后不留瘢痕。

(2) 间接灸：又称隔物灸。在用某种物品将艾炷与皮肤之隔开施灸的一种方法。常用隔物灸有以下 4 种。

1）隔姜灸：将鲜生姜切成直径约 2～3 cm，厚约 0.3 cm 的薄片，中间用针刺数孔后置于施术部位或穴位，上面放艾炷点燃施灸。一般灸 5～10 壮，以皮肤红晕不起泡为度。适用于虚寒性疾患，如寒湿痹痛、面瘫、虚寒腹痛、泄泻、痛经、遗精等证。

2）隔蒜灸：将鲜大蒜切成约 0.3 cm 的薄片，中间用针刺数孔后置于施术部位或穴位，上面放艾炷点燃施灸。一般灸 5～7 壮。适用于痈疽初起、肺痨、毒虫咬伤等证。

3）隔盐灸：用纯净的细食盐填平脐窝，然后置艾炷施灸。此法可回阳救逆，但需连续施灸，以脉起、肢温、证候改善为止。适用于中风脱证。

4）隔饼灸：常用附子研末，以酒调和成直径约 30 mm，厚约 0.8 cm 的附子饼。中间用针刺数孔后置于施术部位或穴位，上面放艾炷点燃施灸。一般灸 5～7 壮，附子辛温大热，此法适用于寒冷痼疾、疮疡久溃不敛。

2. 艾条灸　又称艾卷灸。将艾条的一端点燃，在距离腧穴约 1 寸的高度进行熏烤，灸至局部灼热红晕为度。如在艾绒内加入药物，名为“雷火神针”或“太乙神针”。又分为悬灸、实按灸。

（1）悬灸：将艾条的一端点燃后对准穴位或患处，距皮肤 1～2 cm 处进行熏烤的方法。可分为温和灸、雀啄灸、回旋灸等。

温和灸：将艾条的一端点燃，对准应灸的腧穴或患处，距皮肤 2～3 cm 处进行熏烤，使患者局部有温热感而无灼痛为宜，一般每穴灸 10～15 min，使皮肤红晕为度。

雀啄灸：施灸时，艾卷点燃的一端与施灸部位的皮肤并不固定在一定的距离，而是像鸟雀啄食一样，一上一下施灸。

回旋灸：施灸时，艾卷点燃的一端与施灸部位的皮肤虽保持一定的距离，但不固定，而是左右方向移动或反复旋转地施灸。

（2）实按灸：先在施灸穴位或患处垫上数层布或纸。然后将药物艾条的一端点燃，乘热按压到施术部位，使其热力透达深部，待艾火熄灭后，再点再按，反复数次待布烧焦黑，灸处温热红润为度。

3. 温针灸　是针刺和艾灸相结合的一种方法。针刺得气后，将艾绒捏裹在针柄上，或用一小段艾条套在针柄上，点燃施灸，使热力通过针身传入体内。适用于针刺后既需要留针，又要施灸的疾病，如风寒湿痹等。

（二）灸治的作用与适应证

1. 适应范围　具有温经散寒、扶羸补虚、回阳固脱、升提中气、消瘀散结、预防保健等作用。临床以阴证、虚证、寒证为宜。如肢体麻木酸痛、头昏、乏力、脏器下垂、久泻脱肛、腹痛、吐泻、咳喘、女子气虚引起的崩漏、男子虚羸少气、小儿疳积等。

2. 施灸禁忌　内有实热及阴虚发热者，孕妇的腹部和腰骶部，面部穴位、乳头、大血管等部位不宜灸；一般空腹、过饱、极度疲劳和对灸法恐惧者慎用灸法。

第三节　针 灸 治 疗

一、针灸治疗和选穴原则

经络学说是针灸学的理论核心。由于经络内属于脏腑，外络于肢节，沟通内外，贯串上下，将人体各部联系成为一个有机的整体，因此，针灸刺激可以通过腧穴、经络的作用，调整脏腑、气血的功能，达到防治疾病的目的。

针灸治疗一般运用四诊和八纲的辨证方法，对临床各种证候进行归纳分析，以明确疾病的部位、疾病的性质、正邪关系。在此基础上进行相应的选穴处方，以决定用针、用灸；手法用补、用泻；最终达到疏通经络，扶正祛邪，使阴阳平衡，脏腑功能趋于和调。

长期临床实践表明：阴证宜深刺久留；阳证宜浅刺不留；表证宜浅刺；里证宜深刺；虚证宜施补法；实证宜施泻法；寒证宜留针，多灸；热证宜浅刺疾出，或放血。

(1) 近部取穴：即在病变所在部位或邻近部位取穴进行治疗。如牙痛取颊车、下关，头痛取太阳，胃痛取中脘、梁门。

(2) 远部取穴：即取距病变部位较远的腧穴，是根据腧穴具有远治作用的特点提出来的。多取该经四肢肘、膝关节以下的腧穴。如腰背痛取委中，胃肠病取足三里等。

(3) 对证取穴：又称辨证取穴或随证取穴。即针对全身性的某些疾病，结合腧穴的特殊作用而选穴治疗。如发热取大椎、曲池，治疗失眠、多梦取神门、大陵，取至阴矫正胎位等。

二、配穴方法

配穴方法，是在选穴原则的指导下，根据病证治疗的需要，选取主治作用相同或相近，或对于治疗疾病具有协同作用的穴位配伍应用的方法。临床常用的配穴方法有以下几种。

1. 前后配穴法　取前后部位腧穴配合应用的方法。如肺病前取中府，后取肺俞等。

2. 上下配穴法　将腰以上腧穴和腰以下腧穴配合应用的方法。如失眠，上肢取神门，下肢取三阴交等。

3. 左右配穴法　将人体左侧和右侧的腧穴配合应用的方法。如左侧面瘫取右侧合谷，右侧疝痛取左侧太冲等。

4. 远近配穴法　将选穴原则中的近部取穴与远部取穴配合应用的方法。如牙痛近取颊车、下关，远取合谷、内庭等。

5. 表里配穴法　以脏腑、经脉的阴阳表里关系为根据的配穴方法。如眩晕取肝经上的太冲，配胆经上的风池等。

三、常见病证的针灸治疗

眩　晕

【针刺法】

1. 肝阳上亢

处方：风池，肝俞，行间，侠溪。多梦加神门、三阴交；耳鸣加翳风；头胀痛加太阳。

操作：毫针刺用泻法。

2. 痰浊中阻

处方：头维，内关，丰隆，中脘，阴陵泉。胸闷配膻中；纳差配足三里。

操作：毫针刺用平补平泻法。

3. 肾精亏损

处方：肾俞，太溪，百会，悬钟。遗精配关元、三阴交。

操作：毫针刺用泻法。

4. 气血虚弱

处方：百会，血海，气海，足三里，三阴交，脾俞。失眠配神门。

操作:毫针刺用补法,可加灸。

【穴位注射】

选穴:同针刺法取穴。

方法:用维生素 B_1 或 B_{12} 注射液,每穴注射 0.5 ml,每日 1 次。

中 风

【针刺法】

1. 中经络

处方:上肢——肩髃,肩髎,曲池,手三里,合谷,外关。

下肢——环跳,阴市,阳陵泉,足三里,解溪,昆仑。

口歪——地仓,颊车,太冲,合谷,人中。

除上述处方外,半身不遂可取患侧井穴刺出血;上肢还可选取肩髎、后溪、阳池等穴,下肢轮取阴市、风市、悬钟等穴。如言语謇涩,加哑门、廉泉、通里。肌肤不仁,可用皮肤针叩刺患部。

操作:一般均取病侧穴,也可先针健侧穴,后针病侧,即"补健侧,泻患侧"的治法,适用于病程较长者。

2. 闭证

处方:人中,十二井,太冲,丰隆,劳宫。牙关紧闭配颊车、合谷;语言不利配哑门、廉泉、关冲。

操作:毫针刺用泻法,十二井穴点刺出血。

3. 脱证

处方:关元,神阙。汗出不止加阴郄、足三里;虚阳浮越加肾俞。

操作:用大艾炷重灸,神阙隔盐艾灸,以四肢转温为度。

【电针】

选穴:同针刺法四肢穴位。

方法:用毫针针刺,得气后加电针,用疏密波,电流强度以患肢肌肉微颤为度。

面 瘫

【刺灸法】

处方:阳白,太阳,地仓透颊车,合谷,翳风。人中沟歪斜加人中;鼻唇沟平坦加迎香;颏唇沟歪斜加承浆;耳后疼痛加风池。

操作:初期针刺用泻法,后期用补法,可加灸。

【皮肤针】

选穴:阳白,太阳,四白,牵正。

方法:用皮肤针轻叩至微微出血,用小罐吸拔。适用于发病初起,或面部有板滞感觉等面瘫后遗症。

【电针】

选穴:同刺灸法面部穴位。

方法:针刺得气后,通电,采用断续波或疏密波,以瘫痪肌肉出现收缩为度。

【穴位注射】

选穴:同刺灸法面部穴位。

方法:用维生素 B_1 或 B_{12} 注射液,或加兰他敏,或加胞二磷胆碱注射液,每穴注射 0.5 ml。

【穴位敷贴】

选穴：同刺灸法面部穴位。

方法：用马钱子锉成粉末 0.3～0.6 g，撒于胶布上，然后贴于穴位处，5～7 日换药 1 次。

痹 证

【刺灸法】

1. 风湿寒痹

处方：行痹取膈俞、血海；痛痹取肾俞、关元；着痹取阴陵泉、足三里。

循经分部取穴如下：

肩部——肩髎，肩髃，肩贞。

肘臂——曲池，合谷，天井，尺泽。

腕部——阳池，外关，腕骨。

腰背部——身柱，腰阳关，人中。

髀部——环跳，居髎，悬钟。

股部——秩边，承扶，阳陵泉。

膝部——犊鼻，阳陵泉，膝阳关。

踝部——申脉，照海，昆仑，解溪。

操作：针刺用泻法。行痹宜浅刺，并可用皮肤针叩刺；痛痹，深刺久留，可加灸；着痹可加灸或温针灸。

2. 热痹

处方：根据发病部位取穴（同风寒湿痹型），配大椎、曲池、合谷。

操作：毫针浅刺用泻法。

【穴位注射】

选穴：参照刺灸法腧穴。

方法：用当归、威灵仙等注射液，每穴注射 0.5～1 ml。

【电针】

选穴：局部相应的腧穴。

方法：进针得气后加电针，先用连续波 5 min，后改疏密波，通电时间为 10～20 min。

漏 肩 风（肩周炎）

【刺灸法】

处方：肩髎，肩髃，肩贞，肩前，曲池，外关，合谷，阿是穴，条口透承山。肩内侧疼痛配尺泽、太渊；肩后侧疼痛配后溪、小海。

操作：毫针刺用泻法或针灸并用。

【穴位注射】

选穴：阿是穴。

方法：每次选 2～3 穴，用 10％葡萄糖注射液、维生素 B_1 注射液，每穴注射 0.5 ml。

【电针】

选穴：肩前，肩髎，肩髃，肩贞，曲池，外关，合谷。

方法：每次选 3～5 穴，接通电针仪，早期用连续波，后期用断续波强刺激 10～15 min。

头　痛

【刺灸法】

风邪袭络

处方：百会，太阳，风池，列缺，阿是穴。风寒者加肺俞、风门；风热者加大椎、合谷；风湿者加阴陵泉、风市；前头痛配印堂、头维、合谷；巅顶痛配太冲、四神聪；后头痛配天柱、昆仑；偏头痛配率谷、外关；肝阳上亢者加肝俞、行间；痰浊者加丰隆、中脘；肾虚者加太溪、肾俞；气血虚者加脾俞、血海；瘀血者加膈俞、阿是穴。

操作：毫针刺外感及实证用泻法，或平补平泻，虚证用补法，酌情加灸。

【皮肤针】

选穴：太阳，印堂，阿是穴。

方法：用皮肤针重叩至出血为度。适用于风邪袭络，肝阳上亢型。

哮　喘

【刺灸法】

1. 实证

处方：肺俞，膻中，天突，尺泽。风寒者加风门、列缺；痰热阻肺加丰隆、内庭；喘甚加定喘。

操作：毫针刺用泻法，背俞穴可加灸或拔火罐。

2. 虚证

处方：肺俞，肾俞，太渊，太溪，定喘。肾不纳气加气海。

操作：毫针刺用补法，可加灸。

【穴位贴敷】

选穴：肺俞，膏肓，膻中，定喘。

方法：用白芥子 30 g、甘遂 15 g、细辛 15 g 共为细末；用生姜汁调药粉成糊状，每穴涂药蚕豆大，外敷胶布贴 30～60 min，局部红晕微痛为度，本法在夏季初伏、中伏、末伏各进行 1 次，连续贴敷 3 年。

【灸法】

选穴：大椎，风门，肺俞，膻中。

方法：用麦粒灸，每穴每次灸 3～5 壮。适用于支气管哮喘缓解期。一般在伏天用此方法。

【穴位埋线】

选穴：膻中，定喘，肺俞。

方法：常规消毒后，局部浸润麻醉，用三角缝合针，将“0”羊肠线埋于穴下肌肉层，每 10～15 日更换 1 次。

【穴位割治】

选穴：膻中。

方法：常规消毒后，局麻浸润，切开穴位 1 cm，割下皮下脂肪缝合，外敷纱布包扎即可，每 1～2 月做 1 次。

腰　痛

【刺灸法】

处方：肾俞，委中，腰眼，阿是穴。寒湿重者加腰阳关；劳损加膈俞、次髎；肾虚加命门、足三里、太溪。

操作：毫针刺，实证用泻法，虚证用补法，酌加灸。腰痛骤然举发，痛势较剧者，委中可用三棱针点刺放血。

【穴位注射】

选穴：压痛点。

方法：用地塞米松 5 ml 与普鲁卡因 2 ml 混合液，每穴注射 0.5～1 ml。

胃 脘 痛

【刺灸法】

1. 实证

处方：中脘，内关，足三里。饮食停滞加梁门，肝气犯胃加太冲，气滞血瘀配膈俞、三阴交。

操作：毫针刺用泻法。

2. 虚证

处方：脾俞，胃俞，章门，中脘，内关，关元，足三里。心悸配神门、三阴交。

操作：毫针刺用补法，加灸。

【穴位注射】

选穴：同刺灸法穴位。

方法：用维生素 B_1 或 B_{12} 注射液或当归注射液，穴位可交替使用。每穴注射 0.5 ml。

肥 胖

【针刺法】

处方：曲池，天枢，阴陵泉，丰隆，太冲，中脘。

操作：毫针刺，用泻法。

月经不调

【刺灸法】

1. 月经先期

处方：关元，血海，三阴交。实热加行间、太冲，虚热加太溪，气虚加脾俞、足三里、气海。

操作：毫针刺，实证用泻法，虚证用补法。

2. 月经后期

处方：气海，三阴交，关元。寒证加命门、归来，气郁加太冲；血虚加血海、足三里。

操作：毫针刺，寒证、虚证用针加灸，气郁者针刺平补平泻法。

3. 月经先后无定期

处方：关元，三阴交，肝俞。肝郁加太冲，肾虚加肾俞、太溪；胸胁胀痛配支沟、阳陵泉；腰骶疼痛配次髎。

操作：毫针刺，虚证用补法，气郁用平补平泻法。

【穴位注射】

选穴：脾俞，肾俞，足三里，三阴交，血海，肝俞，关元。

方法：每次选 2～3 穴，用 5%当归注射液或 10%丹参注射液，每穴注射 0.5 ml。

痛　经

【刺灸法】

1. 实证

处方：中极，地机，次髎。气滞血瘀加太冲、三阴交。

操作：毫针刺用泻法。寒甚加灸。

2. 虚证

处方：关元，气海，足三里，三阴交。脾虚加脾俞，肝肾不足加肝俞、肾俞、太溪。

操作：毫针刺用补法，加灸。

【穴位注射】

选穴：关元，地机，三阴交，血海。

方法：用5%当归注射液或10%红花注射液，每穴注射0.5～1 ml。

【皮肤针】

选穴：少腹部任脉、肾经、脾经，腹股沟部，腰骶部督脉、膀胱经。

方法：用皮肤针循经叩刺，中等强度，腹部与背部交替进行。

胎位不正

【灸法】

处方：至阴。

操作：嘱孕妇放松腰带仰卧床上，或坐在靠背椅上，以艾条灸两侧至阴穴15～20 min，每日1～2次，灸至胎位正常，若灸数次无效当查明原因，转科处理。

乳　少

【针刺法】

处方：乳根，膻中，少泽。气血亏虚加脾俞、足三里；肝气郁滞加内关、太冲。

操作：毫针刺，实证用泻法，虚证用补法。

【穴位注射】

选穴：膻中，乳根，肝俞，合谷。

方法：用维生素B_{12}注射液或胎盘组织液，每穴注射0.5～1 ml。

疳　积

【针刺法】

处方：足三里，中脘，四缝。虫积配百虫窝，潮热配三阴交。

操作：毫针刺，实证用泻法；虚证用补法。四缝用三棱针点刺，挤出少量黄白黏液。

【皮肤针】

选穴：脾俞，胃俞，华佗夹脊穴（第七～十七椎）。

方法：用皮肤针轻叩，每日1次，每次扣打20 min。

中　暑

【针刺法】

处方：足三里，合谷，曲池，大椎，委中。头痛者加头维；神昏者加十宣、人中；呕恶者加内关、中脘；手足痉挛者加太冲、阳陵泉；气阴两脱者加关元、神阙。

操作：毫针刺用泻法。委中、十宣可点刺放血；气阴两脱者关元、神阙艾灸或隔盐灸。

牙　痛

【针刺法】

处方：颊车，下关，合谷。风火牙痛加风池、外关；胃火牙痛加劳宫、内庭；肾虚牙痛加太溪、行间。

操作：毫针刺用泻法。

落　枕

【针刺法】

处方：大椎，后溪，悬钟，落枕穴，阿是穴。病在督脉、太阳经者，加风府、天柱、肩外俞；病在少阳经者加风池、肩井、天宗。

操作：针灸并用，泻法。行针时嘱患者活动颈部。

扭　伤

【刺灸法】

处方：肩部——肩髎，肩髃，肩贞。

肘部——曲池，小海，天井。

腕部——阳池，阳溪，阳谷。

腰部——腰阳关，肾俞，委中。

髋部——环跳，秩边，居髎。

膝部——膝阳关，梁丘，血海，膝眼。

踝部——解溪，昆仑，丘墟。

疼痛较重配合谷、太冲；瘀血肿胀甚者配血海、三阴交。

操作：新伤毫针刺，用泻法，或点刺放血；陈伤毫针刺，用温通手法，或留针加灸。

【拔罐法】

选穴：阿是穴。

方法：皮肤针重叩肿胀部位至微出血，或用粗针点刺出血，加拔火罐，每次留罐 10～15 min。

近　视

【刺灸法】

处方：睛明，承泣，攒竹，足三里，风池，肝俞，肾俞。肝肾不足者加太溪、三阴交；气血虚弱者加脾俞、胃俞、四白。

操作：毫针刺，平补平泻，足三里、肝俞、肾俞可施补法。

小结

腧穴，是人体脏腑经络之气输注于体表的部位。人体的腧穴大体上可归纳为十四经穴、奇穴、阿是穴 3 类。腧穴的定位方法有体表解剖标志定位法、骨度分寸定位法、手指同身寸定位法和简便取穴法等。

常用十四经穴有肺经的尺泽、列缺、少商；大肠经的合谷、曲池、肩髃和迎香；胃经的四白、地仓、颊车、头维、天枢、犊鼻、足三里、丰隆、内庭；脾经的隐白、血海；心经的少海、神门、少冲；小肠经的少泽、后溪、天宗、听宫；膀胱经的睛明、攒竹、肺俞、心俞、膈俞、肝俞、脾俞、肾俞、委中、承山、昆仑、至阴；肾经的涌泉、太溪、照海；心包经的曲泽、间使、内关；三焦经的外关、支沟、肩髎、翳风；胆经的听会、阳白、环跳、阳陵泉；肝经的太冲、期门；督脉的腰阳关、命门、大椎、百会、水沟；任脉的中极、关元、气海、神阙、中脘、膻中、承浆。

毫针的结构分针尖、针身、针根、针柄、针尾五部分。使用毫针针刺，需要一定的指力和熟练的操作手法。进针方法有指切进针法、挟持进针法、提捏进针法、舒张进针法。常用的行针手法有提插法和捻转法，辅助手法有刮针法和震颤法。针刺意外情况有晕针、滞针、断针、弯针、血肿、刺伤内脏，应及时处理。

灸法具有温通经络、祛湿散寒、行气活血、消肿散结、回阳救逆等治病防病及保健作用。临床以阴证、虚证、寒证为宜。艾灸主要有艾炷灸、艾条灸、温针灸 3 种。内有实热及阴虚发热者，孕妇的腹部和腰骶部，面部穴位、乳头、大血管等部位不宜灸。

针灸刺激可以通过腧穴、经络的作用，调整脏腑、气血的功能，达到防治疾病的目的。常选择针灸治疗的病证有中风、面瘫等，本章介绍 19 种。

练习题

一、单选题

1. 十四经穴共(　　)个。
   A. 52　B. 309　C. 359　D. 361　E. 365
2. 骨度分寸定位法中，脐中至耻骨联合上缘是(　　)寸。
   A. 3　B. 4　C. 5　D. 6　E. 7
3. 治疗咽喉肿痛首选(　　)穴。
   A. 少商　B. 列缺　C. 太渊　D. 尺泽　E. 中府
4. 内踝高点上 3 寸，胫骨内侧缘后方是(　　)穴。
   A. 隐白　B. 阴陵泉　C. 血海　D. 三阴交　E. 悬钟
5. 治疗心痛、心悸、胸闷、失眠、胸痛、胃痛、呃逆、呕吐、上肢痹痛、瘫痪选(　　)穴。
   A. 曲泽　B. 间使　C. 内关　D. 天池　E. 大陵
6. 善于治疗小儿疳积、惊风、百日咳、发热的穴位是(　　)穴。
   A. 四神聪　B. 四缝　C. 太阳　D. 十宣　E. 水沟
7. 适用于中风脱证的艾灸法是(　　)。
   A. 隔姜灸　B. 隔蒜灸　C. 隔盐灸　D. 隔饼灸　E. 以上都不是
8. 治疗胎位不正，宜用艾条灸(　　)穴。
   A. 地机　B. 中极　C. 膻中　D. 三阴交　E. 至阴
9. 提捏进针法适用于(　　)的进针。
   A. 长针　B. 皮肉浅薄部位　C. 皮肤松弛处　D. 短针　E. 以上都不是
10. 平刺时要求针身与皮肤表面呈(　　)角刺入。
    A. 0°　B. 15°　C. 30°　D. 45°　E. 90°
11. 寒症不适宜(　　)。
    A. 火罐　B. 艾灸　C. 点刺放血　D. 针刺　E. 穴位注射
12. 下列哪个穴位不属于急救穴？(　　)
    A. 百会　B. 合谷　C. 内关　D. 风池　E. 水沟

二、多选题

1. 腧穴又称作(　　)。
   A. 节　B. 会　C. 气穴　D. 气府　E. 骨空
2. 人体的腧穴大体上可归纳为哪 3 类？(　　)
   A. 十二经穴　B. 十四经穴　C. 奇穴　D. 阿是穴　E. 特定穴
3. 合谷的主治有(　　)。
   A. 头痛，发热　B. 齿痛，面瘫　C. 目疾，耳聋，咽喉肿痛　D. 腹痛，昏厥　E. 痛经，滞产
4. 下列属于不宜针刺的情况有(　　)。
   A. 过于饥饿、疲劳　B. 精神高度紧张　C. 皮肤有感染、溃疡　D. 肿瘤患者　E. 有出血倾向的疾病
5. 临床常用的配穴法有(　　)。

A. 远近配穴法 B. 表里配穴法 C. 前后配穴法
D. 上下配穴法 E. 左右配穴法

6. 下列哪些穴位有退热作用？(　　)
A. 大椎 B. 百会 C. 曲池 D. 合谷 E. 十宣

7. 治疗痛经选用哪些穴位？(　　)
A. 关元 B. 中脘 C. 中极 D. 三阴交 E. 次髎

8. 下列哪些穴位可以治疗胃脘痛？(　　)
A. 中脘 B. 内关 C. 三阴交 D. 足三里 E. 大椎

9. 下列哪些穴位属于孕妇禁针的穴位？(　　)
A. 合谷 B. 内关 C. 肩井 D. 三阴交 E. 关元

10. 针刺方向深度不当，易引起延髓损伤的穴位是(　　)。
A. 大椎 B. 风池 C. 哑门 D. 风府 E. 百会

三、填空题

1. 腧穴的治疗作用包括________、________、________。
2. 临床常用的手指同身寸定位法有________、________、________等3种。
3. 风池穴在颈部，枕骨之下，与________穴相平，________肌与________肌上端之间的凹陷处。
4. 毫针的结构分为________、________、________、________、________五部分。
5. 针刺前的消毒灭菌范围应包括________、________和________。
6. 常用的行针手法有________、________。
7. 灸法具有________、________、________、________等治病防病及保健作用。
8. 艾灸主要有________、________、________3种。
9. 常用隔物灸有________、________、________、________4种。
10. 针灸治疗的选穴原则有________、________、________。

四、名词解释

腧穴　骨度分寸定位法　得气　晕针
灸法

五、简答题

1. 试述足三里穴的定位与主治。
2. 试述常用的毫针刺法有哪些。
3. 试述滞针的原因及其处理方法。
4. 试述艾灸的适用范围和施灸禁忌有哪些。

第十三章
推拿　拔罐

导学

掌握：推拿的适应证、禁忌证及常用手法；拔罐法的操作。

熟悉：推拿的治法；拔罐法的适用范围及注意事项。

了解：推拿的原理；拔罐法的种类。

第一节　推　　拿

推拿，又称按摩，古称按跷，案杌等。推拿是指运用各种手法作用于人体体表的一定部位或穴位上的一种治疗方法，属非药物的自然疗法、物理疗法，属于中医外治疗法范畴。推拿学是在中医理论指导下，研究运用手法防治疾病及养生保健的一门中医学科，是中医学的重要组成部分。

两千多年前，扁鹊就运用推拿、针灸疗法，抢救尸厥患者。《黄帝内经》中记载了推拿可以治疗的疾病，如痹证、痿证、胃痛、口眼歪斜。《金匮要略》中有运用"膏摩"治疗疾病的记载。最早的推拿专著《黄帝岐伯按摩十卷》产生于秦汉时期。以上说明，我国早在秦汉时期，推拿疗法已普遍应用于临床疾病的治疗，为中医学理论体系的形成，积累了丰富的医疗经验。推拿疗法历经数千年的发展，经历代医家的不断实践、不断积累、不断创新、不断完善，形成了完整的体系。它独特的疗效，备受世人瞩目，深受广大群众的喜爱。

推拿不受设备、条件的限制，能治疗或辅助治疗多种常见病、多发病。临床上广泛用于内、外、妇、儿、五官科等病证的预防、治疗以及养生保健。

一、推拿的作用原理

推拿是医者通过手法作用于受术者体表的穴位或特定部位，以调节机体的生理、病理状况，达到治疗效果。它的主要手段是手法，手法在推拿治疗中替代针、药起到防、治疾病的目的。因此，恰当、熟练、规范的手法，就能产生疏通经络、调和气血、通利关节、调整内脏功能、提高抗病能力等作用。手法在施用中，受术者的体质强弱、生活习惯、健康状况等，医者手法操作熟练程度及如何正确地运用手法，如刺激的强弱、压力的轻重、速度的快慢等，都会直接影响推拿的作用效果。

（一）疏通经络

经络内属脏腑，外络肢节，通达表里，贯穿上下，是气血运行的通路。人体的五脏六腑、四肢百骸、五官九窍、皮肉筋骨等通过经络的联系，构成一个有机的整体。《素问·血气形志篇》说："经络不通，病生于不仁，治之以按摩。”说明推拿有疏通经络的作用。推拿手法作用于体表，刺激有关的经络和相应穴位，促使气血循经络运行，达到疏通经络的目的；通过经络的传导，影响相应的内脏及其他部位的功能活动，有效地调理人体生理、病理状态，使人体与外界环境协调一致，取得防治疾病及养生保健的效果。若经络不通产生疾病，应用推拿使经络疏通，气血畅通而疾病自除。

从现代医学角度来看，推拿主要是通过刺激末梢神经，促进血液、淋巴循环及组织间的代谢过程，以协调各组织器官间的功能，使机体的新陈代谢水平有所提高。

（二）调和气血

气、血是构成人体和维持人体生命活动的基本物质，人体的脏腑组织都需要气血的调节和濡养才能发挥作用。因此，气血是否充足直接影响脏腑组织的生理功能。气血的生成与脾胃功能密切相关，脾胃健运则气血充盈，有利于促进人体生长发育和正常的生理活动。推拿调和气血的作用，是通过健运脾胃、疏通经络、加强肝的疏泄功能来实现的。通过健运脾胃，保证气血生化有源；通过疏通经络和加强肝的疏泄功能调畅气机，防止气血瘀滞，增强气的生血、行血、摄血作用，使人体气血充盈调和，百病不生。

此外，推拿还可以通过手法的直接作用改变气血运行，达到调和气血的作用。

（三）通利关节

人体关节受外来暴力撞击，或牵拉压迫，或跌扑闪挫等直接或间接因素的损伤后，都会导致血离经脉，脉络受阻，气血瘀滞，为肿为痛，直接影响肢体的活动。运用推拿手法，能促进局部气血运行，消肿止痛，改善新陈代谢，恢复关节的活动功能，起到通利关节的作用。《灵枢·本藏》说：“是故血和则经脉流利，营复阴阳，筋骨劲强，关节清利矣。”实践证明，在病变关节部位按摩，可促进关节滑液的代谢，增强关节囊和关节的韧性。

（四）调整内脏功能

推拿手法有调整内脏功能的作用。这种调整是用手法刺激体表，通过经络的传导，直接影响内脏功能的。如：在定喘、肺俞采用一指禅推法或按法、揉法可止哮喘；点、按脾俞、胃俞附近压痛点能止胃痛。临床实践表明，推拿手法在柔软体腔（腹腔）刺激体表可直接影响内脏。如在腹部进行适当的手法，能调整胃肠的功能。另一方面，不同的推拿手法对脏腑的不同状态，具有双向调整作用。如操作时间较短的重刺激，能抑制内脏的生理功能；操作时间较长的轻刺激，能活跃、兴奋内脏的生理功能。神经生理学的观点证实，缓和、轻微的连续刺激有兴奋周围神经的作用，但对中枢神经有抑制作用；急速、较重且时间较短的刺激可兴奋中枢神经，但对周围神经有抑制作用。如用轻柔手法推、抹头部，能抑制大脑皮质；若用较重的手法按、揉头部，就能兴奋大脑皮质。

（五）提高抗病能力

疾病的发生与发展，是因为机体的抗病能力相对虚弱，邪气才能乘虚而入，故《素问·评热病论》说：“邪之所凑，其气必虚。”推拿通过手法对身体局部刺激，促使营卫气血周流，经络通畅，从而调整人体各部分功能的协调统一，保持脏腑、阴阳相对平衡，使机体处于最佳的功能状况，达到调动机体抗病能力、促进临床症状的缓解和消除、预防和防止疾病的目的。

二、推拿八法

推拿八法是根据辨证而确立的治疗大法，有别于具体的治疗方法，但又是推拿临床病症治疗中必不可少的最基本的方法。根据手法的性质和作用量，结合治疗的部位，推拿八法具体为温法、清法、补法、泻法、和法、通法、汗法和散法。

温法有补益阳气、温经散寒的作用；它是运用摆动类、摩擦类、挤压类等手法，在一定的治疗部位或穴位上，用较缓慢而柔和的长时间节律性操作，使患者有较深沉的温热等刺激感的一种疗法；本手法适用于阴寒虚冷的病证。清法的主要作用是清热；它是运用刚中有柔的摩擦类手法，在一定的治疗部位或穴位上进行操作，达到清热除烦目的的一种疗法；本手法适用于各种热证。补法有补益正气、扶正祛邪的作用；它是运用摆动类、摩擦类等手法，在一定的治疗部位和穴位上进行长时间轻柔的操作，达到补虚祛邪目的的一种疗法；本手法应用范围广泛，凡气血两亏、肾阴不足、脾胃虚弱、盗汗遗精等均可使用。泻法有攻逐结滞、通泄大便的作用；它是运用摆动类、摩擦类、挤压类手法，在腹部进行的手法较重而刺激性强，频率由慢而逐渐加快的一种疗法；本手法适用于下焦实证；凡实热结滞，引起下腹胀满或胀痛，食积火盛，二便不通，或体质虚弱，津液不足而大便秘结者，均可应用。和法有调和气血、调整阴阳的作用；它是运用振动类、摩擦类手法，在一定的治疗部位或穴位上进行平稳而柔和、频率稍缓的操作，从而恢复人体正常生理状态的一种疗法；本手法适用于病在半表半里证。通法有祛除病邪壅滞的作用；它是运用挤压类、摩擦类手法，在一定的治疗部位或穴位上进行刚柔兼施的一种疗法；本手法适用于经络不通的病证。汗法有祛风散寒、解肌发表的作用；它是运用挤压类与摆动类手法中的一指禅推法、拿法、按法、揉法等，在一定的部位或穴位上进行操作的一种疗法；本手法适用于风寒外感或风热外感病证。散法有消瘀散结的作用；它是运用摆动类、摩擦类手法为主，在一定的部位或穴位上进行轻快柔和操作的一种疗法；本手法适用于各种有形或无形的积滞。

三、推拿的适应证与禁忌证

(一) 适应证

推拿疗法常用于治疗临床各种疾病以及减肥、美容与养生保健。如内科病证中的胃脘痛、头痛、失眠、胃下垂、中风病后遗症等；外科病中的乳痈初期、手术后的肠黏连等；妇产科病证中的闭经、痛经、产后耻骨联合分离等；儿科病证中的咳嗽、婴幼儿腹泻、腹痛、遗尿、小儿肌性斜颈、发热、呕吐、夜啼与小儿麻痹症等；骨伤科病证中的颈椎病、腰痛、漏肩风、落枕及四肢关节伤筋等；五官科病证中的声门闭合不全、颞颌关节功能紊乱症、耳鸣、鼻窦炎、咽喉炎等。

(二) 禁忌证

(1) 某些急性传染性疾病，如肺结核、肝炎等。

(2) 某些感染性疾病，如骨髓炎、丹毒、化脓性关节炎等。

(3) 恶性肿瘤。

(4) 患者体表局部有溃疡性皮炎、湿疹等皮肤病。

(5) 各种出血症或有出血倾向的疾病及妇女月经期等。

(6) 妊娠妇女的腹部、臀部、腰骶部。

(7) 骨折早期、内脏器质性病变等。

四、推拿的介质

推拿介质又称推拿递质，是指为了防止损伤皮肤和加强疗效，在手法操作前先涂抹在治疗局部皮肤表面的一种物质。

(一) 介质的作用

(1) 发挥与利用药物的作用，提高治疗的效果。

(2) 便于手法操作，增强手法的作用。

(3) 借其润滑作用，保护患者的皮肤。

(二) 介质的种类

(1) 药膏:用适宜的基质(如凡士林等)加入药物调制而成。如冬青膏、红花油等。

(2) 薄荷、葱、姜水:把去皮的生姜,或新鲜的薄荷、葱白捣烂取汁;或置于75%乙醇中浸泡即成,能加强温热发散的作用,一般春夏季多用薄荷水,冬、秋季用葱、姜水。

(3) 药水:把药材置于75%乙醇或白酒浸泡而成,并因药材的组成功效不同,产生不同的治疗作用。如伤筋药水等。

(4) 水:即清水,可增强清凉退热的作用,在小儿推拿中常用。

(5) 滑石粉:夏季多汗时使用,有润滑的作用,保护患者与医生的皮肤。现常用爽身粉代替。

其他如按摩乳、传导油、香脂、凡士林、麻油、菜油和松节油甚至牛奶、鸡蛋清等均可作为介质应用。

五、推拿手法

推拿手法是指用手或肢体其他部位,按照各种特定的技巧和规范化的动作,在体表进行操作的方法,是推拿疗法防治疾病的主要手段。手法的熟练程度与适当运用,直接影响治疗效果。因此,对手法的基本要求是:持久、有力、均匀、柔和,从而达到"深透"。持久是指手法能按需求持续运用一定时间;有力是指手法要具有一定的力量,这种力量应根据受术者的不同情况而增减;均匀是指手法动作要有一定的节奏,速度宜快慢一致,用力宜轻重一致;柔和是指手法要轻而不浮,重而不滞,用力不可生硬粗暴或用蛮力,变换动作要自然;深透是指手法的力量要达到病变的部位。兹介绍推拿常用手法如下。

(一) 一指禅推法

一指禅推法是用大拇指指端,罗纹面或偏锋着力于一定的部位或穴位上,通过前臂与腕部的来回摆动,带动拇指关节作屈伸活动,使之产生的力持续地作用于治疗部位上的一种方法。

1. 动作要领　腕部放松,沉肩,垂肘,悬腕,肘关节略低于腕部。以肘部为支点,前臂做主动摆动,带动腕部和拇指关节作屈伸运动。压力平稳,不可用蛮力,摆动幅度要均匀,动作要灵活,要紧推慢移。手法频率每分钟120～160次(图13-1)。

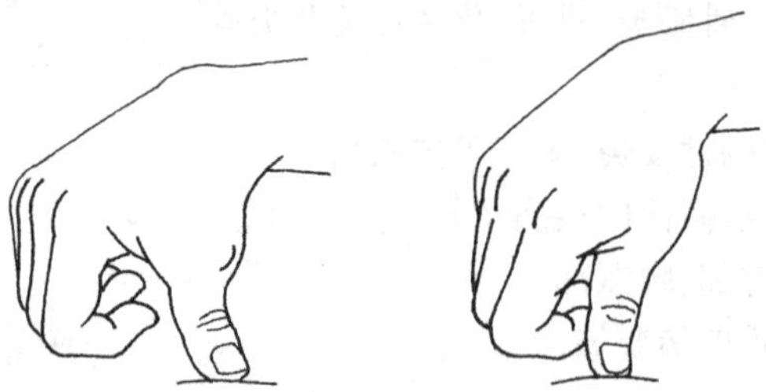

图13-1　一指禅推法

2. 临床应用　本手法接触面积小,深透度大,刺激量属于中等,适用于全身各部位和穴位。有调和营卫、舒筋活络、健脾和胃、祛瘀消积、调和脏腑的功能。临床上多用于伤、内、外、妇、儿各科许多病症。如头痛、胃脘痛、关节酸痛等病证。

(二) 㨰法

㨰法是用手背近小指侧及部分小鱼际着力,通过腕关节的伸屈运动和前臂的旋转摆动,在体

表一定部位或穴位上反复往返滚动的一种手法。

1. 动作要领　㨰法的吸定点是小指掌指关节背侧，吸定部位要紧贴体表。肩、臂放松，肘关节微屈约120°，置于身体侧前方。以肘部为支点，前臂作主动摆动，带动腕部作伸屈和前臂旋转运动。手背滚动幅度控制在120°左右。压力要均匀，柔和，有明显的滚动感，动作要有节律、连续、协调，不可忽快忽慢，时轻时重。滚动频率每分钟120～160次（图13-2）。

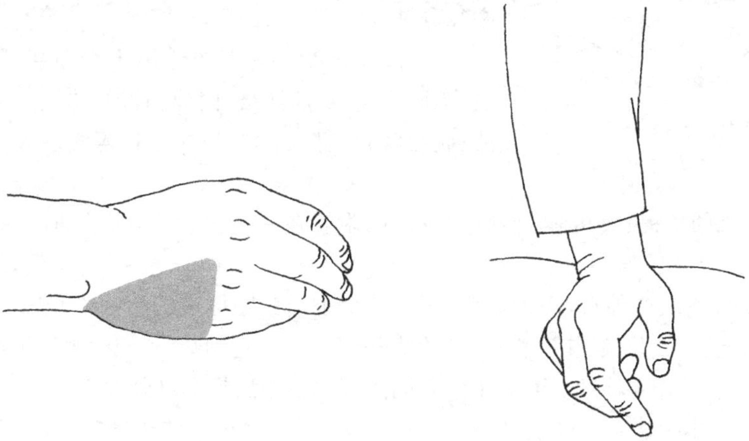

图13-2　㨰　　法

2. 临床应用　本法压力大，接触面也较大，刺激量可强可弱。适用于肌肉较丰富的颈项、肩背、腰臀与四肢等部位。有舒筋活血、缓解痉挛、滑利关节、消除疲劳的功能。临床多用于风湿痹痛、痿证、中风偏瘫、肢体麻木、腰肌劳损、运动功能障碍等疾病及养生保健推拿。

(三) 揉法

揉法是用手掌，或大小鱼际，或掌根，或手指指面部分着力，吸定于一定部位或穴位上，做轻柔缓和的回旋揉动的一种手法。

1. 动作要领　手腕部放松，沉肩，垂肘。以肘部为支点，前臂作主动摆动。着力点紧贴体表，压力要轻柔，动作要协调而有节律。揉动频率每分钟100～150次。

2. 临床应用　本手法接触面积较大，轻柔缓和，刺激量小，老幼皆宜应用，适用于全身各部位。有宽胸理气、活血祛瘀、舒筋活络、消积导滞、消肿止痛的功能。临床多用于脘腹胀痛、便秘泄泻等胃肠疾病，及外伤所致的红肿疼痛等症，以及养生保健推拿。经常揉按中脘、腹部，对胃肠功能有较好的保健作用。

(四) 摩法

摩法是运用手掌掌面或示、中、环指指面附着于一定穴位或部位上，以腕关节为中心，连同前臂或掌、指做节律性的环旋运动的一种手法。

1. 动作要领　肘关节自然屈曲，腕部放松，指掌自然伸直。着力部位做环旋抚摩动作而不带动皮下组织。动作要缓和而协调，指面或掌面要紧贴体表，作顺时针或逆时针方向均匀往返，以患者舒适为度。摩动频率每分钟80～120次。

2. 临床应用　本手法刺激轻柔和缓，适用于胸腹、胁肋部病症。具有理气止痛、调理脾胃、活血散瘀、消积导滞的功能。临常用于脘腹胀痛、食积胀满及胸胁迸伤、气滞、月经不调、痛经等病症。

若经常抚摸胁肋和腹部，能使气机通畅而增加食欲。

（五）推法

推法是用指、掌或肘部着力于一定的穴位或部位上，缓缓进行单方向的直线移动的一种手法。用指称指推法；用掌称掌推法；用肘称肘推法。

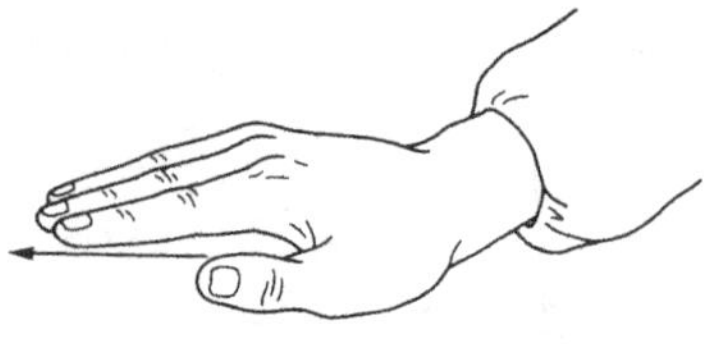

图 13－3　掌推法

1. 动作要领　沉肩，垂肘，肘关节微屈或屈曲。指、掌或肘部紧贴皮肤，压力要平稳，速度要均匀而缓慢。推法频率每分钟 30～60 次（图 13－3）。

2. 临床应用　本手法适用于全身各部位。有行气活血、消肿止痛、舒筋活络、健脾和胃的功能。临床用于肝郁气滞、脘腹胀满、肩臂酸痛、麻木不仁等病症。

（六）擦法

擦法是用手掌的掌根、大鱼际、小鱼际或掌面附着在一定部位上，进行直线来回摩擦的一种手法。

1. 动作要领　腕关节伸直，手指自然伸开，整个手掌紧贴体表的治疗部位，以肩关节为支点，上臂带动手掌作上、下或前、后往返移动，使治疗部位产生一定的热量。压力不宜太大，用力适中，但推动的幅度要大，动作要连续、均匀，不能有间隔停顿。擦法频率每分钟 100～120 次。

2. 临床应用　本手法是一种温热而柔和的刺激。掌擦法产生的热量较低，大鱼际擦法产生的热量中等，小鱼际擦法产生的热量较高。适用于全身各部位。有活血祛瘀、消肿止痛、温通经络、祛风散寒、健脾和胃的功能。临床用于治疗内脏虚损、气血失常，以及腰背酸痛、消化不良、肢体麻木等病症以及养生保健推拿。

大鱼际擦法多用于胸腹、腰背及上肢部；小鱼际擦法多用于肩背、腰臀及下肢部；掌擦法多用于胸胁、腹部、腰骶及面部。擦法在使用时宜暴露皮肤，涂适量润滑油或药膏以防擦破皮肤，还可通过药物的渗透而加强疗效。

（七）抹法

抹法是用双手或单手拇指指面紧贴皮肤一定部位，做左右或上下往返移动的一种手法。

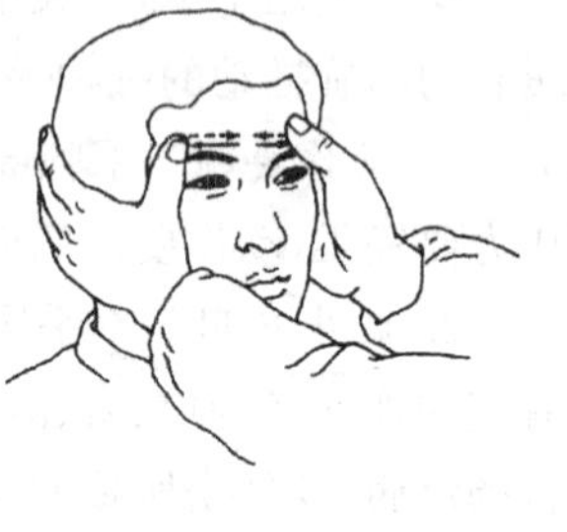

图 13－4　抹法

1. 动作要领　沉肩，垂肘，拇指指面着力紧贴皮肤，其余 4 个手指固定被操作的部位。用力要轻而不浮，重而不滞，移动轻快或缓慢（图 13－4）。

2. 临床应用　本手法轻快柔和，适用于头面、颈项部、胸腹及腰骶部。有开窍镇静、活血通络、醒脑明目、疏肝理气、解除痉挛的功能。临床用于头痛、头晕、颈项强痛、脘腹胀痛、腰背酸痛等症。常作为治疗时的开始或结束手法。

（八）搓法

搓法是用双手掌面或小鱼际部分夹住一定的部位，相对用力做快速搓揉，并作上下往返移动的一种手法。

1. 动作要领　沉肩，垂肘，腕关节放松，动作要灵活，夹住部位要松紧适当，双手用力要对称，移动要慢，搓动要快，动作要连贯。搓法频率每分钟 120～150 次。

2. 临床应用　本手法轻快柔和，适用于胁肋、腰背及四肢部，最常用于上肢部。有疏通经络、调和气血、解痉止痛、疏肝理气、放松肌肉的功能。临床用于肩背疼痛、腰背酸痛、胸胁胀闷、风湿痹痛及损伤性疾病等以及养生保健推拿。常作为推拿治疗的结束手法之一。

(九) 按法

按法是用拇指端或中指端，或手掌为着力点，按压一定部位或穴位的一种手法。用单掌或双掌，或用双掌重叠按压体表，称掌按法。

1. 动作要领　沉肩，垂肘，着力部位要紧贴体表，不可移动。按压的方向，宜垂直向下用力。用力应由轻渐重，使刺激深透，以有得气感为度。不能用暴力猛然按压。按压胸背或脊柱时，患者不宜说话。按压时间 20 s～2 min，一般按压力量大者时间宜短；按压力量小者时间可稍长(图 13－5)。

2. 临床应用　指按法接触面积小，适用于全身各部位；掌按法接触面积大，压力重而刺激缓和，适用于腰背、腹部。有活血止痛、解痉散结、开通闭塞的功能。临床用于肢体酸痛麻木、胃脘痛、头痛等症。常与揉法结合使用，组成“按揉”复合手法，即在按压达到一定力度时，再作小幅度的缓缓揉动，做到刚中兼柔。

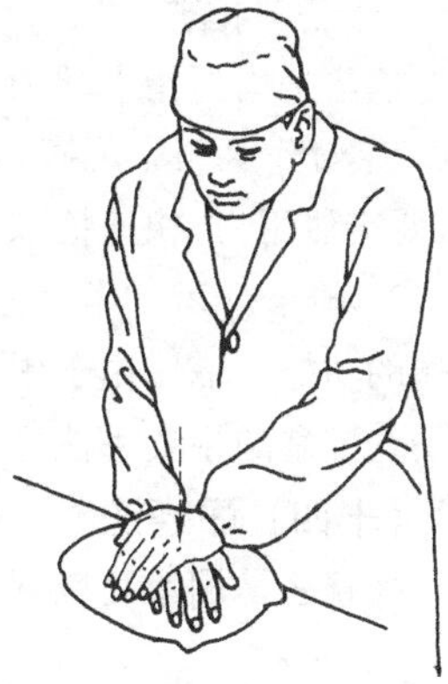

图 13－5　掌按法

(十) 点法

点法是用指端或屈指骨突部为着力部位，在一定部位或穴位，垂直下压的一种手法。用指端点称指点法；屈指用骨突部点称屈指点法。

1. 动作要领　沉肩，垂肘，意念在着力部位。点压时要垂直向下用力。用力宜由轻渐重，再由重而轻，以“得气”或患者能耐受为度，不宜久点。

2. 临床应用　本手法着力面小，刺激性强，适用于背臀部腧穴及肌肉浅薄的骨缝处。有镇静止痛、开通闭塞、疏通经络、调整脏腑、解除痉挛的功能。临床用于腰腿麻木疼痛、脘腹挛痛等症。术后宜用拇指指腹揉、按局部，缓解点穴后不舒服之感。本手法多用于穴位或压痛点，故有“点穴疗法”和“指针”之说。

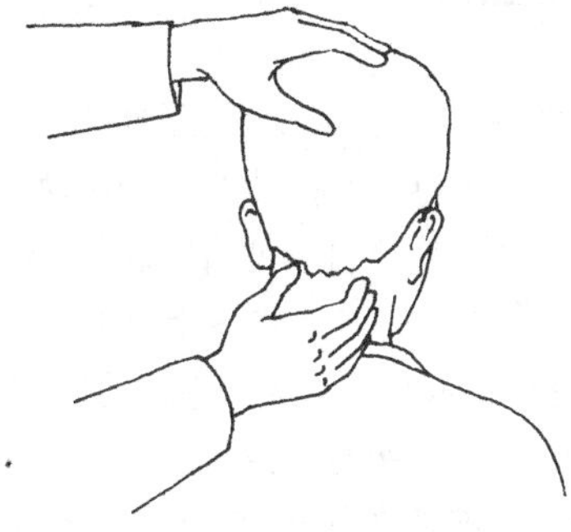

图 13－6　拿法

(十一) 拿法

拿，捏而提起。拿法是用大拇指与其他四指指面，或与示、中两指指面作相对用力，在一定穴位或部位进行节律性地提捏的一种手法。

1. 动作要领　沉肩，垂肘，悬腕，以指面和指峰为着力部，对称用力由轻而重，再由重而轻。动作要缓和而有连续性。不可突然用力，不可断断续续，或忽轻忽重。指端微带揉捏动作(图 13－6)。

2. 临床应用　本手法刺激性较强，适用于四肢、肩、颈项等部位。有祛风散寒、舒筋通络、开窍止痛、解除痉挛的功能。临床用于头痛、项强、漏肩风、腰腿疼痛、肌肉疲劳等症以及养生保健推拿。拿后宜采用摩、搓、揉等手法，缓解因刺激引起的不适感。是推拿的结束手法之一。

(十二) 捏法

捏法是用拇指与示、中、环指三指捏住某一部位，相对用力，将皮肉捏起，做连续捻转挤捏的一种手法。

1. 动作要领　沉肩，垂肘，指腹着力，以腕关节活动为主，带动掌指关节做连续不断的，轻快灵活的捻转挤捏。在作相对用力挤压动作时，要柔和、均匀而有节律性，且循序而下。频率可快可慢。捏法频率每分钟 60～120 次。

2. 临床应用　本手法柔和，适用于头部、颈部、背脊及四肢。有行气活血、舒筋通络、缓解痉挛、健脾和胃、调和阴阳的功能。临床用于腹痛腹泻、神经衰弱、月经不调、痛经等症以及养生保健推拿。捏法常用于小儿推拿，是捏脊疗法的主要手法。

（十三）掐法

掐法是用拇指末端为着力部位，在一定部位或穴位深深掐压的一种手法。

1. 动作要领　沉肩，垂肘，前臂静止发力。用力平稳，被掐部位或穴位有得气感为度。急救时，要突然用力，快速掐取人中穴，或掐压有关穴位与部位，手法要重、快，以病者清醒为度。

2. 临床应用　本手法刺激力极强，多用于穴位上，适用于急救。有开窍醒神、解除痉挛、镇静止痛的功能。临床用于中暑、昏迷、晕厥、惊风等症。临床多与揉法结合，组成“掐揉”的复合手法。是小儿推拿的主要手法之一。

（十四）踩跷法

踩跷法是用单足或双足前部为着力部位，交替踩跷一定部位的一种方法。

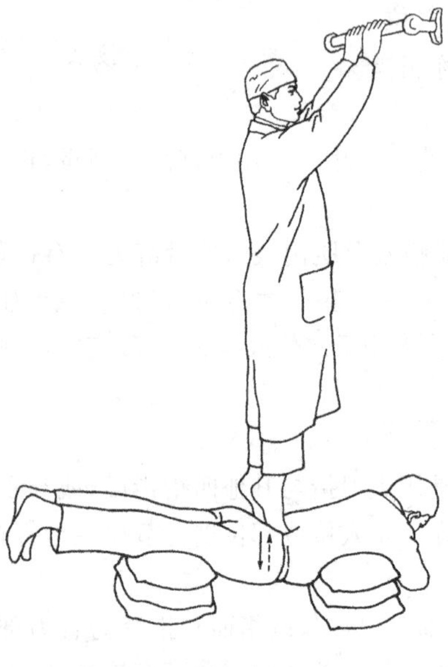

图 13－7　踩跷法

1. 动作要领　患者俯卧。医者单手或双手攀住固定在墙上的扶手，用以控制自身体重和踩跷时的力量。用双足踩踏患者的腰部，踩时以踝关节活动为主，双足前掌与足尖着力，踩、踏、揉、搓患者一定部位。动作由轻而重，逐渐增加，要柔和、均匀而有节奏。踩踏的力量和次数，宜根据病情和患者的体质而定(图 13－7)。

2. 临床应用　本手法刺激量大，适用于腰骶部及各大关节。有缓急止痛、舒筋活络、行气活血、矫正脊柱畸形的功能。临床用于腰部扭伤、腰肌劳损、风湿痹痛、腰椎间盘突出症等症。脊椎骨质病变者，体质虚弱、脊柱结核、脊柱骨折等患者忌用。

（十五）抖法

抖法是用双手握住患者的上肢或下肢远端，用力做缓缓的，连续不断的，小幅度的上下抖动的一种手法。

1. 动作要领　被抖动的肢体要自然伸直、放松。术者沉肩，垂肘，两手握住患者肢体的腕上或踝上，同时做快速小幅度的抖动，使被抖动的肢体有轻松感。动作要轻松、连续，幅度要小，频率要快。抖动的频率，抖下肢每分钟约 100 次，抖上肢每分钟约 200 次。

2. 临床应用　本手法柔和、轻快，适用于四肢，常用于上肢。有舒筋活络、调和气血、解除痉挛、通利关节、消除疲劳的功能。临床用于肩、腕、肘及腰腿痛，肢体屈伸不利等症。实际应用中常与搓法配合，作为推拿治疗的结束手法，使患者有一种舒松的感觉。

（十六）拍法

拍法是用虚掌或实掌，平稳而有节奏地拍打体表一定部位的一种手法。

1. 动作要领　沉肩，垂肘，五指自然并拢，掌指关节微屈，腕关节要自然放松。拍打时用力要均匀而有节律性，拍打后迅速提起。不要在被拍打处停顿，不可以暴力拍打，不可忽快忽慢。拍打频率每分钟 80～160 次。

2. 临床应用　本手法接触面积大，适用于肩背、腰骶及下肢部。有调和气血、舒筋通络、通利关节、缓解痉挛、消除疲劳的功能。临床用于肌肉痉挛、麻木、风湿痹痛、局部感觉迟钝、运动损伤症，以及自我养生保健推拿。常用于运动前、后的准备，放松。常与㨰、拿法配合运用。也是推拿治疗的结束手法之一。

(十七) 击法

击法是用拳背、掌根、掌侧小鱼际、指尖或棒击打体表一定穴位或部位的一种手法。手握空拳，用拳背叩击称拳击法；用拳根部叩击称掌击法；用单手或双手小鱼际叩击称侧击法；用五指，或三指，或中指指端叩击均称指尖击法；用桑枝棒或特制的器械叩击称棒击法。

1. 动作要领　沉肩，垂肘，以肘关节或肩关节活动带动腕关节的活动。动作要有节奏，用力快速而短暂，垂直叩击体表。叩击力量的大小与次数，应依据病情的需要和患者的体质与耐受情况而定。叩击的速度要均匀而有节律。

2. 临床应用　本手法刺激较强。拳击法适用于腰背部；掌击法适用于头顶、臀及大腿部；侧击法适用于颈项、腰背部及四肢；指尖击法适用于头面部；棒击法适用于腰背、臀及四肢部。有筋络活络、宣通气血、解痉止痛的功能。临床用于风湿痹痛、肌肉痉挛、头痛、腰腿疼痛、局部感觉迟钝等症以及养生保健推拿。

(十八) 摇法

摇法是用一手握住或夹住关节近端肢体，另一手握住关节远端的肢体，使关节作被动的环转活动的一种手法。

1. 动作要领　肩部放松，屈肘，肩、肘、腕关节协调活动。动作和缓，用力平稳，摇动的幅度和方向，须在患者生理功能许可的范围内进行，宜从小到大，切忌动作粗暴和蛮干。几种常用摇法的要领如下：

(1) 颈项部摇法：患者取坐位。医者站侧位，用一手扶住患者头枕后部，另一手托住下颏，作左右、前后环转摇动[图 13-8(a)]。

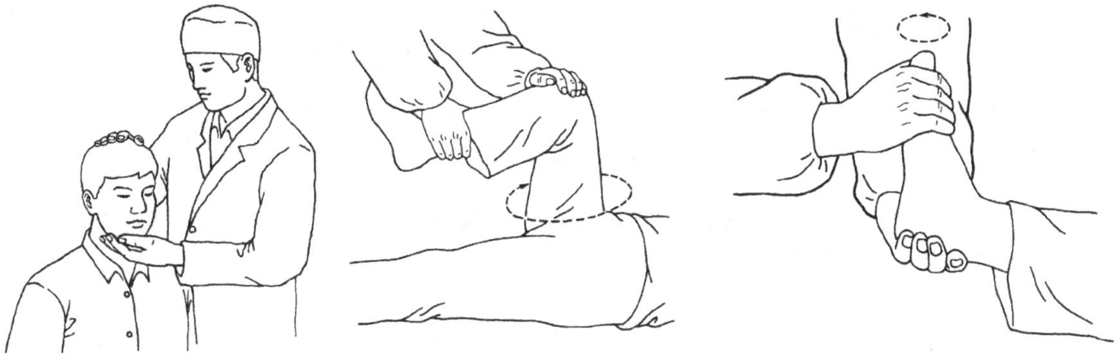

(a) 颈项部摇法　(b) 髋关节摇法　(c) 踝关节摇法

图 13-8　摇　法

(2) 肩关节摇法：根据病情需要，有 3 种方法：

1) 托肘摇法：患者取座位，肩部放松，屈肘。医者一手压住肩部，另一手托住患肢肘部，作肩关节的环转摇动。

2) 握手摇法：患者取座位。医者左手扶住肩部，右手握住腕部，作肩关节的小幅度环转摇动。

3) 大幅度摇:患者取座位。医者站在侧位,一手握住腕上,作肩关节的大幅度环转摇动,另一手同时自前臂至肩部做掌抹法。

(3) 髋关节摇法:患者仰卧位,屈髋屈膝。医者一手托住患者同侧足跟,另一手按住膝部,作髋关节的环转摇动[图 13-8(b)]。

(4) 踝关节摇法:患者取仰卧位或坐位,下肢自然下垂。医者站在足跟后方,一手握住大拇指部,作踝关节环转摇法[图 13-8(c)]。

2. 临床应用　本手法适用于四肢关节及颈项、腰部。有滑利关节、通经活血、预防和解除粘连的功能。临床应用于关节强硬、屈伸不利、肌肉劳损、韧带损伤后活动功能障碍等症以及自我保健推拿。本手法又为小儿常用推拿手法之一。

(十九) 背法

背法是患者和医生背靠背站立,医生用两肘套住患者肘弯部,将患者反背起来做颤动或摇动的一种手法。

1. 动作要领　两肩放松,弯腰、屈膝、挺臀,以臀部抵住患者第四、五腰椎或腰骶部。背起患者,使其双足离地,作快速伸膝挺臀动作,同时以臀部着力颤动或摇动患者腰部。幅度不宜过大,频率不宜过快,臀部的颤动要和两膝的屈伸协调(图 13-9)。

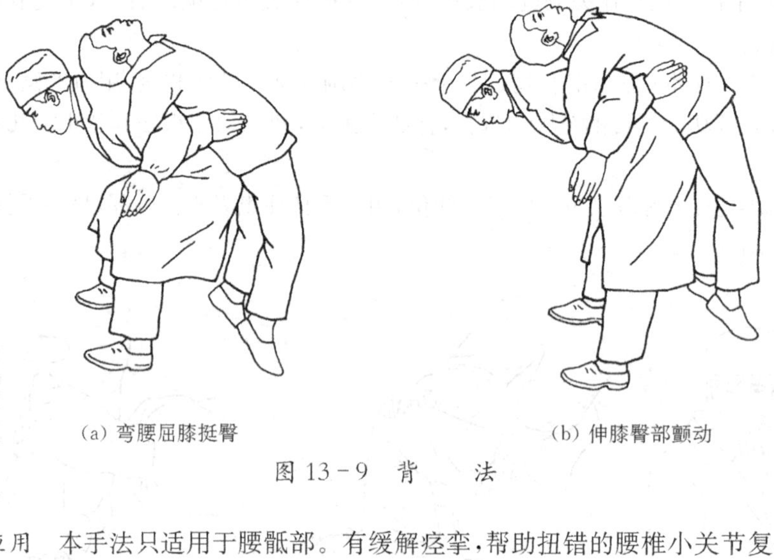

(a) 弯腰屈膝挺臀　　(b) 伸膝臀部颤动

图 13-9　背　法

2. 临床应用　本手法只适用于腰骶部。有缓解痉挛,帮助扭错的腰椎小关节复位及椎间突出物还纳的功能。临床用于腰部急性损伤及腰椎间盘突出症等。

第二节　拔　罐

拔罐法,古称角法,也称吸筒疗法、火罐疗法,是指以罐为工具,利用热力、抽气等方法,排出罐内空气,造成负压而吸附于病变部位或穴位,产生局部充血、瘀血,以防治疾病的治疗方法。

拔罐法的应用,历史悠久。现在,火罐的质料、种类均有了较大的改进与发展,拔罐的方法也从单纯的留罐发展为闪罐、走罐以及与药物、磁疗、电子、红外线等结合的多功能罐法。拔罐的适应范围更扩大了,外科、内科、伤科等都有它的适应证。特别是在各种休闲保健中心,人们开始选用拔罐法消除疲劳及进行养生保健。

一、罐的种类

罐的种类很多,常用的有陶罐、竹罐、玻璃罐、抽气罐等。

(一) 陶罐

陶罐是用陶土烧制而成,罐的中间略向外凸出,两头小底平,状如腰鼓。陶罐的优点是吸力大。缺点是容易摔碎。

(二) 竹罐

竹罐用粗毛竹,截成长为 6～10 cm 的腰鼓形圆筒,一端作罐口,另一端留节作底,刮去青皮和竹内膜,砂纸磨光滑即可。竹罐的优点是制作简便,不易摔碎。缺点是吸附力小,易燥裂漏气。

(三) 玻璃罐

玻璃罐用耐热的玻璃加工而成,肚大口小,状如笆斗,罐口平滑。分为大、中、小 3 种型号。优点是质地透明,能直接观察拔罐部位的充血变化,有利于掌握拔罐治疗情况。缺点是易摔碎。

特殊情况下,可选用口小腔大、口部光滑平整、耐热,并能产生一定吸附力的器具,作为代用罐。如玻璃罐头瓶、杯子、小口碗等。但需选瓶口光滑、无破损者,以免损伤皮肤。

(四) 连体式抽气罐

罐与抽气器连为一体。罐体为透明塑料,顶部有活塞,用于排出空气,产生负压。优点是吸附可根据临床情况,随意调节,不易损坏。

(五) 分体式抽气罐

常用的有带有活塞嘴的透明塑料罐。罐与抽气器分开,罐有大、中、小等不同规格。使用时把罐罩在施术部位,将抽气唧筒与罐嘴对接,连续抽唧筒至吸附为止。优点是操作方便,可观察罐内情况,负压大小可以调整,并能避免烫伤。缺点是没有火罐的温热刺激。

二、拔罐方法

临床用的拔罐方法有火罐、水罐以及抽气罐法等。

(一) 火罐法

火罐法是利用火力使罐内气体膨胀排除空气,从而产生负压,使罐吸附于施术部位皮肤上的一种拔罐方法。常用的有闪火法、投火法、贴棉法 3 种。

1. 闪火法　用镊子或止血钳夹住乙醇棉球,或用长纸条点燃后在罐内壁中段绕 1～3 圈后,迅速退出,立即将罐罩在施术部位上。本法适用于全身任何部位的拔罐。

2. 投火法　将小纸片或乙醇棉球点燃后,投入罐内,立即将罐罩在施术的部位。本法适用于侧身位拔罐。

3. 贴棉法　将直径约为 2 cm 的薄棉花片,蘸少许 95%乙醇,贴在罐内壁的中段,用火柴点燃后,迅速罩在施术部位上。需防乙醇蘸过多,滴下烫伤皮肤。本法适用于侧身位拔罐。

(二) 水罐法

用竹罐倒置锅内加水煮沸 2～3 min,用卵圆钳倒夹竹罐的底端,倾倒去水液,并用湿毛巾紧捂罐口,乘热迅速扣在施术部位上。本法适用于全身各部位拔罐。

(三) 抽气法

将抽气罐紧扣在需拔罐的部位上,然后将罐内的空气抽出,使之产生负压吸附。本法避免烫伤,常与水罐等法配合同用,适用于身体任何部位拔罐。

（四）推罐法

推罐法亦称走罐法，属于“火罐法应用”的一种。选用罐口较大的玻璃罐，在需推罐的皮肤上或罐口涂一些凡士林等润滑油脂，用闪火法将罐吸附后，医者右手握住罐底，稍倾斜，向上、下或左、右来回推拉移动，至所拔部位的皮肤红润、充血，甚或瘀血时，将罐起下。本法适应与颈肩、腰背、大腿等肌肉丰满部位的拔罐。

三、起罐方法

拔罐后一般留罐 10～15 min 即可起罐。起罐方法是左手拿罐，右手示指或拇指轻轻按压罐口的皮肤，待空气进入罐内，火罐即可取下。

四、适应范围

拔罐法有消肿止痛、活血行气、温通经络、除湿祛寒的作用。一般常用于肩背、腰腿风湿痹证；呕吐、腹泻、胃痛等胃肠疾病；感冒、咳嗽、哮喘等肺部疾病；痛经、闭经等妇科疾患；软组织损伤、痈疽初起、痤疮等外伤科疾病等等。同时，单罐法多于病变范围较小的疾病；多罐法多用于病变范围较广泛的疾病。如胃痛，用单罐拔中脘穴；腰肌劳损，可用多罐同时拔肾俞、大肠俞、腰眼和阿是穴。

五、注意事项

(1) 拔罐时要选择肌肉丰满的部位和适当的体位拔罐。若骨骼凹凸不平，毛发过多处或皮肉松弛的部位不宜拔罐。

(2) 拔罐时宜依据应拔部位面积的大小，选择大小合适的罐。

(3) 选用火罐法时应注意不要烫伤或灼伤皮肤。若烫伤或留罐时间太长，导致皮肤起水疱时，小疱不做特殊处理，敷盖消毒纱布，以防止擦破皮肤；若水疱较大，宜用消毒针头将水放出，再用消毒纱布敷盖，防止感染。

(4) 皮肤有溃疡，过敏，水肿和大血管分布部位等，均不宜拔罐。有出血性疾病以及孕妇的腰骶部、腹部都不宜拔罐。

小结

推拿是指运用各种手法作用于人体体表的一定部位或穴位上的一种治疗方法。推拿的作用原理有疏通经络、调和气血、通利关节、调整内脏功能、提高抗病能力。推拿八法是温法、清法、补法、泻法、和法、通法、汗法、散法。推拿介质又称推拿递质，是指为了防止损伤皮肤和加强疗效，在手法操作前先涂抹在治疗局部皮肤表面的一种物质。推拿常用于临床及保健。推拿禁忌应注意，传染病、感染性疾病、恶性肿瘤、出血症、骨折、内脏病变、妇女妊娠期腹部和腰骶等不宜。常用的推拿手法有擦法、揉法、推法、拿法、按法、摩法、抹法、搓法、捏法、掐法、抖法、拍法、击法、摇法、背法、踩跷法等。每一种推拿手法都有其相应的动作要领和临床应用。

拔罐法是指以罐为工具，利用热力、抽气等方法，排出罐内空气，造成负压而吸附于病变部位或穴位，产生局部充血、瘀血，以防治疾病的治疗方法。拔罐法有消肿止痛、活血行气、温通经络、除湿祛寒的作用。罐的种类有陶罐、竹罐、玻璃罐、抽气罐等。临床用的拔罐方法有火罐、水罐以及抽气罐法等，其中闪火法临床最常用。拔罐一般常用于肩背、腰腿风湿痹证等。拔罐时注意不要灼伤皮肤；皮肤有溃疡、过敏、水肿和大血管分布部位等均不宜拔罐；有出血性疾病患者以及孕妇的腰骶部、腹部都不宜拔罐。

练习题

一、单选题

1. 㨰法滚动频率每分钟（　　）次。
   A. 100～120　B. 120～160　C. 140～160　D. 160～180　E. 180～200
2. 用拇指端或中指端，或手掌为着力点，按压一定部位或穴位的手法是（　　）。
   A. 推法　B. 拿法　C. 按法　D. 摩法　E. 擦法
3. 常用于小儿推拿，是捏脊疗法的主要手法的是（　　）。
   A. 抹法　B. 㨰法　C. 揉法　D. 捏法　E. 搓法
4. 刺激力极强，多用于穴位上，适用于急救的手法是（　　）。
   A. 抖法　B. 点法　C. 拍法　D. 掐法　E. 击法
5. 刺激量大，适用于腰骶部及各大关节的手法是（　　）。
   A. 踩跷法　B. 摇法　C. 掐法　D. 背法　E. 击法
6. 拔罐后一般留罐（　　）min 即可起罐。
   A. 1～5　B. 5～10　C. 10～15　D. 15～20　E. 20～25
7. 拔罐法的适应范围不包括（　　）。
   A. 肩背、腰腿风湿痹证、软组织损伤　B. 呕吐、腹泻、胃痛等胃肠疾病　C. 感冒、咳嗽、哮喘等肺部疾病　D. 痛经、闭经等妇科疾患　E. 痈疽疮疡久溃不敛

二、多选题

1. 推拿的作用原理有（　　）。
   A. 疏通经络　B. 调和气血　C. 通利关节　D. 调整内脏功能　E. 提高抗病能力
2. 推拿的禁忌证有（　　）。
   A. 骨髓炎　B. 恶性肿瘤　C. 溃疡性皮炎　D. 骨折早期　E. 妊娠妇女的腹部、臀部、腰骶部
3. 抖法有（　　）的功能。
   A. 舒筋活络　B. 调和气血　C. 解除痉挛　D. 通利关节　E. 消除疲劳
4. 推法临床常用于（　　）等病症。
   A. 肝郁气滞　B. 脘腹胀满　C. 肩臂酸痛　D. 麻木不仁　E. 以上都不是
5. 罐的种类很多，常用的有（　　）等。
   A. 陶罐　B. 竹罐　C. 玻璃罐　D. 抽气罐　E. 以上都不是

三、填空题

1. 推拿手法的基本要求是________、________、________、________，从而达到________。
2. 抖法抖动的频率是：抖动下肢每分钟约________。抖动上肢每分钟约________。
3. 推拿的结束手法有________、________、________、________。
4. 掐法临床常用于________、________、________、________。
5. 踩跷法的忌用对象是________、________、________、________。
6. 拿法适用于________、________、________等部位。
7. 摩法有________、________、________、________的功能。
8. 拔罐法有________、________、________、________的作用。

四、名词解释

推拿　　推拿介质　　揉法　　拔罐法

五、简答题

1. 试述推拿的适应证有哪些。
2. 试述拔罐法的注意事项。

第十四章
常见病证

导学

掌握：常见病的概念和辨证论治。
熟悉：常见病的病因病机。
了解：常见病的预防与调护。

第一节 感冒

感冒是感受触冒风邪，邪犯卫表所致的外感疾病。临床表现以鼻塞、流涕、喷嚏、咳嗽、头痛、恶寒发热、全身不适为特征。一般感冒四时皆有，尤以冬春两季多见。

感冒又称伤风，证候较重者称为重伤风。外感风寒所致者又叫冒寒。病情严重，具有较强的传染性，并在一个时期内广泛流行者，称为时行感冒。

西医学中普通感冒、流行性感冒、急性上呼吸道感染，可参考本病辨证论治。

【病因病机】

风为六淫之首，流动于四时之中。故外感为病，常以风邪为先导。本病病因以感受风邪为主，并与人体正气强弱密切相关。病机为卫表不和，肺气失宣，病理性质有寒、热两类。病位在肺卫。

【辨证论治】

1. 风寒束表

证候：恶寒重，发热轻，无汗，头痛，肢节酸痛，鼻塞流涕，咽痒咳嗽，痰稀色白，舌苔薄白而润，脉浮紧。

病机：风寒外束，卫阳被郁，腠理闭塞，肺气不宣。

治法：辛温解表。

方剂：荆防败毒散加减。若表湿较重，肢体酸痛，头重头胀者，用羌活胜湿汤。

2. 风热犯表

证候：发热，微恶风，汗出，咳痰黏黄，咽痛口干，鼻流浊涕，舌苔薄白或微黄，脉浮数。

病机：风热犯表，热郁肌腠，卫表失和，肺失清肃。

治法：辛凉解表。

方剂：银翘散加减。

3. 暑湿伤表

证候：身热而汗出不解，肢体酸重或疼痛，头昏重胀痛，心烦口渴，小便短赤，口黏，渴不多饮，胸闷脘痞，泛恶，舌苔薄黄而腻，脉濡数。

病机：暑湿伤表，表卫不和，肺气不清。

治法：清暑祛湿解表。

方剂：新加香薷饮加减。

4. 气虚感冒

证候：恶寒甚，发热轻，无汗或自汗，头痛身楚，咳嗽，痰白，咯痰无力，气短懒言，反复感冒，舌淡苔白，脉浮而无力。

病机：素体气虚，卫外不固，风邪乘袭。

治法：益气解表。

方剂：参苏饮加减。若表虚自汗，易伤风邪者，可常服玉屏风散；阳虚外感，当助阳解表，用再造散。

5. 阴虚感冒

证候：身热或午后低热，微恶风寒，少汗，干咳少痰或痰中带血，口干咽燥，手足心热，舌红少苔，脉细数。

病机：阴亏津少，外受风热，表卫失和。

治法：滋阴解表。

方剂：加减葳蕤汤加减。

【单方验方】

(1) 葱白 10 g，芫荽 10 g，生姜 5 片，加红糖 5 g，水煎服，治疗风寒感冒。

(2) 羌活 10 g，紫苏 10 g，白芷 10 g，生姜 3 片，水煎服，治疗风寒感冒。

(3) 桑叶 10 g，菊花 10 g，金银花 10 g，荆芥 10 g，水煎服，治疗风热感冒。

【预防与调护】

(1) 防止感受外邪：生活上应慎起居，适寒温，冬春之季注意防寒保暖，盛夏亦不可贪凉露宿。注意锻炼身体，增强体质，以御外邪。在流行季节，应尽量少去人口密集的公共场所，防止交叉感染。室内可用食醋熏蒸法，作空气消毒，以预防传染。

(2) 注意服药要求：汤剂不宜久煎。趁温热服，服后避风覆被取汗，或进热粥、米汤以助药力。出汗后尤应避风，以防复感。

(3) 加强观察护理：注意体温、出汗、脉搏、神志等情况的观察，对时感重症及老年、体虚者，更须加强观察，注意病情变化，得汗脉静身凉为病邪外达之象。

第二节　咳　　嗽

咳嗽是指外感或内伤等因素，导致肺气上逆，以咳嗽、咯痰为主要表现的病证。

西医学中急性、慢性支气管炎，上呼吸道感染等以咳嗽为主症者，可参考本病辨证论治。

【病因病机】

病因有外感、内伤之分。外感咳嗽为六淫外邪犯肺，有风寒、风热、风燥等不同。内伤咳嗽为脏腑功能失调，有肝火、痰湿、痰热、肺虚等区别。病机为邪气干肺，肺失宣降，肺气上逆，发为咳嗽。病位在肺，与肝、脾、肾等脏器有关。

【辨证论治】

(一)外感咳嗽

1. 风寒束肺

证候:咳嗽声重,咯痰稀薄色白,咽痒,鼻塞,流清涕,头痛,肢体酸楚,或见恶寒发热,无汗等表证,舌苔薄白,脉浮紧。

病机:风寒袭肺,肺气失宣。

治法:疏风散寒,宣肺止咳。

方剂:三拗汤合止嗽散加减。

2. 风热犯肺

证候:咳嗽频剧,气粗或咳声嘶哑,喉燥咽痛,咯痰不爽,痰黏稠或黄,咳时汗出,常伴口渴,鼻流黄涕,头身疼痛,或见发热、恶风等表证,舌苔薄黄,脉浮数。

病机:风热犯肺,肺失清肃。

治法:疏风清热,宣肺止咳。

方剂:桑菊饮加减。

3. 燥邪伤肺

证候:干咳,连声作呛,喉痒,咽喉干痛,唇鼻干燥,无痰或痰少,不易咯出,或痰中带有血丝,口干,初起或伴鼻塞、头痛、微寒、身热等表证,舌质红干而少津,苔薄白或薄黄,脉浮数。

病机:风燥伤肺,肺失清润。

治法:疏风清肺,润燥止咳。

方剂:桑杏汤加减。

(二)内伤咳嗽

1. 痰湿蕴肺

证候:咳嗽痰多,咳声重浊,因痰而嗽,痰黏腻或稠厚成块,色白或带灰色,以晨起咳痰尤甚,常伴胸闷,脘痞,呕恶,食少,体倦,大便时溏,舌苔白腻,脉象濡滑。

病机:脾湿生痰,上渍于肺,壅遏肺气。

治法:燥湿化痰,理气止咳。

方剂:二陈汤合三子养亲汤加减。

2. 痰热郁肺

证候:咳嗽气息粗促,或喉中有痰声,痰多质黏或稠黄,咯吐不爽,或有身热,口干而黏,欲饮水,舌质红,舌苔黄腻,脉滑数。

病机:痰热壅肺,肺失肃降。

治法:清热肃肺,豁痰止咳。

方剂:清金化痰汤加减。

3. 肝火犯肺

证候:上气咳逆阵作,咳时面赤,咽干口苦,常感痰滞咽喉而咯之难出,量少质黏,或如絮条状,胸胁胀痛,咳时引痛。症状可随情绪波动而增减,舌红或舌边红,舌苔薄黄少津,脉弦数。

病机:肝郁化火,上逆犯肺。

治法:泻肝清肺,降气止咳。

方剂:黛蛤散合泻白散加减。

4. 肺阴亏耗

证候：干咳，咳声短促，或痰中带血丝，或声音逐渐嘶哑，口干咽燥，或午后潮热，颧红，盗汗，口干，日渐消瘦，神疲，舌质红、少苔，脉细数。

病机：肺阴亏虚，虚热内灼，肺失肃降。

治法：滋阴润肺，化痰止咳。

方剂：沙参麦冬汤加减。

【单方验方】

(1) 川贝母 10 g，秋梨 1 个，煮汁饮服，治阴虚咳嗽。

(2) 浙贝母 10 g，苏子 10 g，莱菔子 10 g，桔梗 10 g，水煎服，治痰湿咳嗽。

(3) 栝楼 15 g，黄芩 10 g，桑白皮 10 g，水煎服，治痰热咳嗽。

【预防与调护】

(1) 平素易于感冒者，配合防感冒保健操，面部迎香穴按摩，夜间足三里艾熏。

(2) 慢性久咳肺气虚弱者，适当参加体育锻炼，以增强体质，提高抗病能力。

(3) 内伤咳嗽多呈慢性反复发作，尤其应当注意起居饮食的调护，饮食不宜甘肥、辛辣及过咸。

(4) 易出汗者，应及时更换干衣或用干毛巾擦干汗液，以避免受凉感冒加重病情。

第三节　喘　　证

喘证是指以呼吸困难，甚至张口抬肩，鼻翼煽动，不能平卧为主要表现的一种病证，是许多急性、慢性疾病病程中常见的一个症状。

西医学中急性、慢性喘息型支气管炎，肺炎，肺气肿，心源性哮喘，肺源性心脏病，肺结核，矽肺以及癔病等疾病出现呼吸困难时，可参考本病辨证论治。

【病因病机】

喘证的成因虽然很多，但不外乎外感与内伤两方面。外感为六淫侵袭；内伤可由饮食、情志、劳欲、久病所致。病机为肺气上逆，宣降失常或气无所主，肾不纳气。病位在肺肾，与肝脾有关。

【辨证论治】

(一) 实喘

1. 风寒袭肺

证候：喘咳气急，胸部胀闷，咳嗽，痰多稀薄色白，初起多兼恶寒，头痛，无汗，口不渴、舌淡苔薄白，脉浮紧。

病机：风寒壅肺，肺气不宣。

治法：宣肺散寒平喘。

方剂：麻黄汤加减。若内有寒饮，外受客寒而诱发喘咳，痰多黏白呈泡沫状，用小青龙汤。

2. 痰热壅肺

证候：喘咳气涌，胸部胀痛，痰稠黏色黄，或有血痰，伴有胸中烦热，身热、有汗，渴喜热饮、咽干、面红，尿赤涩，或大便秘结，舌苔黄腻，脉滑数。

病机：痰热郁肺，肺气壅实，肃降无权。

治法：清泄痰热。

方剂：桑白皮汤加减。

3. 痰浊阻肺

证候：喘而胸满闷窒，甚则胸盈仰息，咳嗽痰多黏腻色白，咯吐不利，呕恶，纳呆，口黏不渴，舌苔白腻，脉滑。

病机：痰浊壅肺，肺气失降。

治法：化痰降气平喘。

方剂：二陈汤合三子养亲汤加减。

4. 肝气犯肺

证候：每因情志刺激而诱发，发病时突然呼吸短促，咽中不适，息粗气憋，胸闷而痛，咽中如窒，伴有失眠，心悸，苔薄，脉弦。

病机：肝气犯肺，肺气不降，上逆为喘。

治法：开郁降气平喘。

方剂：五磨饮子加减。

（二）虚喘

1. 肺虚

证候：喘促短气，动则加重，言语无力，咳声低弱，自汗畏风，舌淡红，脉象软弱。

病机：肺气虚弱，气无所主。

治法：补肺益气。

方剂：补肺汤加减。若自汗畏风，易感者，可合玉屏风散。

2. 肾虚

证候：呼多吸少，动则尤甚，喘促日久，形瘦神惫，气不得续，汗出，肢冷面青，舌淡，脉沉细。

病机：肾虚精亏，摄纳无权。

治法：补肾纳气。

方剂：金匮肾气丸合参蛤散加减。

【单方验方】

(1) 紫衣胡桃肉 10 个，每晚临睡前缓嚼，用淡盐水送服，治肾虚喘证。

(2) 紫河车粉 1.5 g，每日 2～3 次，开水送服，治肾虚喘证。

(3) 桑白皮、葶苈子各等份，炒黄，捣为粗末，水煎 10 g，取汁，食后温服，治痰喘、热喘。

【预防与调护】

(1) 凡有喘证病史者，平时应节制饮食，少食甜黏肥腻之品，以免助湿生痰。并应戒烟酒，忌辛热动火刺激类食品。

(2) 气候变化时尤需慎风寒，以免感受外邪而诱发。

(3) 若因情志致喘者，更应怡情悦志，避免不良刺激。

(4) 加强体疗、气功锻炼，以固根本。活动量根据个人体质强弱而定，不宜过度疲劳。

第四节 胸 痹

胸痹是指以胸部闷痛，甚则胸痛彻背，喘息不得卧为主要表现的一种病证，轻者仅感胸闷如窒，呼吸欠畅，重者则有胸痛，严重者心痛彻背，背痛彻心。

西医学中冠状动脉粥样硬化性心脏病，以及其他疾病出现胸痹证候者，可参考本病辨证论治。

【病因病机】

本病主要由年老体衰，劳倦内伤，使心、肾、脾脏虚损，或者饮食失节，情志不遂，寒邪内侵，形成气滞、血瘀、痰阻、寒凝等病变，致使心脉瘀阻而发病。主要病机为心脉痹阻，性质有虚实之分。病位在心，与肝、脾、肾相关。

【辨证论治】

1. 心血瘀阻

证候：心胸疼痛，如刺如绞，痛有定处，入夜为甚，甚则心痛彻背，背痛彻心，痛引肩背，伴有胸闷，日久不愈，可因暴怒，劳累而加重，舌质暗红，或紫暗，有瘀斑，舌下瘀筋，苔薄，脉弦涩或结、代、促。

病机：血行瘀滞，心脉不通。

治法：活血化瘀，通脉止痛。

方剂：血府逐瘀汤加减。若气虚血瘀者，伴气短乏力，自汗，脉细弱或结代，当益气活血，用人参养营汤合桃仁四物汤。

2. 气滞心胸

证候：心胸满闷，隐痛阵发，痛有定处，时欲太息，遇情志不遂时容易诱发或加重，脘腹胀闷，嗳气或矢气则舒，苔薄或薄腻，脉细弦。

病机：情志抑郁，气滞心胸，血脉不和。

治法：疏调气机，和血舒脉。

方剂：柴胡疏肝散加减。若气郁日久化热，心烦易怒，口干便秘，舌红苔黄，脉弦数者，用丹栀逍遥散；便秘严重者加当归芦荟丸。

3. 痰浊闭阻

证候：胸闷重而心痛微，痰多气短，肢体沉重，形体肥胖，遇阴雨天而易发作或加重，倦怠乏力，纳呆便溏，咯吐痰涎，舌体胖大且边有齿痕，苔白腻，脉滑。

病机：痰浊盘踞，胸阳失展，气机痹阻，脉络阻滞。

治法：通阳泄浊，豁痰宣痹。

方剂：栝蒌薤白半夏汤加减。若痰浊郁而化热者，用黄连温胆汤加郁金；痰浊闭塞心脉，猝然剧痛，可用苏合香丸、速效救心丸等舌下含化。

4. 寒凝心脉

证候：猝然心痛如绞，心痛彻背，喘不得卧，多因气候骤冷而发病或加重，形寒，甚则手足不温，冷汗自出，胸闷气短，心悸，面色苍白，苔薄白，脉沉紧。

病机：素体阳虚，阴寒凝滞，气机痹阻，心阳不振。

治法：辛温散寒，振通心阳。

方剂：当归四逆汤加减。若阴寒极盛，胸痹重症，表现胸痛剧烈，痛无休止，伴身寒肢冷，气短喘息，脉沉紧或沉微者，宜温通，予乌头赤石脂丸；痛剧而四肢不温，冷汗自出，即舌下含化苏合香丸每获止痛速效。

5. 气阴两虚

证候：胸闷隐痛，时作时休，心悸气短，倦怠懒言，面色少华，五心烦热，口干少津，易汗出，舌红少苔，脉细数无力。

病机：气阴两虚，心脉痹阻。

治法：益气通脉，鼓动心阳。

方剂：生脉散加减。若见心动悸，脉结代，可改用炙甘草汤。

6. 心阳虚衰

证候：心悸而痛，胸闷气短，自汗，动则更甚，面色㿠白，神倦怯寒，四肢欠温或肿胀，舌质淡胖，边有齿痕，苔白或腻，脉沉细迟。

病机：阳气虚衰，心阳不振，命门火衰，血行瘀滞。

治法：温补阳气，振奋心阳。

方剂：参附汤合桂枝甘草汤。若心肾阳虚，兼见腰膝酸软，小便清长，可合用肾气丸。

【单方验方】

(1) 速效救心丸(川芎、冰片等)，每日 3 次，每次 4～6 粒含服，急性发作时每次 10～15 粒。功效活血理气，治疗胸痹气滞血瘀证。

(2) 苏合香丸，每服 1～4 丸，疼痛时服用，功效芳香温通，理气止痛，治疗胸痹心痛属寒凝气滞证。

(3) 补心气口服液(黄芪、人参等)，每次 10 ml，每日 2 次。功效补气养心止痛，用于胸痹心痛气虚明显者。

【预防与调护】

(1) 调摄精神，保持心情愉快，避免过于激动或喜怒忧思无度。

(2) 保持生活起居有常，劳逸结合，寒温适宜。

(3) 节制饮食，禁烟限酒。

(4) 加强护理及监护。

第五节 眩 晕

眩晕是指以头晕目眩为主要表现的一类病证。眩是指眼花或眼前发黑，晕是指头晕或感觉自身或外界景物旋转。两者常同时并见，故统称为眩晕，或伴有恶心、呕吐、汗出，甚则昏倒等证候。

西医学中高血压病、脑动脉硬化、颈椎病、梅尼尔病等出现以眩晕为主症者，可参考本病辨证论治。

【病因病机】

本病的病因有饮食不节、情志不遂、体虚年高等多种因素。其病机主要有肝阳上亢、肾精不足、气血亏虚、痰浊内蕴、瘀血阻络等致清窍不利而发生眩晕。多属本虚证或本虚标实之证。病位主要在清窍，与肝、脾、肾三脏相关，尤以肝为主。

【辨证论治】

1. 肝阳上亢

证候：眩晕，耳鸣，头目胀痛，口苦，失眠多梦，遇烦劳、郁怒而加重，甚则仆倒，急躁易怒，舌红苔黄，脉弦数。

病机：肝阳风火，上扰清窍。

治法：平肝潜阳，补益肝肾。

方剂：天麻钩藤饮加减。

2. 痰浊中阻

证候：眩晕，头重昏蒙，或伴视物旋转，胸闷恶心，呕吐痰涎，食少多寐，舌苔白腻，脉濡滑。

病机：痰浊中阻，上蒙清窍，清阳不升。

治法：燥湿健脾，和胃止呕。

方剂：半夏白术天麻汤加减。

3. 瘀血阻窍

证候：眩晕耳鸣，或头部刺痛，失眠，健忘，面唇紫暗，舌暗有瘀斑，脉涩或细涩。

病机：瘀血阻络，气血不畅，脑失所养。

治法：活血化瘀，通窍止痛。

方剂：通窍活血汤加减。

4. 气血亏虚

证候：眩晕，动则加剧，劳累即发，面白无华，神疲乏力，倦怠懒言，心悸少寐，纳少腹胀，舌淡，苔薄白，脉细弱。

病机：气血亏虚，脑失所养。

治法：补益气血，健运脾胃。

方剂：归脾汤加减。若中气不足，清阳不升，兼见气短乏力，神疲纳少，便溏下坠，脉象无力者，可合用补中益气汤。

5. 肝肾阴虚

证候：眩晕日久不愈，腰酸膝软，少寐多梦，健忘，两目干涩，视力减退，颧红咽干，五心烦热，舌红少苔，脉细数。

病机：精血不足，髓海空虚，脑失所养。

治法：滋养肝肾，益精填髓。

方剂：左归丸加减。

【单方验方】

(1) 补中益气丸，每次 6 g，日服 2 次。适用于中气不足、气血亏虚之眩晕。

(2) 牛黄降压丸，每次 1 丸，日服 2 次。适用于肝火旺盛之头目眩晕、烦躁不安、高血压。

(3) 脑立清，每次 1 袋，日服 2 次。适用于肝阳上亢之眩晕。

(4) 全天麻胶囊，每次 3～6 粒，日服 3 次。适用于头痛眩晕，肢体麻木，癫痫抽搐。

【预防与调护】

(1) 坚持体育锻炼，增强体质，保持心情舒畅，情绪稳定，避免七情过激；注意劳逸结合，避免体力和脑力的过度劳累，节制房事；饮食有节，防止暴饮暴食、过食肥甘醇酒及过咸伤肾之品。

(2) 眩晕发病后要及时治疗，注意休息，严重者当卧床休息；注意饮食清淡，保持情绪稳定，避免突然、剧烈的体位改变和头颈部运动，以防眩晕证候加重，或发生昏仆。有眩晕史的患者，避免剧烈体力活动和高空作业。

第六节 中　　风

中风是指以突然昏仆，不省人事，伴口眼歪斜，半身不遂，或轻者不经昏仆，仅以口眼歪斜、半身不遂、语言謇涩为主症的一种疾病。此病多发于中年以上，好发于冬春季节，是临床上常见的一种危重病。

西医学中脑梗死(包括脑血栓形成，脑栓塞以及腔隙性梗死)、脑出血、蛛网膜下腔出血等有与本病相同症状者，可参考本病辨证论治。

【病因病机】

中风的形成，有原始病因和诱发因素。原始病因以情志不调，久病体虚，饮食不节，素体阳亢为主。诱发因素主要为烦劳、恼怒、醉饱无常、气候变化等。病机主要为阴阳失调，气血逆乱，上冲于脑。轻者中经络，重者中脏腑。中脏又有闭脱之分，闭证邪势盛，多见痰火内闭；脱证正气虚，可致阴竭阳亡。病位在脑，与心肝肾相关。

【辨证论治】

（一）中经络

1. 脉经空虚，风痰入中

证候：肌肤不仁，手足麻木，突然口眼歪斜，语言不利，口角流涎，甚则半身不遂，或兼见恶寒、发热、肢体拘急、关节酸痛等，苔薄白，脉浮数。

病机：正气不足，脉络空虚，风邪挟痰窜犯经络。

治法：祛风养血，化痰通络。

方剂：大秦艽汤加减。

2. 肝肾阴虚，风阳上扰

证候：突然发生口眼歪斜，舌强语謇，或手足重滞，甚则半身不遂，平素头晕头痛，耳鸣目眩，少寐多梦，腰酸膝软，舌质红或苔腻，脉弦细数或弦滑。

病机：阴虚阳亢，风阳上扰。

治法：育阴潜阳，镇肝熄风。

方剂：镇肝熄风汤加减。

（二）中脏腑

1. 闭证

闭证的主要证候是突然昏仆，不省人事，牙关紧闭，口噤不开，两手握固，大小便闭，肢体强痉。根据有无热象，又有阳闭和阴闭之分。

（1）阳闭

证候：突然昏仆，不省人事，牙关紧闭，口噤不开，两手握固，大小便闭，肢体强痉，面赤身热，气粗口臭，躁扰不宁，苔黄腻，脉弦滑而数。

病机：风阳暴升，上蒙清窍。

治法：辛凉开窍，清肝熄风。

方剂：首先灌服或鼻饲至宝丹，或安宫牛黄丸，以辛凉开窍，再用羚羊角汤。

（2）阴闭

证候：突然昏仆，不省人事，牙关紧闭，口噤不开，两手握固，大小便闭，肢体强痉，面白唇暗，静卧不烦，四肢不温，痰涎壅盛，苔白腻，脉沉滑。

病机：风夹痰湿，上壅清空。

治法：辛温开窍，豁痰熄风。

方剂：先用苏合香丸以辛温开窍，再用涤痰汤以豁痰熄风。

2. 脱证

证候：突然昏仆，不省人事，目合口张，鼻鼾息微，手撒肢冷，汗多，大小便自遗，肢体软瘫，舌痿，脉细弱或脉微欲绝。

病机：正不胜邪，阳气欲脱，或阴竭阳亡。

治法：益气回阳，扶正固脱。

方剂：大剂参附汤合生脉散。

(三) 后遗证

1. 气虚血瘀

证候:半身不遂,肢软无力,患侧手足浮肿,语言謇涩,口眼歪斜,面色萎黄,或暗淡无华,苔薄白,舌淡紫,或舌体不正,脉细涩无力。

病机:气虚血瘀,脉络瘀阻。

治法:益气活血,通经活络。

方剂:补阳还五汤加减。

2. 风痰阻络

证候:口眼歪斜,舌强语謇,肢体麻木,脉弦滑。

病机:风痰上阻,舌络失和。

治法:祛风除痰,宣窍通络。

方剂:解语丹加减。

【单方验方】

(1) 清开灵注射液,肌内注射,每日 2～4 ml。静脉滴注可用 20～40 ml 加入到葡萄糖注射液 250～500 ml 中,每日 1～2 次。清热解毒,化痰通络,醒神开窍。

(2) 安宫牛黄丸,每次 1 丸,每日 1 次,口服或鼻饲。清热解毒,镇静开窍,适用于阳闭证。

(3) 麝香抗栓胶囊,每次 4 粒,每日 3 次,口服。通络活血,醒脑散瘀,适用于中风半身不遂,言语不清,手足麻痹,头痛,目眩等。

【预防与调护】

(1) 中风的预防。平时在饮食上宜食清淡易消化之物,忌肥甘厚味、辛辣刺激之品,并禁烟酒,保持心情舒畅,做到起居有常,饮食有节,避免疲劳,以防止卒中和复中。

(2) 既病之后,加强护理。遇中脏腑昏迷时,须密切观察病情变化,注意面色、呼吸、汗出等变化,以防向闭脱转化。加强口腔护理,及时清除痰涎,喂服或鼻饲中药时应少量多次频服。

(3) 恢复期要加强偏瘫肢体的被动活动,进行各种功能锻炼,并配合针灸、推拿、理疗、按摩等。偏瘫严重者,防止患肢受压而发生变形。语言不利者,宜加强语言训练。长期卧床者,保护局部皮肤,防止发生褥疮。

第七节 不 寐

不寐是指经常不能获得正常睡眠为特征的一类病证。主要表现为睡眠时间、深度的不足,轻者入睡困难,或寐而不酣,时寐时醒,或醒后不能再寐,重则彻夜不寐,常影响人们的正常工作、生活、学习和健康。

西医学中神经症、更年期综合征等以不寐为主症者,可参考本病辨证论治。

【病因病机】

本病多由饮食不节、情志失常、劳逸失调、病后体弱、年迈体虚所致。主要病机为脏腑功能紊乱,气血失和,阴阳失调,阳不入阴而发病。病性有虚有实,且虚多实少。病位主要在心,涉及肝、胆、脾、胃、肾。

【辨证论治】

1. 肝火扰心

证候:不寐多梦,甚则彻夜不眠,急躁易怒,头晕头胀,目赤耳鸣,口干而苦,不思饮食,便秘溲赤，舌红苔黄、脉弦而数。

病机：情志不遂，肝气郁结，郁而化火，上扰心神。

治法：疏肝泻热，镇心安神。

方剂：龙胆泻肝汤加减。

2. 痰热扰心

证候：心烦不寐，胸闷脘痞，泛恶嗳气，口苦，头重，目眩，舌偏红，苔黄腻，脉滑数。

病机：宿食停滞，积湿生痰，气机不利，郁痰生热，扰其心神。

治法：清化痰热，和中安神。

方剂：黄连温胆汤加减。

3. 心脾两虚

证候：不易入睡，多梦易醒，心悸健忘，神疲食少，头晕目眩，四肢倦怠，腹胀便溏，面色少华，舌淡苔薄，脉细无力。

病机：心脾两虚，气血亏损，心神失养，神不守舍。

治法：补益心脾，养血安神。

方剂：归脾汤加减。

4. 心肾不交

证候：心烦不寐，入睡困难，心悸多梦，头晕耳鸣，腰膝酸软，潮热盗汗，五心烦热，咽干少津，男子遗精，女子月经不调，舌红少苔，脉细数。

病机：肾水亏虚，不能上济于心，心火炽盛，不能下交于肾，心肾不交。

治法：滋阴降火，交通心肾。

方剂：黄连阿胶汤加减。若心阴不足为主者，可用天王补心丹。

5. 心胆气虚

证候：虚烦不寐，触事易惊，终日惕惕，胆怯心悸，气短自汗，倦怠乏力舌淡，脉弦细。

病机：心胆气虚，心神失养，神魂不安。

治法：益气镇惊，安神定志。

方剂：安神定志丸加减。若血虚而虚烦不寐者，宜用酸枣仁汤。

【单方验方】

(1) 酸枣仁 15 g，炒香，捣为末，每晚临睡前服，温开水或竹叶煎汤调服。

(2) 炒酸枣仁 10 g，麦冬 6 g，远志 3 g，水煎，晚上临睡前顿服。

(3) 朱砂安神丸，每次 1 丸，日服 2 次，不宜久服。适用于心血不足、心火亢盛、心肾不交所致失眠。

(4) 天王补心丹，每次 1 丸，日服 2 次。适用于心阴不足、心肾不交所致失眠。

(5) 柏子养心丸，每次 6 g，日服 2 次。适用于心脾两虚之失眠。

【预防与调护】

(1) 重视精神调摄，做到喜怒有节，保持心情舒畅，以顺其自然的心态对待睡眠。

(2) 讲究睡眠卫生，建立有规律的作息制度，从事适当的体育健身活动。

第八节 胃 痛

胃痛，又称胃脘痛，是指以上腹胃脘部近心窝处疼痛为主症的病证。

西医学中急性及慢性胃炎、胃溃疡、十二指肠溃疡、功能性消化不良、胃黏膜脱垂等病以上腹部疼痛为主症者，可参考本病辨证论治。

【病因病机】

本病多因感受寒邪、饮食不节、情志失调、脾胃虚弱而致。病机为胃气失和，气机不利，“不通则痛”；或胃失濡养，“不荣则痛”。病位主要在胃，与脾、肝密切相关。

【辨证论治】

1. 寒邪客胃

证候：胃痛暴作，恶寒喜暖，得温痛减，遇寒加重，口淡不渴，或喜热饮，舌淡苔薄白，脉弦紧。

病机：寒邪客胃，阳气被遏，气机阻滞。

治法：温胃散寒，行气止痛。

方剂：良附丸加减。

2. 饮食停滞

证候：胃脘疼痛，胀满拒按，嗳腐吞酸，或呕吐不消化食物，其味腐臭，吐后痛减，不思饮食，大便不爽，得矢气及便后稍舒，舌苔厚腻，脉滑。

病机：饮食停滞，胃气阻塞。

治法：消食导滞，和胃止痛。

方剂：保和丸加减。若胃脘胀痛而便闭，可合用小承气汤或改用枳实导滞丸。

3. 肝气犯胃

证候：胃脘胀痛，痛连两胁，遇烦恼则痛作或痛甚，嗳气、矢气则痛止，胸闷嗳气，喜长叹息，大便不畅，舌苔薄白，脉弦。

病机：肝气郁结，横逆犯胃，胃气阻滞。

治法：疏肝理气，和胃止痛。

方剂：柴胡疏肝散加减。若肝胃郁热，症见痛势急迫，口干口苦，舌红苔黄，脉弦数，改用丹栀逍遥散加黄连。

4. 湿热中阻

证候：胃脘疼痛，嘈杂灼热，口干口苦，口渴而不欲饮，身重疲倦，纳呆恶心，小便色黄，大便不畅，舌苔黄腻，脉滑数。

病机：湿热蕴结，胃气阻滞。

治法：清化湿热，理气和胃。

方剂：连朴饮加减。

5. 瘀阻胃络

证候：胃脘疼痛，如针刺、似刀割，痛有定处，按之痛甚，痛时持久，食后加剧，入夜尤甚，或见吐血黑便，舌质紫黯或有瘀斑，脉涩。

病机：瘀停胃络，脉络壅滞。

治法：化瘀通络，理气和胃。

方剂：失笑散合丹参饮加减。

6. 胃阴不足

证候：胃脘隐隐灼痛，似饥而不欲食，口燥咽干，五心烦热，消瘦乏力，口渴思饮，大便干结，舌红少津，脉细数。

病机：胃阴不足，胃失濡养。

治法：养阴益胃，和中止痛。

方剂：一贯煎合芍药甘草汤加减。

7. 脾胃虚寒

证候：胃痛隐隐，绵绵不休，喜温喜按，空腹痛甚，得食则缓，劳累或受凉后发作或加重，泛吐清水，神疲纳呆，四肢倦怠，手足不温，大便溏薄，舌淡苔白，脉虚弱或迟缓。

病机：脾胃虚寒，失于温养。

治法：温中健脾，和胃止痛。

方剂：黄芪建中汤加减。

【单方验方】

(1) 沉香 1 g，肉桂粉 1 g，温开水调服，每日 2～3 次。用于胃痛寒凝气滞者。

(2) 乌药散 3 g，白及粉 3 g，三七 1.5 g，和匀调服，每日 2～3 次。用于胃痛而有吐血便血者。

(3) 青木香 1 g，玄胡粉 1 g，温开水调服，每日 2～3 次，用于胃痛偏于气滞者。

【预防与调护】

(1) 重视精神与饮食的调摄。患者要有规律的生活与饮食习惯，忌暴饮暴食、饥饱不匀。胃痛持续不已者，应在一定时期内进流质或半流质饮食，少食多餐，以清淡、易消化的食物为宜。

(2) 保持乐观的情绪，避免过度劳累与紧张也是预防本病复发的关键。

第九节　呕　　吐

呕吐是指胃失和降，气逆于上，迫使胃中之物从口中吐出的一种病证。古人以无物有声谓之呕，有物无声谓之吐。实际上，呕与吐常常同时发生，很难分开，故统称为呕吐。

西医学中急性胃炎、心源性呕吐、胃黏膜脱垂症、幽门痉挛、幽门梗阻、贲门痉挛、十二指肠壅积症、肠梗阻、急性胰腺炎、急性胆囊炎等以呕吐为主症时，可参考本病辨证论治。

【病因病机】

病因有外感六淫、内伤七情、饮食不节、劳倦过度，以及久病、年老、体弱等。基本病机为胃失和降，胃气上逆。病位主在胃腑，与肝脾有密切关系。

【辨证论治】

1. 外邪犯胃

证候：突然呕吐，胸脘满闷，发热恶寒，头身疼痛，舌苔白腻，脉濡缓。

病机：外邪犯胃，中焦气滞，浊气上逆。

治法：解表化浊，和胃降逆。

方剂：藿香正气散加减。

2. 食滞内停

证候：呕吐酸腐，脘腹胀满，嗳气厌食，大便或溏或结，舌苔厚腻，脉滑实。

病机：食积内停，气机受阻，浊气上逆。

治法：消食化滞，和胃降逆。

方剂：保和丸加减。

3. 痰饮内阻

证候：呕吐清水痰涎，脘闷不食，头眩心悸，舌苔白腻，脉滑。

病机：痰饮内停，清阳不振，胃气上逆。

治法：温中化饮，和胃降逆。

方剂：小半夏汤合苓桂术甘汤加减。

4. 肝气犯胃

证候：呕吐吞酸，嗳气频繁，胸胁胀痛，舌质红，苔薄腻，脉弦。

病机：肝气不疏，横逆犯胃，气失通降。

治法：疏肝理气，和胃降逆。

方剂：四逆散合半夏厚朴汤加减。

5. 脾胃气虚

证候：恶心呕吐，食入难化，食欲不振，胃脘痞闷，大便不畅，舌苔白滑，脉象虚弦。

病机：脾胃气虚，纳运无力，胃虚气逆。

治法：健脾益气，和胃降逆。

方剂：香砂六君子汤加减。

6. 胃阴不足

证候：呕吐反复发作，或时作干呕，似饥而不欲食，口燥咽干，舌红少津，脉细数。

病机：胃阴不足，胃失濡润，胃失和降。

治法：滋养胃阴，降逆止呕。

方剂：麦门冬汤加减。

【单方验方】

(1) 黄连 10 g，苏叶 10 g，水煎服，治疗胃热呕吐。

(2) 生姜捣汁涂舌面，或口含生姜片亦可。治痰饮呕吐。

(3) 苏叶 10 g，藿香 10 g，良姜 10 g，水泡代茶饮，频频服之。治疗外感寒邪，呕吐不止。

【预防与调护】

(1) 保持心情舒畅，避免精神刺激。

(2) 饮食不宜过多，同时勿食生冷瓜果，禁服寒凉药物；忌食肥甘厚腻、辛辣、香燥、烟酒等品，禁服温燥药物。

(3) 对呕吐不止的患者，应卧床休息，密切观察病情变化。服药时，应少量频服为佳，以减少胃的负担。并可加入少量生姜或姜汁，以免格拒难下，逆而复出。

第十节 泄 泻

泄泻是指以大便次数增多，粪便稀薄或完谷不化，甚至泻如水样为特征的病证。大便溏薄而势缓者为“泄”，大便清稀如水而直下者为“泻”。两者虽有轻重，故统称泄泻。本病一年四季均可发生，但以夏秋两季为多见。

西医学中急性及慢性肠炎、胃肠功能紊乱、肠结核等肠道疾病以泄泻为主症者，可参考本病辨证论治。

【病因病机】

本病的病因为外感风寒暑热湿等邪气，内伤饮食情志，脏腑功能失调等，外邪之中湿邪最为重要，内伤中脾虚最为关键。病机关键是脾虚湿盛。病位在脾胃大小肠，与肝肾关系密切。

【辨证论治】

(一) 暴泻

1. 寒湿泄泻

证候：泄泻清稀，甚则如水样，脘闷食少，腹痛肠鸣。若兼外感风寒，则恶寒发热头痛，肢体酸痛，舌质淡，苔白腻，脉濡缓，或苔薄白，脉浮。

病机：寒湿内盛，脾失健运，清浊不分。

治法：芳香化湿，解表散寒。

方剂：藿香正气散加减。若湿邪偏重腹满肠鸣，小便不利，用胃苓汤；寒邪偏盛，腹痛食少，可用理中丸。

2. 湿热泄泻

证候：泄泻腹痛，泻下急迫，或泻而不爽，粪色黄褐，气味臭秽，肛门灼热，烦热口渴，小便短黄，舌质红，苔黄腻，脉滑数或濡数。

病机：湿热互结，损伤脾胃，传化失常。

治法：清热利湿。

方剂：葛根芩连汤加减。若在夏暑之间，症见发热头重、烦渴自汗，小便短赤，脉濡数，可用新加香薷饮合六一散。

3. 伤食泄泻

证候：腹痛肠鸣，泻下粪便，臭如败卵，泻后痛减，脘腹胀满，嗳腐酸臭，不思饮食，舌苔垢浊或厚腻，脉滑。

病机：宿食内停，阻滞肠胃，传化失司。

治法：消食导滞。

方剂：保和丸加减。若食积较重，脘腹胀满，用枳实导滞丸。

(二) 久泻

1. 肝郁泄泻

证候：素有胸胁胀闷，嗳气食少，每因抑郁恼怒，或情绪紧张之时，发生腹痛泄泻，腹中雷鸣，攻窜作痛，矢气频作，舌淡红，脉弦。

病机：肝气乘脾，气机不利，脾失健运。

治法：抑肝扶脾。

方剂：痛泻要方加减。

2. 脾虚泄泻

证候：大便时溏时泻，迁延反复，食少，食后脘闷不舒，稍进油腻食物，则大便次数明显增加，面色萎黄，神疲倦怠，舌质淡，苔白，脉细弱。

病机：脾虚失运，清浊不分。

治法：健脾益气，化湿止泻。

方剂：参苓白术散。若脾阳虚衰，中气下陷，久泻不止，或兼有脱肛者，可用补中益气汤加芡实、肉豆蔻、诃子、炒枳壳。

3. 肾虚泄泻

证候：黎明之前脐腹作痛，肠鸣即泻，泻下完谷不化，泻后则安，形寒肢冷，腰膝酸软，舌淡苔白，脉沉细。

病机：命门火衰，脾失温煦。

治法：温肾健脾，涩肠止泻。

方剂：四神丸加减。若脐腹冷痛，可加理中丸；年老体衰，久泻不止，脱肛，为中气下陷，可加补中益气丸，亦可合桃花汤。

【其他疗法】

(1) 石榴皮 1 个，红糖 30 g，水煎温服，每日 1 次。治疗脾虚久泄。

(2) 车前子 15 g(布包煎)，藿香 10 g，生姜 10 g，水煎温服，每日 1 剂。治寒湿泄。

(3) 补脾益肠丸，治慢性结肠炎。每次 6 g，日服 3 次，温开水送服。

【预防与调护】

(1) 起居有常，慎防风寒湿邪侵袭。注意调畅情志，保持乐观心情。

(2) 饮食有节，饮食宜清淡、富营养、易消化食物为主。忌食生冷不洁及难消化或清肠润滑食物。

(3) 急性泄泻患者要给予流质或半流质饮食，忌食辛热炙煿、肥甘厚味、荤腥油腻食物；若虚寒腹泻，可予淡姜汤饮用，以振奋脾阳，调和胃气。

第十一节 便 秘

便秘是指粪便在肠内滞留过久，秘结不通，排便周期延长，或周期不长，但粪质干结，排出艰难，或粪质不硬，虽有便意，但便而不畅的病证。

西医学中功能性便秘、肠道激惹综合征、肠炎恢复期肠蠕动减弱引起的便秘、直肠及肛门疾患引起的便秘、药物性便秘、内分泌及代谢性疾病的便秘，以及肌力减退所致的排便困难等，可参考本病辨证论治。

【病因病机】

本病多由饮食不当、情志失调、年老体虚、感受外邪等所致。主要病机为大肠传导失常。病位在大肠，与脾胃肝肾有关。

【辨证论治】

(一) 实秘

1. 肠胃积热

证候：大便干结，腹胀腹痛，口干口臭，面红心烦或有身热，小便短赤，舌红苔黄燥，脉滑数。

病机：肠胃积热，津伤便结。

治法：泻热导滞，润肠通便。

方剂：麻子仁丸加减。若热势较盛，痞满燥实坚者，可用大承气汤急下存阴。

2. 气机郁滞

证候：大便干结，或不甚干结，欲便不得出，或便而不爽，肠鸣矢气，腹中胀痛，嗳气频作，纳食减少，胸胁痞满，舌苔薄腻，脉弦。

病机：肝脾气滞，腑气不通。

治法：顺气导滞。

方剂：六磨汤加减。

3. 阴寒积滞

证候：大便艰涩，腹痛拘急，胀满拒按，手足不温，呃逆呕吐，舌苔白腻，脉弦紧。

病机：阴寒内盛，凝滞胃肠。

治法：温里散寒，通便止痛。

方剂：大黄附子汤加减。

（二）虚秘

1. 脾肺气虚

证候：大便并不干硬，虽有便意，但排便困难，用力努挣则汗出短气，便后乏力，面白神疲，肢倦懒言，舌淡苔白，脉弱。

病机：脾肺气虚，传送无力。

治法：益气润肠。

方剂：黄芪汤加减。若排便困难、腹部坠胀者，可合用补中益气汤；气息低微、懒言者，可加用生脉散；肢倦腰酸者，可用大补元煎。

2. 血虚

证候：大便干结，面色无华，头晕目眩，心悸气短，健忘，口唇色淡，舌淡，苔薄白，脉细。

病机：营血亏虚，肠道失荣。

治法：养血润燥。

方剂：润肠丸加减。若阴血已复，便仍干燥，可用五仁丸。

3. 阴津不足

证候：大便干结，如羊屎状，形体消瘦，头晕耳鸣，两颧红赤，心烦少眠，潮热盗汗，腰膝酸软，舌红少苔，脉细数。

病机：阴津不足，肠失濡润。

治法：滋阴通便。

方剂：增液汤加减。若胃阴不足，口干口渴者，可用益胃汤；肾阴不足，腰膝酸软者，可用六味地黄丸；阴亏燥结，热盛伤津者，可用增液承气汤增水行舟。

4. 阳虚寒凝

证候：大便干或不干，排出困难，小便清长，面色㿠白，四肢不温，腹中冷痛，或腰膝酸冷，舌淡苔白，脉沉迟。

病机：阳气虚衰，阴寒凝结。

治法：温阳通便。

方剂：济川煎加减。若老人腹冷便秘，可用半硫丸通阳开秘；脾阳不足，阴寒冷积，可用温脾汤。

【单方验方】

（1）制附子 10 g，大黄 10 g，生姜 3 片，蜂蜜适量，前 3 味先煎取汁 200 ml，加入蜂蜜适量，每日服 2 次。适用于脾肾阳虚便秘。

（2）白术 60～100 g，黄芪 20 g，水煎服取汁 300 ml。加入蜂蜜 30 g 每次 100 ml，每日 3 次。适用于脾气亏虚便秘。

（3）番泻叶或生大黄 6 g，开水泡，代茶饮。适用于肠胃积热便秘。

【预防与调护】

（1）忌过食辛辣炙煿，宜多食蔬菜瓜果，常服蜂蜜、牛乳。

（2）保持心情舒畅，克服对排便困难的忧虑，增加体力活动，切勿养成服药通便的依赖思想。

第十二节 黄 疸

黄疸是以目黄、身黄、小便黄为主要症状的病证，其中尤以目睛黄染为主要特征。

西医学中急性及慢性肝炎、肝硬化、胆囊炎、胆石症等疾病，表现为黄疸特征者，可参考本病辨证论治。

【病因病机】

病因有湿邪、热邪、寒邪、疫毒、气滞、瘀血6种，但其中以湿为主。主要病机为湿热困遏脾胃，壅塞肝胆，疏泄失常，胆汁泛溢。病位主要在脾胃肝胆，亦可充斥于三焦，内蒙心窍。

【辨证论治】

（一）阳黄

1. 热重于湿

证候：身目俱黄，黄色鲜明，发热口渴，或见心中懊侬，腹部胀闷，口干而苦，恶心呕吐，小便短少黄赤，大便秘结，舌苔黄腻，脉象弦数。

病机：湿热熏蒸，困遏脾胃，壅滞肝胆，胆汁泛溢。

治法：清热通腑，利湿退黄。

方剂：茵陈蒿汤加减。

2. 湿重于热

证候：身目俱黄，黄色不及前者鲜明，头重身困，胸脘痞满，食欲减退，恶心呕吐，腹胀或大便溏垢，舌苔厚腻微黄，脉象濡数。

病机：湿遏热伏，中焦受困，胆汁不循常道，溢于肌肤。

治法：利湿化浊运脾，佐以清热。

方剂：茵陈五苓散合甘露消毒丹加减。若邪郁肌表，寒热头痛，宜先用麻黄连翘赤小豆汤疏表清热，利湿退黄。

3. 胆腑郁热

证候：身目发黄，黄色鲜明，上腹右胁胀闷疼痛，牵引肩背，身热不退，或寒热往来，口苦咽干，呕吐呃逆，尿黄赤，大便秘，舌红苔黄，脉弦滑数。

病机：湿热郁滞，脾胃不和，肝胆失泄，胆汁泛溢肌肤。

治法：疏肝泄热，利胆退黄。

方剂：大柴胡汤加减。

4. 疫毒炽盛（急黄）

证候：发病急骤，黄色迅速加深，其色如金，皮肤瘙痒，高热口渴，胁痛腹满，神昏谵语，烦躁抽搐，或见衄血、便血，或肌肤瘀斑，舌质红绛，苔黄而燥，脉弦滑或数。

病机：湿热疫毒炽盛，深入营血，内陷心肝。

治法：清热解毒，凉血开窍。

方剂：《千金》犀角散加味。

（二）阴黄

1. 寒湿阻遏

证候：身目俱黄，黄色晦暗，或如烟熏，脘腹痞胀，纳谷减少，大便不实，神疲畏寒，口淡不渴，舌淡苔腻，脉濡缓或沉迟。

病机：中阳不振，寒湿滞留，肝胆失于疏泄，胆汁外溢肌肤。

治法：温中化湿，健脾和胃。

方剂：茵陈术附汤加减。若湿浊不清，气滞血结，胁下症结疼痛，腹部胀满，肤色苍黄或黧黑，加服硝石矾石散。

2. 脾虚湿滞

证候：面目及肌肤淡黄，甚则晦暗不泽，肢软乏力，心悸气短，大便溏薄，舌质淡、苔薄，脉濡细。

病机：黄疸日久，脾失健运，气血亏虚，湿邪滞留。

治法：健脾养血，利湿退黄。

方剂：黄芪建中汤加减。

（三）黄疸消退后的调治

黄疸消退，仍须根据病情继续调治。

1. 湿热留恋

证候：脘痞腹胀，胁肋隐痛，饮食减少，口中干苦，小便黄赤，苔腻，脉濡数。

病机：湿热留恋，余邪未清。

治法：清热利湿。

方剂：茵陈四苓散加减。

2. 肝脾不调

证候：脘腹痞闷，肢倦乏力，胁肋隐痛不适，饮食欠香，大便不调，舌苔薄白，脉弦细。

病机：肝脾不调，疏运失职。

治法：调和肝脾，理气助运。

方剂：柴胡疏肝散或归芍六君子汤加减。

3. 气滞血瘀

证候：胁下结块，隐痛、刺痛不适，胸胁胀闷，面颈部见有赤丝红纹，舌有紫斑或紫点，脉涩。

病机：气滞血瘀，积块留着。

治法：疏肝理气，活血化瘀。

方剂：逍遥散合鳖甲煎丸。

【单方验方】

（1）茵陈 10～30 g，板蓝根 30 g，胆草 15 g，连服 15 日左右。适用于阳黄。

（2）《证类本草》用瓜蒂、丁香、赤小豆各 7 枚共为细末备用。每次取少许，吹入鼻中须臾有少量黄液流出。隔日吹 1 次。适用于阳黄。

【预防与调护】

（1）黄疸要针对不同病因予以预防。要讲究卫生，避免不洁食物，注意饮食节制，宜进富于营养而易消化的食物，勿过嗜辛热甘肥食物，应戒酒类饮料。

（2）注意起居有常，顺应四时变化。有传染性的黄疸病流行期间，可进行预防服药。

（3）保持心情愉快舒畅，适当参加体育活动，有助于病情康复。

第十三节　臌　　胀

臌胀是指腹部胀大，绷急如鼓，皮色苍黄，脉络显露的病证。“臌”指腹大皮急，其状如鼓；“胀”指腹部胀满不适。

西医学中肝硬化腹水、结核性腹膜炎腹水、丝虫病乳糜腹水、腹腔内晚期恶性肿瘤、心肾疾病等，表现以臌胀为特征者，可参考本病辨证论治。

【病因病机】

本病多由嗜酒过度，恣食甘肥厚腻，虫毒感染，忧思郁怒，或黄疸日久，癥积不愈引起。病机为肝脾肾三脏功能失调，气滞、血瘀、水湿内停，气血水互结，而致形成臌胀。病位主要在肝脾，久则及肾。

【辨证论治】

1. 气滞湿阻

证候：腹胀按之不坚，胁下胀满或疼痛，饮食减少，食后胀甚，得嗳气、矢气稍减，小便短少，舌苔薄白腻，脉弦。

病机：肝郁气滞，脾运不健，湿浊中阻。

治法：疏肝理气，运脾利湿。

方剂：柴胡疏肝散或胃苓汤加减。

2. 水湿困脾

证候：腹大胀满，按之如囊裹水，颜面微浮，下肢浮肿，脘闷痞胀，得热则舒，精神困倦，怯寒懒动，小便少，大便溏，舌苔白腻，脉缓。

病机：湿邪困遏，脾阳不振，寒水内停。

治法：温中健脾，行气利水。

方剂：实脾饮。

3. 水热蕴结

证候：腹大坚满，脘腹胀急，烦热口苦，渴不欲饮，或有面目皮肤发黄，小便赤涩，大便秘结或溏垢，舌边尖红、苔黄腻或兼灰黑，脉象弦数。

病机：湿热壅盛，蕴结中焦，浊水内停。

治法：清热利湿，攻下逐水。

方剂：中满分消丸合茵陈蒿汤加减。若腹部胀急殊甚，大便干结，可用舟车丸行气逐水，但其作用峻烈，不可过用。

4. 瘀结水留

证候：脘腹坚满，青筋显露，胁下结痛如针刺，面色晦暗黧黑，或见赤丝血缕，面颈胸臂出现血痣，口干不欲饮水，或见大便色黑，舌质紫黯，或有紫斑，脉细涩或芤。

病机：肝脾瘀结，络脉滞涩，水气停留。

治法：活血化瘀，行气利水。

方剂：调营饮加减。若胁下癥积肿大明显，配合鳖甲煎丸内服；病久体虚，气血不足，或攻逐之后，正气受损，宜用八珍汤或人参养营汤等补养气血。

5. 阳虚水盛

证候：腹大胀满，形似蛙腹，朝宽暮急，面色苍黄，或呈㿠白，脘闷纳呆，神倦怯寒，肢冷浮肿，小便短少，舌体胖、质紫、苔淡白，脉沉细无力。

病机：脾肾阳虚，不能温运，水湿内聚。

治法：温补脾肾，化气利水。

方剂：附子理苓汤或济生肾气丸加减。

6. 阴虚水停

证候：腹大胀满，或见青筋暴露，面色晦滞、唇紫，口干而燥，心烦失眠，时或鼻衄，牙龈出血，小便短少，舌质红绛少津、苔少或光剥，脉弦细数。

病机：肝肾阴虚，津液失布，水湿内停。

治法：滋肾柔肝，养阴利水。

方剂：六味地黄丸合一贯煎加减。

【单方验方】

(1) 鲤鱼赤小豆汤：鲤鱼 500 g(去鳞及内脏)，赤小豆 30 g，水煎服，用于臌胀虚证。

(2) 阿魏 30 g，硼砂 30 g，共为细末，用白酒适量调服匀，敷于患者脐上，外用布袋束住，隔日一换。有软坚散结之效。

(3) 用麝香 0.1 g、白胡椒粉 0.1 g，拌匀，水调呈糊状，敷脐上，用纱布覆盖，胶布固定，2 日更换 1 次。温中散寒，理气消胀，适用于寒湿困脾证。

【预防与调护】

(1) 宜进清淡、富有营养而易于消化之食物。因生冷辛辣油腻易损伤脾胃，蕴生湿热；粗硬食物易损络动血，故应禁止食用。

(2) 食盐有凝涩水湿之弊，一般臌胀患者宜进低盐饮食；肿胀显著，小便量少时，则应忌盐。

(3) 怡性适怀，安心休养，避免过劳。

(4) 加强护理，注意冷暖，防止正虚邪袭。如感受外邪，应及时治疗。

第十四节　水　　肿

水肿是指体内水液潴留，泛滥肌肤，引起眼睑、头面、四肢、腹背甚至全身浮肿为特征的一类病证。

西医学中急性、慢性肾小球肾炎，肾病综合征，继发性肾小球疾病等病证，可参考本病辨证论治。

【病因病机】

病因有风邪袭表、疮毒内犯、外感水湿、饮食不节、禀赋不足、久病劳倦、脾肾亏虚等，导致气化功能失调，使水液代谢功能失常发为水肿。主要病机为肺失通调，脾失转输，肾失开合，三焦气化不利。病位在肺、脾、肾三脏，而关键在肾。

【辨证论治】

(一) 阳水

1. 风水相搏

证候：眼睑浮肿，继则四肢及全身皆肿，来势迅速，按之水肿凹陷易恢复，恶寒发热，肢节酸楚，小便不利，伴咽喉红肿疼痛，或兼恶寒，咳喘，舌质红，脉浮滑数。

病机：风邪袭表，肺气闭塞，通调失职，风遏水阻。

治法：疏风清热，宣肺行水。

方剂：越婢加术汤加减。若汗出恶风，卫阳已虚，则用防己黄芪汤。

2. 湿毒侵淫

证候：眼睑浮肿，延及全身，皮肤光亮，身发疮痍，甚者溃烂小便不利，恶风发热，舌质红、苔薄黄，脉浮数或滑数。

病机：疮毒内归脾肺，三焦气化不利，水湿内停。

治法：宣肺解毒，利湿消肿。

方剂：麻黄连翘赤小豆汤合五味消毒饮。

3. 水湿浸渍

证候：全身水肿，身体困重，下肢明显，按之没指，小便短少，起病缓慢，病程较长，胸闷，纳呆，泛恶，苔白腻，脉沉缓。

病机：水湿内侵，脾气受困，脾阳不振。

治法：健脾化湿，通阳利水。

方剂：五皮饮合胃苓汤。

4. 湿热壅盛

证候：遍体浮肿，皮肤绷急光亮，胸脘痞闷，烦热口渴，小便短赤，或大便干结，苔黄腻，脉沉数或濡数。

病机：湿热内盛，三焦壅滞，气滞水停。

治法：分利湿热。

方剂：疏凿饮子。若腹满不减，大便不通者，可合己椒苈黄丸；肿势严重，兼见气粗喘满，倚息不得卧，脉弦有力者，为水在胸中，上迫于肺，肺气不降，宜泻肺行水，可用五苓散、五皮饮等方合葶苈大枣泻肺汤。

（二）阴水

1. 脾阳虚衰

证候：腰以下肿甚，按之凹陷不易起，脘腹胀闷，纳减便溏，面色萎黄，神倦肢冷，小便短少，舌质淡，苔白腻或白滑，脉沉缓或沉弱。

病机：脾阳不振，运化无权，土不制水。

治法：健脾温阳利水。

方剂：实脾饮。

2. 肾阳衰微

证候：面浮身肿，腰以下尤甚，按之凹陷不起，腰部冷痛酸重，尿量减少，四肢厥冷，怯寒神疲，面色灰滞或㿠白，心悸胸闷，喘促难卧，腹大胀满，舌质淡胖，苔白，脉沉细或沉迟无力。

病机：脾肾阳虚，水寒内聚。

治法：温肾助阳，化气行水。

方剂：济生肾气丸合真武汤。若水肿反复发作，精神疲惫，腰酸遗精，口渴干燥，五心烦热，舌红，脉细弱等。治当滋补肾阴为主，方用左归丸加泽泻、茯苓、冬葵子等。

3. 瘀水互结

证候：水肿延久不退，肿势轻重不一，四肢或全身浮肿，以下肢为主，皮肤瘀斑，腰部刺痛或伴血尿，舌质紫暗，苔白，脉沉细涩。

病机：血水瘀塞经脉，三焦气化不利。

治法：活血祛瘀，化气行水。

方剂：桃红四物汤合五苓散。

【单方验方】

（1）绿豆 30 g，制附子 30 g，车前子 20 g，水煎服。用于肾阳虚水肿。

（2）玉米须 60 g，洗净煎水服，连服 6 个月。适用于水湿浸渍之水肿。

（3）鲜鲤鱼 1 条（约 500 g，去肠杂），生姜 15 g，葱 15～30 g，米醋 30～50 ml，共炖，不放盐，喝汤吃鱼。适用于水肿日久不消者。

【预防与调护】

（1）避免风邪外袭：患者注意保暖，适当参加体育锻炼，常服玉屏风散等，提高机体抗病能力。

（2）注意调摄饮食：水肿患者应忌盐，肿势重者应予无盐饮食，轻者予低盐饮食（每日食盐量

3～4 g），肿退之后，亦应注意饮食不可过咸。若因营养障碍而致水肿者，不必过于忌盐，饮食应富含蛋白质，清淡易消化。忌食辛辣肥甘之品。

（3）劳逸结合，调畅情志，节制房事。

第十五节 淋 证

淋证是指小便频数短涩、淋沥刺痛，小腹拘急引痛为主症的病证。

西医学中急性及慢性泌尿系感染、泌尿系结核、泌尿系结石、急性及慢性前列腺炎等病证，凡是具有淋证特征者，均可参考本病辨证论治。

【病因病机】

病因有外感湿热，小肠邪热，心经火热，下肢丹毒等热邪下注膀胱；或多食辛热肥甘，脾胃运化失常，积湿生热；或肝气郁结，膀胱气滞，气化不利，发为淋证。主要病机为湿热蕴结下焦，肾与膀胱气化不利。病位在肾与膀胱。

【辨证论治】

1. 热淋

证候：小便频数短涩，灼热刺痛，溺色黄赤，少腹拘急胀痛，或寒热、口苦、呕恶，或腰痛拒按，大便秘结，舌质红，苔黄腻，脉滑数。

病机：湿热蕴结下焦，膀胱气化失司。

治法：清热利湿通淋。

方剂：八正散加减。

2. 石淋

证候：尿中夹砂石，排尿涩痛，或排尿时突然中断，尿道窘迫疼痛，少腹拘急，往往突发一侧腰腹绞痛难忍，甚则牵及外阴，尿中带血，舌红，苔薄黄，脉弦或带数。

病机：湿热蕴结下焦，尿液煎熬成石，膀胱气化失司。

治法：清热利湿、排石通淋。

方剂：石苇散加减。若石淋日久，证见神疲乏力，少腹坠胀者，补中益气汤加金钱草、海金沙、冬葵子益气通淋。

3. 血淋

证候：小便热涩刺痛，尿色深红，或夹有血块，小腹或尿道疼痛满急加剧，或见心烦，口干，舌尖红，苔黄，脉滑数。

病机：湿热下注膀胱，热甚灼络，迫血妄行。

治法：清热通淋，凉血止血。

方剂：小蓟饮子加白茅根。若久病肾阴不足，虚火扰动阴血，宜滋阴清热，补虚止血，用知柏地黄丸。

4. 气淋

证候：郁怒之后，小便涩滞，淋沥不宣，少腹胀满疼痛，心烦易怒，舌苔薄白，脉弦。

病机：气机郁结，膀胱气化不利。

治法：理气疏导，通淋利尿。

方剂：沉香散加减。

5. 膏淋

证候：小便混浊乳白或如米泔水，上有浮油，置之沉淀，或伴有絮状凝块物，或混有血液、血块，尿道热涩疼痛，尿时阻塞不畅，口干，舌质红，苔黄腻，脉濡数。

病机：湿热下注，阻滞络脉，脂汁外溢。

治法：清热利湿，分清泄浊。

方剂：程氏萆薢分清饮加减。

6. 劳淋

证候：小便不甚赤涩，溺痛不甚，但淋沥不已，时作时止，遇劳即发，腰膝酸软，神疲乏力，病程缠绵，舌质淡，脉细弱。

病机：湿热留恋，脾肾两虚，膀胱气化无权。

治法：补脾益肾。

方剂：无比山药丸加减。若中气下陷，可用补中益气汤加减；阴虚火旺，面红烦热，尿黄赤伴有灼热不适者，可用知柏地黄丸。

【单方验方】

(1) 车前子 20 g，白茅根 20 g，赤小豆 30 g，水煎服，日 1 剂。治热淋。

(2) 金钱草 15 g，蒲公英 20 g，车前子 20 g，水煎服，日 1 剂。治热淋。

(3) 三金片，每次 5 片，日 3～4 次，温开水送服。治热淋。

【预防与调护】

(1) 多饮水，不憋尿，注意外阴清洁。

(2) 加强日常护理。淋证患者应禁房事，注意休息，保持心情舒畅。饮食宜清淡，忌肥腻辛辣、酒醇之品。

(3) 尽量避免使用尿路器械，如导尿、膀胱镜、膀胱逆行造影，以防外邪带入膀胱。

第十六节 消 渴

消渴是以多尿、多饮、多食、消瘦、乏力，或尿有甜味为主要症状的病证。近年来消渴的发病率有增高趋势。中医药在改善症状，防止发生并发症等方面均有较好疗效。

西医学中糖尿病、尿崩症可参考本病辨证论治。

【病因病机】

病因主要由于禀赋不足、饮食失节、情志失调、劳欲过度导致脏腑阴阳失调，使阴津亏损，燥热偏盛，津液输布失调而发病。病机主要为阴虚燥热，以阴虚为本，燥热为标，两者互为因果。病久可导致阴损及阳、血脉瘀滞。消渴后期可并发肺痨、雀盲、白内障、耳聋、痈疽、中风、水肿等。病位主要在肺、胃、肾，尤以肾为关键。

【辨证论治】

1. 上消(肺热津伤)

证候：烦渴多饮，口干舌燥，尿频量多，舌边尖红，苔薄黄，脉洪数。

病机：肺脏燥热，肺失治节。

治法：清热润肺，生津止渴。

方剂：消渴方加减。若烦渴不止，小便频数，脉数乏力者，为肺热津亏，气阴两伤，可选用玉泉丸或二冬汤。

2. 中消(胃热炽盛)

证候：多食易饥，口渴，尿多，形体消瘦，大便干燥，苔黄，脉滑实有力。

病机：胃火内炽，胃热消谷，耗伤津液。

治法：清胃泻火，养阴增液。

方剂：玉女煎加减。若大便秘结，可用增液承气汤润燥通腑"增水行舟"，待大便通后，再转上方治疗。本证亦可选用白虎加人参汤益气养胃、清热生津。

3. 下消

(1) 肾阴亏虚

证候：尿频量多，混浊如脂膏，或尿甜，腰膝酸软无力，头晕耳鸣，口干唇燥，皮肤干燥，瘙痒，舌红苔少，脉细数。

病机：肾阴亏虚，肾失固摄。

治法：滋阴固肾。

方剂：六味地黄丸加减。

(2) 阴阳两虚

证候：小便频数，混浊如膏，甚至饮一溲一，面容憔悴，耳轮干枯，腰膝酸软，畏寒肢冷，男子阳痿或女子月经不调，舌淡苔白而干，脉沉细无力。

病机：阴损及阳，肾阳衰微，肾失固摄。

治法：滋阴温阳，补肾固涩。

方剂：金匮肾气丸加减。

【单方验方】

(1) 玉泉丸：五味子 10 g，地黄 15 g，天花粉 20 g，葛根 20 g。水煎服，日 1 次。治消渴。

(2) 炒黑豆、天花粉等份为末，面糊丸梧子大，用黑大豆汤送下 70 丸，日 2 次。清热生津，治肾虚消渴。

(3) 猪胰一具，低温干燥，研成粉末，装入胶囊，每次 3 g，日 2 次，长期服用。治消渴。

【预防与调护】

(1) 注意生活调摄。节制饮食，应限制糖类、油脂的摄入。饮食宜米、麦、杂粮，配以蔬菜、豆类、瘦肉、鸡蛋等，定时定量进餐。戒烟酒、浓茶及咖啡等。

(2) 提倡患者进行适当锻炼。适度锻炼有助于消渴的治疗。

(3) 加强日常护理。日常生活注意卫生，尤防坏疽的发生。

(4) 注意精神调养，保持情志平和。

第十七节 头 痛

头痛是指因外感六淫、内伤杂病而引起的，以头痛为主要表现的一类病证。

西医学中三叉神经痛、枕神经痛、眼源性头痛、耳源性头痛(中耳炎)、鼻源性头痛(鼻窦炎、副鼻窦炎)、齿源性头痛、血管性头痛(动脉硬化、高血压脑病)等内科疾病以头痛为主症的疾患。可参考本病辨证论治。

【病因病机】

病因为外感或内伤而致，外感者以风邪为主，内伤者可见情志失调、饮食劳倦、先天不足、体虚久病等，另跌仆闪挫，头部外伤亦可致病。其病机为邪扰清窍或络脉不通。病位在头，与肝、脾、肾相关。

【辨证论治】

(一) 外感头痛

1. 风寒头痛

证候:头痛或有拘急收紧感,痛连项背,恶风畏寒,遇风受寒尤剧,常喜棉巾裹头,口不渴,或兼鼻塞流清涕,苔薄白,脉浮或浮紧。

病机:风寒外袭,上犯巅顶,凝滞经脉。

治法:疏风散寒止痛。

方剂:川芎茶调散加减。

2. 风热头痛

证候:头痛如灼,甚则如裂,发热恶风,面红目赤,鼻流浊涕,口渴欲饮,便秘溲黄,舌红苔黄,脉浮数。

病机:风热外袭,上扰清空,窍络失和。

治法:疏风清热。

方剂:芎芷石膏汤加减。

3. 风湿头痛

证候:头痛如裹,肢体困重,胸闷纳呆,大便溏薄,苔白腻,脉濡。

病机:风湿之邪,上蒙头窍,困遏中焦。

治法:祛风胜湿通窍。

方剂:羌活胜湿汤加减。

(二) 内伤头痛

1. 肝阳头痛

证候:头痛而眩,甚或两侧跳痛,常波及巅顶,心烦易怒,睡眠不宁,面部升火,目赤,口干苦,舌质红,苔薄干或黄,脉弦有力。

病机:肝失条达,气郁化火,阳亢风动。

治法:平肝潜阳。

方剂:天麻钩藤饮加减。若肝火旺盛,头痛剧甚,面红目赤,口苦,胁痛,便秘溲赤,苔黄,脉弦数加龙胆草、山栀、夏枯草泻肝清火,或加服龙胆泻肝丸。

2. 血虚头痛

证候:头痛目涩,时时昏晕,痛势隐隐,午后或遇劳则甚,神疲乏力,心悸怔忡,食欲不振,面色少华或萎黄,舌淡,苔薄白,脉细弱无力。

病机:气血不足,营血亏虚,头窍失荣。

治法:滋阴养血。

方剂:加味四物汤加减。

3. 痰浊头痛

证候:头痛昏蒙,头痛而重,如物裹首,时有目眩,胸脘痞闷,恶心泛泛,甚则呕吐痰涎,纳呆,舌苔白腻,脉滑或弦滑。

病机:脾失健运,痰浊中阻,上蒙清窍。

治法:化湿祛痰。

方剂:半夏白术天麻汤加减。

4. 肾精亏虚头痛

证候:头痛且空,眩晕,耳鸣,腰膝酸软,神疲乏力,男子滑精,女子带下,舌红少苔,脉细无力。

病机：肾精亏虚，髓海不足，脑窍失荣。

治法：养阴补肾，填精生髓。

方剂：大补元煎加减。若头痛而晕，头面烘热，面颊红赤，时伴汗出，证属肾阴亏虚，虚火上炎，方用知柏地黄丸；头痛畏寒，面色㿠白，四肢不温，腰膝无力，舌淡，脉细无力，证属肾阳不足，当温补肾阳，选用右归丸或金匮肾气丸。

5. 瘀血头痛

证候：头痛屡发，经久不愈，痛有定处，固定不移，痛如锥刺，或有头部外伤史，舌质紫或有瘀斑，脉细或细涩。

病机：跌仆外伤，瘀血阻窍，不通则痛。

治法：活血化瘀通络。

方剂：通窍活血汤加减。

【单方验方】

(1) 菊花 15 g，夏枯头 15 g，钩藤各 15 g，水煎服，适用于肝热头痛。

(2) 全蝎、地龙、甘草各等份研末，每次 3 g，日服 3 次，适用于顽固性头痛。

(3) 制川草乌各 6 g，白芷 6 g，僵蚕各 6 g，生甘草 9 g，共研细末，分 6 包，每日 1 包，分 3 次用绿茶送服，适用于顽固性风寒头痛。

(4) 脑力清，每次 10 粒，每日 2 次，适用于肝阳头痛。

【预防与调护】

(1) 坚持体育锻炼，以增强体质。

(2) 适寒温，慎起居。外感头痛由于外邪侵袭所致，故平时当顺应四时变化，寒温适宜，外出时应注意保暖，避免风寒外袭。

(3) 保持心情舒畅，避免精神刺激。

(4) 加强饮食调理。饮食宜清淡，勿进肥甘之品，以免助湿生痰。精血亏虚者，多食脊髓、牛乳、蜂乳等血肉有情之品。

第十八节 痹　证

痹证是由于风、寒、湿、热等邪气闭阻经络，影响气血运行，导致肢体、筋骨、关节、肌肉等处发生疼痛、重着、酸楚麻木，或关节屈伸不利、僵硬、肿大、变形等证候的一种疾病。轻者病在四肢关节肌肉，重者可内舍于脏。

西医学中风湿性关节炎、类风湿性关节炎、强直性脊柱炎、痛风、肌纤维炎、增生性骨关节炎等出现痹证的症状时，均可参考本病辨证论治。

【病因病机】

病因多见外感风寒湿热之邪，侵袭肢节、肌肉、经络，气血运行失畅；或饮食不节，用药不当，脾胃受损，湿热痰浊内生，痹阻经脉气血；或外伤跌仆，损及肢体筋脉；或老年久病，气血亏虚，肝肾不足，肢体筋脉关节失养，气血运行痹阻。主要病机为外邪痹阻肢体、经络，气血运行不畅。

【辨证论治】

(一) 风寒湿痹

1. 行痹

证候：肢体关节、肌肉疼痛酸楚游走不定，关节屈伸不利，或有恶风、发热等表证，舌苔薄白，脉浮或浮缓。

病机：风邪兼夹寒湿，留滞经脉，闭阻气血。

治法：祛风通络，散寒除湿。

方剂：防风汤加减。若见关节肿大，苔薄黄，邪有化热之象者，宜寒热并用，投桂枝芍药知母汤。

2. 痛痹

证候：肢体关节疼痛，痛势较剧，部位固定，遇寒则痛甚，得热则痛缓，关节屈伸不利，局部皮肤或有寒冷感，舌质淡，苔薄白，脉弦紧。

病机：寒邪兼夹风湿，留滞经络，闭阻气血。

治法：散寒通络，祛风除湿。

方剂：乌头汤加减。

3. 着痹

证候：肢体关节肌肉酸楚、重着、疼痛，肿胀散漫，关节活动不利，肌肤麻木不仁，舌质淡，舌苔白腻，脉濡缓。

病机：湿邪兼夹风寒，留滞经脉，闭阻气血。

治法：除湿通络，祛风散寒。

方剂：薏苡仁汤加减。

久痹风寒湿痹偏盛不明显者，可选用蠲痹汤作为治疗风寒湿痹基本方剂。

（二）风湿热痹

证候：关节疼痛，局部灼热红肿，痛不可触，得冷则舒，关节活动不便，可有皮下结节或红斑，常伴有发热、恶风、汗出、口渴、烦躁不安等，舌质红，舌苔黄或黄腻，脉滑数或浮数。

病机：风湿热邪壅滞经脉，气血闭阻不通。

治法：清热通络，祛风除湿。

方剂：白虎加桂枝汤合宣痹汤加减。

（三）痰瘀痹阻

证候：关节肿大、僵硬、变形、刺痛，关节肌肤紫暗、肿胀，按之较硬，肢体顽麻或重着，屈伸不利，或有硬结、瘀斑，面色黯黧，眼睑浮肿，或胸闷痰多，舌质紫暗或有瘀斑，舌苔白腻，脉弦涩。

病机：痰瘀互结，留滞肌肤，闭阻经脉。

治法：化痰行瘀，蠲痹通络。

方剂：双合汤加减。

（四）肝肾两虚

证候：痹证日久不愈，肌肉瘦削，腰膝酸软，关节屈伸不利，或畏寒肢冷，阳痿、遗精，或骨蒸劳热，心烦口干，舌质淡红，苔薄白或少津，脉沉细弱或细数。

病机：肝肾不足，筋脉失养。

治法：培补肝肾，舒筋止痛。

方剂：补血荣筋丸加减。若阳虚畏寒肢冷，关节疼痛拘急，合用阳和汤；肝肾阴亏，腰膝疼痛，低热心烦，或午后潮热，合用河车大造丸。

各型痹证日久迁延不愈，正虚邪恋，气血不足，肝肾亏损，见有面色苍白，少气懒言，自汗疲乏，肌肉萎缩，腰腿酸软，头晕耳鸣，可选用独活寄生汤。

【单方验方】

(1) 木瓜丸，每次 1 丸，每日 2 次，适用于风寒湿邪引起的关节疼痛，四肢麻木，腰膝无力，步行艰难。

(2) 大活络丹，每次1～2丸，每日2次，用温黄酒或温开水送下。适用于慢性风湿痹痛之气血不足的行痹。

(3) 三蛇酒，每次25～100 ml，每日1次，临睡前服用。适用于风湿痹痛，手足麻木，筋骨疼痛，腰膝无力等。

【预防与调护】

(1) 注意防风、防寒、防潮，避居暑湿之地。

(2) 平时应注意生活调摄，加强体育锻炼，增强体质，有助于提高机体对病邪的抵御能力。

(3) 痹证初发，应积极治疗，防止病邪传变。长期卧床者，既要保持患者肢体的功能位，有利于关节功能恢复，还要经常变换体位，防止褥疮发生。

第十九节　疖、痈、疔

疖是一种生于皮肤浅表的急性化脓性疾患，即是单个毛囊及其所属皮腺的急性化脓性感染，随处可生，发于暑天者，又称“暑疖”，以色红、灼热、疼痛、突起根浅、肿势局限，范围多在1寸左右，出脓即愈为特点。痈是气血为毒邪壅滞而不通所致，有内痈、外痈之分。内痈生于脏腑，如肠痈；外痈则发于体表，是一种发生于皮肉之间的急性化脓性疾患，以局部红肿热痛，光软无头，范围多在2～3寸，发病迅速，易肿、易脓、易溃、易敛为特点。疔是一种发病迅速而危险性较大的急性化脓性疾病，以疮形如粟，坚硬根深，状如钉丁，多好发于颜面和手足，极易走黄为特点。

【病因病机】

病因多见感受风热、暑湿、火毒；或恣食肥甘，嗜酒食辛；或蚊虫咬伤搔挖染毒等邪毒内陷而致。主要病机为暑、湿、热、毒蕴蒸肌肤，营卫不和，气血凝滞，则酿成疖、痈、疔。

【辨证论治】

1. 初期

证候：疖为皮肤潮红，继则肿痛，根脚浅而局限，多在1寸左右，无恶寒发热，舌苔薄白，脉浮数。

痈为局部红肿灼热，疼痛，很快扩大，高肿坚硬，可伴恶寒发热，头痛口渴，舌苔黄腻，脉弦数或滑数。

疔为皮肤上有粟粒样疮头，或痒或麻，继则红肿热痛，范围达1～2寸，顶秃根深坚硬，并伴恶寒发热，心烦，舌苔黄，脉浮数。

治法：疖宜清热利湿，兼以解毒；痈宜疏风清热，行瘀消肿；疔宜清热解毒。

方剂：仙方活命饮加减。

2. 成脓期

证候：疖肿2～3日后，多见有黄白脓头，继之疼痛加剧，自行破溃，流出脓液，或见肿势高突，不见脓头，潮红疼痛，触之中软已成脓。若多个疖肿，可伴发热烦渴，尿赤便秘，舌苔黄腻，脉滑数。

痈见局部高肿(一般7日左右)，疼痛加剧，痛若雀啄，触之中软有波动感，伴有高热烦躁，舌苔黄腻，脉滑数。

疔见肿势逐渐增大(5～7日)，红肿明显，疼痛加剧，脓头出现或顶端发软化脓，伴有高热、口渴、心烦，舌红，苔黄腻或黄燥，脉滑数。

治法：疖宜清热解毒排脓；痈宜和营清热托毒；疔宜清热凉血解毒。

方剂：疖宜内服透脓散加减。外治切开排脓。

痈内服透脓散加减。一般发热者，去黄芪，加白芷、防风、金银花、连翘、黄连、蒲公英清热解毒；便秘者，加大黄、栝楼、枳实泻下通便；尿赤者加车前子、竹叶、赤茯苓清热利尿；口渴者，加生地、天花粉生津止渴。外治切开排脓。

疔内服五味消毒饮和黄连解毒汤加减。外治切开排脓。

3. 溃后期

证候：疖、痈、疔脓液净，新肉渐生，肿消痛止，疮口敛收痊愈。

治法：调补气血。

方剂：八珍汤加减。

【预防与调护】

(1) 注意不要过食膏粱厚味。

(2) 有全身症状者，宜卧床休息。

(3) 忌服发散药。忌挤脓，碰伤患部。忌灸法。

(4) 饮食宜清淡，忌食鱼腥、辛辣、炙煿之品。

第二十节　乳　　痈

乳痈是由热毒侵入乳房所引起的一种急性化脓性疾病。根据本病发病时期的不同，将发生于哺乳期的乳痈，称为外吹乳痈；发生于妊娠期的乳痈，称为内吹乳痈；在非哺乳期和非妊娠期发生的称为不乳儿乳痈。在临床上外吹乳痈最为常见，故本节主要讨论外吹乳痈。

本病多发于哺乳期妇女，尤其是初产妇为多见，多发于产后 3～4 周。其发病特点是患乳局部结块，红肿热痛，伴恶寒发热等。

西医学中急性化脓性乳腺炎，可参考本病辨证论治。

【病因病机】

本病多因妇女产后乳头破碎、乳汁过多、感受外邪、情志不畅、饮食不节等导致乳汁瘀积，乳络阻塞，气血凝滞，热毒蕴结而成。其中乳汁瘀积是最常见的原因。

【辨证论治】

1. 初期（郁乳期）

证候：乳汁瘀结成块，皮色不变或微红，肿胀疼痛，伴恶寒发热，头痛身痛，或胸闷，口渴，纳差，便秘，苔薄白或薄黄，脉浮数或滑数。

病机：气滞热壅，乳汁停积。

治法：疏肝清热，通乳散结。

方剂：瓜蒌牛蒡汤加减。

外治：可行乳房按摩；也可用金黄散、玉露散外敷；或用鲜蒲公英、野菊花叶等捣烂外敷；或用50%芒硝溶液湿敷。

2. 中期（成脓期）

证候：患乳肿块不消或逐渐增大，局部疼痛加剧，皮色焮红，肿块变软，触之有波动感；伴壮热不退，口渴思饮，舌红苔黄，脉洪数。

病机：热毒炽盛。

治法：清热解毒，托里透脓。

方剂：透脓散加减。

外治：脓肿成熟后，及时切开排脓。切口应按乳络方向以放射状切开，避免损伤乳管。若脓肿浅小者，可用穿刺抽脓，并外敷金黄膏。

3. 后期（溃后期）

证候：溃后乳房肿痛稍减，但脓液排出不畅，脓液清稀，愈合缓慢或形成乳漏，伴全身乏力，面色无华，或身热不退，饮食减少，舌淡，苔薄，脉细无力。

病机：正虚邪恋。

治法：补虚和营托毒。

方剂：托里消毒散加减。

外治：溃后以八二丹或九一丹提脓，外敷金黄膏；待脓净改用生肌散或生肌玉红膏盖贴。

【预防与调护】

（1）妊娠后期，用温水清洗乳头；乳头内陷者，可按摩牵拉乳头。

（2）如有乳头擦伤、皲裂，外敷蛋黄油或麻油；有化脓性感染者及时治疗。

（3）乳母应情绪稳定，心情舒畅，避免情绪激动。

第二十一节　瘾　疹

瘾疹是一种常见的过敏性皮肤病。临床上以皮肤出现红色或苍白色风团，时隐时现，发无定处，瘙痒剧烈，愈后不留痕迹为特点。

西医学中荨麻疹可参考本病辨证论治。

【病因病机】

多由禀赋不足，卫外不固，或因风热、风寒之邪外袭，客于肌表，营卫不和而发；或因饮食不节，过食肥甘厚味，致使肠胃湿热，郁于肌肤而发；或因情志内伤，肝肾不足，冲任不调，气血不足，生风生燥而发。对食物、生物制品、肠道寄生虫等过敏亦可发作。

【辨证论治】

1. 风寒束表

证候：风团色淡微红，遇风寒加重，得暖则减，口不渴，舌淡，苔薄白，脉浮紧。

病机：风寒束表，营卫不和。

治法：疏风散寒，调和营卫。

方剂：桂枝汤或麻黄桂枝各半汤加减。

外治：用楮桃叶或香樟木熏洗。

2. 风热犯表

证候：风团鲜红，灼热剧痒，遇热加重，伴有发热，恶寒，咽喉肿痛，舌质红，苔薄白或薄黄，脉浮数。

病机：风热外袭，客于肌表，营卫不和。

治法：疏风清热，清透止痒。

方剂：消风散加减。

外治：用薄荷叶煎汤熏洗。

3. 肠胃湿热

证候：风团色红，瘙痒剧烈，伴见腹痛不适，食少纳呆，大便溏薄，或便秘，舌质红，苔黄腻，脉滑数。

病机：肠胃湿热，郁于皮毛腠理。

治法：清热利湿，疏风止痒。

方剂：防风通圣散加减。

外治：用地肤子、苦参、蝉蜕、白蘚皮煎汤熏洗。

4. 血虚风燥

证候：反复发作，迁延日久，疹色淡红，午后或夜间加剧，伴四肢倦怠，面色少华，舌质淡红，少津，脉沉细。

病机：气血不足，生风生燥。

治法：补益气血，祛风润燥。

方剂：当归饮子加减。

外治：用当归、川椒煎汤熏洗。

【预防与调护】

(1) 禁用或禁食某些导致机体过敏的药物或食物，避免接触致敏物品，积极防治某些肠道寄生虫病。

(2) 忌食海鲜、辛发之物。

(3) 注意气温变化，冷暖调摄，加强体育锻炼，增强机体抵抗力。

第二十二节　月 经 不 调

月经，又名月事、月水、月信，是女子胞宫周期性出血的生理现象，一般初潮年龄为 14 岁左右，每月一潮，行经 3～7 日，总经量为 50～100 ml，色暗红，无特殊气味。亦有身体无病而月经惯常两月一行者，是谓“并月”，三月一至者，名谓“居经”。但由于禀赋和体质差异，以及年龄、气候、地区、生活等条件不同，月经有时亦有所变化。

月经不调是月经病中最常见的病证，主要是指月经的周期和经量的异常。以周期改变为主的有月经先期、月经后期、月经先后无定期；以经量改变的有月经过多、月经过少。常伴有经色、经质的改变及其他症状。分述如下。

一、月经先期

月经周期提前 7 日以上，甚至一月两潮，连续两个周期以上者，称为月经先期，亦称“经早”“经期超前”。如仅提前三五日而无其他明显症状者，属正常范围。月经先期进一步发展可成为崩漏。

西医妇科学中功能失调性子宫出血和盆腔炎等出现月经提前者，可参考本病辨证论治。

【病因病机】

病机主要是气虚和血热。气虚者，或素体虚弱、饮食不节、思虑过度，以致脾气亏损，统摄无权；或房劳多产、久病伤肾，使肾气虚损，封藏失职，冲任不固；血热者，或素体阳盛，过食辛辣、外感热邪、情志化火、素体阴虚火旺等热伤冲任，迫血妄行，月经提前而来。

【辨证论治】

(一) 气虚

1. 脾气虚

证候：月经周期提前，经量多，色淡红，质清稀，面色萎黄，神疲体倦，小腹空坠，纳少便溏，舌淡红，苔薄白，脉细弱。

病机：脾气虚弱，统摄无权，冲任不固。

治法：补脾益气，摄血调经。

方剂：补中益气汤加减。若心悸怔忡、失眠多梦者，为心脾两虚，治宜健脾益气，补血养心，方用归脾汤。

2. 肾气虚

证候：月经周期提前，经量或多或少，色黯淡，质清稀，腰膝酸软，头晕耳鸣，面色晦黯，小便频数，舌淡黯，苔薄白，脉沉细。

病机：肾气虚弱，封藏失职，冲任不固。

治法：补肾益气，固冲调经。

方剂：固阴煎加减。

（二）血热

1. 阳盛血热

证候：经期提前，经量多，色深红或紫红，质黏稠，面赤心烦，口干喜饮，溲黄便结，舌红苔黄，脉滑数。

病机：阳盛则热，热扰冲任，迫血妄行。

治法：清热凉血调经。

方剂：清经散加减。

2. 肝郁化热

证候：经期提前，量或多或少，经色鲜红或紫红，质稠有块，或经行不畅，乳房、胸胁胀痛，或少腹胀痛，心烦易怒，口苦咽干，舌质红，苔薄黄，脉弦数。

病机：肝郁化热，热扰冲任，血海不宁。

治法：疏肝清热，凉血调经。

方剂：丹栀逍遥散加减。

3. 阴虚血热

证候：经期提前，量少，色红质稠，两颧潮红，咽干口燥，心烦不眠，手足心热，舌红少苔，脉细数。

病机：阴虚内热，热扰冲任，迫血妄行。

治法：养阴清热调经。

方剂：两地汤加减。

【单方验方】

（1）人参 10 g，枸杞 10 g，大枣 10 g，粳米 10 g，红糖适量，水煎服，日 1 剂。适用于脾气虚证。

（2）丹皮 10 g，地骨皮 10 g，大枣 10 g，冰糖适量，水煎服，日 1 剂。适用于血热证。

（3）熟地 30 g，旱莲草 15 g，水煎服，日 1 剂。适用于虚热证。

【预防与调护】

（1）勿过食辛辣、肥甘等助热生湿之品，以免损伤脾胃，影响摄血功能。

（2）保持心情舒畅，避免忧愁思虑、七情过极，扰乱冲任。

（3）经期不宜过度劳累和剧烈运动，以免损伤脾气，致统摄无权而致本病。

二、月经后期

月经周期延后 7 日以上，或 40～50 日一行，甚或 3～5 个月一行，连续两个月经周期以上者，称为月经后期，亦称经迟。如仅延后三五日，或偶然延后一次，下次仍如期而至者，不作病论。

西医妇科学中月经稀发、多囊卵巢综合征等出现月经后期者，可参考本病辨证论治。

【病因病机】

主要发病机制有虚实之别。虚者，多因先天肾气不足，多产房劳；或饮食劳倦伤脾；或素体阳虚，脏腑失于温养，冲任失养，血海不能按时满溢。实者，多因经期产后，外感寒邪，或过食寒凉，寒凝血滞；或素多抑郁，气郁血滞，冲任不畅，月经后期而至。

【辨证论治】

1. 肾虚

证候：经期延后，量少，色淡黯，质清稀，腰酸腿软，头晕耳鸣，面色晦黯，带下清稀，舌质淡，苔薄白，脉沉细。

病机：肾虚精亏血少，冲任不足，血海不能按时满溢。

治法：补肾养血调经。

方剂：大补元煎加减。

2. 血虚

证候：经期延后，量少，色淡红，质清稀，小腹空痛，头晕眼花，心悸少寐，面色苍白或萎黄，舌质淡，苔薄白，脉细弱。

病机：营血亏虚，冲任不充。

治法：补血益气调经。

方剂：归脾汤加减。

3. 虚寒

证候：经期延后，经色淡红而量少，质清稀，小腹隐隐作痛，喜温喜按，腰酸无力，小便清长，大便溏薄，舌质淡，苔薄白，脉沉迟无力。

病机：阳虚寒盛，不能温化经血，冲任不充。

治法：扶阳祛寒调经。

方剂：温经汤(《金匮要略》)加减。

4. 实寒

证候：经期延后，量少色黯有块，小腹冷痛拒按，得热痛减，畏寒肢冷，面色青白，舌质淡黯苔白，脉沉紧。

病机：寒凝血滞，冲任不畅。

治法：温经散寒调经。

方剂：温经汤(《妇人大全良方》)加减。

5. 气滞

证候：经期延后，经量正常或量少，色黯红有血块，少腹胀痛，或胀甚于痛，胸胁乳房胀痛，时欲太息，舌质正常或偏红，苔薄白或微黄，脉弦或弦数。

病机：肝气郁结，血为气滞，冲任受阻。

治法：理气行滞调经。

方剂：乌药汤加减。

【单方验方】

(1) 益母草 30 g，红花 10 g，乌药 10 g，水煎服。适用于血瘀气滞证。

(2) 刘寄奴 30 g，红花 10 g，炒王不留 15 g，益母草 30 g，水煎服。适用于血瘀证。

(3) 六味地黄丸，水丸每次 6 g，每日 2 次。适用于肾阴虚证。

(4) 八珍益母丸,蜜丸每次 9 g,每日 2 次。适用于血虚证。

(5) 艾附暖宫丸,蜜丸每次 9 g,每日 2 次。适用于虚寒证。

【预防与调护】

(1) 经前及经期注意保暖,经期身体卫外能力差,应避免受凉涉水,以防寒凝血瘀,致月经后期。

(2) 经期不宜过食生冷寒凉之物,以免寒凝胞脉,血行受阻,月经错后。

(3) 平素保持心情舒畅,尤其经期避免七情刺激,以免气滞血瘀而后期。

三、月经先后无定期

月经不按周期来潮,或提前或延后 7 日以上,并连续 3 个月经周期以上者,称为"月经先后无定期",又称"经水先后无定期""月经愆期"等。本病以月经周期紊乱,超过 7 日以上为特征,如仅提前或错后三五日不作病论。

西医妇科学中功能失调性子宫出血可参考本病辨证论治。

【病因病机】

病因有情志不舒,使气机不调,疏泄失司,若疏泄太过,则月经提前,疏泄不及,则月经后期;或禀赋不足,久病体弱,房劳伤肾,使肾失封藏之职,开合不利,血海蓄溢无度而发病。主要病机为脏腑受损,气血失调,冲任功能紊乱,血海蓄溢失常。

【辨证论治】

1. 肝郁

证候:经行或先或后,经量或多或少,色黯红或紫红,有血块,或经行不畅,胸胁、乳房、少腹胀痛,情志抑郁,时欲太息,苔薄白或薄黄,脉弦。

病机:郁怒伤肝,疏泄失常,冲任失调。

治法:疏肝理气调经。

方剂:逍遥散加减。

2. 肾虚

证候:经行或先或后,量少,色淡黯,质清稀,面色晦黯,头晕耳鸣,腰骶酸痛,或夜尿频数,大便不实,舌淡苔薄,脉沉弱。

病机:肾气虚弱,封藏失职,冲任不调。

治法:补肾调经。

方剂:固阴煎加减。若肝郁肾虚,则肝肾同治,用定经汤(《傅青主女科》)。

【单方验方】

(1) 益母草 30 g,当归 10 g,醋香附 10 g,白芍 10 g,水煎服,日 1 剂。适用于肝郁证。

(2) 熟地 30 g,山萸肉 20 g,怀牛膝 15 g,醋香附 10 g,水煎服,日 1 剂。适用于肝郁肾虚证。

(3) 乌鸡白凤丸,蜜丸每次 9 g,每日 2 次,经后服用,连服 2 周。适用于肝肾两虚证。

(4) 逍遥丸,水丸每次 6 g,每日 3 次。适用于肝郁证。

【预防与调护】

(1) 保持心情舒畅,避免强烈的精神刺激,以利肝气疏泄条达,使气血通畅。

(2) 节房事,节生育。避免房劳多产损伤肾气,导致肾的封藏施泄功能失职。

四、月经过多

月经周期正常，经量明显超过正常月经量者，称为月经过多，亦称经水过多或月水过多。

西医妇科学中排卵性功能失调性子宫出血、子宫肌瘤、子宫内膜异位症、盆腔炎、宫内节育器引起的月经过多者，可参考本病辨证论治。

【病因病机】

病因有素体脾气素弱，统摄无权，冲任不固；或素体阳盛，过食辛燥，肝郁化火，热扰冲任；或经期产后，感受外邪；或不禁房事，邪与血搏而血瘀，瘀血滞阻冲任，新血不得归经则妄行，导致经量增多。主要病机为气虚冲任不固，血热迫血妄行，经血失于制约。

【辨证论治】

1. 气虚

证候：月经量多，色淡红，质清稀，面色㿠白，神疲体倦，气短懒言，小腹空坠，舌淡苔薄，脉细弱。

病机：气虚冲任不固。

治法：补气摄血固冲。

方剂：举元煎加减。

2. 血热

证候：经行量多，色深红或紫红，质黏稠有小血块，心烦口渴，溲黄便结，舌红苔黄，脉滑数。

病机：热盛于里，热扰冲任，迫血妄行。

治法：清热凉血，固冲止血。

方剂：保阴煎加减。

3. 血瘀

证候：经行量多，色紫黯有血块，小腹疼痛拒按，舌质紫黯有瘀点，脉沉涩。

病机：瘀血内停，阻于胞宫，新血不得归经而妄行。

治法：活血化瘀止血。

方剂：失笑散加乌贼骨、茜草、益母草。

【单方验方】

(1) 人参 10 g，枸杞 10 g，大枣 10 g，粳米 10 g，红糖适量，水煎服。适用于脾气虚证。

(2) 丹皮 10 g，地骨皮 10 g，大枣 10 g，冰糖适量，水煎服。适用于血热证。

(3) 熟地 30 g，旱莲草 15 g，水煎服。适用于虚热证。

(4) 人参归脾丸，蜜丸每次 9 g，每日 2 次。适用于脾气虚证。

(5) 加味逍遥丸，水丸每次 6 g，每日 2 次。适用于肝郁血热证。

【预防与调护】

(1) 经期禁食辛辣温燥之品，饮食要富含营养，易于消化的食物。

(2) 避免过度的情志刺激，以免七情化火，热扰冲任，迫血妄行。

(3) 经期要注意休息，不宜过度劳累。

五、月经过少

月经周期正常，经量明显减少，或经期不足两日，甚或点滴即净者，称为月经过少，亦称经水涩少、经量过少。

西医妇科学中子宫发育不良、性腺功能低下、妇科炎症或人流术后宫腔粘连等引起的月经过少可参考本病辨证论治。

【病因病机】

本病的发病机制有虚实两端。虚者，多因素体虚弱，脾虚化源不足，多产房劳，肾气亏虚等，导致精血不足，冲任不充；实者，多因血为寒凝，气滞血瘀，痰湿阻滞，血不畅行，冲任不通，致血海溢泻不足以致月经量少。

【辨证论治】

1. 肾虚

证候：经行量少，甚至点滴即净，色黯淡质清稀，腰酸腿软，足跟痛，头晕耳鸣，精神不振，或小腹冷，或夜尿多，舌淡，苔薄，脉沉弱。

病机：肾虚精血不足，冲任不充，血海不盈。

治法：补肾益精，养血调经。

方剂：归肾丸加减。

2. 血虚

证候：经行量少，甚至点滴即净，色淡质稀，伴头晕眼花，心悸怔忡，小腹空痛，面色萎黄，唇舌色淡，苔薄，脉细弱。

病机：阴血衰少，冲任不充，血海不盈。

治法：养血益气调经。

方剂：滋血汤加减。

3. 血瘀

证候：经来量少，色紫黯有血块；小腹胀痛拒按，血块排出后胀痛减轻，舌紫黯，或有瘀斑、瘀点，脉沉涩。

病机：瘀血内停，血行不畅，冲任受阻。

治法：活血化瘀调经。

方剂：桃红四物汤加减。

4. 痰湿

证候：经量过少，色淡红，质黏腻如痰，形体肥胖，胸脘满闷，纳呆呕恶，白带量多，质黏腻，苔白而腻，脉滑。

病机：痰湿停聚，阻滞胞脉，气血运行不畅，血海满盈不足。

治法：化痰燥湿调经。

方剂：苍附导痰丸加减。

【单方验方】

(1) 益母草 30 g，红花 10 g，乌药 10 g，水煎服。适用于血瘀气滞证。

(2) 刘寄奴 30 g，红花 10 g，炒王不留 15 g，益母草 30 g，水煎服。适用于血瘀证。

(3) 六味地黄丸，水丸每次 6 g，每日 2 次。适用于肾阴虚证。

(4) 八珍益母丸，蜜丸每次 9 g，每日 2 次。适用于血虚证。

(5) 艾附暖宫丸，蜜丸每次 9 g，每日 2 次。适用于虚寒证。

【预防与调护】

(1) 经期不宜过食生冷寒凉，不宜冒雨涉水，以免寒伤冲任，胞脉受阻。

(2) 要节制房事，房劳过度耗伤肾精，致血海空虚。

(3) 要节制饮食起居，以免损伤脾气，化源不足，冲任血海空虚，月经量少。

第二十三节 崩 漏

经血非时暴下如注或淋漓不尽者，称为“崩漏”。一般以来势急，出血量多者称“崩”，也称“崩中”；来势缓慢，出血量少，淋漓不断者称“漏”，又称“漏下”。如《诸病源候论》说：“突然暴下，谓之崩中。”“非时而下淋漓不断，谓之漏下。”崩与漏的出血情况有所不同，但在发展过程中两者常可相互转化，崩久可演变成漏，漏久可演变成崩，故临床上常统称为“崩漏”。

西医妇科学中功能失调性子宫出血（尤其是无排卵型）、女性生殖器官炎症及某些生殖器肿瘤等引起的阴道不规则流血，可参考本病辨证论治。

【病因病机】

病因有素体肾气不足，早婚多产，房事不节，脾虚气血生化不足，气不摄血；或素体阳盛，过食辛辣燥热之品，情志内伤，郁久化火，热伤冲任，迫血妄行；或经期、产后余血未尽，感受寒邪致瘀；或七情内伤，气滞血瘀，瘀血阻滞冲任，新血不得归经，发为崩漏。主要病机是冲任不固，不能制约经血。

【辨证论治】

崩漏的治疗，应本着“急则治其标，缓则治其本”的原则，灵活掌握塞流、澄源、复旧三大法。

塞流：即止血。治崩应以塞流为主，以防气随血脱，止血的方法有固气止血、收涩止血等。

澄源：即正本清源，辨证论治。为治疗崩漏的重要阶段。一般出血势缓，则谨守病机，审证求因，常采用补肾、健脾、清热、理气、化瘀等法，求因治本。

复旧：即调理善后，用于血止之后，以巩固疗效，重建月经周期。调治之法当视其发病原因的不同，或补肾、疏肝、扶脾、调理气血等。

塞流、澄源、复旧三法分步论治，但又不可截然分开，宜灵活变通。

1. 脾虚

证候：经血非时暴下不止，或淋漓日久不尽，血色淡，质稀，神疲体倦，气短懒言，面色㿠白，头晕心悸，不思饮食，四肢不温，大便溏薄，或面浮肢肿，舌淡，或舌体胖嫩，或边有齿印，苔薄润，脉缓弱或沉弱。

病机：脾虚生化之源不足，气失统摄，冲任不固。

治法：补气摄血，固冲止血。

方剂：固冲汤加人参、升麻。

2. 肾虚

（1）肾气虚

证候：经乱无期，出血量多或淋漓不尽，或由崩中而转为漏下，由漏下而转崩中，反复发作，血色淡黯，质清稀，面色晦黯，小腹空坠，腰脊酸软，舌淡黯，苔白润，脉沉弱。

病机：肾虚，封藏失职，冲任不固。

治法：补肾益气，固冲止血。

方剂：加减苁蓉菟丝子丸加人参、黄芪、阿胶。

（2）肾阳虚

证候：经乱无期，出血量多或淋漓不尽，或停经数月又暴下不止，血色淡黯，质稀，眩晕耳鸣，精神不振，面色晦黯，眼眶黯，小腹空坠，腰膝酸软或腰痛如折，畏寒肢冷，小便频数清长，大便溏薄，舌淡嫩，苔白润，脉沉细无力。

病机：肾阳虚弱，命门火衰，封藏不固。

治法：温肾益气，固冲止血。

方剂：右归丸加减。

(3) 肾阴虚

证候：经乱无期，出血量少淋漓数月不止，或停经数月又突然暴下不止，血色鲜红，质稍稠，头晕耳鸣，腰膝酸软，颧赤唇红，五心烦热，失眠盗汗，口燥咽干，大便秘结，舌红或有裂纹，少苔或无苔，脉细数。

病机：肾阴不足，虚热内生，热伏冲任，迫血妄行。

治法：滋肾益阴，固冲止血。

方剂：左归丸合二至丸。

3. 血热

(1) 阴虚血热

证候：经来无期，量少淋漓不尽或量多势急，血色鲜红，质稠，颧红潮热，心烦少寐，口燥咽干，大便干结，小便短赤，舌红，少苔，脉细数。

病机：阴虚内热，热扰冲任，迫血妄行。

治法：养阴清热，固冲止血。

方剂：左归丸加减。

(2) 阳盛血热

证候：经血非时暴下，量多如崩，或淋漓日久不止，色深红或紫红，质黏稠，或有少量血块，头晕面赤，口渴喜饮，心烦少寐，或有小腹疼痛、少腹疼痛，尿赤便秘，舌红，苔黄，脉弦数或滑数。

病机：邪热内盛，热伏冲任，迫血妄行。

治法：清热凉血，固冲止血。

方剂：清热固经汤加减。

4. 血瘀

证候：经血非时而下，量时多时少，时下时止，或淋漓不净，或停闭数月又突然崩中，继而漏下不止，血色紫黯有块，小腹疼痛拒按，血块排出痛减，舌质紫黯或有瘀点瘀斑，脉沉涩或弦涩有力。

病机：由于瘀血阻滞冲任，血不循经，经血失于制约。

治法：活血化瘀，固冲止血。

方剂：四物汤合失笑散。

【单方验方】

(1) 仙鹤草 30 g，血见愁 30 g，旱莲草 30 g，地骨皮 20 g，水煎服，每日 3 次。适用于血热证。

(2) 补骨脂、赤石脂各等份，研细末，每日 3 次，每次服 3 g。适用于肾气虚证。

(3) 云南白药，每次 0.5 g，每日 2 次，可化瘀止血。适用于血瘀崩漏。

(4) 益母草流浸膏，每次 10 ml，每日 2 次，可化瘀止血。适用于血瘀崩漏。

【预防与调护】

(1) 出血期间，避免冒雨涉水负重过劳。出血量多应卧床休息，或住院治疗。

(2) 血未净时应保持外阴清洁卫生，禁止盆浴、房事。

(3) 加强营养，多食高蛋白之品，忌食辛辣、酸涩、生冷寒凉食物。

(4) 注意调畅情志，避免不良的精神刺激。

第二十四节 痛 经

凡在经期或经期前后，周期性出现小腹疼痛，或痛引腰骶，甚至剧痛晕厥，称为痛经，也称经行腹痛。痛经多发生在经行第一、二日或经前数日，也有发生于月经将净或经净之后。痛经时间长短不一，疼痛程度轻重不同，一般疼痛较重者，可造成患者坐卧不安，影响工作和学习，甚至出现昏厥状态。月经初潮即有痛经，称为原发性痛经，以青少年女性多见。因生殖器官的器质性病变所引起的痛经，称为继发性痛经。以育龄期妇女常见。痛经是妇科常见病之一。

【病因病机】

本病的主要病机有虚实之分。实者有气滞血瘀、寒凝血瘀、湿热瘀阻，气血不通，胞脉不畅，不通则痛；虚者为气血虚弱、肝肾亏损，胞宫、胞脉失于濡养，不荣则痛。

【辨证论治】

1. 气滞血瘀

证候：经前或经期小腹胀痛，拒按，经行不畅，量少色紫黯有块，块下痛减。乳房胀痛，胸胁胀闷不舒，舌质紫黯，或舌边、尖有瘀点或瘀斑，脉弦或沉弦。

病机：七情内伤，肝失条达，肝郁气滞，血行不畅。

治法：行气活血，祛瘀止痛。

方剂：膈下逐瘀汤加减。

2. 寒凝血瘀

证候：经前或经期，小腹冷痛拒按，甚则绞痛难忍，得热痛减，月经或推后，经血量少，色黯有块，畏寒肢冷，面色青白，舌黯，苔白，脉沉紧。

病机：寒客冲任、胞宫，凝滞胞脉，气血运行不畅。

治法：温经散寒，祛瘀止痛。

方剂：温经汤加减。

3. 湿热瘀阻

证候：经前或经期小腹疼痛拒按，或胀痛不适，有灼热感，或痛连腰骶，或平时小腹疼痛，经来疼痛加剧，经血量多或经期延长，经色黯红，质稠有块，平素带下量多，黄稠臭秽，或伴有低热起伏，小便黄赤，舌红，苔黄腻，脉滑数或弦数。

病机：湿热郁阻冲任、胞宫，与血胶结，气血瘀滞不畅。

治法：清热除湿，化瘀止痛。

方剂：清热调血汤加减。

4. 气血虚弱

证候：经期或经后小腹绵绵作痛，喜按，或小腹及阴部空坠不适，月经量少，色淡，质清稀，面色无华，头晕眼花，神疲乏力，心悸失眠，或纳少便溏，舌淡，苔薄，脉细弱。

病机：气血不足，胞脉失于濡养，不荣则痛。

治法：补气养血，调经止痛。

方剂：圣愈汤加减。

5. 肝肾亏损

证候：经后或经期小腹绵绵作痛，喜按，腰骶酸痛不适，经色黯淡，量少，质稀薄，头晕耳鸣，失眠健忘，面色晦黯，精神不振，舌质淡红，苔薄，脉沉细。

病机：肝肾虚损，精血不足，冲任空虚，胞脉失养。

治法：补肾益精，养血止痛。

方剂：调肝汤加减。

【单方验方】

(1) 艾叶 6 g，红糖 15 g，水煎温服。最好在经行腹痛前服 1～2 剂，痛时继服。本方适应于虚寒型痛经。

(2) 延胡索 12 g，益母草 20 g，水煎温服。本方适用于血瘀之痛经。

(3) 当归 24 g，川芎 15 g，香附 12 g，延胡索 12 g，水煎服。适用于气滞血瘀型痛经。

(4) 延胡索片，每日 3 次，每次 5 片，经前或痛时服用。

【预防与调护】

(1) 注意经前、经期保暖防寒，不贪生冷瓜果，忌冒雨涉水、游泳，不居住潮湿之地。

(2) 注意精神调护，消除恐惧心理，避免精神紧张，保持心情舒畅，气血调和。

第二十五节 经断前后诸证

妇女在绝经期前后，出现月经紊乱，烦躁易怒，烘热汗出，潮热面红，眩晕耳鸣，心悸失眠，腰背酸楚，面浮肢肿，皮肤蚁行感，情志不宁等症状，称为经断前后诸证，亦称绝经前后诸证。

西医妇科学中围绝经期综合征(原称为更年期综合征)、双侧卵巢切除或放射治疗后、早发绝经卵巢功能衰竭而致诸症者，可参考本病辨证论治。

【病因病机】

本病发生在绝经前后，妇女七七之年(45～55 岁)经断前后，肾气渐衰，天癸将竭，冲任二脉逐渐亏虚，精血不足，脏腑失于濡养，易引起机体阴阳失于平衡，从而导致本病发生。

【辨证论治】

1. 肾阴虚

证候：绝经前后，月经紊乱，月经提前量少或量多，或崩或漏，经色鲜红，头晕目眩，耳鸣，头面烘热，汗出，五心烦热，腰膝酸痛，足跟疼痛，或皮肤干燥、瘙痒，口干便结，尿少色黄，舌红少苔，脉细数。

病机：肾阴亏虚，冲任失调。

治法：滋养肾阴，佐以潜阳。

方剂：左归丸合二至丸。若出现双目干涩等肝肾阴虚证时，宜滋肾养肝，平肝潜阳，以杞菊地黄丸。

2. 肾阳虚

证候：经断前后，经行量多，经色淡黯，或崩中漏下，精神委靡，面色晦黯，腰背冷痛，小便清长，夜尿频数，或面浮肢肿，舌淡，舌体胖嫩边有齿痕，苔薄白，脉沉细弱。

病机：肾虚封藏失职，冲任不固。

治法：温肾扶阳。

方剂：右归丸加减。

3. 肾阴阳俱虚

证候：经断前后，月经紊乱，量少或多，乍寒乍热，烘热汗出，头晕耳鸣，健忘，腰背冷痛，舌淡，苔薄，脉沉弱。

病机：肾阴阳俱虚，冲任失调。

治法：阴阳双补。

方剂：二仙汤合二至丸加菟丝子、何首乌、龙骨、牡蛎。

【预防与调护】

(1) 了解绝经期是卵巢功能衰退的生理过程，解除其心理障碍和精神负担。

(2) 保持心情舒畅，忌抑郁、恚怒，注意心理健康。

(3) 劳逸结合，生活规律，避免过度劳累和紧张。

(4) 加强体育锻炼，增强体质，调整心态，保证睡眠。

(5) 定期进行妇科检查。

第二十六节　带　下　病

带下量明显增多或减少，色、质、气味异常，或伴全身、局部症状者，为带下病。正常带下乃指女子生理发育成熟时期，阴道内排出少量分泌物，无色透明或白色，用以润泽阴户，抵御外邪。至于经间期、经前期以及妊娠期带下稍有增多者，均属正常现象，不作病论。

西医妇科学中阴道炎、宫颈炎、盆腔炎及肿瘤等见带下量多，可参考本病辨证论治。

【病因病机】

主要病因是湿邪。湿邪有内外之别，外湿，指外感之湿邪；内湿，一般指脾虚失运，湿邪下注；或脾虚肝郁，湿热下注；或肾气不足，下元亏损所致；亦有因感受湿毒而引起。病机主要为湿邪影响任带，以致带脉失约，任脉不固。

【辨证论治】

1. 脾虚

证候：带下量多，色白或淡黄，质稀薄，无臭味，如涕如唾，绵绵不断，精神疲倦，四肢不温，纳少便溏，两足跗肿，面色萎黄，舌质淡，苔白腻，脉缓弱。

病机：脾气虚弱，运化失司，湿邪下注，损伤任带。

治法：健脾益气，升阳除湿。

方剂：完带汤。

2. 肾虚

(1) 肾阳虚

证候：带下量多，色白清冷，质稀薄如水，终日淋漓不断，腰痛如折，小腹冷感，小便频数清长，夜间尤甚，大便溏薄，舌质淡，苔薄白，脉沉迟。

病机：肾阳不足，命门火衰，气化失常，水湿内停，伤及任带。

治法：温肾助阳，固涩止带。

方剂：内补丸。

(2) 肾阴虚

证候：带下赤白或黄色，质黏无臭，阴道灼热干涩，头晕目眩，腰酸膝软，五心烦热，失眠多梦，口燥咽干，便秘溲赤，舌红少苔，脉细数。

病机：肾阴不足，相火偏旺，热灼血络，阴虚失守，封藏不固。

治法：滋阴清热止带。

方剂：知柏地黄丸。

3. 湿热下注

证候：带下量多，色黄，质黏稠，有异味，或伴外阴瘙痒，胸闷气短，纳食较差，或小腹作痛，小便短赤，舌红，苔黄腻，脉濡数。

病机：湿热蕴积于下，伤及任带二脉。

治法：清热利湿止带。

方剂：止带方加减。若肝经湿热下注，证见：带下量多，色黄，质稠，有臭味，伴阴部瘙痒疼痛，头晕目眩，口苦咽干，烦躁易怒，便秘溲赤，舌质红，苔黄腻，脉弦滑而数。治宜泻肝清热除湿，方用龙胆泻肝汤。

4. 湿毒蕴结

证候：带下量多，色黄绿如脓，或浑浊如米泔，或五色杂下，臭秽难闻，小腹疼痛，烦热口干，大便干结，小便黄少，舌质红，苔黄腻，脉滑数。

病机：湿毒损伤任带。

治法：清热解毒祛湿。

方剂：五味消毒饮加半枝莲、白花蛇舌草、土茯苓、败酱草。

【单方验方】

(1) 白术 250 g，山药 250 g，花生米 250 g，红糖 200 g，前 3 味炒焦研细末，加入红糖调匀备用。每次服 30 g，每日 3 次。适用于脾虚带下。

(2) 苍术 15 g，黄柏 6 g，薏苡仁 15 g，白芷 10 g，水煎服。适用于湿热带下。

(3) 红枣 10 g，黑豆 10 g，白果 10 g，山药 10 g，水煎服。适用于脾肾两虚带下。

(4) 白带丸，水丸每次 6 g，每日 3 次。适用于湿热带下。

(5) 龙胆泻肝丸，水丸每次 6 g，每日 3 次。适用于肝胆湿热带下。

(6) 乌鸡白凤丸，水丸每次 6 g，每日 3 次。适用于脾、肾虚带下。

【预防与调护】

(1) 保持外阴清洁、干燥，勤换内裤。

(2) 妇科检查注意无菌操作，避免交叉感染。

(3) 定期做好妇科检查，发现病变及时治疗。

第二十七节 积 滞

积滞是指小儿内伤乳食，停积中焦，积而不化，气滞不行所形成的一种小儿常见脾胃病证。临床以不思乳食、腹胀嗳腐、大便不调为特征。积滞又称伤食、食积。

本病以婴幼儿多见，常在感冒、泄泻、疳证中合并出现。少数患儿积滞日久，迁延失治，脾胃功能严重受损，导致小儿营养和生长发育障碍，可转化成疳证。

西医学中消化不良可参考本病辨证论治。

【病因病机】

引起本病的主要原因为乳食不节，伤及脾胃，致脾胃运化功能失调，或脾胃虚弱，腐熟运化不及，乳食停滞不化。病机为乳食停聚中焦，积而不化，气滞不行。其病位在脾胃。

【辨证论治】

1. 乳食内积

证候：不思乳食，脘腹胀满，疼痛拒按，或嗳腐吞酸，恶心呕吐，大便酸臭，苔厚腻，脉象弦滑，指纹紫滞。

病机：乳食停滞，胃失和降，脾不运化。

治法：消乳化食，和中导滞。

方剂：乳积者，选消乳丸加减。食积者，选保和丸加减。

2. 脾虚夹积

证候：神疲乏力，面色萎黄，形体消瘦，不思乳食，食则饱胀，腹满喜按，大便稀溏酸臭，夹有乳片或不消化食物残渣，苔白腻，脉细滑，指纹淡滞。

病机：脾胃虚弱，胃不腐熟，脾失健运，乳食停滞。

治法：健脾助运，消食化滞。

方剂：健脾丸加减。

【单方验方】

(1) 化积口服液，每服 5～10 ml，1 日 2～3 次。用于乳食内积证。

(2) 枳实导滞丸，每服 2～3 g，1 日 2～3 次。用于积滞较重，郁而化热者。

(3) 清热化滞颗粒，服法：1～3 岁 1 袋，4～7 岁 2 袋，8～14 岁 3 袋，1 日 3 次。用于积滞化热证。

(4) 小儿香橘丸，每服 2～3 g，1 日 2～3 次。用于脾虚夹积证。

【预防与调护】

(1) 调节饮食，合理喂养，乳食宜定时定量，富含营养，易于消化，忌暴饮暴食、过食肥甘炙煿、生冷瓜果、偏食零食及妄加滋补。

(2) 应根据小儿生长发育需求，逐渐给婴儿添加辅食，按由少到多、由稀到稠、由一种到多种、循序渐进的原则进行。

(3) 伤食积滞患儿应暂时控制饮食，给予药物调理，积滞消除后，逐渐恢复正常饮食。

(4) 注意病情变化，给予适当处理。呕吐者，可暂停进饮食，并给生姜汁数滴加少许糖水饮服；腹胀者，可揉摩腹部；便秘者，可予蜂蜜 10～20 ml 冲服，严重者可予开塞露外导；脾胃虚弱者，常灸足三里穴。

第二十八节　惊　　风

惊风是小儿时期常见的一种急重病证，以临床出现抽搐、昏迷为主要症状。发病年龄以 1～5 岁的小儿为多见，年龄越小，发病率越高，7 岁以上则逐渐减少。四季皆有。凡起病急骤，属阳、热、实者为急惊风；凡病势缓慢，属阴、虚、寒者为慢惊风。

西医学中小儿惊厥可参考本病辨证论治。

【病因病机】

急惊风病因以外感六淫、疫毒之邪为主，偶有暴受惊恐所致。病机主要是热、痰、惊、风的相互影响，互为因果。其主要病位在心肝两经。小儿外感时邪，易从热化，热盛生痰，热极生风，痰盛发惊，惊盛生风，则发为急惊风。

慢惊风多见于大病久病之后，气血阴阳俱伤；或因急惊未愈，正虚邪恋，虚风内动；或先天不足，后天失调，脾肾两虚，筋脉失养，风邪入络。病位在肝、脾、肾。病理性质以虚为主。多系脾胃受损，土虚木旺化风；或脾肾阳虚，虚极生风；或肝肾阴虚，筋脉失养生风。

【辨证论治】

(一) 急惊风

1. 风热动风

证候:起病急骤,发热,头痛,鼻塞,流涕,咳嗽,咽痛,高热之际,突然出现痉厥昏迷,苔薄黄,脉浮数。

病机:风热之邪,郁于肌表,入里化热,热极生风。

治法:疏风清热,熄风定惊。

方剂:银翘散加减。若高热不退者加生石膏、羚羊角粉清热熄风;神昏抽搐较重者,加服小儿回春丹清热定惊。

2. 气营两燔

证候:起病较急,壮热抽搐,头痛项强,恶心呕吐,烦躁嗜睡,口渴便秘,或见狂躁不宁,皮肤发疹发斑,舌红苔黄,脉弦数。病情严重者高热不退,反复抽搐,神志昏迷,舌红苔黄腻,脉滑数。

病机:疫毒侵袭,由表及里,化热化火,充斥气营。

治法:清气凉营,熄风开窍。

方剂:清瘟败毒饮加减。若神志昏迷者,可选用至宝丹、安宫牛黄丸或紫雪丹熄风开窍。

3. 邪陷心肝

证候:有原发温热疾病。症见高热不退,烦躁口渴,突然肢体抽搐,两目上视,神志昏迷,舌质红,苔黄腻,脉数。

病机:温热时邪,内陷心肝,热扰神明,肝风内动。

治法:清心开窍,平肝熄风。

方剂:羚角钩藤汤加减。

4. 湿热疫毒

证候:高热持续,频繁抽搐,神志昏迷,谵语烦躁,腹痛呕吐,大便黏腻或夹脓血,舌质红,苔黄腻,脉滑数。

病机:饮食不洁,感受湿热疫毒,蕴结肠腑;邪毒内迫营血,直犯心肝。

治法:清热化湿,解毒熄风。

方剂:黄连解毒汤合白头翁汤加减。

5. 暴受惊恐

证候:暴受惊恐后惊惕不安,身体颤栗,喜投母怀,夜间惊啼,甚至惊厥、抽风,神志不清,大便色青,脉律不齐,指纹紫滞。

病机:暴受惊恐,使神明受扰,肝风内动。

治法:镇惊安神,平肝熄风。

方剂:琥珀抱龙丸加减。若寐中身体颤动,惊啼不安者,加用磁朱丸重镇安神。

(二) 慢惊风

1. 脾虚肝亢

证候:形神疲惫,面色萎黄,嗜睡露睛,不欲饮食,大便稀溏,色带青绿,时有肠鸣,四肢不温,抽搐无力,时作时止,舌淡苔白,脉沉弱。

病机:脾胃虚弱,脾虚肝旺,阳亢生风。

治法:温中益气,缓肝理脾。

方剂:缓肝理脾汤加减。若四肢不温,大便稀溏者,改用附子理中汤。

2. 脾肾阳衰

证候:精神委顿,昏睡露睛,面白无华或灰滞,口鼻气冷,额汗不温,四肢厥冷,溲清便溏,手足蠕蠕震颤,舌质淡,苔薄白,脉沉微。

病机:脾肾阳衰,不温筋脉,虚风内动。

治法:温补脾肾,回阳救逆。

方剂:固真汤合逐寒荡惊汤加减。

3. 阴虚风动

证候:精神疲惫,形容憔悴,面色萎黄或时有潮红,虚烦低热,手足心热,大便干结,肢体拘挛或强直,时或抽搐,舌绛少津,苔少或无苔,脉细数。

病机:阴津亏耗,肝肾阴亏,肝木失养,虚风内动。

治法:育阴潜阳,滋肾养肝。

方剂:大定风珠加减。

【单方验方】

(1) 地龙 15 g,僵蚕 15 g,乌梢蛇 15 g,当归 15 g,木瓜 15 g,鸡血藤 15 g,水煎服。用于慢惊风肢体强直性瘫痪。

(2) 全蝎 5 个,蜈蚣 1 条,僵蚕 5 条,蝉蜕 7 个,研为细末,敷脐,1 日 1 次。用于慢惊风强直性瘫痪者。

(3) 小儿回春丹,1 岁以下每服 0.3 ～0.5 g,2～3 岁每服 0.9 g,1 日 2 次。用于急惊风风热动风证。

(4) 安宫牛黄丸,每服 1/2～1 丸。用于急惊风邪陷心肝证。

(5) 牛黄镇惊丸,每服 1/2～1 丸,1 日 1～2 次。用于急惊风暴受惊恐证。

(6) 羚羊角粉,每服 0.3～0.6 g。用于急惊风各证。

【预防与调护】

(1) 平时加强体育锻炼,提高抗病能力。

(2) 避免时邪感染,注意饮食卫生,不吃腐败及变质食物。

(3) 按时预防接种,避免跌仆惊骇。

(4) 有高热惊厥史患儿,在外感发热初起时,要及时降温,服用止痉药物。

(5) 抽搐时,切勿用力强制,以免扭伤骨折,将患儿头部歪向一侧,防止呕吐物吸入,将纱布包裹压舌板,放在上下牙齿之间,防止咬伤舌体。保持安静,避免刺激。密切注意病情变化。

第二十九节 麻 疹

麻疹是指感受麻毒时邪引起的肺系时行疾病,以发热咳嗽,鼻塞流涕,泪水汪汪,全身发红疹及早期出现麻疹黏膜斑为特征。一年四季都可发病,多流行于冬春季节。好发于儿童,尤以 6 个月至 5 岁小儿多见。本病传染性很强。患病后可获得终身免疫。

【病因病机】

本病是由感受麻毒时邪,从口鼻而入,侵袭肺卫,郁阻于脾,外透肌肤,发为麻疹,是麻疹顺证。若邪盛化火内陷,或正虚不能托邪外泄,导致麻疹透发不顺,形成逆证。

【辨证论治】

（一）顺证

1. 初热期（从开始发热到出疹，3 日左右）

证候：起病较急，发热咳嗽，微恶风寒，喷嚏流涕，眼睑红赤，泪水汪汪，小便短赤，大便稀溏，起病 2～3 日在颊黏膜接近臼齿处可见微小灰白色麻疹黏膜斑，苔薄白或薄黄，脉浮数。

病机：麻毒侵入，首犯肺卫，邪郁于表，肺气不宣。

治法：辛凉透表，清宣肺卫。

方剂：宣毒发表汤加减。

2. 见形期（皮疹从见点到透齐，3 日左右）

证候：发热不退，咳嗽加剧，疹点先见于耳后、发际，渐及头面、胸背、腹部、四肢，最后手足心与鼻准部见疹，即为出齐。疹点初起细小而稀，渐次加密，疹色先红后暗红，触之稍碍手，伴烦躁，口渴，小便黄赤，大便干结，舌质红，苔黄，脉洪数。

病机：麻毒内传，郁于肺脾，邪毒炽盛，正气抗邪，外透肌肤。

治法：清热解毒，佐以透疹。

方剂：清解透表汤加减。

3. 恢复期（从疹点透齐到收没 3 日左右）

证候：发热渐退，咳嗽减轻，胃纳增加，精神好转，疹点依次渐回，疹退处皮肤可见糠状脱屑，并有色素沉着，舌红，苔薄，脉细无力或细数。

病机：邪退正复，肺胃阴伤。

治法：养阴生津，清解余邪。

方剂：沙参麦冬汤加减。

（二）逆证

1. 麻毒闭肺

证候：高热烦躁，咳嗽气促，鼻翼煽动，喉间痰鸣，疹点紫暗或隐没，甚则面色青灰，口唇紫绀，舌红，苔薄黄或黄腻，脉数。

病机：麻毒炽盛，疹毒不得透发，闭郁于肺。

治法：清热解毒，宣肺化痰。

方剂：麻杏石甘汤加减。

2. 麻毒攻喉

证候：身热不退，咽喉肿痛，状如犬吠，喉间痰鸣，甚则吸气困难，胸高肋陷，面色发紫，烦躁不安，舌质红，苔黄腻，脉滑数。

病机：麻疹时邪，上攻咽喉，痰热壅阻，咽喉不利。

治法：清热解毒，利咽消肿。

方剂：清咽下痰汤加减。若咽喉肿痛者，加六神丸清热利咽。若病情加重，出现吸气困难，面色苍白等喉梗阻征象时，应采取综合措施，必要时作气管切开。

3. 邪陷心肝

证候：高热不退，烦躁谵妄，皮肤疹点密集成片，色泽紫暗，甚则神昏，抽搐，舌红绛起刺，苔黄燥，脉数。

分析：邪毒炽盛，正气不支，内陷厥阴，蒙蔽心包，引动肝风。

治法：清热解毒，熄风开窍。

方剂：羚角钩藤汤加减。若出现内闭外脱或心阳虚衰之险症时，急用参附龙牡救逆汤救逆固脱。

【单方验方】

(1) 胡萝卜香菜汤：胡萝卜、香菜、荸荠各适量煎水，代茶饮。用于疹前期。

(2) 绿豆皮水：绿豆皮 15 g，煎水加白糖 15 g，冲服，每日 1 剂，3～5 日为一疗程。用于见形期。

(3) 芫荽子(或新鲜茎叶)适量，加鲜葱、米酒同煎取汁，乘热置于罩内熏蒸，然后擦洗全身，再复被温。用于麻疹透发不畅者。

(4) 公英 500 g，大青叶 500 g，加工成浓缩液 750 ml。每服 3～5 ml，1 日 3 次。用于邪毒闭肺证。

(5) 鲜芦根 30 g，鲜茅根 30 g，鲜石斛各 30 g，煎汤代茶。用于收没期阴津耗伤证。

【预防与调护】

(1) 按计划接种麻疹减毒活疫苗。

(2) 若接触传染源后，可采取被动免疫方法，注射胎盘球蛋白、丙种蛋白等，并采取隔离措施，观察 21 日。麻疹患儿应早发现，早隔离，早治疗。一般在出疹第六日即无传染性。并发肺炎者，隔离时间延长至疹后 10 日。

(3) 麻疹流行期间，避免去公共场所和流行区域，减少感染机会。

(4) 卧室空气流通，温度、湿度适宜，避免直接吹风受寒和过强阳光刺激，床铺被褥舒适柔软，环境安静。

(5) 注意补足水分，饮食应清淡，易消化，发热出疹期忌油腻辛辣之品，恢复期宜食营养丰富食物。

第三十节　痄　腮

痄腮是因感受风温邪毒，壅阻少阳经脉引起的时行疾病。临床以发热、耳下腮部漫肿疼痛为特征。一年四季都可发生，冬春两季较易流行。学龄儿童发病率较高。本病传染性强，易在托幼机构发生流行。一般预后良好。患病后可获得终身免疫。

西医学中流行性腮腺炎可参考本病辨证论治。

【病因病机】

风温邪毒由肌表口鼻而入，侵犯足少阳胆经，毒热循经上攻腮颊，与气血相搏，气滞血瘀，运行不畅，凝滞耳下腮部。如热毒炽盛，正气不支，邪陷厥阴，出现昏迷、惊厥等变证；邪毒引睾窜腹，可出现少腹疼痛、睾丸肿痛等症。

【辨证论治】

(一) 常证

1. 邪犯少阳

证候：轻微发热恶寒，一侧或两侧耳下腮部漫肿、疼痛，触之痛甚，咀嚼不便，或伴头痛、咽痛，纳少，舌红，苔薄白或淡黄，脉浮数。

病机：风温邪毒，侵犯少阳，热毒在表。

治法：疏风清热，散结消肿。

方剂：柴胡葛根汤加减。

2. 热毒蕴结

证候：高热不退，多见两侧腮部肿胀疼痛，坚硬拒按，张口、咀嚼困难，烦躁不安，口渴引饮，或伴头痛呕吐，咽红肿痛，食欲不振，尿少黄赤，舌红，苔黄，脉滑数。

病机：邪毒化火，热毒炽盛，蕴结于里。

治法：清热解毒、软坚散结。

方剂：普济消毒饮加减。

（二）变证

1. 邪陷心肝

证候：高热不退，神昏，嗜睡，项强，反复抽风，腮部肿块疼痛，坚硬拒按，头痛，呕吐，舌红，苔黄，脉洪数。

病机：热毒壅盛，内陷厥阴，扰动肝风，蒙蔽心包。

治法：清热解毒，熄风开窍。

方剂：清瘟败毒饮加减。

2. 毒窜睾腹

证候：腮部肿胀渐消，一侧或两侧睾丸肿胀疼痛，或伴少腹疼痛，痛甚拒按，舌红，苔薄黄，脉数。

病机：邪毒内窜足厥阴肝经，蕴结不散。

治法：清肝泻火，活血止痛。

方剂：龙胆泻肝汤加减。

【单方验方】

(1) 鲜蒲公英、鲜马齿苋、鲜仙人掌（去刺），任选一种。捣烂外敷患处，1日2次。适用于腮部肿痛。

(2) 清开灵颗粒，每次1包，1日2～3次。用于热毒壅盛及邪陷心肝证。

(3) 青黛散、紫金锭、如意金黄散，任选一种。以醋或水调匀后外敷患处，1日2次。适用于腮部肿痛。

(4) 小柴胡颗粒，每次1包，1日2～3次。用于邪犯少阳证。

【预防与调护】

(1) 本病流行期间，易感儿应少去公共场所，以避免传染。

(2) 发现患儿应及时隔离治疗，直至腮肿完全消退后3日为止，有接触史的易感患儿，应留观3周，可用板蓝根15～30 g煎服，或用板蓝根颗粒冲服，连服3～5日。

(3) 生后14个月给予腮腺炎减毒活疫苗预防接种。

(4) 患儿发热期间应卧床休息，居室空气流通，避免受凉，复感它邪。

(5) 饮食以流质、半流质为主，忌肥腻、辛辣、坚硬及酸性的食品。注意口腔卫生，做好口腔护理。

小结

本章阐述了内、外、妇、儿科常见病证，以内科病为主，精选临床具有代表性的病证。内科选感冒、咳嗽、喘证、胸痹、眩晕、中风、不寐、胃痛、呕吐、泄泻、便秘、黄疸、臌胀、水肿、淋证、消渴、头痛、痹证等病；外科选疖、痈、疔、乳痈、瘾疹等病；妇科选月经不调、崩漏、痛经、经断前后诸证、带下等病；儿科选积滞、惊风、麻疹、痄腮等病。各病证的论述均以中医理论为指导，以切合临床实用为原则，从病证概念、病证特点、病因病机、辨证治疗的角度着手，对每一个病的阐述尽量达到既全面又简明，使学生能够认识并把握其一般诊疗规律。

所列方剂，绝大部分采用传统方剂，从而不失传统精髓，并均附于"方剂索引"中，以备查阅。每病证后均增加了单方验方、预防与调护，以及部分病案讨论，便于学生临床应用参考。在学习效果上，使得非中医类专业学生，均能具备一定的认识和应用能力。在学习前面各章节的基础上，讨论本章教学内容时，临床医学专业侧重于辨证论治内容，药学专业侧重于治法方药，护理专业侧重于预防保健与调摄护理。

练习题

一、单选题

1. 风寒感冒的治法是(　　)。
   A. 辛温解表　B. 辛凉解表　C. 疏风解表　D. 解表发汗　E. 祛邪解表
2. 实喘的证候类型不包括(　　)。
   A. 风寒袭肺　B. 肝气犯肺　C. 痰热壅肺　D. 肺肾气虚　E. 痰浊阻肺
3. 脾虚泄泻的代表方(　　)。
   A. 理中汤　B. 芍药汤　C. 保和丸　D. 参苓白术散　E. 六味地黄丸
4. 痰热内扰型失眠的主方(　　)。
   A. 黄连阿胶汤　B. 半夏泻心汤　C. 黄连温胆汤　D. 半夏厚朴汤　E. 黄芪建中汤
5. 胸痹见胸部刺痛，固定不移，宜首选(　　)。
   A. 血府逐瘀汤　B. 天王补心丹　C. 栝蒌薤白半夏汤　D. 当归四逆汤　E. 柴胡疏肝散

二、多选题

1. 病因与湿邪密切相关的病证有(　　)。
   A. 黄疸　B. 臌胀　C. 便秘　D. 水肿　E. 泄泻
2. 下列属于内伤头痛的是(　　)。
   A. 血虚头痛　B. 痰浊头痛　C. 肾精亏虚头痛　D. 肝阳头痛　E. 瘀血头痛
3. 消渴的病变脏腑主要在(　　)。
   A. 肺　B. 脾　C. 胃　D. 肾　E. 肝
4. 外感头痛的治法不包括(　　)。
   A. 清热祛湿　B. 疏风散寒　C. 疏风清热　D. 祛风胜湿　E. 行气止痛

三、填空题

1. 淋证的治疗，实证宜 ________，虚证宜 ________。
2. 痹证依据风、寒、湿、热之偏盛而分为________、________、________、________。
3. 中风后遗症多留有 ________、________ 和 ________。

四、名词解释

时行感冒　　黄疸　　消渴　　痛经

五、简答题

1. 风寒感冒与风热感冒的主证有何异同？
2. 简述肝气犯胃之胃痛的临床表现、治法、代表方剂。

六、病案讨论

病案一：

张某，男，42岁，干部。初诊：2008年5月6日。

主诉：发热2日。

现病史：2日前受风后感身体不适，头痛，继而发热，怕风，时而汗出，咳嗽有痰，色黄质黏，咽喉肿痛，口干欲饮，鼻流浊涕。体温38.2℃。舌苔薄黄，脉浮数。

病案二：

王某，男，55岁，农民。初诊：2008年8月13日。

主诉：咳嗽10日。

现病史：10日前患感冒，经治疗好转后仍咳嗽，用西药效果不明显，现咳嗽较重，痰多黏腻，色灰白，咳声重浊，晨起咳痰尤甚，伴胸闷，脘痞，纳差，呕恶，乏力，大便时溏，舌质淡，苔白腻，脉濡滑。

病案三：

赵某，男，45岁，干部。初诊：2008年11月9日。

主诉：头晕目眩半年余。

现病史：患者急躁性情，半年来时常发作晕眩，头目胀痛，伴失眠多梦，口苦，情绪郁怒时加重。发作时常服眩晕停等止晕药物能缓解，血压180/

100 mmHg，曾做头 CT 检查未见异常。舌质红，苔黄，脉弦数。

病案四：

马某，男，35 岁，教师。初诊：2007 年 3 月 12 日。

主诉：胃脘疼痛一年余。

现病史：近一年来，胃脘不适，时隐隐作痛，喜温喜按，空腹痛甚，少进食物则缓，每遇劳累或受凉后发作或加重，呕吐清水，食欲不佳，神疲乏力，四肢不温，大便溏日 1～2 次，舌淡苔白，脉虚弱。

病案五：

张某，男，45 岁，教师。初诊：2006 年 6 月 9 日。

主诉：大便溏稀，如水样，兼寒热头痛 2 日。

现病史：近两日外出穿衣单薄，夜间腹泻多次，水样便，腹痛肠鸣，兼发热怕冷，头痛，周身酸痛，流清涕，舌质淡，苔薄白，脉浮。

病案六：

李某，女，32 岁，农民。初诊：2006 年 4 月 6 日。

主诉：尿频、尿痛 1 周。

现病史：1 周前出现小便频数，灼热刺痛，溺色黄赤，伴少腹拘急胀痛，大便秘结，舌质红，苔黄腻，脉滑数。

病案七：

李某，女，19 岁，未婚，学生。初诊：2007 年 8 月 13 日。

主诉：经期提前 3 个月。

现病史：平素嗜食辛辣，近 3 个月来每次月经提前 9～12 日，量多色红质稠，心烦，口渴喜冷饮，大便燥结，小便黄赤，舌红苔黄，脉滑数有力。

病案八：

李某，女，24 岁，学生，未婚。初诊：2006 年 2 月 21 日。

主诉：月经来潮，腹痛难忍。

现病史：15 岁月经来潮，自初潮经来腹痛，逐月加重，几年来不断治疗，时轻时重。昨晚月经来潮，小腹剧痛难忍，伴有乳房胀痛，胸胁胀满，呃逆，血量中等，色黑有块，块下痛稍减，脉沉弦。

方剂索引

一　画

一贯煎(《柳州医话》)　沙参　麦冬　当归　生地　枸杞子　川楝子

二　画

二仙汤(《中医方剂临床手册》)　仙茅　仙灵脾　巴戟天　知母　黄柏　当归

二冬汤(《医学心悟》)　天冬　麦冬　天花粉　黄芩　知母　甘草　人参　荷叶

二至丸(《医方集解》)　女贞子　旱莲草

二陈汤(《太平惠民和剂局方》)　半夏　陈皮　茯苓　炙甘草

二妙散(《丹溪心法》)　苍术　黄柏

十灰散(《十药神书》)　大蓟　小蓟　侧柏叶　荷叶　茜草根　山栀　茅根　大黄　丹皮　棕榈皮

十全大补汤(《太平惠民和剂局方》)　熟地黄　白芍　当归　川芎　人参　白术　茯苓　炙甘草　黄芪　肉桂

十枣汤(《伤寒论》)　大戟　芫花　甘遂　大枣

七味白术散(《小儿药证直诀》)　人参　白术　茯苓　甘草　葛根　木香　藿香

八二丹(经验方)　煅石膏　升丹

八正散(《太平惠民和剂局方》)　木通　车前子　萹蓄　瞿麦　滑石　甘草梢　大黄　山栀　灯心草

八珍汤(《正体类要》)　人参　白术　茯苓　甘草　当归　白芍　川芎　熟地黄　生姜　大枣

人参养荣汤(《三因极一病证方论》)　人参　白术　炙黄芪　炙甘草　陈皮　肉桂心　当归　熟地黄　五味子　茯苓　远志　白芍　大枣　生姜

人参养营汤(《太平惠民和剂局方》)　人参　甘草　当归　白芍　熟地　肉桂　大枣　黄芪　白术　茯苓　五味子　远志　橘皮　生姜

九一丹(《医宗金鉴》)　煅石膏　升丹

九仙散(《医学正传》)　罂粟壳　乌梅　五味子　人参　阿胶　款冬花　桔梗　贝母　桑白皮

九味羌活汤(《此事难知》)　羌活　苍术　防风　细辛　白芷　川芎　生地　黄芩　甘草

三　画

三子养亲汤(《韩氏医通》)　苏子　白芥子　莱菔子

三仁汤(《温病条辨》)　杏仁　白蔻仁　薏苡仁　厚朴　半夏　通草　滑石　竹叶

三拗汤(《太平惠民和剂局方》)　麻黄　杏仁　生甘草　生姜

大补元煎(《景岳全书》)　人参　炒山药　熟地黄　杜仲　枸杞　当归　山茱萸　炙甘草

大补阴丸(《丹溪心法》)　知母　黄柏　熟地黄　龟版　猪脊髓

大定风珠(《温病条辨》)　生白芍　阿胶　生龟版　干地黄　麻子仁　五味子　生牡蛎　麦冬　炙甘草　鸡子黄　生鳖甲

大建中汤(《金匮要略》)　蜀椒　干姜　人参　饴糖

大承气汤(《伤寒论》)　大黄　厚朴　枳实　芒硝

大秦艽汤(《素问病机气宜保命集》)　秦艽　甘草　川芎　当归　白芍　细辛　羌活　防风　黄芩　石膏　白芷　白术　生地　熟地　白茯苓　独活

大柴胡汤(《金匮要略》)　柴胡　黄芩　半夏　枳实　白芍　大黄　生姜　大枣

大黄䗪虫丸(《金匮要略》)　䗪虫　干漆　干地黄　甘草　水蛭　芍药　杏仁　黄芩　桃仁　虻虫　蛴螬　大黄

大黄牡丹汤(《金匮要略》)　大黄　丹皮　桃仁　冬瓜子　芒硝

大黄附子汤(《金匮要略》)　大黄　附子　细辛

大黄黄连泻心汤(《伤寒论》)　大黄　黄连

千金苇茎汤(《备急千金要方》)　苇茎　薏苡仁　冬瓜仁　桃仁

川芎茶调散(《太平惠民和剂局方》)　川芎　荆芥　薄荷　羌活　细辛　白芷　甘草　防风

己椒苈黄丸(《金匮要略》)　防己　椒目　葶苈　大黄

小儿回春丹(经验方)　牛黄　冰片　朱砂　羌活　天麻　僵蚕　防风　麝香　胆星　雄黄　天竺黄

川贝母 全蝎 白附子 蛇含石 钩藤 甘草
小半夏汤(《金匮要略》) 半夏 生姜
小青龙汤(《伤寒论》) 麻黄 桂枝 白芍 甘草 干姜 细辛 半夏 五味子
小建中汤(《伤寒论》) 桂枝 芍药 炙甘草 生姜 大枣 饴糖
小承气汤(《伤寒论》) 大黄 厚朴 枳实
小柴胡汤(《伤寒论》) 柴胡 黄芩 半夏 人参 甘草 生姜 大枣
小蓟饮子(《济生方》) 生地黄 小蓟 滑石 通草 炒蒲黄 淡竹叶 藕节 当归 山栀 甘草

四 画

王氏连朴饮(《温热经纬》) 黄连 厚朴 苍术 清半夏 淡豆豉 芦根
天王补心丹(《摄生秘剖》) 人参 玄参 丹参 茯苓 五味子 远志 桔梗 当归 天冬 麦冬 柏子仁 酸枣仁 生地黄 辰砂
天台乌药散(《医学发明》) 天台乌药 木香 茴香 青皮 高良姜 槟榔 川楝子 巴豆
天麻钩藤饮(《杂病证治新义》) 天麻 钩藤 生石决明 川牛膝 桑寄生 杜仲 山栀 黄芩 益母草 朱茯神 夜交藤
无比山药丸(《太平惠民和剂局方》) 山药 肉苁蓉 干地黄 山茱萸 茯神 菟丝子 五味子 赤石脂 巴戟天 泽泻 杜仲 牛膝
木香顺气散(《沈氏尊生书》) 木香 香附 青皮 苍术 橘皮 甘草 枳壳 川朴 乌药 砂仁 桂心 川芎
五仁丸(《世医得效方》) 桃仁 杏仁 柏子仁 松子仁 郁李仁 陈皮
五皮散(《华氏中藏经》) 桑白皮 橘皮 生姜皮 大腹皮 茯苓皮
五苓散(《伤寒论》) 桂枝 白术 茯苓 猪苓 泽泻
五味消毒饮(《医宗金鉴》) 金银花 野菊花 蒲公英 紫花地丁 紫背天葵子
五磨饮子(《医方集解》) 乌药 沉香 槟榔 枳实 木香
止带方(《世补斋·不谢方》) 茯苓 猪苓 泽泻 赤芍 丹皮 茵陈 黄柏 栀子 牛膝 车前子
止嗽散(《医学心悟》) 荆芥 桔梗 甘草 白前 陈皮 百部 紫菀
少腹逐瘀汤(《医林改错》) 小茴香 干姜 延胡索 没药 当归 川芎 肉桂 赤芍 蒲黄 五灵脂
中满分消丸(《兰室秘藏》) 厚朴 枳实 黄连 黄芩 知母 半夏 陈皮 茯苓 猪苓 泽泻 砂仁 干姜 姜黄 人参 白术 炙甘草
贝母瓜蒌散(《医学心悟》) 贝母 瓜蒌 天花粉 茯苓 橘红 桔梗
内补丸(《女科切要》) 鹿茸 肉桂 菟丝子 潼蒺藜 黄芪 白蒺藜 肉苁蓉 桑螵蛸 制附子 紫菀茸
牛黄清心丸(《痘疹世医心法》) 牛黄 朱砂 黄连 黄芩 山栀 郁金
化积丸(《杂病源流犀烛》) 三棱 莪术 阿魏 海浮石 香附 雄黄 槟榔 苏木 瓦楞子 五灵脂
丹参饮(《时方歌括》) 丹参 檀香
丹栀逍遥散(《医统》) 当归 白芍 白术 柴胡 茯苓 甘草 煨姜 薄荷 丹皮 山栀
乌头汤(《金匮要略》) 麻黄 白芍 黄芪 制川乌 甘草 蜂蜜
乌头赤石脂丸(《金匮要略》) 乌头 附子 蜀椒 干姜 赤石脂
乌药汤(《兰室秘藏》) 乌药 香附 木香 当归 甘草
乌梅丸(《伤寒论》) 乌梅 黄连 黄柏 人参 当归 附子 桂枝 蜀椒 干姜 细辛
六一散(《伤寒标本心法类萃》) 滑石 甘草
六君子汤(《校注妇人良方》) 人参 炙甘草 茯苓 白术 陈皮 制半夏 生姜 大枣
六味地黄丸(《小儿药证直诀》) 熟地黄 山药 茯苓 丹皮 泽泻 山茱萸
六神丸(《中国医学大辞典》) 麝香 牛黄 冰片 珍珠 蟾酥 雄黄
六磨汤(《证治准绳》) 沉香 木香 槟榔 乌药 枳实 大黄
双合汤(《杂病源流犀烛》) 桃仁 红花 当归 川芎 熟地黄 白芍 陈皮 半夏 白芥子 茯苓 竹沥 甘草 姜汁

五 画

玉女煎(《景岳全书》) 石膏 熟地黄 麦冬 知母 牛膝

玉枢丹(《片玉心书》) 山慈菇 续随子 大戟 麝香 腰黄 朱砂 五倍子
玉泉丸(《杂病源流犀烛》) 人参 黄芪 天花粉 葛根 麦冬 乌梅 甘草 茯苓
玉屏风散(《丹溪心法》) 黄芪 白术 防风
玉露散(经验方) 芙蓉叶
甘麦大枣汤(《金匮要略》) 甘草 小麦 大枣
甘草泻心汤(《伤寒论》) 炙甘草 黄芩 大枣 干姜 半夏 黄连 人参
甘露消毒丹(《温热经纬》) 滑石 茵陈 黄芩 石菖蒲 川贝母 木通 藿香 射干 连翘 薄荷 白蔻仁
左归丸(《景岳全书》) 熟地黄 山药 山茱萸 菟丝子 枸杞子 川牛膝 鹿角胶 龟版胶
左归饮(《景岳全书》) 熟地 山茱萸 枸杞子 山药 茯苓 甘草
左金丸(《丹溪心法》) 黄连 吴茱萸
石韦散(《证治汇补》) 石韦 冬葵子 瞿麦 滑石 车前子
右归丸(《景岳全书》) 熟地黄 山药 山茱萸 枸杞子 杜仲 菟丝子 附子 肉桂 当归 鹿角胶
龙胆泻肝丸(《中华人民共和国药典》) 龙胆 柴胡 黄芩 栀子 泽泻 木通 车前子 当归 地黄 炙甘草
龙胆泻肝汤(《医方集解》) 龙胆草 黄芩 栀子 泽泻 木通 车前子 当归 柴胡 甘草 生地黄
平胃散(《太平惠民和剂局方》) 苍术 厚朴 橘皮 甘草 生姜 大枣
归肾丸(《景岳全书》) 菟丝子 杜仲 山药 山萸肉 茯苓 当归 枸杞 熟地
归脾汤(《济生方》) 人参 黄芪 白术 茯神 酸枣仁 龙眼肉 木香 炙甘草 当归 远志 生姜 大枣
四生丸(《妇人良方》) 生荷叶 生艾叶 生柏叶 生地黄
四君子汤(《太平惠民和剂局方》) 人参 白术 茯苓 炙甘草
四妙丸(《成方便读》) 苍术 黄柏 牛膝 薏苡仁
四物汤(《太平惠民和剂局方》) 当归 白芍 川芎 熟地黄
四逆汤(《伤寒论》) 附子 干姜 炙甘草
四逆散(《伤寒论》) 柴胡 白芍 枳实 甘草
四神丸(《内科摘要》) 补骨脂 肉豆蔻 吴茱萸 五味子
四磨饮(《济生方》) 人参 槟榔 沉香 天台乌药
生化汤(《傅青主女科》) 当归 川芎 桃仁 炮姜 炙甘草
生肌玉红膏(《外科正宗》) 当归 白芷 白蜡 轻粉 甘草 紫草 血竭 麻油
生肌白玉膏(经验方) 尿浸石膏 制炉甘石 熟石膏
生肌散(经验方) 制炉甘石 滴乳石 滑石 琥珀 朱砂 冰片
生脉散(《内外伤辨惑论》) 人参 麦冬 五味子
失笑散(《太平惠民和剂局方》) 五灵脂 蒲黄
仙方活命饮(《校注妇人良方》) 银花 甘草 穿山甲 皂角刺 当归尾 赤芍 乳香 没药 天花粉 陈皮 防风 贝母 白芷
白头翁汤(《伤寒论》) 白头翁 秦皮 黄连 黄柏
白虎加人参汤(《伤寒论》) 知母 石膏 甘草 粳米 人参
白虎加桂枝汤(《金匮要略》) 知母 甘草 石膏 粳米 桂枝
白虎汤(《伤寒论》) 知母 石膏 粳米 甘草
瓜蒌牛蒡汤(《医宗金鉴》) 瓜蒌 牛蒡子 天花粉 黄芩 陈皮 生栀子 皂角刺 金银花 青皮 柴胡 甘草 连翘
半夏白术天麻汤(《医学心悟》) 半夏 白术 天麻 陈皮 茯苓 甘草 生姜 大枣
半夏泻心汤(《伤寒论》) 半夏 黄芩 干姜 人参 甘草 黄连 大枣
半夏厚朴汤(《金匮要略》) 半夏 厚朴 紫苏 茯苓 生姜
半硫丸(《太平惠民和剂局方》) 半夏 硫黄
加味二妙散(《丹溪心法》) 黄柏 苍术 当归 牛膝 防己 萆薢 龟版
加味四君子汤(《三因极一病证方论》) 人参 茯苓 白术 炙甘草 黄芪 白扁豆
加味四物汤(《医宗金鉴》) 熟地 白芍 当归 川芎 蒲黄 瞿麦 桃仁 牛膝 滑石 甘草梢 木香 木通
加减苁蓉菟丝子丸(《中医妇科治疗学》) 肉苁蓉 覆盆子 菟丝子 桑寄生 熟地 当归 枸杞子 艾叶

加减葳蕤汤(《通俗伤寒论》) 玉竹 葱白 桔梗 白薇 豆豉 薄荷 炙甘草 大枣
圣愈汤(《医宗金鉴》) 熟地 白芍 川芎 人参 当归 黄芪

六 画

芍药甘草汤(《伤寒论》) 白芍 甘草
芍药汤(《素问病机气宜保命集》) 黄芩 芍药 炙甘草 黄连 大黄 槟榔 当归 木香 肉桂
芎芷石膏汤(《医宗金鉴》) 川芎 白芷 石膏 菊花 藁本 羌活
再造散(《伤寒六书》) 黄芪 人参 桂枝 甘草 熟附 细辛 羌活 防风 川芎 煨生姜
百合地黄汤(《金匮要略》) 百合 生地
百合固金丸(《医方集解》) 生地黄 熟地黄 麦冬 贝母 百合 当归 炒芍药 甘草 玄参 桔梗
托里消毒散(《医宗金鉴》) 人参 川芎 当归 白芍 白术 金银花 茯苓 白芷 皂角刺 甘草 桔梗 黄芪
至宝丹(《太平惠民和剂局方》) 朱砂 麝香 安息香 金银箔 水牛角 牛黄 琥珀 雄黄 玳瑁 龙脑
当归龙荟丸(《宣明论》) 当归 龙胆草 芦荟 黄芩 栀子 黄连 黄柏 大黄 青黛 木香 麝香
当归四逆汤(《伤寒论》) 当归 桂枝 芍药 细辛 甘草 通草 大枣
当归饮子(《济生方》) 当归 白芍 川芎 生地 白蒺藜 防风 荆芥穗 何首乌 黄芪 甘草
当归补血汤(《内外伤辨惑论》) 黄芪 当归
朱砂安神丸(《医学发明》) 黄连 朱砂 生地黄 归身 炙甘草
竹叶石膏汤(《伤寒论》) 竹叶 石膏 麦冬 人参 半夏 粳米 炙甘草
血府逐瘀汤(《医林改错》) 当归 生地黄 桃仁 红花 枳壳 赤芍 柴胡 甘草 桔梗 川芎 牛膝
舟车丸(《景岳全书》) 甘遂 芫花 大戟 大黄 黑丑 木香 青皮 陈皮 轻粉 槟榔
安宫牛黄丸(《温病条辨》) 牛黄 郁金 水牛角 黄连 朱砂 冰片 珍珠 山栀 雄黄 黄芩 麝香 金箔衣
安神定志丸(《医学心悟》) 茯苓 茯神 远志 人参 石菖蒲 龙齿
导赤散(《小儿药证直诀》) 生地 木通 竹叶 甘草
导痰汤(《校注妇人良方》) 半夏 陈皮 枳实 茯苓 甘草 制南星 生姜
阳和汤(《外科全生集》) 熟地黄 白芥子 炮姜炭 麻黄 甘草 肉桂 鹿角胶
防己黄芪汤(《金匮要略》) 防己 白术 黄芪 甘草 生姜 大枣
防风汤(《宣明论方》) 防风 甘草 当归 赤苓 葛根 杏仁 麻黄 官桂 秦艽 黄芩
防风通圣散(《宣明论方》) 防风 荆芥 连翘 麻黄 薄荷 川芎 当归 白芍(炒) 白术 山栀 大黄(酒蒸) 黄硝 石膏 黄芩 桔梗 甘草
如意金黄散(《中华人民共和国药典》) 姜黄 大黄 黄柏 苍术 厚朴 陈皮 甘草 生天南星 白芷 天花粉

七 画

麦门冬汤(《金匮要略》) 麦冬 人参 半夏 甘草 粳米 大枣
苍附导痰丸(《叶天士女科》) 茯苓 半夏 陈皮 甘草 苍术 香附 南星 枳壳 神曲
苏子降气汤(《太平惠民和剂局方》) 苏子 橘皮 半夏 当归 前胡 厚朴 肉桂 甘草 生姜
苏合香丸(《太平惠民和剂局方》) 苏合香 麝香 冰片 安息香 青木香 檀香 沉香 乳香 丁香 香附 荜茇 白术 水牛角 朱砂 诃子
杏苏散(《温病条辨》) 杏仁 紫苏叶 橘皮 半夏 生姜 枳壳 桔梗 前胡 茯苓 甘草 大枣
杞菊地黄丸(《医级》) 枸杞子 菊花 熟地黄 山茱萸 山药 泽泻 丹皮 茯苓
两地汤(《傅青主女科》) 生地 玄参 白芍 麦冬 阿胶 地骨皮
连朴饮(《霍乱论》) 厚朴 黄连 石菖蒲 半夏 香豉 焦山栀 芦根
吴茱萸汤(《伤寒论》) 吴茱萸 人参 生姜 大枣
牡蛎散(《太平惠民和剂局方》) 黄芪 麻黄根 煅牡蛎
羌活胜湿汤(《内外伤辨惑论》) 羌活 独活 川芎 蔓荆子 甘草 防风 藁本
沙参麦冬汤(《温病条辨》) 沙参 麦冬 玉竹 桑

叶 生甘草 天花粉 生扁豆
沉香散(《金匮翼》) 沉香 石韦 滑石 当归 橘皮 白芍 冬葵子 甘草 王不留行
完带汤(《傅青主女科》) 白术 山药 人参 白芍 苍术 车前子 甘草 陈皮 柴胡 黑芥穗
良附丸(《良方集腋》) 高良姜 香附
补中益气汤(《脾胃论》) 人参 黄芪 白术 甘草 当归 陈皮 升麻 柴胡
补血荣筋丸(《杏苑生春》) 肉苁蓉 牛膝 天麻 木瓜 鹿茸 熟地黄 菟丝子 五味子
补阳还五汤(《医林改错》) 当归尾 川芎 黄芪 桃仁 地龙 赤芍 红花
补肝汤(《医宗金鉴》) 当归 白芍 川芎 熟地 酸枣仁 木瓜 炙甘草
补肺汤(《永类钤方》) 人参 黄芪 熟地 五味子 紫菀 桑白皮
补虚汤(《圣济总录》) 黄芪 茯苓 甘草 五味子 干姜 半夏 厚朴 陈皮
附子理中丸(《太平惠民和剂局方》) 炮附子 人参 白术 炮姜 炙甘草
附子理苓汤(《内经拾遗》) 附子 干姜 炙甘草 人参 白术 猪苓 赤茯苓 泽泻 官桂

八 画

青蒿鳖甲汤(《温病条辨》) 青蒿 鳖甲 知母 生地 丹皮
苓甘五味姜辛汤(《金匮要略》) 茯苓 细辛 干姜 五味子 甘草
苓桂术甘汤(《金匮要略》) 茯苓 桂枝 白术 甘草
固冲汤(《医学衷中参西录》) 白术 黄芪 煅龙骨 煅牡蛎 山茱萸 白芍 海螵蛸 茜草根 棕炭 五倍子
固阴煎(《景岳全书》) 人参 熟地 山药 山茱萸 远志 炙甘草 五味子 菟丝子
固真汤(《证治准绳》) 人参 山药 黄芪 茯苓 肉桂 炮附子 白术 炙甘草
败毒散(《小儿药证直诀》) 人参 柴胡 前胡 川芎 枳壳 羌活 独活 茯苓 桔梗 甘草 生姜 薄荷
知柏地黄丸(《医宗金鉴》) 知母 黄柏 熟地黄 山萸肉 山药 茯苓 丹皮 泽泻
金铃子散(《素问病机气宜保命集》) 金铃子 延胡索
金黄散(《医宗金鉴》) 大黄 黄柏 姜黄 白芷 南星 陈皮 苍术 厚朴 甘草 天花粉
金匮肾气丸(《金匮要略》) 桂枝 附子 熟地黄 山萸肉 山药 茯苓 丹皮 泽泻
金锁固精丸(《医方集解》) 沙苑蒺藜 芡实 莲须 龙骨 牡蛎
炙甘草汤(《伤寒论》) 炙甘草 人参 桂枝 生姜 阿胶 生地黄 麦冬 火麻仁 大枣
河车大造丸(《扶寿精方》) 紫河车 龟版 黄柏 杜仲 牛膝 麦冬 天冬 生地 人参
泻心汤(《金匮要略》) 大黄 黄芩 黄连
泻白散(《小儿药证直诀》) 桑白皮 地骨皮 生甘草 粳米
定经汤(《傅青主女科》) 柴胡 炒荆芥 当归 白芍 山药 茯苓 菟丝子 熟地
定喘汤(《摄生众妙方》) 白果 麻黄 桑白皮 款冬花 半夏 杏仁 苏子 黄芩 甘草
定痫丸(《医学心悟》) 天麻 川贝 胆南星 姜半夏
实脾饮(重订严氏《济生方》) 附子 干姜 白术 甘草 厚朴 木香 草果仁 槟榔 木瓜 生姜 大枣 茯苓
参苏饮(《太平惠民和剂局方》) 人参 苏叶 葛根 前胡 法半夏 茯苓 甘草 桔梗 枳壳 木香 陈皮 姜 枣
参附龙牡救逆汤(经验方) 人参 附子 龙骨 牡蛎 白芍 炙甘草
参附汤(《校注妇人良方》) 黄连 人参 附子 干姜 大枣
参苓白术散(《太平惠民和剂局方》) 人参 茯苓 白术 桔梗 山药 甘草 白扁豆 莲子肉 砂仁 薏苡仁
参蛤散(《普济方》) 人参 蛤蚧

九 画

荆防败毒散(《外科理例》) 荆芥 防风 羌活 独活 柴胡 前胡 川芎 枳壳 茯苓 桔梗 甘草
茵陈五苓散(《金匮要略》) 茵陈蒿 桂枝 白术 茯苓 猪苓 泽泻
茵陈术附汤(《医学心悟》) 茵陈蒿 白术 附子 干姜 炙甘草 肉桂

茵陈四苓散(经验方) 茵陈 猪苓 茯苓 泽泻 白术
茵陈蒿汤(《伤寒论》) 茵陈蒿 山栀 大黄
枳术丸(《脾胃论》) 枳实 白术
枳实导滞丸(《内外伤辨惑论》) 大黄 枳实 黄芩 黄连 神曲 白术 茯苓 泽泻
厚朴三物汤(《金匮要略》) 厚朴 大黄 枳实
牵正散(《杨氏家藏方》) 白附子 僵蚕 全蝎
胃苓汤(《丹溪心法》) 苍术 厚朴 陈皮 甘草 生姜 大枣 桂枝 白术 泽泻 茯苓 猪苓
香砂六君子汤(《时方歌括》) 木香 砂仁 陈皮 半夏 党参 白术 茯苓 炙甘草
复元活血汤(《医学发明》) 柴胡 栝蒌根 当归 红花 甘草 穿山甲 大黄 桃仁
保元汤(《博爱心鉴》) 人参 黄芪 肉桂 甘草 生姜
保阴煎(《景岳全书》) 生地 熟地 白芍 山药 续断 黄芩 黄柏 甘草
保和丸(《丹溪心法》) 神曲 山楂 茯苓 半夏 陈皮 连翘 莱菔子
保真汤(《十药神书》) 人参 黄芪 白术 甘草 赤茯苓 五味子 当归 茯苓 生地黄 熟地黄 天冬 麦冬 赤芍药 白芍 柴胡 厚朴 地骨皮 黄柏 知母 陈皮 生姜 大枣
独参汤(《景岳全书》) 人参
独活寄生汤(《备急千金要方》) 独活 桑寄生 秦艽 防风 细辛 当归 芍药 川芎 干地黄 杜仲 牛膝 人参 茯苓 甘草 桂心
举元煎(《景岳全书》) 人参 黄芪 升麻 白术 炙甘草
济川煎(《景岳全书》) 当归 牛膝 肉苁蓉 泽泻 升麻 枳壳
济生肾气丸(《济生方》) 熟地黄 山药 山茱萸 丹皮 茯苓 泽泻 炮附子 官桂 川牛膝 车前子
宣毒发表汤(《医宗金鉴》) 升麻 葛根 枳壳 防风 荆芥 薄荷 木通 连翘 牛蒡子 竹叶 甘草 前胡 桔梗
宣痹汤(《温病条辨》) 防己 杏仁 滑石 连翘 山栀 薏苡仁 半夏 蚕砂 赤小豆 姜黄 海桐皮

十 画

秦艽鳖甲散(《卫生宝鉴》) 地骨皮 柴胡 秦艽 知母 当归 鳖甲 青蒿 乌梅
真人养脏汤(《太平惠民和剂局方》) 诃子 罂粟壳 肉豆蔻 白术 人参 木香 肉桂 炙甘草 当归 白芍
真武汤(《伤寒论》) 炮附子 白术 茯苓 芍药 生姜
桂枝甘草龙骨牡蛎汤(《伤寒论》) 桂枝 炙甘草 煅龙骨 煅牡蛎
桂枝甘草汤(《伤寒论》) 桂枝 甘草
桂枝芍药知母汤(《金匮要略》) 桂枝 炙甘草 白芍 麻黄 白术 知母 防风 炮附子 生姜
桂枝汤(《伤寒论》) 桂枝 芍药 生姜 炙甘草 大枣
桂枝茯苓丸(《金匮要略》) 桂枝 炙甘草 茯苓 丹皮 桃仁 芍药
栝楼桂枝汤(《金匮要略》) 栝楼根 桂枝 芍药 甘草 生姜 大枣
栝楼薤白半夏汤(《金匮要略》) 栝楼 薤白 白酒 半夏
桃仁四物汤(《中国医学大辞典》) 当归 白芍药 川芎 熟地黄 桃仁 红花 丹皮 香附 延胡索
桃红四物汤(《医宗金鉴》) 熟地黄 川芎 白芍 当归 桃仁 红花
桃花汤(《伤寒论》) 赤石脂 干姜 粳米
桃核承气汤(《伤寒论》) 桃核 大黄 桂枝 甘草 芒硝
速效救心丸(经验方) 川芎 冰片
逐寒荡惊汤(《福幼编》) 胡椒 炮姜 肉桂 丁香 灶心土
柴胡葛根汤(《外科正宗》) 柴胡 天花粉 葛根 黄芩 桔梗 连翘 牛蒡子 石膏 甘草 升麻
柴胡疏肝散(《景岳全书》) 陈皮 柴胡 枳壳 芍药 炙甘草 香附 川芎
柴葛解肌汤(《伤寒六书》) 柴胡 葛根 黄芩 石膏 芍药 羌活 白芷 桔梗 生甘草 生姜 大枣
逍遥散(《太平惠民和剂局方》) 柴胡 白术 白芍 当归 茯苓 炙甘草 薄荷 煨姜
透脓散(《外科正宗》) 当归 生黄芪 炒山甲 川芎 皂角刺
健脾丸(《证治准绳》) 白术 木香 黄连 甘草 白茯苓 人参 神曲 陈皮 砂仁 麦芽 山楂

山药　肉豆蔻
射干麻黄汤(《金匮要略》)　射干　麻黄　细辛　紫菀　款冬花　半夏　五味子　生姜　大枣
益胃汤(《脾胃论》)　沙参　麦冬　生地　玉竹　冰糖
凉膈散(《太平惠民和剂局方》)　川大黄　朴硝　甘草　山栀子仁　薄荷　黄芩　连翘　竹叶　蜂蜜
消风散(《医宗金鉴》)　荆芥　防风　当归　生地　苦参　苍术　蝉蜕　胡麻仁　牛蒡子　知母　石膏　木通　甘草
消乳丸(《证治准绳》)　香附　神曲　麦芽　陈皮　砂仁　炙甘草
消渴方(经验方)　花粉　藕汁
涤痰汤(《济生方》)　制半夏　制南星　陈皮　枳实　茯苓　人参　石菖蒲　竹茹　甘草　生姜
润肠丸(《沈氏尊生书》)　当归　生地　麻仁　桃仁　枳壳
调肝汤(《傅青主女科》)　山药　阿胶　当归　白芍　山茱萸　巴戟天　甘草
调胃承气汤(《伤寒论》)　大黄　甘草　芒硝
调营饮(《证治准绳》)　莪术　川芎　当归　延胡索　赤芍　瞿麦　大黄　槟榔　陈皮　大腹皮　葶苈子　茯苓　桑白皮　细辛　官桂　炙甘草　白芷　姜　枣
通窍活血汤(《医林改错》)　赤芍　川芎　桃仁　红花　麝香　老葱　鲜姜　大枣
桑白皮汤(《景岳全书》)　桑白皮　半夏　苏子　杏仁　贝母　黄芩　黄连　山栀
桑杏汤(《温病条辨》)　桑叶　杏仁　沙参　浙贝母　豆豉　山栀　梨皮
桑菊饮(《温病条辨》)　桑叶　连翘　薄荷　桔梗　杏仁　芦根　甘草　菊花
桑螵蛸散(《本草衍义》)　桑螵蛸　远志　菖蒲　龙骨　人参　茯神　当归　龟版

十一画

理中丸(《伤寒论》)　人参　白术　干姜　炙甘草
黄土汤(《金匮要略》)　灶心黄土　甘草　干地黄　白术　炮附子　阿胶　黄芩
黄龙汤(《伤寒六书》)　大黄　芒硝　枳实　厚朴　甘草　人参　当归　生姜　大枣　桔梗
黄芪汤(《金匮翼》)　黄芪　陈皮　火麻仁　白蜜
黄芪建中汤(《金匮要略》)　黄芪　白芍　桂枝　炙甘草　生姜　大枣　饴糖
黄连上清丸(《古今医方集成》)　黄芩　黄连　黄柏　栀子　菊花　桔梗　薄荷　川芎　大黄　连翘　当归　葛根　玄参　花粉　姜黄
黄连阿胶汤(《伤寒论》)　黄连　阿胶　黄芩　鸡子黄　芍药
黄连温胆汤(《备急千金要方》)　半夏　陈皮　茯苓　甘草　枳实　竹茹　黄连　大枣
黄连解毒汤(《外台秘要》)　黄连　黄柏　黄芩　栀子
萆薢分清饮(《丹溪心法》)　萆薢　益智仁　乌药　石菖蒲
银翘散(《温病条辨》)　银花　连翘　桔梗　竹叶　豆豉　牛蒡子　薄荷　荆芥穗　甘草　鲜芦根
麻子仁丸(《伤寒论》)　火麻仁　白芍　枳实　大黄　厚朴　杏仁
麻杏石甘汤(《伤寒论》)　麻黄　杏仁　石膏　甘草
麻黄汤(《伤寒论》)　麻黄　桂枝　杏仁　甘草
麻黄连翘赤小豆汤(《伤寒论》)　麻黄　杏仁　生梓白皮　连翘　赤小豆　甘草　生姜　大枣
麻黄附子细辛汤(《伤寒论》)　麻黄　附子　细辛
麻黄桂枝各半汤(《伤寒论》)　麻黄　桂枝　杏仁　甘草　白芍　生姜　大枣
旋覆代赭汤(《伤寒论》)　旋覆花　赭石　人参　半夏　炙甘草　生姜　大枣
羚羊角汤(《医醇賸义》)　羚羊角　龟版　生地　丹皮　白芍　柴胡　薄荷　蝉衣　菊花　夏枯草　石决明
羚角钩藤汤(《通俗伤寒论》)　羚羊角　桑叶　川贝　鲜生地　钩藤　菊花　白芍药　生甘草　鲜竹茹　茯神
清开灵注射液(《药典》)　胆酸　珍珠母　猪去氧胆酸　栀子　水牛角　板蓝根　黄芩苷　金银花
清中汤(《医宗金鉴》)　陈皮　半夏　茯苓　甘草　栀子　黄连　白豆蔻
清气化痰丸(《医方考》)　栝蒌仁　陈皮　黄芩　杏仁　枳实　茯苓　胆南星　半夏
清金化痰汤(《统旨方》)　黄芩　山栀　桔梗　麦冬　桑白皮　贝母　知母　栝蒌仁　橘红　茯苓　甘草
清肺饮(《证治汇补》)　茯苓　黄芩　桑白皮　麦冬　车前子　山栀　木通　泽泻
清经散(《傅青主女科》)　丹皮　地骨皮　白芍　熟

地 青蒿 茯苓 黄柏
清带汤(《医学衷中参西录》) 生山药 生龙骨 生牡蛎 海螵蛸 茜草
清咽下痰汤(经验方) 玄参 桔梗 甘草 牛蒡子 贝母 瓜蒌 射干 荆芥 马兜铃
清骨散(《证治准绳》) 银柴胡 胡黄莲 秦艽 鳖甲 地骨皮 青蒿 知母 甘草
清热固经汤(《简明中医妇科学》) 地骨皮 生地 炙龟版 牡蛎 阿胶 黑栀子 地榆 黄芩 藕节 陈棕炭 甘草
清热调血汤(《古今医鉴》) 当归 川芎 白芍 生地 黄连 香附 桃仁 红花 莪术 延胡索 丹皮
清营汤(《温病条辨》) 犀角(水牛角) 生地 玄参 竹叶心 麦冬 丹参 黄连 连翘 银花
清暑益气汤(《温热经纬》) 西洋参 石斛 麦冬 黄连 竹叶 荷梗 知母 甘草 粳米 西瓜翠衣
清解透表汤(经验方) 西河柳 甘草 牛蒡子 蝉蜕 葛根 升麻 紫草根 桑叶 菊花 银花 连翘
清瘟败毒饮(《疫疹一得》) 生石膏 生地 犀角 川连 生栀子 桔梗 黄芩 知母 赤芍 玄参 连翘 竹叶 甘草 丹皮
清燥救肺汤(《医门法律》) 桑叶 石膏 杏仁 甘草 麦冬 人参 阿胶 炒胡麻仁 炙枇杷叶
渗湿汤(《丹溪心法》) 丁香 苍术 白术 橘红 茯苓 干姜 甘草

十二画

琥珀抱龙丸(《寿世保元》) 牛黄 琥珀 雄黄 赤茯苓 全蝎 朱砂 天竺黄 麝香 僵蚕
越婢加术汤(《金匮要略》) 麻黄 石膏 甘草 大枣 白术 生姜
越婢加半夏汤(《金匮要略》) 麻黄 石膏 生姜 大枣 甘草 半夏
越鞠丸(《丹溪心法》) 川芎 香附 炒山栀 神曲 苍术
葛根汤(《伤寒论》) 葛根 麻黄 桂枝 生姜 甘草 芍药 大枣
葛根芩连汤(《伤寒论》) 葛根 黄芩 黄连 炙甘草
葶苈大枣泻肺汤(《金匮要略》) 葶苈 大枣
硝石矾石散(《金匮要略》) 硝石 矾石
紫金锭(《外科正宗》) 山慈菇 五倍子 大戟 千金霜 麝香 雄黄 朱砂
紫雪丹(《外台秘要》) 石膏 滑石 寒水石 磁石 水牛角 羚羊角 青木香 沉香 升麻 甘草 玄参 丁香 朴硝 朱砂 黄金 硝石 麝香
程氏萆薢分清饮(《医学心悟》) 萆薢 车前子 茯苓 莲子心 菖蒲 黄柏 丹参 白术
痛泻要方(《景岳全书》) 白术 白芍 防风 陈皮
普济消毒饮(《东垣试效方》) 黄芩 黄连 陈皮 甘草 玄参 连翘 板蓝根 马勃 牛蒡子 薄荷 僵蚕 升麻 柴胡 桔梗
温经汤(《妇人大全良方》) 人参 当归 川芎 白芍 肉桂 莪术 丹皮 甘草 牛膝
温经汤(《金匮要略》) 桂枝 吴茱萸 当归 芍药 川芎 人参 生姜 麦门冬 半夏 牡丹皮 阿胶 甘草
温胆汤(《三因极一病证方论》) 半夏 竹茹 橘皮 甘草 枳实 茯苓
温脾汤(《备急千金要方》) 附子 人参 大黄 甘草 干姜
滋血汤(《证治准绳》) 人参 山药 黄芪 白茯苓 川芎 当归 白芍 熟地
犀角地黄汤(《备急千金药方》) 犀角(水牛角代) 生地 芍药 牡丹皮
犀角散(《备急千金要方》) 犀角 黄连 升麻 山栀 茵陈
疏凿饮子(《济生方》) 商陆 赤小豆 椒目 木通 茯苓皮 大腹皮 生姜 羌活 秦艽 泽泻
缓肝理脾汤(《医宗金鉴》) 桂枝 人参 茯苓 白术 白芍 陈皮 山药 扁豆 炙甘草 煨姜 大枣

十三画

槐角丸(《太平惠民和剂局方》) 槐角 地榆 黄芩 当归 炒枳壳 防风
暖肝煎(《景岳全书》) 肉桂 小茴香 茯苓 乌药 枸杞子 当归 沉香 生姜
解语丹(《医学心悟》) 炮附子 石菖蒲 远志 天麻 全蝎 羌活 胆南星 木香 甘草
新加香薷饮(《温病条辨》) 香薷 鲜扁豆花 厚朴 金银花 连翘

十四画

酸枣仁汤(《金匮要略》) 酸枣仁 知母 川芎 茯苓 甘草
磁朱丸(《备急千金要方》) 磁石 朱砂 神曲
膈下逐瘀汤(《医林改错》) 五灵脂 当归 川芎 桃仁 丹皮 赤芍药 乌药 延胡索 甘草 香附 红花 枳壳
缩泉丸(《妇人良方》) 乌药 益智仁 山药

十五画以上

增液汤(《温病条辨》) 玄参 麦冬 生地黄
增液承气汤(《温病条辨》) 大黄 玄参 麦冬 生地黄 芒硝
镇肝熄风汤(《医学衷中参西录》) 牛膝 生龙骨 生白芍 天冬 生麦芽 赭石 生牡蛎 玄参 川楝子 茵陈蒿 甘草 生龟版
薏苡仁汤(《证治准绳》) 薏苡仁 瓜蒌仁 牡丹皮 桃仁
橘皮竹茹汤(《金匮要略》) 橘皮 竹茹 生姜 大枣 甘草 人参
橘皮汤(《金匮要略》) 橘皮 生姜
黛蛤散(经验方) 青黛 海蛤壳
礞石滚痰丸(《养生主论》) 青礞石 沉香 大黄 黄芩 朴硝
藿香正气散(《太平惠民和剂局方》) 藿香 紫苏 白芷 桔梗 白术 厚朴 半夏曲 大腹皮 茯苓 橘皮 甘草 大枣 生姜
鳖甲煎丸(《金匮要略》) 鳖甲 乌扇(即射干) 黄芩 柴胡 鼠妇 干姜 大黄 芍药 桂枝 葶苈子 石韦 厚朴 丹皮 瞿麦 紫葳 半夏 人参 䗪虫 阿胶 蜂房 赤硝 蜣螂 桃仁
蠲痹汤(《百一选方》) 羌活 姜黄 当归 黄芪 赤芍 防风 甘草 生姜